Der theoretische Krankheitsbegriff und die Krise der Medizin

Petra Lenz

Der theoretische Krankheitsbegriff und die Krise der Medizin

J.B. METZLER

Petra Lenz
Bielefeld, Deutschland

Dissertation Universität Bielefeld, 2017

ISBN 978-3-658-21538-5 ISBN 978-3-658-21539-2 (eBook)
https://doi.org/10.1007/978-3-658-21539-2

Die Deutsche Nationalbibliothek verzeichnet diese Publikation in der Deutschen Nationalbibliografie; detaillierte bibliografische Daten sind im Internet über http://dnb.d-nb.de abrufbar.

J.B. Metzler

Gedruckt auf säurefreiem und chlorfrei gebleichtem Papier

J.B. Metzler ist ein Imprint der eingetragenen Gesellschaft Springer Fachmedien Wiesbaden GmbH und ist ein Teil von Springer Nature
Die Anschrift der Gesellschaft ist: Abraham-Lincoln-Str. 46, 65189 Wiesbaden, Germany

Danksagung

Die vorliegende Arbeit war in den zurückliegenden Jahren meine ständige Begleiterin. Ich möchte an dieser Stelle all jenen danken, ohne die diese Dissertation nicht möglich gewesen wäre.

Mein Dank gilt zuvorderst Herrn Prof. Ralf Stoecker, der mich nicht nur zu dieser Arbeit ermutigte, sondern meinem Denken über viele Jahre hinweg Impulse verlieh und mich immer wieder herausforderte, eine neue Perspektive auf mein Thema einzunehmen. Ebenso möchte ich mich bei Herrn Prof. Hans-Peter Krüger bedanken, dem ich meine Ausflüge in die philosophische Anthropologie verdanke und dessen methodische Konsequenz eine hilfreiche Richtschnur war.

Des Weiteren danke ich den Mitgliedern der Kolloquien von Herrn Prof. Stoecker und Herrn Prof. Krüger für ihre wertvollen Rückmeldungen.

Bedanken möchte ich mich auch bei Herrn Dr. med. Hans-Ulrich Jahn vom Vivantes-Klinikum in Berlin-Hellersdorf, der mir durch ein Praktikum einen Blick in den Klinikalltag ermöglichte und über viele Jahre mit Geduld meine medizinischen Fragen beantwortete.

Ein besonderer Dank gilt meinen Kindern Danny und Anja, die immer an mich glaubten und mich zu den Pausen nötigten, ohne die diese lange Denkstrecke nicht zu bewältigen gewesen wäre.

Allen ungenannten Freunden und Bekannten sei gedankt für das geduldige Zuhören und die ermunternden Worte, wenn ich deren bedurfte.
Ich danke meinen Eltern dafür, dass ich diesen Weg gehen konnte.

Petra Lenz

Inhalt

Abkürzungsverzeichnis

Abs.	Absatz
Anm.	Anmerkung
APA	American Psychiatric Association
Aph.	Aphorismus
ÄAppO	Approbationsordnung für Ärzte
Art.	Artikel
AT	Altes Testament
Aufl.	Auflage
BCCD	Bertillon'sche Klassifikation der Todesursachen
bspw.	beispielsweise
BST	Biostatistical Theory/Biostatistische Theorie
BVerfG	Bundesverfassungsgericht
BVerfGE	Entscheidungen des Bundesverfassungsgerichts
BZgA	Bundezentrale für gesundheitliche Aufklärung
bzw.	beziehungsweise
ca.	circa
CAM	Complementary and alternative medicine
CT	Computertomographie
d. Ä.	der Ältere
DGPPN	Deutsche Gesellschaft für Psychiatrie und Psychotherapie, Psychosomatik und Nervenheilkunde
DRG	Diagnosis Related Group
DIMDI	Deutsches Institut für Medizinische Dokumentation und Information
DNS	Desoxyribonukleinsäure
DSM	Diagnostic and Statistical Manual of Mental Disorders/Diagnostisches und Statistisches Manual Psychischer Krankheiten (die jeweils angehängte römische Zahl gibt die jeweilige Version an)
dStGB	deutsches Strafgesetzbuch
EbM	Evidenzbasierte Medizin
EEG	Elektroenzephalografie
e.g.	exempli gratia/for example
EKG	Elektrokardiographie
et al.	et alii
f./ff.	folgende
G-BA	Gemeinsamer Bundesausschuss
GG	Grundgesetz
GHO	Global Health Observatory
GKV	Gesetzliche Krankenversicherung
ICD	International Statistical Classification of Diseases and Related Health Problems

ICD-10-GM	Internationale statistische Klassifikation der Krankheiten und verwandten Gesundheitsprobleme der Weltgesundheitsorganisation – German Modification
ICD-10-WHO	Internationale statistische Klassifikation der Krankheiten und verwandten Gesundheitsprobleme der Weltgesundheitsorganisation
IGeL	Individuelle Gesundheitsleistungen
IHME	Institute for Health Metrics and Evaluation
ILCD	International List of Causes of Death
IQWiG	Institut für Qualität und Wirtschaftlichkeit im Gesundheitswesen
Jh.	Jh.
Jr.	Junior
Jt.	Jahrtausend
lat.	lateinisch
MRT	Magnetresonanztomographie
n. Chr.	nach Christus
NIH	National Institute of Health
NOH	Nature of Health
NT	Neues Testament
OED	Oxford English Dictionary
o.J.	ohne Jahr
PatRG	Patientenrechtegesetz
PET	Positronen-Emissions-Tomographie
P. L.	Petra Lenz
PwC	PricewaterhouseCoopers
Rn.	Randnummer
RKI	Robert-Koch-Institut
S.	Seite
SGB	Sozialgesetzbuch
sog.	sogenannt
TBC	Tuberkulose
TCM	Traditionelle Chinesische Medizin
u. a.	unter anderem
u. Ä.	und Ähnliche(s)
u. ä.	und ähnlich
usw.	und so weiter
v. Chr.	vor Christus
vgl.	vergleiche
vs.	versus
WHO	World Health Organization
z. B.	zum Beispiel

Einleitung

Die gegenwärtige (Schul-)Medizin[1] mit ihrem biomedizinischen Verständnis ist das Ergebnis einer seit über 160 Jahren andauernden Ver-Naturwissenschaftlichung der Medizin. Die Trennung von Medizin und Theologie bereitete dieser Entwicklung den Weg. Standen bis zur Mitte des 19. Jhs. unterschiedliche Krankheits- und Medizinkonzepte gleichberechtigt nebeneinander, hat die naturwissenschaftlich geprägte Medizin im Laufe der Zeit andere Medizinkonzepte an den Rand gedrängt und dominiert seit ca. 1850 die Heilkunde.

Der Begriff „Biomedizin“ taucht erstmalig zu Beginn des 20. Jhs. auf und wird in einer engen Auslegung als die Begründung von Krankheiten bzw. von krankhaften Prozessen auf Grundlage biologischer, physiologischer und biochemischer Prinzipien verstanden.[2] Diese Hinwendung zu den Methoden und Prinzipien der Naturwissenschaften verhalf der Medizin zu enormen Erfolgen bei der Behandlung von Kranken und Krankheiten. Diesen Erfolgen ist es zu verdanken, dass sich die medizinischen Wissenschaften bis in die sechziger Jahre des 20. Jhs. hinein als zentrales und unumstrittenes Charakteristikum der heilkundlichen Profession etablierten.

Die forschungsbasierte theoretische Medizin ermöglicht mithilfe moderner Diagnosemethoden heute, Krankheiten nicht nur lange vor den ersten Symptomen zu diagnostizieren, sondern auch pränatal Aussagen über die Disposition zu bestimmten Krankheiten mit einer bestimmten Wahrscheinlichkeit zu treffen. Das Verständnis von Gesundheit als ein Zustand, in dem sich eine Person nicht nur gesund fühlt, sondern frei ist von Krankheit, löst sich somit auf. Jeder ist in gewisser Weise krank – denn auch beim vermeintlich Gesunden lassen sich durch moderne Gendiagnostik Krankheitsdispositionen bestimmen, die Therapien legitimieren. Die Erfolge, die im Kampf gegen Infektionskrankheiten verbucht werden konnten und das Ansehen der Medizin gesteigert haben, wurden und werden angesichts einer wachsenden Anzahl von Menschen mit chronischen Krankheiten und gleichbleibend eingeschränkter Lebensqualität geschmälert. Zudem sieht sich die Biomedizin spätestens seit dem Einzug der modernen Informationsverarbeitung in die Medizintechnik in den 1970er Jahren nicht nur einer rasanten Kostensteigerung ausgesetzt, sondern auch dem Vorwurf der Erzeugung iatrogener Krankheiten. Obgleich der Arzt schon seit der Antike stets im Verdacht gestanden hat, durch Heilanwendungen dem Patienten gleichzeitig zu schaden, und den Heilkundigen und Ärzten die Neben- und Schadwirkungen der Heilmittel durchaus bekannt waren, bekamen diese unbeabsichtigten Folgen einer auf Heilung ausgerichteten Handlung seit der zweiten Hälfte des 19. Jhs. eine ganz neue Qualität.

---

[1] Der hier verwendete Begriff der Schulmedizin bezeichnet diejenige praktische Medizin, die aus der Lehre an den medizinischen Fakultäten der Universitäten oder Medizinischen Hochschulen resultiert. Die medizinische Praxis der Schulmedizin basiert auf den Ausbildungsinhalten in den entsprechenden Einrichtungen. Diese Tradition beginnt in der bedeutenden Schule von Salerno und findet über Toledo und Montpellier im Mittelalter Eingang in die entstehende europäische Universitätslandschaft.

[2] Das *Dorland Illustrated Medical Dictionary* beschrieb die Biomedizin 1923 als „clinical medicine based on the principles of physiology and biochemistry“ (Dorland 1923, S. 172).

P. Lenz, *Der theoretische Krankheitsbegriff und die Krise der Medizin*,
https://doi.org/10.1007/978-3-658-21539-2_1

Das in den 1950er Jahren in der breiten Öffentlichkeit der westlichen Welt entstandene Gefühl eines „Rechts auf Gesundheit" wurde sehr schnell konfrontiert mit explodierenden Kosten im Gesundheitswesen, unpopulären politischen Entscheidungen zur Regulierung des Gesundheitssektors und dem Zusammenbruch des Gesundheitswesens in den Staaten Osteuropas und Afrikas. Die biomedizinische Medizin wurde zunehmend mit steriler und unpersönlicher Gerätemedizin assoziiert, die ihre Orientierung an der Fürsorge für den Patienten nicht nur vernachlässige, sondern sogar aufgebe. Spätestens seit den 1960er Jahren sieht sich die moderne Medizin nicht nur in der Öffentlichkeit, sondern auch unter Medizinhistorikern und Medizinern selbst einer verschärften Kritik ausgesetzt. In der zweiten Hälfte des 20. Jhs. mündet das „Goldene Zeitalter der Medizin" somit in eine „Krise der Medizin", die sich in „der Legitimation der medizinischen Handlungen und damit einhergehenden ethisch-moralischen Fragen"[3] offenbart. Als Konsequenz der Entwicklung der Medizin in Richtung Biomedizin und der anhaltenden Kritik an diesem stetig voranschreitenden Prozess kam es zu einem „‚rolling back' of welfare", verstanden als „not necessarily in terms of total expenditure, but in the transfer of some functions to the private sector and a general pessimism about the possibility of maintaining comprehensive medical service through *public* funding"[4]. Die Abwanderungsbewegung von Patienten in private Versorgungsbereiche und die Transformation der Medizin zu einer auf dem freien Markt verfügbaren Ware, derer sich autonome Individuen je nach ihren zur Verfügung stehenden Mitteln bedienen können, sind deutliche Indizien der Abwendung von der Biomedizin. Seit den 1960er Jahren, dies bestätigen empirische Untersuchungen, wenden sich die Menschen stattdessen vermehrt komplementärmedizinischen[5] Maßnahmen zu, hinter denen meist historisch tradierte Krankheitskonzepte stehen, die durch die Entwicklungen in den letzten ca. 160 Jahren, insbesondere in Westeuropa und Amerika, an den Rand gedrängt worden waren.

Gesundheit und Krankheit sind als Grundbegriffe in diese medizinhistorischen Entwicklungen eingeschrieben. Das Erleben und die Behandlung von Krankheit waren bis zum Beginn der Neuzeit untrennbar mit der Frage nach dem Sinn von Krankheit(en) verbunden. Antworten boten (natur-)philosophische und religiöse, dämonologische, magisch-mystische oder anthropologisch-phänomenologische Krankheitskonzepte. Auch empirisch-pragmatische Erklärungen von Krankheit waren eingebettet in einen „tieferen Sinn" bzw. in die außerweltliche Transzendenz der Religionen. Will man einen zentralen Grundbegriff der Medizin bis zum Aufblühen der Naturwissenschaften in der Neuzeit benennen, dann ist es sicherlich der Begriff der Gesundheit – eingewoben in eine mit transzendentaler Sinngebung aufgeladene Welt. Gesundheit, gebunden an das irdische Leben, war hingegen zweitrangig. Im Mittelalter, unter dem Einfluss von Christentum und Islam (und auch vom Judentum), wird Gesund-

[3] Rekittke 2006, S. 19.

[4] Pickstone 2000, S. 1.

[5] Ich verwende den Begriff Komplementärmedizin im Begriffsverständnis der englischsprachigen *Complementary and alternative medicine* (CAM). Dieses umfasst sowohl Methoden und Verfahren, die solche der naturwissenschaftlich orientierten Schulmedizin ersetzen, als auch Konzepte, die schulmedizinische Methoden ergänzen sollen. Hierbei sei zu denken an Homöopathie, Yoga, Naturheilverfahren, TCM, Ayurveda, Tibetische Medizin, Osteopathie, Chirotherapie usw.

heit zum Heil transzendiert. Mit dem Einfluss von Descartes und Bacon auf die Medizin und der Suche nach den krankheitsauslösenden Ursachen mithilfe (natur-)wissenschaftlicher Methoden richtete sich das medizinische Interesse auf Krankheiten als distinkte, mit den Begriffen, Theorien und Modellen der Naturwissenschaften beschreibbare Entitäten. Im Zuge der Trennung der Medizin von der Theologie und dem Aufstieg der Biomedizin verlor die Gesundheit ihren vormals allgegenwärtig relevanten transzendenten Sinn, der sich heute nur mehr in esoterischen, magischen oder okkulten Heilungspraktiken findet. In der Biomedizin hingegen hat die Frage nach dem Sinn von Krankheit keinen Platz mehr.

Medizinhistorisch kam dem Krankheitsbegriff vom Beginn der abendländischen Menschheitsgeschichte bis zum Ausgang des Mittelalters – d.h., bis die „Glocke des Religiösen" gelüftet wurde – keine herausgehobene Bedeutung zu. Kranksein, Sterblichkeit und Tod waren alltägliche Ereignisse, denen sich der Mensch schicksalhaft ausgeliefert sah. Erst zu Beginn des 20. Jhs. stieg die Aufmerksamkeit für den Krankheitsbegriff. Sechzig Jahre später war eine heftige Diskussion in den Sozial- und Geisteswissenschaften um diesen Begriff entbrannt. Thomas Szasz hatte mit seiner These, dass Geisteskrankheiten ein Mythos seien, eine Debatte angestoßen, die bis dato anhält und zu einem intensiven interdisziplinären Diskurs avanciert ist. Die drängenden ethischen Fragen, die im Zuge neuer medizinischer Möglich- und Machbarkeiten entstanden sind, fordern eindringlich zu einer Annäherung von Philosophie und Medizin auf, deren letzter systematischer Treffpunkt im deutschsprachigen Raum die Romantik war. Zudem erscheint eine distinkte begriffliche Bestimmung des Krankheitsbegriffs vielen als Möglichkeit, Lösungswege für die komplexen Herausforderungen im Zeitalter der Biomedizin zu finden. Besonders große Hoffnungen werden dabei in den theoretischen Krankheitsbegriff gesetzt, führte doch die naturwissenschaftliche Fundierung der Medizin zu einer genaueren Kenntnis der Ursachen und damit zu revolutionären therapeutischen Ansatzpunkten. Eine definitorisch möglichst exakte Bestimmung des Krankheitsbegriffs erleichtert die Attribuierung von Phänomenen als „gesund" und „krank". Insbesondere die Exklusion von Zuständen, die nicht unter einen wie auch immer definierten Krankheitsbegriff subsumiert werden, scheint unter dem Aspekt ständig steigender Gesundheitsausgaben attraktiv.

Zu Beginn des 21. Jhs. ist der Hiat der westlichen Medizin zwischen medizinisch und medizintechnisch Machbarem und Möglichem und ethisch Gebotenem und Gesolltem – auch und gerade angesichts medizinökonomischer Aspekte – größer denn je. Die Menschen profitieren einerseits von den hervorragenden Möglichkeiten der modernen Biomedizin. Zugleich führen steigende Kosten andererseits zu relativer Mittelknappheit, wodurch die Qualität der medizinischen Versorgung negativ beeinflusst wird. Seit Beginn des 21. Jhs. wird eine Debatte um die solidarische Finanzierung von Gesundheitsleistungen und damit um Fragen medizinischer Allokation geführt. In Deutschland hat seit 2007 das Institut für Qualität und Wirtschaftlichkeit im Gesundheitswesen (IQWiG) den gesetzlichen Auftrag, auf Grundlage international anerkannter Standards Kosten-Nutzen-Bewertungen zu erstellen, die dem Gemeinsamen Bundesausschuss (G-BA) für die Bestimmung des Leistungsumfangs in der Gesetzlichen Krankenversicherung (GKV) als Empfehlungen dienen sollen. Im Kern gesundheitspolitischer Diskussionen steht dabei immer wieder das medizinische Existenzminimum. Der „unmittelbar[e] verfassungsrechtliche Leistungsanspruch auf Gewährleistung eines menschenwürdigen Existenzminimums" umfasst dabei „die physische Existenz des Menschen, also Nahrung, Kleidung, Hausrat, Unterkunft, Heizung, Hygiene und Gesundheit".[6] An den Krankheitsbegriff, verstanden als Konterpart zum Gesundheitsbegriff, werden so immer wieder Hoffnungen auf die Lösung gesundheitspolitischer und medizinethischer Herausforderungen geknüpft. Dies scheint einleuchtend, verspricht doch die klare Attribuierung eines Zustandes als *gesund* oder *krank* eine sichere Entscheidungsfindung darüber, ob Leistungen zur Erhaltung oder Wiederherstellung der Gesundheit von der Solidargemeinschaft der Krankenversicherten zu tragen sind. Der Paragraph 27 des SGB V formuliert: „Versicherte haben Anspruch auf Krankenbehandlung, wenn sie notwendig ist, um eine Krankheit zu erkennen, zu heilen, ihre Verschlimmerung zu verhüten oder Krankheitsbeschwerden zu lindern." Dieser Gedanke suggeriert eine definitorische Klarheit in Bezug auf den Krankheitsbegriff, die jedoch nicht gegeben ist. Vielmehr existiert für den Krankheitsbegriff keine Legaldefinition – Krankheit ist somit ein unbestimmter Rechtsbegriff, dessen Interpretationsspielräume durch die Rechtsprechung der Sozialgerichte zu bestimmen sind.[7]

In seiner naturwissenschaftlichen Bestimmtheit steht der Begriff der Krankheit somit im Fokus von Medizin, Gesundheitsökonomie und Gesundheitspolitik. Oder, anders ausgedrückt: Im gesellschaftlichen Spannungsfeld ist der Krankheitsbegriff eingebettet in die Praxis der Moderne, die sich seit gut 250 Jahren durch die institutionelle Trias von Wirtschaft, Politik und Kultur, zu der auch die Wissenschaft gezählt werden darf, auszeichnet. Ohne den Prozess der Rationalisierung der Gesellschaft und ihrer Teilsysteme, aber auch der Rationalisierung der Individuen, die den *homo rationalis* evolutionär hervorbrachte, ist der allgemeine Krankheitsbegriff nicht zu fassen. Rationalität ist im kulturhistorischen Kontext

> „ein spezifischer Typus des menschlichen Denkens in der Form einer kausallogischen, möglichst linear-zielführenden Zweck-Mittel-Relation, in welcher ein Objekt unter dem Zweck der Nutzbarmachung mit den Mitteln der Kalkulation gedanklich und/oder praktisch bearbeitet wird. Anders als die primäre aisthetische Wahrnehmung, die ihren Gegenstand in dessen sinnlich-emotionalen Anmutungsqualitäten aufnimmt, abstrahiert die Rationalität davon und fokussiert das Objekt auf dessen berechenbare Quantitäten. Das sind in der Wissenschaft skalierte Messwerte, in der ökonomischen Rationalität taxierbare Geldwerte, in den anwendungsbezogenen Techniken beherrschbare Mittel zur effektiven Handhabung von Objekten. Kulturgeschichtlich begründet sich die ‚okzidentale Rationalität' (Max Weber) als kulturbestimmende Kraft im 8.–5. Jh. v. Chr. Dies geschieht durch die Abspaltung von der Austhesis. In dieser Form einer abstrakten Denkform begründet die Rationalität die quantitativen Wissenschaften, unterwirft den Raum einer Geometrisierung, mathematisiert die Zeit, säkularisiert die Religion, erfindet die

[6] BVerfG, NJW 2010, 505 (Rn. 135 zur Grundsicherung); BVerfGE 40, 121 (133); Schulze-Fielitz, in: Dreier, GG (2. Auflage, 2004), Art. 2 Abs. 2 Rn. 96. Zitiert nach Deutscher Ethikrat 2011, S. 78 f.

[7] Eine Skizze der definitorischen Problematik des Krankheitsbegriffs im Lichte des Sozialrechts findet sich bei M. H. Werner/U. Wiesing: *Lehren aus dem Fall Viagra? Der Krankheitsbegriff im Sozialrecht am Beispiel der erektilen Dysfunktion,* in: Gesundheitswesen, Bd. 64 (2002), S. 398–404.

> Geldwirtschaft sowie die politisch-demokratische Selbstbestimmung des Menschen und verbindet dies alles mit einem geopolitischen Expansionsdrang."[8]

Die konstatierte zunehmende Skepsis gegenüber der Biomedizin, die sich im viel beschriebenen Vertrauensverlust in die moderne Medizin und in „Abwanderungsbewegungen" der Patienten in alternativ- bzw. komplementärmedizinische Angebote zeigt, kann als Ausdruck einer Ausdifferenzierung der Gesellschaft infolge ihrer Rationalisierung verstanden werden, mit der Spezialisierung und Verselbstständigung der Teilsysteme einhergehen. Gesellschaftliche Solidarität, wie sie sich insbesondere in der Sorge um Kranke und Schwache zeigt, erscheint lediglich als Relikt kultureller Tradition ohne wirksamen Einfluss auf Normsetzungen.[9]

Im theoretischen Krankheitsbegriff offenbart sich die Wirkmächtigkeit der Rationalität in der Medizin, sodass bezweifelt werden darf, dass der gegenwärtige Krankheitsbegriff der Schulmedizin die an ihn geknüpften Hoffnungen auf Solidarität oder Gerechtigkeit bei der Behandlung hilfebedürftiger kranker Menschen einlösen kann. Dieser Zweifel begründet sich aus der Entstehungslogik des theoretischen Krankheitsbegriffs aufgrund biologisch-chemischer Kategorien im Wissenschaftssystem und seinen Überschneidungen zum Wirtschafts- und Gesundheitssystem. Infolge dieser gesamtgesellschaftlichen Rationalisierungsprozesse entwickelte die Medizin einen mehr und mehr ökonomisch-technischen Charakter und verlor die Verbindung zu den Sinnfragen der Menschen. Individuelle Gesundheit – und auch Krankheit – können jedoch nicht ohne Sinn gedacht werden! Wenn Sinn als Verweisüberschuss auf Möglichkeiten des Erlebens und Handelns zu verstehen ist und sich auf die Offenheit der Welt bezieht, indem er den Verweis auf Mögliches und Unmögliches einbezieht,[10] kann daraus nur folgen, dass eine körperorientierte Biomedizin diese „Sinnstelle" lediglich in einem bestimmten, naturwissenschaftlichen Verständnis zu füllen vermag. Ihre Begründung findet diese These in der Entstehung des theoretischen Krankheitsbegriffs durch die Selektion von Sinn und die damit einhergehende Reduktion von Komplexität. Jeder bestimmte Sinn, so Luhmann, legt bestimmte Anschlussmöglichkeiten nahe und schließt andere aus oder erschwert sie zumindest. Sinn ist demnach der Form nach die Wiedergabe einer bestimmten systemischen Komplexität, die selbige als Selektion markiert.[11] Der Systemtheorie zufolge ist der theoretische Krankheitsbegriff verstehbar als Ergebnis reduzierter Komplexität im Gesundheitssystem und zugleich sinnhaft anschlussfähig an das Verständnis von Krankheit in der Lebenswelt der Individuen. Die Theoretisierungen in den Naturwissenschaften, ohne die ein theoretisch-naturwissenschaftliches Verständnis von Krankheit undenkbar wäre, reduzieren die Komplexität lebensweltlicher Krankheitserfahrungen durch die Exklusion nicht-naturwissenschaftlicher und somit dem allgemeinen Verständnis nach nicht rational erklärbarer Elemente. Mythische, magische oder religiöse, aber auch säkulare Sinndeutun-

---

8 Vietta 2012, S. 13 (im Original gesamtes Zitat *kursiv*).

9 Diese These wurde durch Jürgen Habermas' Diagnose von der „Kolonialisierung der Lebenswelt" durch selektiv operierende und durch Medien gesteuerte Subsysteme aufgeworfen (vgl. Habermas 1981).

10 Vgl. Luhmann 1987, S. 93. Luhmann schließt mit seinen Überlegungen zur intendierten Weltoffenheit des Sinnphänomens an Husserl an.

11 Vgl. Luhmann 1087, S. 94 f.

gen von Krankheiten geraten damit in Gefahr, als „irrational" gekennzeichnet zu werden. Krankheiten, die mit diesem Vokabular beschrieben werden, sind im naturwissenschaftlichen Verständnis *keine Krankheiten*.

Dadurch erklären sich auch die Schwierigkeiten, einen psychologischen Begriff von Krankheit zu bestimmen. Durch die Verbindung von Zweckrationalität und Traditionslosigkeit, die Weber als Charakteristikum der Rationalisierung beschreibt und die in der (vermeintlich) objektiven Rationalität naturwissenschaftlichen Denkens ihren spezifischen Ausdruck findet, verliert der Krankheitsbegriff seinen anthropologischen Charakter. So erfolgreich der naturwissenschaftliche Einfluss die Medizin in den letzten hundert Jahren auch werden ließ: Die Reduktion auf Tatsachen und die Verdrängung von Sinndeutung im Krankheitsverständnis scheinen zu Verunsicherungen und Vertrauensverlust der Patienten, aber auch der Ärzte selbst, in die Möglichkeiten der Medizin zu führen. Das biomedizinische Verständnis von Krankheit ist das Gegenstück zu einem Gesundheitsbegriff, der bis zum Aufkommen der Naturwissenschaften ein transzendentes „Mehr" beinhaltete und damit ein offen interpretierbarerer, sinngeladener Begriff war. Erst durch die beschriebene Engführung des Krankheitsbegriffs konnte der Gesundheitsbegriff zum Konterpart der Krankheit werden. Aus dieser Perspektive ist es ein Missverständnis, wenn einzelne Autoren die Auffassung vertreten, Krankheit sei der Grundbegriff der Medizin. Lediglich in der Epoche der Biomedizin kann der Krankheitsbegriff als der Grundbegriff der Medizin verstanden werden. Als solcher, so die zentrale These der vorliegenden Arbeit, befeuert er die „Krise der Medizin", die sich im Vertrauensverlust der Menschen in die Medizin zeigt.

Die vorliegenden Überlegungen leisten einen Beitrag zu der seit über vierzig Jahren andauernden Debatte um den Krankheitsbegriff, die sich, philosophischen Traditionslinien folgend, vielfach verzweigt und ausdifferenziert hat. In der deutschen Philosophie war der Diskurs um einen allgemeinen Krankheitsbegriff lange Zeit phänomenologisch und medizinhistorisch geprägt, während er im angelsächsischen Sprachraum eher in der analytischen Philosophie verortet war und ist.[12] Seit einiger Zeit intensiviert sich die Debatte um den Krankheitsbegriff im interdisziplinären Austausch mit Gesellschaftswissenschaftlern, Kulturwissenschaftlern und Medizinern. Nur marginal wird allerdings die grundsätzliche Notwendigkeit eines Krankheitsbegriffs diskutiert. Während bspw. Germund Hasslow und Urban Wiesing die Meinung vertreten, dass dem Krankheitsbegriff nur eine untergeordnete Rolle in der Medizin zukommt, positioniert sich Thomas Schramme gegen diesen Standpunkt und verteidigt vielmehr die Dominanz des theoretischen Krankheitsbegriffs. Er knüpft daran die Hoffnung, die Extension des Krankheitsbegriffs in der praktischen Medizin zu beschränken.[13] Damit unterschätzt er allerdings die potenziellen negativen Konsequenzen einer solchen Orientierung,

[12] Beide Traditionslinien entstammen dem europäischen Kultur- und Denkraum. Die vorliegende Arbeit verbleibt in diesem Raum und erhebt nicht den Anspruch, über Krankheitsbegriffe anderer Kulturen eine Aussage zu treffen – was wiederum nicht heißt, dass nicht auch Krankheitsbegriffe anderer Kulturen Eingang in die Arbeit finden. Jedoch werden sie nicht in ihrem historischen Werden betrachtet, sondern als bestehende Krankheitskonzepte thematisiert, die auf die eine oder andere Weise für den hier thematisierten Gegenstand von Bedeutung sind.

[13] Vgl. Hasslow 1993; Wiesing 1998; Schramme 2013.

die nach Ansicht der Autorin zum Vertrauensverlust in die Medizin und diese somit in eine Krise führen.

Um die These zu belegen, dass der theoretische Krankheitsbegriff als sinnspezifischer Faktenbegriff der Naturwissenschaften nicht als Hoffnungsträger für Medizin und Gesundheitspolitik infrage kommt, sondern erst durch ihn medizinethische und gesundheitspolitische Herausforderungen entstehen, stützen neben philosophischen auch soziologische Theorien die Argumentation. Der Gedankengang der vorliegenden Dissertation folgt medizinhistorischen und philosophischen Argumentationen, wodurch sich zwangsläufig ein durchgängiger Bezug auf den Begriff der Rationalität und den Prozess der Rationalisierung ergibt. Darunter liegt die These des Kulturwissenschaftlers Silvio Vietta, der zufolge die Rationalität „die Hauptakteurin der europäischen, heute globalen Geschichte ist“[14] Da Gesundheit und Krankheit ohne Bindung an soziale Beziehungen nicht zu denken sind, wird immer wieder auf soziologische Theorien zur Rationalität Bezug genommen.[15] Diese Logik resultiert aus der Rationalisierung der Gesellschaft seit der Antike, deren Folge eine Ausdifferenzierung in Teilbereiche und eine stärkere Ausprägung spezifischer Teilrationalitäten in diesen Bereichen ist. Vietta spricht von einem neuen „multiple[n] Kultursystem unterschiedlicher kultureller Teilsysteme, in denen unterschiedliche Funktionen der Rationalität zur Geltung kommen“[16]. Die Gesamtkultur des europäischen Abendlandes ist entsprechend einseitig von der Art des rationalen Denkens geprägt, welches gegenüber anderen Vermögen des Menschen (bspw. seinen Emotionen, seiner Sinnlichkeit oder Fantasie) dominiert.

Dass die Gedanken von Max Weber, Edmund Husserl und Karl Jaspers die vorliegende Arbeit maßgeblich prägen, ist nicht verwunderlich – erlebten und beobachteten diese Wissenschaftler doch genau die hier skizzierten und für diese Arbeit höchst relevanten Veränderungen in Gesellschaft, Wissenschaft und Medizin in der Blütezeit der Medizin, dem „Golden Age of Medicine“. Von der „Krisis der europäischen Wissenschaften“[17], die Husserl 1936 beschrieb, ist der Gedanke zur „Krise der Medizin“ nicht weit. Methodisch ist der Gedankengang der Arbeit anschlussfähig an die Idee der Historizität des Husserl'schen Begriffs der Lebenswelt. Demnach sind Krankheit und Gesundheit zuerst subjektiv-evidente, lebensweltli-

[14] Vietta 2012, S. 9 (*Kursivstellung* im Original). Silvio Vietta ist ein Literaturwissenschaftler, dessen Hauptinteresse sich auf die Rationalität in Literatur, Philosophie und Europäischer Kulturwissenschaft richtet. Umfangreich beschäftigte er sich mit Heidegger und Gadamer, die er persönlich kannte und zu deren Arbeiten er vielfältig publizierte.

[15] Etwaigen potenziellen Widersprüchen zwischen dem Weber'schen Interesse an der Erforschung der Typologie von Rationalitäten in den Weltkulturen und dem Interesse der vorliegenden Arbeit am Begriff der Rationalität im Zusammenhang mit dem Krankheitsbegriff im europäischen Kulturraum wird keine Beachtung geschenkt. Weber erkannte die unglaubliche Macht der Rationalisierung und die damit einhergehende Einzigartigkeit europäischer Kulturgeschichte, was den Bezug auf seine Theorie rechtfertigt. Nicht umsonst wird ihm das Verdienst zugeschrieben, mit dem Begriff der „okzidentalen Rationalität“ den Leitbegriff der Kultur des Abendlandes gefunden zu haben.

[16] Vietta 2012, S. 35.

[17] Husserls *Krisis*-Schrift geht auf eine Reihe von Vorträgen zurück, die er im Jahre 1935 hielt. Publiziert wurden seine Gedanken zur *Krisis* erstmals 1936 in Belgrad. In Deutschland, bedingt durch sein Publikationsverbot im Dritten Reich, wurde die *Krisis*-Schrift erst mit der Veröffentlichung der *Husserliana* im Jahre 1954 einer breiten Rezeption zugänglich gemacht (vgl. Ströker 1982, Einleitung).

che Erfahrungen. In einer Lebenswelt, die sich in einem Rückbezug auf die griechische Antike und den dort ihren Ausgang nehmenden theoretischen Reflexionen historisch versteht, sind auch die Erfahrungen von Gesundheit und Krankheit „von objektivistischen Vorurteilen, die von den modernen positiven Wissenschaften herkommen, entwertet, verdeckt und [...] durchsetzt"[18]. Um zu ebenjenen „objektivistischen Vorurteilen" vorzudringen und deren Entstehungslogik transparent zu machen, widmet sich das erste Kapitel der medizinhistorischen Rekonstruktion des Krankheitsbegriffs, beginnend in der Antike. Die als gesichert geltenden Annahmen, dass kulturelle, religiöse und soziale Bedingungen das Verständnis der Welt bestimmen und dass Sinnzuschreibungen und der bestimmten Paradigmen folgende Entwicklungsstand der Wissenschaften in den Krankheitsbegriff eingehen, bilden den Ausgangspunkt der Überlegungen.[19] Demzufolge lassen sich im europäischen Denkraum Epochen ausmachen, in denen jeweils eine bestimmte Art und Weise, Erklärungen für die Welt zu finden und ihr Sinn zu geben, dominierte und dem jeweiligen Zeitraum einen bestimmten Charakter verlieh. So formuliert der Medizinhistoriker Karl Eduard Rothschuh:

> „Alle unsere Ideen über das Wesen der Krankheit, auch wenn sie anscheinend nur auf reinem Erfahrungstatsachen beruhen oder sich unabhängig von der Entwicklung auf anderen geistigen Gebieten zu formen scheinen, hängen doch am Ende von jenem allgemeinen Gedankengut ab, das den Charakter der einzelnen Epochen und Kulturen bestimmt hat."[20]

Prägenden Einfluss auf das Verständnis von Gesundheit und Krankheit hatten die Naturphilosophie in der griechisch-römischen Antike, das Christentum und der Islam im Mittelalter und das naturwissenschaftliche und aufklärerische Denken in der Neuzeit. Diese Einflüsse markieren nicht nur die Bestimmung und Abgrenzung der „medizinhistorischen Epochen" in Europa, sondern machen zugleich eine Rationalisierung auf mehreren Ebenen transparent, wie sie von Max Weber analysiert wurde. Die Rationalisierung der Weltbilder hatte und hat prägenden Einfluss auf das Verständnis von Krankheit und Gesundheit. So war das „Zeitalter der Neutralitas" geprägt von magischen Weltanschauungen, die sich in mythischen, magischen, religiösen und dämonologischen Krankheitsdeutungen wiederfanden. Der Umschwung zum „Zeitalter der Gesundheit" wird durch die Ablösung der magischen Weltanschauungen durch religiöse markiert. Der achsenzeitliche Einfluss wandelte das kosmologische und kosmogenische Krankheitsverständnis in ein iatrotheologisches, welches das ganze Leben und mit ihm Gesundheit und Krankheit einer (christlich-)theologischen Ausrichtung unterwarf. Gesundheit wurde, gekoppelt an ein theologisch-transzendentes Heil, zu einem jenseitigen Zustand. Mit dem Beginn der Neuzeit findet eine sukzessive Verdrängung der Transzendenz aus dem Verständnis von Krankheit und Gesundheit durch immer abstraktere Vorstellungen des Religiösen statt. Die religiöse Ethik verliert zunehmend ihre Bedeutung;

[18] Soldinger 2010, S. 182.

[19] Rothschuh differenziert „*bereichsfremde* Grundüberzeugungen" einer Zeit wie religiöse, philosophische, politische u. ä. Überzeugungen von „*bereichseigenen* Vorstellungen". Letztere ergeben sich aus den überlieferten Traditionen von Theorie und Praxis der Medizin (vgl. Rothschuh 1978, S. 10).

[20] Rathers 1958, zitiert nach Rothschuh 1975, S. 285. Auch Jaspers formuliert die Abhängigkeit des Krankheitsbegriffs „von den herrschenden Auffassungen der jeweiligen Kulturkreise" (vgl. Jaspers 1948, S. 652).

Krankheit wird ein der Transzendenz und des Sinns entkleideter, naturwissenschaftlicher Begriff. Das „Zeitalter der Gesundheit" wird vom „Zeitalter der Krankheit" abgelöst. Hier zeigt sich wie in keiner Epoche zuvor die Rationalisierung der Institutionen. Wissenschaft, Technik und die Organisation des Sozialen machen die Welt nicht nur durchschaubar, sondern auch berechen- und beherrschbar. Die daran anknüpfenden systemtheoretischen Überlegungen Luhmanns sind für die Ausdifferenzierung des Gedankengangs zentral, um die Rationalisierungen im Gesundheitssystem anhand des praktischen und theoretischen Krankheitsbegriffs offenzulegen. Durch alle drei medizinhistorischen Epochen hindurch zeigt sich zugleich die Rationalisierung auf der Ebene der praktischen Lebensführung, die sich heute in der Individualisierung eigener Wertvorstellungen und der Orientierung der Lebensführung an diesen subjektiven Wertepräferenzen offenbart.[21]

Kapitel 2 versucht anschließend, die „objektivistischen Vorurteile" in den Krankheitstheorien offenzulegen. Der Frage nach Krank-Sein und Krankheit folgt eine Skizze prominenter naturalistischer und normativistischer Krankheitskonzepte. Referenzpunkt ist dabei die *Biostatistische Theorie (BST)* von Christopher Boorse. Sie war nicht nur das Initial der philosophischen Debatte, sondern provoziert seit über dreißig Jahren durch ihren naturalistischen Standpunkt Vertreter anderer philosophischer Strömungen. Grundsätzliche Kontroversen werden anhand von Krankheitsbildern exemplarisch herausgearbeitet, wodurch Grundzüge der Debatte verdeutlicht werden. Dabei zeigt sich, wie stark der philosophische Diskurs innerhalb naturwissenschaftlicher und gesellschaftlicher „Denkgrenzen", gesetzt durch die „positivistischen Wissenschaften", verbleibt. Dies ist nicht verwunderlich, erscheint doch jedes Infragestellen des wissenschaftlichen „common sense" als irrational in einer Epoche, in der die Rationalisierung die allgemeine Lebenswelt und mit ihr die individuelle Lebensführung vollständig durchdrungen hat.

Das dritte Kapitel führt den medizinhistorischen Gedankengang mit dem philosophischen Diskurs um den Begriff der Krankheit zusammen, um die Argumentation zur Bekräftigung der Ausgangsthese zu entwickeln. Dass sich das Medizinsystem tatsächlich in einer Krise befindet, wird vorab durch das Kriterium des Vertrauensverlustes in die Medizin sowohl begriffsanalytisch legitimiert als auch durch eine kritische Sichtung ausgewählter empirischer Studien belegt. Die Analyse der Begriffe Rationalität und Rationalisierung im praktischen und theoretischen Krankheitsbegriff führen schließlich zum Begriff der Reduktion und einem Verständnis des theoretischen Krankheitsbegriffs als eines reduktionistischen Begriffs. Dadurch wird nicht nur die oben angesprochene „Sinnlücke" verständlich, vielmehr wird die Erklärungslücke zwischen Körper und Geist als Grundproblem des theoretischen Krankheitsbegriffs entlarvt.

[21] Das Weber'sche Verständnis der Begriffe Rationalisierung, Rationalismus und Rationalität ist nur mühselig aus seinem Gesamtwerk zu rekonstruieren, da er keine Theorie dieser Begriffe vorgelegt hat und seine Ausführungen dazu bruchstückhaft und inkonsistent sind. Roger Brubaker analysierte 16 verschiedene Rationalitätsbegriffe (vgl. Müller 2011, S. 47; Brubaker 1984). Aus diesem Grund bezieht sich das hier wiedergegebene, systematische Verständnis der genannten Begrifflichkeiten auf Sekundärquellen (vgl. Habermas 1981, Bd. 1, S. 225–261; Schroer 2001, S. 15–42; Maurer/Schimank 2011).

Kapitel 4 erläutert diese Erklärungslücke am Beispiel der Migräne und bringt so Symptome zwischen physischen und „mystischen“ Zuständen ans Licht, die eine Herausforderung für den theoretischen Krankheitsbegriff darstellen. Eine (deterministische) Lösung bietet die Theorie nichtlinearer, komplexer und dynamischer Systeme bzw. Chaostheorien. Doch auch der darauf basierende dynamische Krankheitsbegriff bleibt dem psychophysikalischen Reduktionismus verhaftet.

Um einen Weg aus der „Krise der Medizin“ zu finden, bleibt nur der Versuch, die Verursacherin am Schopfe zu packen: die *Rationalität*. Diese *muss* der Ausgangspunkt der folgenden Überlegungen sein, da sie als Hauptmerkmal unserer Epoche, erstens, nicht nur zur Reduktion von Komplexität und Sinn im Gesundheitswesen geführt hat, und weil, zweitens, unser rational-vernünftiges Denken das Fundament anschlussfähiger Theorien ist. Diesem Gedanken folgend, bildet die Idee einer substantiellen Gesundheit den Abschluss der vorliegenden Arbeit.

1. Kulturelle und medizinhistorische Antwortversuche auf die Frage nach der Krankheit

„Jede Zeit der Medizin hat ihre eigene Denkweise, diese Denkweise ist nach Inhalt, Form und Ausdruck von der jeweils herrschenden philosophischen Richtung mitbestimmt – Verständnis der Medizin einer Zeit ist nur möglich, wenn ihre Durchdringung mit philosophischem Gedankengut erkannt wird."[22]

Gegenstand des ersten Unterkapitels ist die Rekonstruktion der historischen Genese des Krankheitsbegriffs, wie er im europäischen Denkraum unter dem Einfluss griechisch-römischer Ideengeschichte entstand. Der Einfluss der Naturphilosophie auf den Krankheitsbegriff in der griechisch-römischen Antike markiert den ersten Orientierungsrahmen. Mit dem Zusammenbruch des Römischen Imperiums im 3./4. Jh. n. Chr. erfuhr die Tradierung medizinischen Wissens in Europa eine erste Erschütterung. Durch den Verlust der griechischen Sprache drohte auch das antike medizinische Wissen in Vergessenheit zu geraten. Es folgte eine fast tausend Jahre andauernde Epoche, in der antikes heilkundliches Wissen zunächst in Klöstern gesammelt und vervielfältigt wurde und später über das orientalisch-arabische Heilwissen seinen Weg in die entstehenden europäischen Universitäten fand. Die Medizin jener Zeit war von der Allgegenwart theologischer Interpretationen der Lebenswelt[23] durchdrungen, deren Einfluss erst durch den frühneuzeitlichen Rationalismus René Descartes' und den Empirismus Francis Bacons begrenzt wurde. Ihr Denken markierte den Beginn eines neuen medizinischen Zeitalters. Der Wandel der Medizin unter dem Einfluss der sich entwickelnden Naturwissenschaften und aufklärerischen Ideen hat die Schulmedizin enorme Erfolge feiern lassen. Zugleich stiegen mit diesen Erfolgen auch die Erwartungen und Ansprüche der Menschen an das medizinisch Mögliche und Machbare. Die Diskussion um die Legitimation medizinischer Leistungen führte schließlich zu einer kontroversen und noch immer andauernden Debatte um die Begriffe Gesundheit und Krankheit.

1.1 Das Zeitalter der neutralitas

Das Krankheitsverständnis, wie es sich in der griechisch-römischen Antike entwickelte, prägt die Medizin bis in die Gegenwart. Die Texte des *Corpus Hippocraticum* geben Auskunft über ein magisch-mystisches, religiöses, aber auch empirisches Verständnis von Krankheit. In diese Epoche fiel nicht nur die Trennung der Medizin von der Philosophie, sondern es kam auch zur Ausdifferenzierung der Medizin in ein theoretisches und ein praktisches Verständnis. Galen gilt als der wohl prominenteste Arzt jener Zeit. Er repräsentierte nicht nur die Not-

22 Jaspers 1948, S. 716.

23 Der Begriff der Lebenswelt wird im Folgenden im Verständnis Edmund Husserls gebraucht. Insbesondere der Aspekt der Historizität der Lebenswelt ist für die vorliegende Arbeit bedeutsam. Die Geschichtlichkeit ermöglicht einen Rückbezug auf die im antiken Griechenland beginnenden theoretischen Reflexionen auf die Welt, aus der die Philosophie und die Wissenschaften hervorgingen. Die Lebenswelt bei Husserl ist eine Welt evidenter Erfahrungen, in welche auch die Erkenntnisse der objektiven Wissenschaften eingetragen sind. Der Begriff der Lebenswelt gilt als *der* Schlüsselbegriff Husserls Spätphilosophie, eine zentrale Entfaltung findet er in seiner *Krisis*-Schrift. Siehe zur Einführung in den Begriff der Lebenswelt Soldinger 2010. Eine ausführliche Auseinandersetzung mit dem Begriff der Lebenswelt findet sich bei Ströker 1979. Habermas schließt an den Husserl'schen Begriff an, wenn er später die „Kolonialisierung der Lebenswelt" diagnostiziert (vgl. Habermas 1981).

P. Lenz, *Der theoretische Krankheitsbegriff und die Krise der Medizin*,
https://doi.org/10.1007/978-3-658-21539-2_2

wendigkeit, die Heilkunde auf ein theoretisches Fundament zu stellen, sondern ergänzte zudem das humoralpathologische Verständnis der Medizin um das der Diätetik. Dieser empirisch-pragmatische Ansatz grenzte sich vom spirituell-religiösen Krankheitsverständnis ab, wodurch der Nutzen der Magie für die Heilung von Krankheiten zunehmend infrage gestellt wurde. Allgegenwärtig zeigte sich in der antiken Medizin der Einfluss eines kosmogonischen und kosmologischen Weltbildes.

1.1.1 Das Krankheitsverständnis in den Schriften Homers

Homer gilt als die früheste Quelle des abendländisch-europäischen Kulturraumes, die Auskunft über das Verständnis von Gesundheit und Krankheit gibt. Nach Celsus (Aulus Cornelius Celsus, ca. 25 v. Chr. bis ca. 50 n. Chr.), der sich ebenfalls auf Homer berief, unterschieden die frühen Griechen zunächst zwei Krankheitskategorien: traumatische und nichttraumatische Erkrankungen. Traumatische Erkrankungen waren durch deutlich erkennbare, äußere Ursachen charakterisiert und einer rational-empirischen, chirurgischen oder medikamentösen Behandlung zugänglich. Wunden galten als Beispiel par excellence für traumatische Erkrankungen und sind als das erste begriffliche Modell für Krankheit zu verstehen. Oft in kriegerischen Auseinandersetzungen erworben, waren Wunden ein rationales, konkretes Faktum, bei dem Ursache und Wirkung deutlich zu identifizieren waren. Unklar hingegen blieben die Ursachen nichttraumatischer Erkrankungen; sie konnten in jener Zeit noch nicht empirisch-rational bestimmt werden. Daher lastete den nichttraumatischen Erkrankungen etwas Geheimnisvolles an: „etwas", was sich im Inneren des Körpers verborgen hielt. Als Verursacher dieser Krankheiten identifizierte man Götter und Dämonen. In der *Ilias* ist es Apollon, der eine „böse Krankheit" mit Pfeilen sendet; in der *Odyssee* ist es Zeus oder ein Dämon. Die „Pest" am Anfang der Ilias steht exemplarisch dafür, dass ein Gott (Apollon) ein Volk für sein sündhaftes Verhalten bestraft.[24] Diese Beispiele zeugen – wie auch der Asklepios-Kult, benannt nach dem Sohn Apollons – von einem theurgischen Medizinverständnis: einem Verständnis von Krankheit und Gesundheit als Resultat göttlichen Wirkens. Einem weiten theurgischen Medizinverständnis zufolge galten neben den Göttern auch Dämonen und andere übernatürliche Mächte als Ursachen von Krankheiten. Ein enges theurgisches Krankheitsverständnis hingegen trennte religiöse und magische bzw. animistische Krankheitsvorstellungen voneinander. Linderung und Heilung von Krankheiten waren in diesem Krankheitskonzept nur dann zu erhoffen, wenn die Verursacher – Götter, Dämonen oder Geister – durch Gebete, Reinigungsopfer, „Besprechen" o.ä. kultische Handlungen besänftigt werden konnten. Dafür bedurfte es eines mit diesen Praktiken Vertrauten, meist eines Priesterarztes.[25] Diese

[24] In Homers Ilias und Odyssee finden sich erste Berichte über einen Mann, der medizinische Tätigkeiten als ‚Beruf' ausübt. Der Begriff *téchne* findet sich ebenfalls schon in diesen Schriften, jedoch noch in einer Betonung des Praktisch-Technischen. Der Homer'sche Arzt war eher Handwerker (Chirurg). Ausführlicher dazu: Kudlien 1967, S. 15 und 31. Bei Celsus ist zu lesen: „Vom gleichen Dichter (gemeint ist Homer, Anm. P. L.) kann man aber auch erfahren, daß man die Krankheiten damals dem Zorne der unsterblichen Götter zuschrieb und daß man von eben diesen Göttern Hilfe zu verlangen pflegte."(Celsus, *de medicina: prooemium*. Zitiert nach: Müri 1986, S. 117.)

[25] Vgl. Kudlien 1967, S. 48–50. Eckert versteht theurgische Medizin als die „Wissenschaft vom göttlichen Heilhandeln" (S. 21) und benennt als Beispiele den ägyptischen Imhotep-Heilkult und den Asklepios-Heilkult (Eckert 2009, S. 21 f).

ohne erkennbare Ursache auftretenden Krankheiten wurden bei Homer mit dem Terminus „Übel" bezeichnet. Zugleich stand das Verständnis von Krankheit als „Übel" für die sich durch alle Epochen der Menschheitsgeschichte ziehende subjektiv-menschliche Erfahrung von Krankheit und hat sich im Sprachgebrauch bis in die Gegenwart tradiert. Im *Oxford English Dictionary* findet sich dieses Verständnis noch heute in der Beschreibung von Krankheit *(illness)* als „bad moral quality, condition, or character; wickedness, depravity; evil conduct; badness."[26] Im Sprachgebrauch zeigt sich, wie eng das Erleben von Leid und Krankheit beieinanderliegen. Für Clouser/Culver/Gert bildet dieser Zusammenhang den Ausgangspunkt ihres Krankheitskonzepts *(Malady)*, in welchem der Begriff des Übels ebenfalls eine zentrale Rolle einnimmt.[27]

1.1.2 Krankheitsverständnis im Corpus Hippocraticum

Innerhalb der griechisch-römischen Antike (ca. 1200 v. Chr. bis ca. 600 n. Chr.) nimmt die Zeit vom 5. bis ca. 3. Jh. v. Chr. eine Schlüsselstellung ein. Gerahmt von den Schriften Homers bis hin zu den Schriften spätantiker Autoren wie Galen, Dioskurides oder Plinius kommt dem relativ kurzen Zeitabschnitt zwischen den Kriegen gegen Persien und Karthago im frühen fünften Jh. und der Thronbesteigung Alexanders des Großen im Jahre 336 v. Chr. eine besondere Bedeutung zu. Damals ging die Medizin aus der Auseinandersetzung mit der kultischen Magie und der Philosophie als eigenständige Disziplin hervor. In der Bibliothek von Alexandria, der wohl berühmtesten Bibliothek der Antike, finden sich zahlreiche Zeugnisse dieser Entwicklung. Die Bestände dieser im 3. Jh. v. Chr. entstandenen Institution akquirierten sich zu einem Teil aus Ankäufen (bspw. die Schriften des Sophokles oder Aristoteles) und bestanden zum anderen aus zwangsweise überlassenen Dokumenten. Überliefert ist, dass im Hafen von Alexandria einlaufende Schiffe nach Schriften durchsucht wurden und Passagiere, so sie Manuskripte bei sich hatten, diese gegen eine Abschrift der entstehenden Bibliothek zur Verfügung stellen mussten. Die Schriften und mit ihnen das Wissen der damaligen Zeit wurden nicht nur gesammelt, sondern zugleich ins Griechische übersetzt.[28] Mit dem *Corpus Hippocraticum* entstand in der Bibliothek von Alexandria die bedeutendste Sammlung medizinischen Wissens des Altertums. Die Situation der Medizin vor dem 3./4. Jh. v. Chr. hingegen liegt gewissermaßen im Dunkeln und kann nur ausgehend von dieser Schriftensammlung bzw. ihrer Überbleibsel erschlossen werden.

Die über sechzig Werke des *Corpus Hippocraticum* sind ein Sammelsurium von Texten unterschiedlicher Gattungen. Dazu gehören wissenschaftliche Schriften zu medizinischen Themen, Hinweise zur Lebensführung, Aphorismen, Notizen, Reden und Briefe. Unter Beachtung der jeweiligen Besonderheiten dieser „Sprachspiele" geben die Texte Auskunft über den damaligen Stand des heilkundlichen Wissens. Die Verschiedenartigkeit der Schriften und die darin vertretenen unterschiedlichen philosophischen Ansichten lassen die Autorenschaft einer einzelnen Person unwahrscheinlich erscheinen. Die Kritik an der Zuschreibung zu Hippokrates begann bereits im 1. Jh. n. Chr. und hält bis heute an. Wahrscheinlicher ist, dass die me-

[26] Oxford English Dictionary 2017.
[27] Siehe ausführlich Kapitel 2.3.4, S. 115 ff.
[28] Siehe ausführlich Schubert/Leschhorn 2006, S. 311–327.

dizinischen Schriften des *Corpus Hippocraticum* lediglich unter dem Namen des Hippokrates gesammelt und zusammengestellt wurden.[29]

Die bei Homer nachweisbare Kategorisierung in traumatische und nichttraumatische Krankheiten findet sich ebenfalls in den Schriften des *Corpus Hippocraticum,* wobei die Autoren der hippokratischen Texte nach einer genaueren Bestimmung der Krankheitsursachen suchten. Geografische Lage, Klima, Jahreszeiten, Wasserqualität, aber auch die individuelle Merkmalsausstattung der Menschen wurden im *Corpus* durch sorgfältige Beobachtungen in einen Zusammenhang zu Erkrankungen gebracht und als deren mögliche äußere Ursachen erkannt. Diätetische Hinweise und Arzneimittel, die in spezifischer Relation zu den beobachteten Krankheitsursachen stehen, bildeten das Spektrum der therapeutischen Maßnahmen.

Die inneren Ursachen nichttraumatischer Erkrankungen waren einem derart empirisch-beobachtenden Zugang jedoch verschlossen. Spekulative Krankheitsursachen wie der Einfluss geheimer Kräfte, das Wirken böser Geister und Dämonen oder der Einfluss der Gestirne wurden im antiken Griechenland wie auch in jeder Volksmedizin mit kultischen und magischen Praxen (Reinigungsopfer, Sühnekulte, Wahrsagen, Exorzismus, Geisterbeschwörungen, Orakel, Zaubersprüche und Bußhandlungen) therapiert.[30] Jedoch finden sich im *Corpus Hippocraticum* auch Schriften, die den Einfluss von Göttern, Geistern und Dämonen auf die Entstehung innerer, nichttraumatischer Erkrankungen bezweifeln. Das Beispiel der Epilepsie zeigt dies eindrucksvoll. So gilt die Schrift *De morbo sacro* (Über die heilige Krankheit), deren hippokratische Autorenschaft schon in der Antike von Galen bezweifelt wurde, nach Grensemann vielfach als Zeugnis des „immerwährenden Kampfes wissenschaftlich denkender Menschen gegen Aberglauben, Dummheit und freche Scharlatanerie"[31].

Bei dem Versuch, eine Erklärung für das Phänomen der „heiligen Krankheit" zu finden, wird in *De morbo sacro* das Spannungsfeld zwischen magisch-mystisch-religiösen Krankheitsdeutungen und dem Versuch einer wissenschaftlichen Erklärung der Krankheitsentstehung mehr als deutlich; der Autor wies den magisch-religiösen Heilkult dezidiert zurück. Er argumentierte gegen die Vorstellung, die Epilepsie sei eine „heilige Krankheit":

> 1. (2) Kein bißchen scheint sie mir göttlicher zu sein als andere Krankheiten, noch heiliger, sondern die anderen Krankheiten haben eine Natur, wo sie entstehen, eine Natur und Ursache hat auch diese. (3) Daß sie ein göttliches Werk sei, glauben die Menschen infolge ihrer Ratlosigkeit und weil es sehr verwunderlich ist, daß sie den anderen Krankheiten überhaupt nicht gleicht. (4) Und in der Unmöglichkeit, sie zu verstehen, bleibt (nach ihrer Auffassung) das Göttliche gewahrt, in der Leichtigkeit der Behandlungsmethode, mit der sie zu heilen versuchen, geht dieses Göttliche aber verloren (weil sie mit Reinigungsriten und Beschwörungen heilen). [...] (44) Ich freilich glaube nicht, daß von einer Gottheit der Körper eines Menschen befleckt wird, vom Reinsten also das Vergänglichste, sondern wenn tatsächlich der Körper von etwas anderem befleckt oder ge-

29 Siehe ausführlich Stückelberger 2000, S. 84–98.

30 Unter Volksmedizin versteht man medizinisches und therapeutisches Wissen und Praktiken, die in der Bevölkerung verbreitet sind, ohne immer der Lehrmeinung der jeweiligen Ärzteschaft zu entsprechen (vgl. Wolf 2007, S. 1454–1458).

31 Grensemann, zitiert nach Schubert/Leschhorn 2006, S. 396.

schädigt wurde, dürfte er doch wohl von der Gottheit eher gereinigt und entsühnt als befleckt werden. [...] 2. (1) Diese Krankheit ist, wie mir scheint, keineswegs göttlicher als die anderen, sondern wie auch die anderen Krankheiten eine natürliche Ursache haben, aus der jede entsteht, (2) scheint auch diese eine natürliche Ursache zu haben, und aus demselben Grund, der für alle andere Krankheiten gilt, scheint die mir göttlicher zu sein; [...] (4) Sie hat wie auch die anderen Krankheiten ihren Ursprung in der Vererbung. [...] 3. (1) Schuld an dieser Krankheit freilich ist das Gehirn, ebenso wie an den anderen sehr schlimmen Krankheiten. [...]"[32]

Ein weiterer Nachweis der Suche nach den Krankheitsursachen nichttraumatischer Krankheiten jenseits einer mystisch-religiösen Deutung findet sich in den *Epidemien 1 und 3*. In diesem Text finden sich Fallbeschreibungen, die sich durch eine interpretationslose und spekulationsfreie Beschreibung der Symptome und Verläufe von Krankheiten auszeichnen. Sie dürfen als Ausdruck einer empirisch-beobachtenden, pragmatischen Medizin verstanden werden, die sich auf die Beobachtung von Krankheitszeichen und die Wirkungsweise von Arzneimitteln stützte, Krankheiten nach ihrem Verlauf beschrieb und bestimmten Körperteilen zuordnete:

„Melidie, die beim Heratempel krank lag. Es begann mit heftigen Schmerzen in Kopf, Nacken und Brust, und sogleich ergriff sie heftiges Fieber. Eine geringfügige Monatsblutung zeigte sich. Andauernde Schmerzen in allen genannten Teilen. Am 6. Tag Schlafsucht, Übelkeit, Frösteln, gerötete Wangen, leicht verwirrter Sinn. Am 7. Tag schwitzte sie, das Fieber setzte aus, die Schmerzen blieben. Rückfall, wenig Schlaf. Der Harn die ganze Zeit von guter Farbe, aber dünn. Der Stuhl dünn, gallig, beißend, spärlich, dunkel, übelriechend; im Harn heller, glatter Niederschlag; Schweißausbrüche. Endgültige Krise am 11. Tag."[33]

Die wechselseitige Durchdringung religiöser Krankheitsdeutung und empirisch-beobachtender, pragmatischer Medizin zeigt das Beispiel von Hermodikos, der im 4. Jh. v. Chr. in Lampsakos lebte. Eine Inschrift berichtet, dass Hermodikos an einem Geschwür auf der Brust litt und an einer Lähmung der Hände. Wahrscheinlich suchte er zunächst bei Ärzten der empirisch-pragmatischen „Schulmedizin" Rat. Er gelangte jedoch zu der Überzeugung, dass nur noch Asklepios, Sohn des Apollon, ihm helfen könne. Hermodikos reiste in die Stadt Epidauros, in deren Nähe sich das Heiligtum des Asklepios befand. Der heilige Bereich der Tempelanlage war durch eine Toranlage vom profanen Umland geschieden. Um in den heiligen Bereich zu gelangen, musste Hermodikos eine Rampe überschreiten, eine Kolonnade von ionischen Säulen passieren und an einem Brunnen eine rituelle Waschung vollziehen. Eine Inschrift über dem Eingang ermahnte den Eintretenden zur Reinheit der Gedanken. Der heilige Bereich des Témenos war vom profanen Bereich abgegrenzt. Nach den Opfergaben begab sich Hermodikos ganz in Weiß gekleidet in den Schlafsaal (Abaton, „das Unbetretbare"), wo er sich zum Heilschlaf niederlegte. Während des Schlafes erschien ihm Gott im Traum und

32 *De morbo sacro* (Über die heilige Krankheit), zitiert nach Schubert/Leschhorn 2006, S. 68–105.
33 Hippocrates, *epidemiarum III* 16, zitiert nach Müri 1986, S. 101–103.

befahl ihm, einen Stein, so groß, dass er ihn gerade so tragen konnte, zu finden und zum Tempel zu bringen.[34]

Die Beispiele verdeutlichen, dass in der Antike magisch-mystische, dämonologische, religiöse und empirisch-pragmatische Vorstellungen von Krankheit nebeneinander bestanden und sich zum Teil wechselseitig durchdrangen. Rothschuh begründet die Brauchbarkeit und Überzeugungskraft von Krankheitskonzepten damit, dass sie bestimmten Erwartungen ausgesetzt sind und mit den Erkenntnismöglichkeiten, Wissensbeständen und dem Lebensgefühl der jeweiligen Zeit einhergehen. Die Erwartungen an Krankheitskonzepte beziehen sich auf die Quellen der Krankheit, deren Entstehung und Erscheinungsformen, deren systematische Ordnung usw.[35] Um zu verstehen, warum welche Krankheitskonzepte in den verschiedenen Epochen plausibel und überzeugend waren bzw. sind, ist es unerlässlich, tiefer in den Zeitgeist und das vorherrschende Denken der jeweiligen Epoche einzudringen.

Abgrenzung der Medizin von Philosophie und Magie

In der griechisch-römischen Antike kam es zur Abgrenzung der Medizin von der klassischen griechischen Philosophie, die sich im Verlauf des 5. Jhs. v. Chr. herausbildete.[36] Bis dahin beschäftigten sich viele Naturphilosophen mit medizinischen Fragen und vertraten die Ansicht, dass die Medizin ein Teilgebiet der Philosophie sei:

> „Zuerst galt die Heilkunde als ein Teil der Philosophie, so daß also die Heilung der Krankheiten und die Betrachtung des Wesens der Dinge von denselben Denkern ausgegangen ist – verständlicherweise, da ja vor allem diejenigen nach der Heilkunde suchen mußten, die ihre Körperkräfte durch das Nachdenken in der Abgeschiedenheit und durch Nachtwachen geschwächt hatten. Darum sind, wie wir erfahren, viele Lehrer der Philosophie Heilkundige gewesen, am berühmtesten unter ihnen Pythagoras, Empedokles und Demokrit. Dessen Schüler war, wie einige angenommen haben, Hippokrates von Kos, als erster von allen der Erwähnung würdig; denn dieser Mann, durch seine Kunst wie durch die Gabe des Wortes gleich ausgezeichnet, trennte die Heilkunde von den philosophischen Studien. Nach ihm betrieben Diokles von Karystos, darauf Praxagoras und Chrysippos, später Herophilos und Erasistratos diese Wissenschaft so, daß sie sogar zu abweichenden Methoden der Behandlung kamen.“[37]

Als einen jener Philosophen, die der Heilkundige mächtig waren, nennt Celsus Protagoras (ca. 490/485 v. Chr. – 421/411 v. Chr.). Als Sophist war auch er beeinflusst von den Vorsokratikern, welche die Natur in den Mittelpunkt ihres Denkens stellten. Auf der Suche nach dem

[34] Gekürzt wiedergegeben nach Schmitz 1999; vgl. auch Krug 1985, S. 120–187.

[35] Vgl. Rothschuh 1978, S. 6. Gross/Löffler skizzieren zur systematischen Unterscheidung verschiedener konzeptionellen Zugänge ein historisches oder hippokratisches Krankheitskonzept, das naturhistorische Krankheitskonzept, das physiologische oder galensche Krakheitskonzept, das anatomische Krankheitskonzept, das ätiologische Krankheitskonzept, das soziale Konzept, das psychologische Konzept, das ontologische Krankheitskonzept, das biografische Krankheitskonzept, das mataphysische Krankheitskonzept und das bio-psycho-soziale Krankheitskonzept (Gross/Löffler 1998, S. 82 f.). Siehe auch Kapitel 2, S. 83 ff.

[36] Einen knappen Überblick über die philosophischen Schulen, die zur Grundlage antiker Medizin wurden, gibt Eckert 2009, S. 25 ff.

[37] Celsus: *de medicina: prooemium*, zitiert nach Müri 1986, S. 119.

Urprinzip bzw. dem Urstoff zeichnete sich die Philosophie der Sophisten insbesondere durch relativistische und skeptizistische Ansichten aus.[38]

Im Zentrum der vorsokratischen Naturphilosophie standen Fragen der Kosmogonie und Kosmologie. Die Bücher *De natura hominis* (Über die Natur des Menschen), *De vicu* (Über die Lebensweise, Buch I), *De acutis* (Über die Lebensweise bei akuten Krankheiten) oder De affectionibus (Über die Leiden) des *Corpus Hippocraticum* geben davon Auskunft.[39] *De victu I* zeichnet ein beispielhaftes Bild von der Beschaffenheit der Welt und ihrer Ordnung:

> „3. (1) Die Lebewesen, sowohl der Mensch als auch alle anderen, bestehen aus zwei Elementen, die zwar in ihrer Kraft verschieden sind, in ihrer Anwendung jedoch zusammenwirken, nämlich aus Feuer und Wasser. [...][40]
>
> 6. (1) Alles übrige, auch die Seele des Menschen und wie die Seele auch der Körper, hat eine Struktur. In den Menschen gehen Teile von Teilen ein, Ganzes von Ganzem, Mischungen von Feuer und Wasser, wobei das eine nimmt, das andere gibt. [...][41]
>
> 11. (1) Die Menschen wissen nicht vom Sichtbaren aus das Unsichtbare zu sehen. Denn sie erkennen nicht, daß sie Künste ausüben, die der menschlichen Natur ähnlich sind. Die Vernunft der Götter lehrte sie, das, was in ihnen vorgeht, nachzuahmen, und sie wissen, was sie tun, ohne zu wissen, was sie nachahmen. [...] (2) Den Brauch haben die Menschen selbst für sich gesetzt, ohne zu erkennen, worüber sie ihn setzen. Die Natur der Dinge dagegen haben die Götter geordnet. Das freilich, was die Menschen eingerichtet haben, bleibt niemals sich selbst gleich, sei es nun richtig oder nicht richtig. Was aber die Götter geordnet haben, ist immer richtig. Und so unterscheidet sich das Richtige vom Nichtrichtigen."[42]

Doch zur selben Zeit herrschten auch Zweifel an den Vorstellungen der Naturphilosophen über die Entstehung der Welt und deren Ordnung. Der Autor des Textes *De natura hominis* (Über die Natur des Menschen) äußerte seine Skepsis wie folgt:

> „1. (1) [...] Denn ich behaupte nicht, daß der Mensch vollständig aus Luft, Feuer, Wasser, Erde bestehe oder aus irgendeiner anderen Substanz, deren Existenz im Menschen nicht sichtbar ist." (2) Doch habe ich den Eindruck, daß diejenigen, die dies erörtern, nicht genau Bescheid wissen. Denn alle vertreten zwar dieselbe grundsätzliche Auffassung, drücken dies aber nicht in der gleichen Weise aus. Sie erklären in der Grundfrage dasselbe – sie behaupten nämlich, daß das, was existiert, Eins sei und daß dies das Eine und auch das Ganze sei -, über die Begriffe aber stimmen sie nicht überein. Der eine behauptet, dies sei das Feuer [Heraklit, P. L.], der zweite von ihnen bezeichnet als dieses Eine und Ganze die Luft [Anaximenes, P. L.], der dritte das Wasser [Thales von Milet, P. L.], der vierte die Erde, und jeder führt zu seiner These Zeugnisse und Beweise an, die keinen

38 Protagoras' These, dass „der Mensch der Maßstab aller Dinge sei, der seienden, daß sie sind, der nichtseienden, daß sie nicht sind", ist in ihrer Aktualität ungebrochen. (Platon: *Theaitetos*, 152 a; 166d)

39 Vgl. Schubert/Leschhorn 2006.

40 *De victu I* (Über die Lebensweise, Buch 1), zitiert nach Schubert/Leschhorn 2006, S. 197.

41 *De victu I* (Über die Lebensweise, Buch 1), zitiert nach Schubert/Leschhorn 2006, S. 201.

42 *De victu I* (Über die Lebensweise, Buch 1), zitiert nach Schubert/Leschhorn 2006, S. 209.

> Wert besitzen. Da sie nun einmal alle von derselben Überlegung ausgehen, aber nicht dasselbe sagen, ist es offensichtlich, daß sie es auch gar nicht wissen."[43]

Diese Ausführungen dürfen als Kritik an der Lehre von den vier Urstoffen Feuer, Wasser, Luft und Erde verstanden werden, die von Empedokles (ca. 495 v. Chr. – 435 v. Chr.) formuliert wurde. Der Autor der Schrift *De natura hominis* entwickelte daraus die Viersäftelehre:

> „4. (1) Der Körper des Menschen enthält Blut, Phlegma, gelbe und schwarze Galle, und dies macht bei ihm die Beschaffenheit des Körpers aus, und dadurch ist er krank und gesund. (2) Am gesündesten ist er nämlich, wenn diese Säfte an Stärke und Menge in einem richtigen Verhältnis zueinander stehen und am besten gemischt sind. (3) Krank ist er dagegen, wenn sich einer dieser Säfte, entweder in zu geringer oder in zu großer Menge, im Körper absondern und nicht mit allen anderen vermischt bleibt."[44]

Die hippokratische Humoralpathologie findet sich so zum ersten Mal in *De natura hominis* im *Corpus Hippocraticum* ausformuliert. Insbesondere der griechische Arzt Galen (Galenos von Pergamon, auch Aelius Galenus genannt, 129/131 n. Chr. – 201/215 n. Chr.) begründete den Ruf Hippokrates' als des vielleicht bekanntesten und wirkmächtigen Arztes überhaupt. In *De naturalibus facultatibus II 9* formulierte Galen:

> „Diese Hinweise auf das, was Hippokrates, Platon, Aristoteles, Praxagoras, Diokles und viele andere von den Alten über Entstehen und Vergehen der Säfte gesagt haben, scheinen mir zu genügen. Ich hielt es nicht für richtig, alles, was jene in vollendeter Weise ausgezeichnet haben, in diese Abhandlung hinüberzunehmen. Zu jedem einzelnen Punkte habe ich nur wenig angeführt, gerade soviel, daß der Leser, sofern ihm dafür nicht jedes Verständnis fehlt, sich angetrieben fühle, die Schriften der Alten in die Hand zu nehmen, und daß ihm der nähere Umgang mit ihnen erleichtert werde."[45]

1.1.3 Humoralpathologie und die hippokratische Idee von Krankheit

In der Humoralpathologie vereinigten sich die grundsätzlichen Ideen hippokratischen Denkens. Der menschliche Körper galt als „Abbild des Ganzen". Als Mikrokosmos im Makrokosmos wurde der Mensch als eine proportional gleiche Zusammensetzung kosmischer Elemente gedacht. Die Beziehung zwischen Medizin und Naturphilosophie war entsprechend eng. Aristoteles (384/3–322 v. Chr.) zufolge gehe der Arzt, der sein Handwerk philosophisch betreibt, von den Fragen der Natur aus, während der Naturphilosoph bei der Analyse und Bearbeitung philosophischer Fragen wiederum auf heilkundliche Themen stoße: Gesundheit und Krankheit beträfen schließlich die gesamte belebte Natur.[46]

Im Dialog *Timaios* finden sich diese hippokratischen Grundannahmen wieder. Platon (ca. 427–347 v. Chr.) beschreibt darin die Entstehung der Krankheiten aus einem „Zuviel oder Zuwenig" im Verhältnis der Elemente:

43 *De natura hominis,* zitiert nach Schubert/Leschhorn 2006, S. 175. Der Autor des Textes kann aufgrund eines Zitats von Aristoteles als Polybos, Schwiegersohn des Hippokrates, identifiziert werden (vgl. dazu Erler/Graeser 2000 S. 85 mit Verweis auf Aristoteles: *Historia animalium* 3,3, 512b 12 ff.). Galen benennt Prodikos in *De naturalibus facultatibus II 9* als Autor des Buches (vgl. dazu Müri 1986, S. 205).

44 *De natura hominis,* zitiert nach Schubert/Leschhorn 2006, S. 180 f.

45 Galen: *De naturalibus facultatibus II 9* zitiert nach Müri 1986, S. 218.

46 Zum genaueren Verständnis der Rezeption des *Corpus Hippocraticum* durch Aristoteles siehe Oser-Grothe 2004.

> „Denn da es vier Elemente sind, aus denen sich der Körper zusammensetzt, Erde, Feuer, Wasser und Luft, so wird jedes widernatürliche Zuviel und Zuwenig, sowie jede Vertauschung des natürlichen Platzes mit einem fremden, ebenso auch [...] das Herüberziehen des nicht Zugehörigen in den eigenen Bereich und was dergleichen mehr ist: alles dies wird Ursache zu innerem Aufruhr und zu Krankheit."[47]

Entsprechend der hippokratischen Überzeugung, dass alle Krankheiten des Menschen aus diesen Ursachen resultierten,[48] unterschied Platon im *Timaios* zwei Entstehungsweisen von Krankheiten: zum einen diejenigen, die durch ein nicht-harmonisches Mischungsverhältnis der Elemente entstünden, und zum anderen diejenigen Krankheiten, die er die schwersten nannte. Darunter verstand er jene, die durch Zersetzungsprozesse entstehen und dem natürlichen Werden entgegenstehen.[49] Infolge dieser Unterscheidung kommt Platon zu einer ersten (genetischen) Beschreibung der Phänomene Krankheit und Gesundheit: „Geht nun so alles in dieser Weise vor sich, dann ist Gesundheit das regelmäßige Erlebnis, während die Umkehrung Krankheit zur Folge hat."[50] Gesundheit galt demnach als eine „natürliche Ordnung" der Elemente, deren harmonisches Mischverhältnis, das Natürliche; Krankheit hingegen das Widernatürliche, „denn alles, was wider die Natur ist, ist schmerzhaft, alles der Natur Entsprechende dagegen angenehm."[51] Ein Ebenmaß zwischen Körper und Seele war entscheidend für Gesundheit und Krankheit:

> „Denn für Gesundheit und Krankheit, wie auch für Tugend und Laster ist kein Ebenmaß und kein Mißverhältnis wichtiger als das unmittelbar zwischen Seele und Körper selbst bestehende."[52]

Aristoteles, in der Tradition von Hippokrates und Platon stehend, verstand Krankheit als „Übermaß und Mangel" – also als ein Missverhältnis der Elemente bzw. Säfte.[53] Gesundheit hingegen sei ein gegensatzloses Befinden; von Gesundheit könne nichts Entgegengesetztes ausgehen, sondern nur Gesundes. In der *Metaphysik* erläuterte Aristoteles, dass Gesundheit entweder von selbst entstehe oder, sollte sie aktuell nicht vorhanden sein, durch die ärztliche Kunst entstehen könne. Das Kranke zeige sich in der Abwesenheit von Gesundheit, besitze aber potenziell die Fähigkeit zur Gesundheit.[54] In der griechischen Antike war Gesund-

[47] Platon: *Timaios 82c.*

[48] Vgl. *De affectionibus* in Schubert/Leschhorn 2006, S. 252.

[49] Bei der Tuberkulose kann bspw. die Infektion mit Mykobakterien zur Zerstörung von Gewebe (in den häufigsten Fällen von Lungengewebe) führen und den Tod herbeiführen. Der Status der Tuberkulose als Krankheit war und ist daher unbestritten.

[50] Platon: *Timaios 82.*

[51] Platon: *Timaios 81.*

[52] Platon: *Timaios 87.*

[53] „Warum sind große Exzesse krankheitserregend? Doch wohl, weil sie Übermaß oder Mangel hervorrufen, darin aber das Wesen der Krankheit besteht." (Aristoteles: *Problemata Physica*, 859a).

[54] Gesundheit und Krankheit sind in der aristotelischen Kategorienlehre nichts Substantielles, sondern etwas Akzidentielles, eine nicht-substantielle Eigenschaft. Sie sind nicht eigenständig existent, sondern Eigenschaften eines Subjekts. Genauer sind sie eine der neun Kategorien des Akzidentiellen, eine Qualität. Da Gesundheit und Krankheit keine eigene Wesenheit sind, würde Aristoteles auch das Streben nach einer Definition von Gesundheit und Krankheit als Irrweg bezeichnen. Definitionen gibt es bei Aristoteles nur von dem, was selbst Wesen IST. „Denn die Ursache des ersten Bewirkens an sich ist der Teil. Wärme nämlich, die in der Bewegung enthalten ist, bewirkt Wärme im Körper. Diese aber ist entweder Gesundheit

heit kein Zustand, den es unbedingt zu erreichen galt, und auch nicht oberstes Ziel der Medizin. Platon schreibt:

> „Ehre verdiene nicht der schöne Körper oder der kräftige oder der mit Schnelligkeit ausgestattete oder der große, auch nicht der gesunde – obgleich es vielen so scheinen könne – und gewiß auch nicht die diesen entgegengesetzten, sondern die Körper, die in der Mitte dazwischen an all diesen Eigenschaften teilhätten, seien bei weitem die besonnensten und ungefährlichsten; denn die einen machen die Seele aufgeblasen und verwegen, die anderen aber niedrig und unfrei."[55]

Aristoteles führte den Gedanken fort:

> „Es ist ja auch nicht Sache der Medizin, gesund zu machen, sondern, so weit wie möglich, dazu hinzuführen; denn es ist möglich, auch solche, die nicht gesund werden können, gleichwohl gut zu therapieren."[56]

Gesundheit und Krankheit bildeten so im antiken Verständnis der Medizin gemeinsam deren Gegenstand.[57] Oberstes Therapieziel des hippokratischen Arztes war folgerichtig der Erhalt bzw. die (Wieder-)Herstellung eines harmonischen Mischverhältnisses der Elemente und des Gleichgewichts von Körper und Seele. Medizin war somit „ganzheitliche Medizin", verstanden als eine Heilkunst, die Krankheit nicht als Funktionsstörung eines Körperteils oder Organs begreift, sondern immer den ganzen Menschen in den Blick nimmt. Dieser sei für seine Gesundheit verantwortlich und solle seine Lebensweise daran ausrichten. Die Krankheitstherapie bezog den ganzen Menschen ein:

> „Denn Krankheiten darf man, abgesehen von Fällen, wo große Gefahr vorliegt, nicht durch Arznein aufregen. [...] läßt man ihnen nicht ihre bestimmte Zeit, sondern greift man durch Arzneimittel störend ein, so pflegen aus kleinen Krankheiten große und aus wenigen viele zu werden. Daher muß man alle solche Krankheitserscheinungen durch vernünftige Lebensweise in eine geregelte Bahn leiten, soweit einem dafür Zeit vergönnt ist, und darf nicht durch die Anwendung aufreizender Arzneien ein bösartiges Übel hervorrufen."[58]

Für seelische Erkrankungen wurde der Erwerb von Wissen als Therapie gepriesen. Durch

---

oder ein Teil von ihr, oder ihr folgt ein Teil der Gesundheit oder die Gesundheit selbst. Daher heißt es auch von der Wärme, die in der Bewegung enthalten ist, sie bewirke Gesundheit, denn sie bewirkt jenes, dem die Wärme folgt und akzidentiell zukommt." (Aristoteles: *Metaphysik VII, 9, 1034a 25–30)* „Also verändert sich etwas zugleich aus Gesundheit in Krankheit und aus eben dieser Veränderung in eine andere. Es ist klar, daß, falls etwas krank geworden ist, es sich in irgendein anderes verändert haben muß (denn es kann ja auch in Ruhe bleiben), und weiter nicht immer in eine gerade zufällige Veränderung; und jene Veränderung müßte aus etwas Bestimmtem in etwas anderes Bestimmtes erfolgen. Also müßte die die entgegengesetzte Veränderung sein, das Gesund-werden nämlich. Doch es gibt nur im akzidentiellen Sinne eine solche Veränderung, wie sich zum Beispiel etwas aus der Erinnerung in das Vergessen verändert, indem sich das verändert, woran sich jenes findet – bald verändert es sich zum Wissen, bald zur Unwissenheit." (Aristoteles: *Metaphysik XI, 12, 1068a 26–33)*. „Die bewegenden Ursachen nun existieren als etwas, das vorher geworden ist, die begriffsmäßigen Ursachen existieren zugleich mit der Sache. Denn dann, wenn der Mensch gesund ist, existiert auch die Gesundheit; [...] denn die Arztkunst ist der Begriff der Gesundheit." (Aristoteles: *Metaphysik XII, 3, 1070a 21–30)*.

55 Platon: *Gesetze 728E.*

56 Aristoteles: *Rhetorik, I, 1, 1355b 10–15.*

57 Aristoteles: *Rhetorik, I, 2, 1355b 27–29.*

58 Platon: *Timaios 89.*

„Erziehung, Lebensgrundsätze und wissenschaftliche Bildung" galt es, „dem Laster zu entfliehen und der Tugend zu huldigen"[59]. Die Diätetik als ein Gerichtet-Sein sowohl auf eine geregelte Lebensweise als auch auf ein Maßhalten (vor allem in der Ernährung) war so neben der Prophylaxe und Therapie – auch und insbesondere von nichttraumatischen inneren Krankheiten – nicht nur ein wesentlicher Aufgabenbereich im antiken Verständnis der Medizin, sondern eine „Urform der Medizin"[60]. Galen griff diesen diätetisch-hippokratischen Ansatz auf und entwickelte ihn weiter. Er formulierte die *sechs nicht natürlichen Dinge (sex res non naturales)*, deren Balance die Gesunderhaltung fördere. Dazu gehörten Licht und Luft *(aer)*, Speise und Trank *(cibus et potus)*, Arbeit und Ruhe *(motus et quies)*, Schlaf und Wachen *(somnus et vigilia)*, Absonderungen und Ausscheidungen *(secreta et excreta)* und Anregung des Gemüts *(affectus animi).*[61] Die Diätetik als umfassende Kunst des Lebens bezog sich nach Galen auf äußere und notwendige Ursachen von Gesundheit und Krankheit.

1.1.4 Systematisierung des antiken Krankheitsverständnisses

Die Unterscheidung traumatischen Krankheiten und inneren, nichttraumatischen Krankheiten, bestimmte seit den Zeiten Homers die Suche nach den Ursachen der Krankheiten und deren Heilmitteln. Diese Unterscheidung, die empirische Zugänglichkeit der Ursachen und die beobachtbare Wirkung von Heilmitteln führten dazu, dass seit der Frühzeit magisch-mystische, dämonologische, religiöse und empirisch-pragmatische Krankheitskonzepte nebeneinander bestanden und sich wechselseitig durchdrangen.

Einen Nachweis des zeitgenössisch-antiken, magischen Verständnisses von Krankheit erbringen die Schriften der sog. Bibliothek Assurbinpal (700 v. Chr.). Darin finden sich neben Beschreibungen von Reinigungsritualen zur Abwehr von Sünden, Zauber oder bei Verstößen gegen Tabus auch Rituale gegen krankheitsbringende Dämonen und Beschwörungen. Beschwörungspriester oder Exorzisten führten diese Rituale aus – und auch Ärzte benutzten solcherart Praktiken in der Hoffnung auf Unterstützung bei Diagnose und Therapie.[62] Die supranaturalistische Magie war untrennbar mit der Religion verbunden bzw. ein pervertierter Teil dieser, da nicht Gottes Hilfe für die in Not befindlichen Menschen gesucht wurde, sondern die Unterstützung von bösen Geistern oder Dämonen.[63] Derartige Vorstellungen boten spekulative Erklärungsmöglichkeiten für die Entstehung von Krankheiten, insbesondere dann, wenn die Ursachen im Verborgenen blieben. Animistische Auffassungen, die fehlende Unterscheidung von Belebtem und Unbelebtem und die damit zusammenhängende Vorstellung, dass jedes Ding beseelt sei, sind nach Rothschuh Erklärungen für eine solche dämonologische Krankheitsvorstellung.[64] Im Animismus gilt Krankheit „als etwas von außen

[59] Platon: *Timaios 87.*

[60] Kudlien 1967, S. 54.

[61] Vgl. Schipperges 1970, S. 104 f.

[62] Vgl. auf der Horst 2007. Das magische Verständnis von Krankheit und die entsprechenden Ritualtraditionen fanden durch babylonische Gelehrte Eingang in die griechische Antike. Der Autor betont, dass „viele Züge damaliger Heilrituale [...] nur nach heutiger, aber nicht nach der zeitgenöss. Auffassung magisch zu nennen [sind]." (auf der Horst 2007, S. 556).

[63] Vgl. auf der Horst 2007.

[64] Vgl. Rothschuh 1978, S. 22.

in den Gesunden Eindringendes. Sie besitzt eigenes dämonisches Leben und entsteht auf unsichtbare Weise."[65] Rothschuh führt weiter aus, dass unsere Sprache noch heute diese Vorstellungen enthält, wenn wir davon sprechen, dass uns eine Krankheit „erwischt" oder „packt". Krankheitsauslösend sind in animistischer Vorstellung fremde Körper, Gebilde, Geister oder Parasiten.[66] Hierin zeigt sich ein strenges ontologisches Verständnis von Krankheit als „ein Krankheits-Ding: ein materieller, eindringender Krankheitserreger"[67]. Engelhardt macht deutlich, dass diese starke ontologische Vorstellung von einer schwachen Form zu unterscheiden ist, welche den „ontologischen" Status von Krankheitstypen im Sinne „logischer Entitäten" bzw. logischer Kategorien betrifft. Derartige Krankheitsvorstellungen als begriffliche Strukturen finden sich in „platonischen" Ansätzen.[68]

Fallbeschreibungen mit einer interpretationslosen und spekulationsfreien Darstellung der Symptome und Verläufe von Krankheiten, wie beispielhaft weiter vorn am Beispiel von Maledie aus den *Epidemien* gezeigt, bereiteten nicht nur den Weg hin zu einem „schwachen" ontologischen Krankheitsverständnis als logischer Kategorie, sondern markierten auch die Unterscheidung zwischen empirischer und konzeptueller Medizin. Die Kontroverse, ob man bei Diagnose und Therapie von Krankheiten der empirischen Medizin vertrauen soll, die sich auf eigene und fremde Erfahrung stützt, oder ob sich der Heilkundige eher auf ein systematisch-theoretisches Verständnis von Krankheit verlassen soll (konzeptuelle Medizin), dauert bis heute an. Nach Rothschuh versteht sich die empirische Medizin historisch als wenig theorielastige ärztliche Praxis und gehört in den klinisch-praktischen Teil der Heilkunst:

> „Eine solche empirische Medizin benutzte grundsätzlich ***keine Theorien***, welche die Entstehung, den Verlauf und den Ausgang der Krankheiten sowie den Erfolg von Heilverfahren ***erklären***: sie lehnte Krankheitskonzepte als überflüssig ab. [...] empirische Medizin in reiner Form verstand sich in der Regel als eine konzeptlose Medizinpraxis."[69]

Bei Celsus liest sich dies wie folgt:

> „Die berühmtesten Vertreter desjenigen Zweiges, welcher durch Diät die Krankheiten heilt, versuchten noch etwas weiter auszugreifen und beanspruchten für sich auch die Erkenntnis der Natur, wie wenn ohne sie die Medizin unvollständig und ohnmächtig wäre. Nach ihnen vertrat als erster Serapion die Auffassung, daß diese theoretischen Lehren nichts mit der Medizin zu tun hätten, und gründete sie nur auf Praxis und Erfahrung. Ihm folgten Apollonios und Glaukias und ein wenig später Herakleides von Tarent und einige andere nicht unbedeutende Männer. Sie bezeichneten sich gerade nach dieser Lehre als Empiriker. So zerfiel denn auch diejenige Medizin, welche durch Diät heilt, in zwei Richtungen, indem die einen nur die Theorie, die anderen nur die Praxis gelten lie-

65 Rothschuh 1978, S. 22.

66 Als Ausdruck dafür darf das Zitat von Hesiod verstanden werden: „Die Krankheiten", so schreibt der archaische Dichter Hesiod, „kommen von selbst zu den Menschen, schweigend, da ihnen der kluge Zeus die Stimme genommen hat." Zitiert nach Schmitz 1999.

67 Vgl. Engelhardt Jr. 2012. Das Zitat findet sich auf S. 45. Engelhardt bezieht sich auf Henry E. Sigerist: *Einführung in die Medizin*, Leipzig 1931, S. 126 f.

68 Vgl. Engelhardt Jr. 2012. Engelhardt Jr. beschreibt diese ontologische Krankheitsvorstellung ausführlich in Engelhardt 1975, S. 125–141. Hofman resümiert, dass Engelhardt Jrs. Position des „Ontologisten" dieselbe sei wie die des „konzeptuellen Realisten" (vgl. Hofman 2001, S. 211).

69 Rothschuh 1978, S. 158 (*Kursivstellung* und Fettdruck im Original).

ßen. Nach den oben erwähnten Männern vertrat keiner mehr etwas anderes, als was er übernommen hatte, bis Asklepiades die Methode der Medizin in bedeutsamer Weise veränderte."[70]

Nichtsdestotrotz entwickelte auch die empirische Medizin im Laufe der Zeit theoretisch begründete Grundsätze, Prinzipien und Methoden vom Wesen der Krankheit, ihrer Entstehung und Therapie. Dabei lag der Fokus jedoch weniger auf der Entwicklung der Theorien als vielmehr auf den Erfolgsaussichten einer Heilkunst ohne theoretische Kenntnis derartiger Zusammenhänge.[71]

Neben empirischen, ontologischen, magisch-mystischen und dämonologischen Antworten auf die Frage nach der Krankheit nahmen religiöse Krankheitsvorstellungen in der Antike einen breiten Raum ein. Die Traktate *De aeribus* (Über die Umwelt) und *De morbo sacro* (Über die Heilige Krankheit) aus dem *Corpus Hippocraticum* verdeutlichen die Spannung zwischen religiösem und empirisch-pragmatischem Krankheitskonzept. Beide Texte gehen der Frage nach, ob Krankheiten göttlichen Ursprungs seien. Dabei wird ersichtlich, dass die hippokratische Heilkunst[72] durchaus religiös fundiert war, zugleich aber Bestrebungen existierten, sich von religiösen Krankheitsdeutungen zu distanzieren. So schreibt der Autor von *De morbo sacro:*

> „Kein bißchen scheint sie [die Heilige Krankheit Epilepsie, Anm. P. L.] mir göttlicher zu sein als die anderen Krankheiten, noch heiliger, sondern die anderen Krankheiten haben eine Natur, woher sie entstehen, eine Natur und Ursache hat auch diese."[73]

Der *Corpus Hippocraticum* mit seinem zentralen Bezug zur Naturgesetzlichkeit, der methodischen Fundierung durch die Humoralpathologie und dem Gegensatzpaar von Mikro-und Makrokosmos kann demnach nicht als Abschied von religiösen Deutungsmustern verstanden werden.[74] Vielmehr schienen sich entsprechend der platonischen Unterscheidung zwei Antwortmöglichkeiten auf die erkenntnistheoretische Frage nach der Krankheit herauszukristallisieren:

Die erste Antwort auf die Frage, was Krankheit ist, fokussierte sich auf die menschliche Suche nach dem Sinn, dem Zweck oder der Bedeutung – hier in Bezug auf Krankheit und Leid. Bei Platon bezog sich diese teleologische Antwort auf das ewige Seiende.[75] Dem Menschen werde die Antwort verschlossen bleiben, da er den Weltzweck bzw. den letzten Zweck nicht

70 Celsus: *De medicina: prooemium*, zitiert nach Müri 1986, S. 119–121.

71 Vgl. Müri 1986, S. 119–121.

72 Die Heilkunst ist „seit den Tagen des Hippokrates nichts anderes als die lehr- und lernbare Kunst, medizinisches Wissen und ärztliche Erfahrung nach festen Regeln des Handelns bzw. Entscheidens und nach verbindlichen Normen ärztlich-sittlichen Verhaltens anzuwenden. Heilkunst ist Handlung, Praxis, die Kunstfertigkeit, mit der der Arzt seine alltägliche Berufssituation meistert; nämlich im Einzelfall bei prinzipiell unvollständiger Information im diagnostisch-therapeutischen Prozeß, oft unter Zeitdruck, immer unter Entscheidungszwang die richtigen diagnostischen und therapeutischen Entscheidungen zu treffen ..." (Toellner 1988, S. 199).

73 *De morbo sacro,* zitiert nach Schubert/Leschhorn 2006, S. 69.

74 Vgl. Weissenrieder 2009, S. 143.

75 Vgl. Platon: *Timaios*.

ergründen könne. Da bei Platon die Zwecksetzung ein Abglanz göttlicher Güte war, blieb seine Antwort auf den Sinn und den Zweck bzw. die Bedeutung von Krankheit immer an eine religiöse Erklärung gebunden. Menschen könnten demnach nicht verstehen, warum es Krankheiten gibt bzw. warum Menschen krank werden. Dies könne nur Gott; und die Preisgabe des Verständnisses liege allein in seiner Macht.

Die zweite Antwortmöglichkeit war von mechanistischem Charakter. Im *Timaios* wendete Platon die Methode der Erkenntnis auf die Ursachen von Krankheit an, denn „alles Werdende aber hat notwendig irgendeine Ursache zur Voraussetzung, denn ohne Ursache kann unmöglich etwas entstehen“[76]. Das Gewordene sei das Sichtbare, Fühlbare und Körperliche und somit das sinnlich Wahrnehmbare. Es unterscheide sich von dem, was von jeher, ohne einen Anfang, schon da gewesen sei. Wenn die Natur ein Abglanz der ewig seienden Welt der Idee des Guten sei und die Körperlichkeit die Idee des Schönen und Guten enthalte, in die Gott Ordnung gebracht habe – wie könne es dann Krankheit geben? Nun, das Abbild der Idee sei offenbar nicht ganz fehlerfrei:

> „Jedes Ding nun, dessen Form und Wirkungsart der Bildner (Demiurg) herstellt im beständigen Hinblick auf das sich immerdar Gleichbleibende, das ihm dabei zum Muster dient, muß auf diese Weise unbedingt in jeder Hinsicht auf das Beste gelingen; blickt er dabei aber auf das Gewordene hin und nimmt er sich dieses zum Muster, dann fällt das Werk nicht gut aus.“[77]

Der Urheber der Welt habe diese aus den Elementen Feuer, Wasser, Luft und Erde als „vollkommenes, von Alter und Krankheit unberührtes lebendes Wesen“[78] geschaffen, ausgestattet mit einer Seele als bewegender Kraft, die sich selbst in einer Art Selbstgespräch vom Leiden Rechenschaft geben könne. Seine Vorstellung von einer unsterblichen Seele (siehe *Symposion, Phaidon*) präzisierte Platon im *Timaios* insofern, als der Leib als Gefäß der unsterblichen Seele gedacht wurde. Den Schaffensakt des „Geschlechts der Sterblichen“ legte Platon im *Timaios* in die Hand der göttlichen Wesen, die selbst vom Schöpfergott geschaffen würden.[79] Sie gäben dem unsterblichen Seelenanteil als Teil der unvergänglichen Vernunftseele einen niederen, sterblichen Seelenteil hinzu, siedelten beide aber im Körper getrennt voneinander an, um den göttlichen Seelenanteil nicht zu beflecken. Der menschliche, sterbliche Körper ist in dieser Vorstellung das Produkt der Maß- und Zügellosigkeit der sterblichen Seelenanteile sowie der stärker und schwächer wirkenden Elemente.

Neben einer magisch-mystischen und einer davon getrennt zu verstehenden religiösen Krankheitsdeutung entwickelte sich in der Antike eine als wissenschaftlich (durchaus im Sinne eines Beobachtens und empirischen Untersuchens) zu bezeichnende Betrachtungsweise von Krankheit als Ergebnis von Rationalisierungsprozessen. Max Weber ging bei seinen Über-

[76] Platon: *Timaios 28A.*

[77] Platon: *Timaios 28A.*

[78] Platon: *Timaios 33.* Mit dem Begriff Element bezeichnet Platon nach Apelt nicht nur die Elemente Erde, Feuer, Wasser und Luft, sondern er versteht diese Elemente auch „als Modifikationen einer alles umspannenden Urform, nämlich des Raumes“ (Platon: *Timaios*, Anmerkung 181 von Otto Apelt auf S. 168).

[79] Vgl. Platon: *Timaios 69.*

legungen von der Prämisse aus, dass der zur Rationalität fähige Mensch durch Sinnsetzungen in der Lage sei, die unendliche Mannigfaltigkeit der Welt in relevante und kulturell bedeutsame Abschnitte zu zergliedern. Diese Ausschnitte der Welt könnten wiederum im alltäglichen und wissenschaftlichen Handeln durch abstrakte und logische Denkleistungen geordnet und verstehbar gemacht werden. Menschliches Handeln verstand Weber als ein Handeln, welches sich bewusst an individuell gesetzten Interessen und Werten orientiere. Je rationaler demnach ein Handeln sei, umso besser sei es erklärbar.[80] Die Rationalität individueller und kollektiver Akteure auf der elementaren Handlungsebene sei die Voraussetzung für die auf Ordnung und Organisation gerichtete Rationalisierung von Wertsphären und Lebensordnungen.[81] Auf dieser Basis etablierte sich ein konzeptionell-theoretisch und zugleich spekulatives Krankheitsverständnis, welches sich mit einer empirisch-praktisch-pragmatischen Auffassung von Krankheit, die klinisch-therapeutische Züge trug, wechselseitig durchdrang und auseinanderzusetzen hatte.[82] Der Einfluss der Naturphilosophie wirkte maßgeblich ordnungsbildend darauf ein, die richtigen Methoden und Mittel zur Behandlung von Krankheiten zu finden. Während Vertreter der theoretisch-spekulativen Auffassung die Antworten in einen übergeordneten Makrokosmos suchten und in Verbindung zur Kosmogonie und Kosmologie stellten, suchten die Protagonisten der empirisch-praktischen Linie die Antworten in Beobachtungen (*De vetere medicina* und *epidemiarum III*), durch die Veranschaulichung physiologischer Vorgänge im menschlichen Körper mithilfe modellhafter physikalischer Vorgänge (*De genitura,* Über den Samen, oder *De natura pueri*, Über die Natur des Kindes) oder führten Experimente wie das folgende durch:

> „Jetzt will ich aber die Beweisführung (*diagnōsis*) darlegen, die ich vorher versprochen habe, die allen zugänglich ist, die sich mit der Entwicklung des menschlichen Embryos befassen. [...] Dass es sich so verhält (hinsichtlich der Bildung des Auges und der anderen Teile), wie ich dargelegt habe, wirst du nachprüfen können, wenn du folgendes Experiment (*historion*) durchführst: Wenn jemand nämlich 20 oder mehr (am gleichen Tag gelegte) Eier zwei oder mehr Hühnern zum Ausbrüten gibt und dann an jedem Tag darauf, vom zweiten angefangen bis alle Eier ausgehen, ein Ei wegnimmt und öffnet, wird er bei genauem Hinsehen feststellen, dass sich alles genau so verhält, wie ich gesagt habe, so-

80 Vgl. Maurer 2011, S. 19 f. Maurer bezieht sich auf Max Weber: *Die „Objektivität“ sozialwissenschaftlicher und sozialpolitischer Erkenntnis*, 1904.

81 Unter Rationalität soll die auf das Individuum bezogene Handlungsrationalität in der auf Max Weber zurückgehenden Unterscheidung von Zweck-und Wertrationalität verstanden werden, die auf der Mikroebene angesiedelt ist. Rationalisierung ist auf der Mesoebene angesiedelt und rekurriert auf die Unterscheidung von formaler und materialer Rationalität. Das Begriffsverständnis von Rationalismus hingegen bezieht sich auf die Makroebene (Weltbilder). Ihm unterliegt die Differenz von theoretischem und praktischem Rationalismus. Bei der Verortung der Begriffe Rationalität, Rationalisierung und Rationalismus auf verschiedenen Ebenen beziehe ich mich auf Müller 2011, insbesondere S. 46 f. Eine Untersuchung der besonderen Ausprägung der Rationalität im Krankheitsbegriff findet sich in Kapitel 3, S. 153 ff.

82 Eckert benennt, dieser Unterscheidung folgend, drei methodische Richtungen der antiken Medizin: die Empiriker, die Methodiker und die Pneumatiker. Die Empiriker wandten sich ätiologischen und medizinwissenschaftlichen Forschungen oder der medizinphilosophischen Ursachensuche zu und suchten Erkenntnis allein in überlieferten und eigenen Beobachtungen sowie Analogieschlüssen. Die Methodiker verstanden den Aufbau des Menschen aus unterschiedlich gestalteten Atomen. Krankheit liegt dann vor, wenn die Anordnung der Atome des Organismus in Anzahl, Größe, Form und Beweglichkeit gestört ist. Die Pneumatiker hingegen interpretierten das Pneuma als lebenspendendes und lebenserhaltendes stoffliches Prinzip (vgl. Eckert 2009, S. 36–40).

weit man wenigstens die Beschaffenheit eines Vogels mit der des Menschen vergleichen kann."[83]

Die Skepsis der Empiriker richtete sich gegen naturphilosophisch fundierte Krankheitstheorien. So formulierte der Autor des Textes *De vetere medicina*:

> „20.(1) [...] Einige Ärzte und Gelehrte behaupten aber, daß es nicht möglich sei, die Heilkunst zu verstehen, wenn man nicht wisse, was der Mensch ist; wer aber den Menschen richtig behandeln wolle, für denjenigen sei es notwendig, dieses Wissen zu erlangen. Die Worte dieser Leute gehen in Richtung der Philosophie, wie sie Empedokles oder andere, die über die Natur geschrieben haben und dabei auf die Anfänge zurückgegangen sind, was der Mensch ist, wie er zuerst entstanden ist und aus welchen Elementen er sich zusammenfügt. (2) Ich selbst glaube aber, was von irgendeinem Gelehrten oder Arzt über die Natur gesagt und geschrieben wurde, gehört weniger zur Heilkunst als zur Schreibkunst: ich glaube, über die Natur läßt sich eine sichere Erkenntnis aus nichts anderem gewinnen als aus der Heilkunst."[84]

Die antiken Texte des *Corpus Hippocraticum* stehen für einen bestimmten Grad der Rationalisierung[85], zu verstehen als die „rationalistische[] Transformation von Welt, Gesellschaft und Leben"[86]. War die Rationalisierung in der Antike unter dem Gesichtspunkt der Heilung von Menschen stark durch die Naturphilosophie geprägt gewesen, fanden spätere philosophische Strömungen entsprechend ihrer Paradigmen[87] andere Antworten auf die Frage, was Krankheit sei.

Auch die spätere Differenzierung in theoretische und praktische Medizin hatte in der Antike ihren Ursprung. Der systematischen Abgrenzung des rationalen Denkens von der sinnlichen Wahrnehmung und deren Begründung kam dabei eine Schlüsselstellung zu.[88] Mit Galen hielt das Methodische Einzug in die Medizin, die sich seiner Auffassung nach allein durch die The-

83 *De natura pueri*, cap. 29, zitiert nach Erler/Graeser 2000, S. 97.

84 *De vetere medicina*, zitiert nach Schubert/Leschhorn 2006, S. 305.

85 Vgl. dazu Müller 2011, S. 50 f.

86 Müller 2011, S. 53. Zum Grad der Rationalisierung siehe ausführlicher Müller 2011, S. 50 f. Kapitel 2 dieser Arbeit beschreibt verschiedene Krankheitsbegriffe der Debatte in der Philosophie, die repräsentativ für den erreichten Grad der gegenwärtigen Rationalisierung stehen. Weber unterstellt zur Bestimmung des Handelns einzelner oder kollektiver Akteure institutionelle Ordnungen. Diese unterscheiden sich nach dem Grad ihrer Bewusstheit, der Ordnung entsprechend logischer Strukturen und dem Grad ihrer Anerkanntheit (vgl. Maurer 2011, S. 20 f.; siehe dazu auch Kapitel 3.2.2., S. 174 ff.).

87 Der Begriff des Paradigmas geht auf Thomas S. Kuhn zurück. Kuhn versteht unter einem Paradigma „[...] allgemein anerkannte wissenschaftliche Leistungen, die für eine gewisse Zeit einer Gemeinschaft von Fachleuten maßgebende Probleme und Lösungen liefert" (Kuhn 1976, S. 10.). Im Postskriptum von 1969 formuliert er ausführlicher: „Einerseits steht er [der Begriff des Paradigmas, Anm. P. L.] für die ganze Konstellation von Meinungen, Werten, Methoden usw., die von den Mitgliedern einer gegebenen Gemeinschaft geteilt werden. Andererseits bezeichnet er ein Element in dieser Konstellation, die konkreten Problemlösungen, die, als Vorbilder oder Beispiele gebraucht, explizite Regeln als Basis für die Lösung der übrigen Probleme der ‚normalen Wissenschaft' ersetzen können." (Kuhn 1976, S. 186). Die zuletzt wiedergegebene Bedeutung des Ausdrucks bezeichnet Kuhn als die soziologische. Zum Begriff der Normalwissenschaft siehe Kuhn 1976, Kapitel IV, S. 49 ff.

88 Vgl. Vietta 2012, S. 47 ff. Silvio Vietta zeichnet die „Erfindung der Rationalität" in der antiken Philosophie unter einem kulturwissenschaftlichen Blick nach. Unter der hier vorgenommenen medizinhistorischen Perspektive auf den Krankheitsbegriff im europäischen Kulturraum sind die Überlegungen von Vietta interessant.

orie von der Heilkunst zur Wissenschaft entwickeln könne. Die „Systematisierung des Lehrgegenstandes der Medicina in Physiologia, Pathologia, Aitiologia, Diaeta sanorum, Semiotice und Therapeutica"[89] bestimmte von nun an bis ins 18. Jh. den Gegenstand der Medizin.

Die hippokratische Humoralpathologie wurde durch die griechische Antike hindurch tradiert. Die bei den Sophisten als vollkommen gedachte Natur, mit Attributen wie Weisheit, Tugend und Göttlichkeit konnotiert, die ordnend und gestaltend nach Vollkommenheit strebe, wurde in Platons Ideenlehre idealisiert und bei Aristoteles als das „alles Seiende" nahezu mit moralischen Eigenschaften aufgeladen. Die Natur avancierte zum wichtigsten Vorbild für ärztliches Handeln. Nach dem Lehrsatz des Hippokrates „Der Arzt pflegt/sorgt/behandelt, die Natur heilt." aus dem *Corpus Hippocraticum, Epidemien VI 5,1* war die Natur für die Heilung von Krankheiten zuständig. Galen griff diesen Gedanken mit dem Satz „Der Arzt ist der Diener der Natur" im *Hippokrates librum de alimento commentarius III, 14* auf und verbreitete ihn weiter. Er erweiterte das hippokratische Schema der vier Elemente, Säfte und deren Qualitäten („warm" oder „kalt", „trocken" oder „feucht") um die vier Kardinalorgane (Herz, Gehirn, Leber, Milz), die vier Lebensalter und die vier Temperamente, die ihre Bezeichnung direkt von den vier Säften ableiteten: Sanguiniker (lat. *sanguis* = Blut), Phlegmatiker (griech. *Phlegma* = Schleim), Choleriker (griech. *chole* = Galle) und Melancholiker (griech. *melaine chole* = schwarze Galle).[90] Belege der Rezeption klassisch-griechischer Theorien und Heilkunde finden sich auch bei Plinus (23/24 n. Chr. – 79 n. Chr.), insbesondere in seiner Schrift *Historia Naturalis,* und in dem mehr als tausend Arzneimittel beschreibenden Werk *De materia medicina* des Dioskurides (1. Jh. n. Chr.)[91]. Der Einfluss eines teleologischen, teilweise personifizierten und idealisierten Naturbildes auf die Medizin fand seinen Ausdruck in der Idee, dass der Organismus sich selbst heile, weil die Natur die Krankheiten heile. Von der Antike bis ins 17. Jh. tradiert, findet er sich noch heute in der modernen Naturheilkunde.[92]

Galens Medizinverständnis steht exemplarisch für die antike Medizin. Wissenschaften wie die Logik, Ethik oder Physik galten ihm als Dienerin der Medizin. Das galenische „Haus der Heilkunde" spiegelte seine Systematik der Medizin wider: Es ruhte auf den drei Grundpfeilern Physiologie, Pathologie und Therapie, wobei sich die Therapie noch einmal in die Diäte-

[89] Rothschuh 1978, S. 3, im Original Galenos: *Introductio. Opera XIV*, Cap. VII, S. 689.

[90] Die unter dem Einfluss der Naturphilosophie stehende Lehre der Temperamente bei Galen findet sich heute nach wie vor im Spektrum ganzheitlicher und naturheilkundlicher Therapiekonzepte und in der allgemeinpopulären Ratgeberliteratur zur Lebenshilfe. Beispielhaft steht dafür Steinmetz/Zell 2012.

[91] Dioskurides ordnete in *De materia medicina* die Stoffe mit heilkräftiger Wirkung entsprechend pharmakognostischen und pharmakologischen Aspekten. So enthält das Werk über 813 pflanzliche, 100 tierische und ebenso viele mineralische Arzneimittel. *De materia medicina* wird im 16. Jh. zum einflussreichsten Arzneibuch. Dioskurides kannte offenbar schon einen Apparat zur Destillation und beschreibt mineralische Verbindungen, die als Arzneimittel wirkten. Somit darf sein Buch als Fundgrube und Vorläufer der sich in der Neuzeit entwickelnden Iatrochemie gelten. Zugleich finden sich in *De materia medicina* Signaturbeispiele, die im lateinischen Abendland und später bei Paracelsus tradiert werden und sich heute in alternativen psychologisierenden Heilansätzen, der Physiognomik oder Chiromantie (Kunst des Handlesens), finden und dem Bereich der Esoterik oder des Okkultismus zugeordnet werden (vgl. u.a. Stoll 2007 und Haage, 2007).

[92] Vgl. Schäfer 2012, S. 18.

tik (siehe auch die *sex res non naturales)*, die Pharmazie und die Chirurgie aufteilte.[93] Die Wissenschaft vom menschlichen Körper umfasste bei Galen zwei Bereiche: die Gesundheitspflege (Hygiene) und die Heilkunde (Medizin).

Dass bei der Rezeption der klassisch-griechischen heilkundlichen Theorien auch magisch-mystische Traditionen – in modifizierter Form – erhalten blieben, zeigt sich in *Historia Naturalis*. Plinus d. Ä. erklärte darin in einem kurzen Abriss der Geschichte der Magie, dass diese aus dem Zusammenspiel von Medizin, Religion und Astrologie entstanden sei. Er unterschied zwei Arten von Heilpraktiken: die *„medicina"* als die gute und effizient wirkende Heilkunde und die *„magia"* als die schlechte und anmaßende Variante. Plinus diskreditierte einerseits die magische Heilkunst und die ausführenden Magier, empfahl andererseits aber die *„magorum remedia"*. Galen – der selbst wegen Zauberei angeklagt wurde – bezeichnete die Magier als Lügner und übernahm damit die ambivalente Haltung Plinus' zur Magie. Galen berief sich auf magische (okkulte) Kräfte, wenn er die Wirkmächtigkeit von Heilmitteln auf deren Wirkung als Ganzes (also nicht auf einzelne Bestandteile oder Eigenschaften der Heilmittel) zurückführte.[94]

Nach Galen bestand die oberste Pflicht des Arztes in der Gesunderhaltung des Menschen. Die Behandlung von Gesundheitsstörungen war dieser nachgeordnet.[95] In seinen Lehrstücken schrieb er:

> „Das Ziel der Heilkunst ist die Gesundheit, der Endzweck der Besitz dieser Gesundheit. [...] Die Medizin ist Wissenschaft von Gesunden und Kranken. Den Körper, dem die Gesundheit innewohnt, die Ursache dafür, die Anzeichen davon – dies alles nennen die Griechen gesund."[96]

Als ursprünglicher Begriff der Medizin kann dem antiken Verständnis nach nur der Begriff der Gesundheit gelten, aus dem die prophylaktisch orientierte „Urform der Medizin" entsprang. Wesentlich für das Verständnis von Gesundheit in der Zeit von ca. 1200 v. Chr. bis 600 n. Chr. waren naturphilosophisch-spekulative Erklärungsversuche und Erfahrungswissen, eingebettet in eine Welt, die von außerweltlichen Mächten beherrscht würde. Die Träger der Krankheitskonzepte waren in magischen und mystischen Vorstellungen von der Welt, in der antiken Naturphilosophie und der religiösen Durchdringung des verortet. Rothschuh stellt fest, dass der Krankheitsbegriff stets nur im Kontext des gesellschaftlich-kulturellen Umfeldes der jeweiligen Zeit zu verstehen ist:

> „Wenn Krankheitskonzepte Erklärungen und Anweisungen für das Handeln liefern, dann sind sie in der gegebenen Situation einer Zeit brauchbar. Daß auch unbestätigte und unrichtige Konzepte in der Medizin brauchbar sein können, hängt damit zusammen, daß die Mehrzahl der Krankheiten von selbst heilt. Daher kann fast jedem therapeutischen Handeln post hoc Heilwirkung zugesprochen werden und damit jedem Konzept von

[93] Darauf, dass die Modelle Physiologie und Pathologie in der mittelalterlichen Terminologie ein anders Verständnis hatten als in der gegenwärtigen Medizin, verweist Jankrift 2005, S. 27.

[94] Vgl. auf der Horst 2007, S. 556.

[95] Vgl. Jankrift 2005, S. 25–29.

[96] Schipperges 1970, S. 107 f.

> Krankheiten."[97] Darüber, ob ein Krankheitskonzept akzeptiert wird, „entschied oft mehr seine Plausibilität als seine Erweisbarkeit. Die ***Plausibilität*** hängt nicht selten mehr mit dem Lebensgefühl einer Zeit, als mit der praktischen Leistungsfähigkeit eines Konzepts zusammen."[98]

Teilt man Rothschuhs Einschätzung, ist sofort einsichtig, warum theurgische, magische, dämonologische oder religiöse Krankheitsvorstellungen nicht nur bestimmte Epochen – hier die Antike – dominierten, sondern sich auch bis in die Gegenwart tradieren konnten: Offenbar überzeugten sie zunächst in einer bestimmten Epoche die übergroße Mehrheit der Menschen. Diese Überzeugungskraft einer bestimmten Erklärung verlor sich jedoch nicht einfach dadurch, dass neue Erklärungen und damit neue Konzepte von Krankheit entstanden. So ist erklärbar, dass auch (noch) heute magisch-mystische, religiöse oder gar dämonologische Krankheitskonzepte für Menschen plausibel sind – wenn auch nicht für die große Mehrheit.[99] Wenn sich jedoch die wissenschaftlichen Erkenntnismöglichkeiten, Wissensbestände und das Lebensgefühl in einer Epoche grundlegend ändern, ist die Annahme, dass sich auch die dazu korrespondierenden Krankheitskonzepte wandeln werden, plausibel. Unter dieser medizinhistorisch begründeten Prämisse ist es für die Fragestellung der Arbeit interessant, den Einfluss des Rationalismus und der Rationalisierung auf die Krankheitsvorstellungen bzw. Krankheitskonzepte bis in die Gegenwart nachzuzeichnen und anhand der Frage, was jeweils unter Krankheit verstanden wurde, zu analysieren. Diese Erkenntnisse bilden die Grundlage für die Diskussion eines Krankheitsbegriffs, der über die Grenzen eines am naturwissenschaftlichen Paradigmas orientierten Krankheitsbegriffs hinausgeht.

1.2 Das Zeitalter der Gesundheit

Der Zusammenbruch des Römischen Reiches im 4. Jh. n. Chr. stellte eine tiefe Zäsur in der Weitergabe und Vermittlung des antiken medizinischen Wissens dar. In Europa drohte das auf Griechisch abgefasste antike Heilwissen in Vergessenheit zu geraten. Im aufblühenden Byzanz hingegen erfuhr die Rezeption antiken Heilwissens einen Aufschwung. So bewahrt, ging es in den Wissensschatz der arabischen Welt und des mittelalterlichen europäischen Christentums ein. Wurden zunächst die Schriften antiker Autoren vorwiegend gesammelt, vervielfältigt und zu Kompendien zusammengefasst, fanden später auch klinische Erfahrungen sowie Erkenntnisse aus der arabischen, persischen und indischen Medizin Eingang in die Rezeption. Die neu entstehenden wissenschaftlichen Zentren Gondishapur und Nisibis erwarben sich den Ruf, Orte hervorragender Übersetzungs- und Transferleistungen zu sein.[100]

In Europa entwickelten sich im frühen Mittelalter die Klöster zu geistigen Zentren. Durch die dortige rege Übersetzungstätigkeit griechischer Schriften ins Lateinische fanden christliche Vorstellungen Eingang in das überlieferte antike Heilwissen. Im alltäglichen Leben und in der

97 Rothschuh 1978, S. 7.

98 Rothschuh 1978, S. 7 (*Kursivstellung* und Fettdruck im Original).

99 Der Prozess der Ablösung etablierter Erklärungsweisen wird unter Rückgriff auf den Begriff des Paradigmas von Thomas Kuhn in Kapitel 3.2, S. 171 ff näher ausgeführt.

100 Vgl. Eckert 2009, S. 57–64.

Heilkunde der Antike waren Religion und Philosophie untrennbar miteinander verbunden. Dieses Verwoben-Sein von Leben und Religiosität setzte sich im europäischen Mittelalter fort. Krankheit und jegliche Art von Therapie waren ohne Bezug zum Glauben unvorstellbar. Diese Veränderung spiegelt ein gewandeltes Weltbild wider, welches sich von einem kosmogonisch-kosmologischen hin zu einem (christlich-)religiösen transformierte. Das Christentum wurde zur prägenden Instanz der Rationalisierungsbewegungen in der Medizin und zur treibenden Kraft in den Abgrenzungsprozessen der Medizin von Mystik und Philosophie. Infolgedessen veränderte sich auch das Verständnis von Gesundheit, Krankheit und Medizin.

1.2.1 Das Eindringen christlicher Theologie in den antiken Krankheitsbegriff

Die Kriegswunden der Helden in den Epen Homers galten als „Urform" von Krankheit. Chirurgische Interventionen galten als probates Mittel für die Behandlung dieser äußeren traumatischen Krankheiten. Um das dafür notwendige anatomische Wissen zu erlangen, nutzte man Vivisektionen. Insbesondere Galen setzte die antike Tradition einer kreativen und experimentierfreudigen, phänomenologisch-empirischen medizinischen Wissenschaft in Rom fort, bekanntermaßen nicht ohne Kritik.[101]

Im Mittelalter wurden Fragen danach, ob der menschliche Körper als Objekt anatomisch-medizinischer Studien dienen und der Mensch Krankheiten behandeln dürfe, zum zentralen Gegenstand theologischer Auseinandersetzungen. Krankheit wurde zunehmend iatrotheologisch interpretiert.[102] Schon in der Antike hatte sich ein religiöses Verständnis von Krankheit herausgebildet, wonach Krankheiten als durch Gottes Willen hervorgerufene Zustände oder, in einem ontologischen Verständnis, von Gott gesandte Entitäten waren. Aber auch der Mensch galt im damaligen Verständnis als Geschöpf Gottes (siehe Platons *Timaios*) und damit in höchstem Maße wert, am Leben gehalten zu werden. Die Behandlung von Krankheiten und das Studium des menschlichen Körpers wurden im frühen Mittelalter religiös als menschlicher Eingriff in den göttlichen Heilsplan verstanden, wodurch die Intervention zum Erhalt der menschlichen Schöpfung Gottes in einen scheinbar unlösbaren Widerspruch geriet. Ambrosius (340–397) löste diesen Widerspruch auf, indem er die Auffassung vertrat, dass die durch Gott ausgesandten Krankheiten zum einen der irdischen Läuterung dienten und andererseits auf das Jüngste Gericht vorbereiteten. Baselios der Große (329–379) stellte eine Analogie zwischen Krankheit und Heilkunst her: Beide würden von Gott gesandt. Für den Kirchenvater Augustinus (345–430) schließlich stellte Krankheit eine göttliche Ermahnung dar.[103]

Die Klöster waren der Resonanzraum solcher Überlegungen, Kontroversen und Dispute und zugleich die Keimzellen des mittelalterlich-abendländischen, christlich geprägten Krankheitsverständnisses. In den Klöstern wurde das antike Heilwissen gemäß der christlichen Ausle-

101 Vgl. Schlange-Schöningen 2003, S. 147 ff. Ausführlich zu Galens Leben und Werk in Verbindung von medizinischer Lehre und Praxis siehe Mattern 2008.

102 Zum Begriff des iatrotheologischen Krankheitskonzepts siehe ausführlich Rothschuh 1978, S. 18 und S. 47 f.

103 Vgl. Jankrift 2003, S. 13 f.

gung assimiliert und zu transformiert. So verwundert nicht, dass gerade Klostergründer zugleich Bewahrer antiken Heilwissens, aber auch dessen Fort- und Weiterdenker waren. Insbesondere der Gründer des Benediktinerordens, Benedict von Nurcia (ca. 480–547), und der Enzyklopädist Isidor von Sevilla (560–636) traten als monastische Vordenker jener Zeit hervor. Mit der *Regula Benedicti* führte Benedict von Nurcia für seinen Mönchsorden eine ethische Leitlinie ein, welche die Fürsorge für Kranke, Schwache und Arme zur Grundregel des Ordens erhob. Die *Regula Benedicti* darf somit als Fortsetzung der medizinethischen Gedanken des *Corpus Hippocraticum* zum Umgang mit Kranken und Gebrechlichen unter dem christlichen Gebot der Nächstenliebe verstanden werden. Später schlossen sich zahlreiche Ordensneugründungen dieser Grundregel an.

Isidor von Sevilla ermöglichte durch die zahlreichen Begriffserklärungen in seiner *Etymologiae* ein neues und vertieftes Verständnis der klassischen antiken Texte. Er erhob die Medizin zu einer *secunda philosophia*, zu einer zweiten Philosophie, die bereits die Kenntnis der sieben freien Künste (*septem artes liberales*: Rhetorik, Grammatik, Dialektik, Geometrie, Arithmetik, Astronomie und Musik) voraussetzte. Die sieben freien Künste hatte bereits Flavius Magnus Aurelius Cassiodorus (485–580) in seiner Mönchsgemeinde eingeführt. Er empfahl, dass die Brüder, die mit der Pflege der Kranken beauftragt waren, gründlich die griechischen oder lateinischen Texte von Hippokrates, Galen und Dioskurides studieren sollten. So wurden in Cassidors Kloster Vivarium die Kranken nicht nur nach dem ethischen Gebot der Nächstenliebe behandelt, sondern auch nach Maßgabe medizinischen Wissens. Hierzu zählte zuerst die Diätetik nach den von Galen formulierten *sechs nicht natürlichen Dinge (sex res non naturales)*, der Aderlass in Anlehnung an die antike Säftelehre und die Nutzung von Heilkräutern aus dem Kräutergarten, wie sie Dioskurides beschrieb.[104]

Krankenheilungen waren in der Zeit des frühen Christentums Auslöser für heftige Kontroversen. Infolge der theologischen Auseinandersetzung um die Frage, ob der Mensch Krankheiten am und im Menschen als Geschöpf Gottes behandeln dürfe, entwickelte sich das Bild des *Christus Medicus* (Christus als Arzt).[105] Die von Jesus Christus überlieferten Krankenheilungen und Exorzismen setzten ihn in der Zeit des frühen Christentums dem Verdacht der Zauberei aus. Zauberei galt jedoch als Götzendienst, da der Herrschaftsanspruch Gottes als unantastbar und ausschließlich verstanden wurde. Das Bild des Arztes im Alten Testament als dem eines Arztes, der die Souveränität Jahwes verkörperte, begründete schließlich das Bild des *Christus Medicus*. Die theologisch-christliche Vorstellung von Christus als Arzt schloss an den Apoll der griechischen Antike *(Apollo medicus)* und dessen Sohn Asklepios *(Asklepios soter)* an. Der Vergleich von Christus mit dem Asklepios-Kult versinnbildlichte in den Augen des griechisch-lateinischen Klerus Jesus als Erlöser.[106] Schon um das Jahr 100 n. Chr. soll Ignatius von Antiochia geschrieben haben: „Einen Arzt gibt es, und das ist Jesus Christus, unser

[104] Vgl. Jankrift 2003, S. 11–13 und S. 25 f.

[105] Das Bild des *Christus Medicus* als heilbringender Arzt geht auf Hieronymus (348–420) in Anschluss an Ambrosius und Baselios den Großen zurück.

[106] Vgl. Jansen 2007, S. 260 f.

Herr."[107] Hironymus' Bild des *Christus Medicus* fußt auf dem Gott des Alten Testaments als der Instanz über Krankheit und Gesundheit: „Ich bin der Herr, dein Arzt"[108]. Im Neuen Testament sind der Begriff und das Bild von Gesundheit nur aus der Perspektive der Rolle Jesu als Heiler zu verstehen.[109] Das Bild des *Christus Medicus* sollte durch das gesamte Mittelalter hindurch Bestand haben. Zentral dabei war der Gedanke, dass die Heilungen Jesus sich primär weder auf Symptome noch auf Krankheiten beziehen würden. Vielmehr seien sie als Zeichen des Heils

> „nur ein Teil einer größeren Sache, nämlich einerseits der umfassenden Lebensausrichtung, die als neue Möglichkeit mit dem Reich Gottes gekommen ist, und andererseits als der greifbar gewordenen, unverdienbaren Gnade Gottes, die durch ihn heilt – und zwar bis auf den Grund des Menschen"[110].

Christus als dem unbestritten höchsten Arzt und Heiler unterstand eine große Anzahl von Heiligen, die ihn in seinem Tun zum Wohle der Gesundheit und zur Linderung von Krankheiten unterstützten. Exemplarisch dafür sind die 14 heiligen Nothelfer zu nennen, deren Verehrung seit dem 9. Jh. nachweislich ist. Dazu zählen unter anderem der Heilige Dionysus, der gegen Kopfschmerzen helfen soll, und der Heilige Erasmus, der bei Beschwerden des Verdauungstraktes um Hilfe gebeten wird. Mirakel-Literatur und hagiografische Schriften belegen die Anrufung und das Wirken der Heiligen.[111] Wurden Heilige im frühen Mittelalter eher selten um Hilfe und Beistand gebeten, gelangte diese Praxis im späten Mittelalter zur Regel. Vor allem dann, wenn die Situation besonders ausweglos erschien, bspw. bei lebensbedrohlichen und unheilbaren Krankheiten, riefen die Menschen sofort die Heiligen an, während sie sonst zuerst bei den weltlichen Heilkundigen Rat suchten.

An die weltlichen Heilkundigen wendeten sich alle Bevölkerungsschichten im Krankheitsfall. Die mittelalterliche Klostermedizin hingegen, praktiziert im klösterlichen *Infirmarium*, stand allein den Mitgliedern des Konvents und dem persönlichen Umfeld weltlicher Herrscher offen. Damit war die Klostermedizin im frühen und hohen Mittelalter nur einem kleinen Teil der Gesellschaft zugänglich.[112] Außerhalb der Klöster entstanden zunächst entlang der großen Pilgerrouten Pilgerherbergen, die sich, am Gebot der Nächstenliebe orientierend, um Bedürftige und Kranke kümmerten. Seit dem 4. Jh. entstanden überall in Europa Hospitäler, die sich in ihrer Ausprägung stark unterschieden. Mit der Aachener Regel (816) wurden die Hospitäler zur wichtigsten Institution bei der Betreuung von Armen, Alten und Bedürftigen sowie bei der Pflege von Kranken.

107 Zitiert nach Jankrift 2005, S. 18.

108 Die Heilige Schrift, *Exodus 15, 26*.

109 Kudlin 1978.

110 Mayer-Scheu 1980, S. 140.

111 Vgl. Jankrift 2003, S. 31–39. Hagiografische Schriften berichten vom Leben und Wirken von Mönchen, Asketen und Märtyrern. Quellen finden sich in Heiligenverzeichnissen, Berichten von Märtyrern, Überlieferungen von Wundern in der Lebensbeschreibung von Menschen, Briefen, Kalendern usw. Mirakel sind Wunder, die sich durch das Wirken Heiliger ereignet haben. Zugleich bekunden sie das Verhalten der Mitmenschen gegenüber den Kranken. Beschreibungen von Wunderheilungen finden sich bei Schipperges 1990, S. 69 ff.

112 Vgl. Jankrift 2005, S. 18 und S. 37–41; Schipperges 1990, S. 76.

So, wie die gesamte Lebenswelt des mittelalterlichen Menschen von den Erscheinungen der Heilsgeschichte, von Schöpfung, Sündenfall und Erlösung durchdrungen war, so allgegenwärtig waren die Protagonisten des Alten und Neuen Testaments als Zeugen der Herrschaft Gottes über Gesundheit und Krankheit. Zu denken sei hier an Hiob, dem Gott nicht nur Frau und Kinder, sondern auch die Gesundheit nimmt,[113] oder an die Heilung des Blinden Bartimäus,[114] dessen Heilung der Ruhmpreisung Gottes dient. In einer Welt, in der das Christentum als Lebensordnung verstanden wurde, war Gesundheit mit Umkehr, Einsicht und Barmherzigkeit verbunden. Krankheit hingegen galt als Abweichung von einem gottgefälligen Leben. Die Diätetik, in der griechisch-römischen Antike auf dem Hintergrund eines kosmologisch-anthropologischen Konzepts gedacht, wurde im frühen Mittelalter immer stärker religiös fundiert.

Ungeachtet der Durchdringung und Aufladung aller Lebensbereiche mit den Lehren des Christentums blieben magische Praktiken in der Volksmedizin allgegenwärtig. In der sich vorrangig auf Erfahrungswissen gründenden Volksmedizin fand eine Rezeption antiken Heilwissens nicht statt, stattdessen war der Glaube an Magie weit verbreitet. Die im frühen Mittelalter entstehende Klostermedizin beförderte den Abgrenzungsprozess der Medizin von magischen Heilpraktiken. Das *Lorscher Arzneibuch*[115] gibt davon eindrücklich Zeugnis. Es zeigt, wie eine christliche Überformung des hippokratischen Gedankenguts stattfand und gleichzeitig magische Elemente der Volksmedizin abgelehnt wurden. „Die stete Auseinandersetzung in den eigenen Reihen erscheint als ein prägendes Element der so genannten ‚Klostermedizin' des frühen und hohen Mittelalters."[116] Klösterliche Nachweise magisch-mystischer Praktiken finden sich bspw. in den sog. *Merseburger Zaubersprüchen*. In diesen tritt nicht nur *Christus Medicus* als Heiler auf, sondern auch Wodan, der durch Beschwörungen heilt. Die sog. *Leeches*, umherziehende weltliche, empirisch tätige Heilkundige, die ihre eher handwerkliche Ausbildung an Klosterschulen erhielten, stellten eine Art Mittler zwischen Klostermedizin und Volksmedizin dar. In ihrer Praxis vermischten sich an den Klosterschulen gelehrtes Wissen über Heilkräuter sowie Kenntnisse lateinischer Textpassagen mit Beschwörungsformeln. Doch umgekehrt war auch den Klosterbrüdern heidnisches Schrifttum bekannt, bspw. das *Leechbook*[117] oder das Sammelwerk *Lacnunga* aus dem 11. Jahrhundert. *Lacnunga* steht als Beispiel dafür, wie heidnische Traditionen mit christlichen Vorstellungen verschmolzen. So schreibt Jankrift:

> „Lateinische Gebete oder ein Stab mit den Namen der Evangelisten gehörten beispielsweise zum Fertigungsprozess einer Heilsalbe, deren Grundstoff Butter einer weißen und

[113] Die Heilige Schrift, *Buch Hiob.*

[114] Die Heilige Schrift, *Markus 10, 46–52, Lukas 18, 35–43* und *Matthäus 20, 29–3.*

[115] Das Lorscher Arzneibuch mit deutscher Übersetzung, online, 27.03.2015, http://www.staatsbibliothek-bamberg.de/index.php?id=159&tx_ttnews[tt_news]=100&cHash=ff2119c14600f3972f4ed68f7f516078 [letzter Zugriff am 11.02.2017].

[116] Jankrift 2005, S. 34.

[117] Im *Leechbook des Bald* entstand im 10. Jh. auf den Britischen Inseln und gilt als Zeugnis medizinischen Alltagswissens (vgl. Jankrift 2003, S. 16).

einer roten Kuh sein musste. Als Verursacher der Beschwerden wurden häufig Kobolde oder Elfen angesehen."[118]

Die Zeit der Klostermedizin endete mit den Konzilbeschlüssen im 12. und 13. Jh. und entwickelte sich fortan zu einer Laienmedizin. Die Synode von Clermont im Jahre 1130 untersagte den Klerikern das Studium der Medizin; das Konzil von Tours im Jahre 1160 bestätigte diesen Beschluss. Die enge Verbundenheit von Medizin und Religion zeigte sich nicht zuletzt auf dem bedeutendsten Konzil des Mittelalters: Das vierte Laterankonzil im Jahre 1216 verfügte, dass Ärzte ohne vorherige Beichte keine Kranken behandeln durften, und verbot den kirchlichen Amtsträgern die Ausübung der Chirurgie.[119] Dafür werden zwei Gründe vermutet: die Sorge vor einer Vernachlässigung der religiösen Pflichten des Klerus durch das Studium und die Praxis der Medizin sowie die mögliche Verunreinigung des reinen Leibes Christi bei der Heiligen Messe. Beispielsweise war eine Verunreinigung der Hostie und damit des Leibes Christi zu befürchten, wenn der Kleriker zuvor bei der Behandlung eines Kranken oder eines Verstorbenen mit dessen Blut in Kontakt gekommen war.[120] Ein weiteres theologisches Problem stellte die Zerstörung der Integrität des Leibes durch eine Sektion dar. Dies widersprach der mittelalterlichen Vorstellung von der Auferstehung des Toten am Tag des Jüngsten Gerichts.

Als Konsequenz dieser Beschlüsse des Vierten Laterankonzils kam es zur Trennung der Chirurgie von der theoretischen Medizin. Während die Chirurgie zeitweilig aus den universitären Lehrplänen verschwand und sich eher zu einem Handwerk entwickelte, blieb die theoretische Medizin Bestandteil akademischer Bildung. Die Absolventen der medizinischen Fakultäten repräsentierten fortan als *physicus* den akademisch gebildeten Arzt und behandelten in den mittelalterlichen Städten die inneren Leiden, vorwiegend der wohlhabenderen Bevölkerungsschichten. Der *chirurgicus* war als handwerklich gebildeter Wundarzt für die Behandlung der äußeren Krankheiten zuständig. Bei ihm sowie bei einer großen Schar niederer Heilberufe (Barbiere, Bader, Hebammen, reisende Bruch- und Hodenschneider, Starstecher) suchte die arme Stadtbevölkerung Rat.[121]

1.2.2 Der Krankheitsbegriff zum Ende der Klostermedizin

Zum Ende der Epoche der Klostermedizin kann der Krankheitsbegriff in drei Bedeutungszusammenhängen beschrieben werden:

1) Eingebettet in das umfassende religiöse Verstehen von Welt und Leben wurde Krankheit religiös als ein von Gott gesandtes Phänomen verstanden, welches den ganzen Menschen erfasse. Der platonische, theoretisch-spekulative, an einem Schöpfergott ausgerichtete Interpretationsrahmen der Antike wurde fortgeführt und Krankheit nun christlich-theologisch als Sünde oder Versagen gegenüber Gott gedeutet, aber auch als besondere Gnade oder

118 Jankrift 2003, S. 16.

119 Vgl. Jankrift 2005, S. 18.

120 Die Rede von der Transsubstantiation wurde ebenfalls auf dem vierten Laterankonzil festgeschrieben, ohne jedoch zum damaligen Zeitpunkt als Dogma festgelegt zu werden.

121 Vgl. Jankrift 2005, S. 41–45.

Chance. Damit bekam Krankheit einen iatrotheologischen Charakter, denn in ihr zeigte sich „die Anwendung religiöser, besser theologisch-philosophischer Vorstellungen und Grundsätze auf den Kranken, die Krankheit und alles, was damit zusammenhängt"[122] Die Reflexionen von Krankheit und Übel, eingebunden in die Vorstellungen des Verhältnisses zwischen Gott und Mensch, wurden dadurch religiös rationalisiert.[123]

2) Mystisch-magisch wurde Krankheit als eine Entität oder ein Phänomen verstanden, welches durch Zauber oder Hexerei hervorgerufen werde, jedoch nicht durch göttliches Wirken. Elfen, Kobolde, Hexen, unsichtbare Geister, aber auch Dämonen oder der Teufel überwältigten nach iatrodämonologischen Krankheitsvorstellungen den Menschen.[124] Die dämonologische Form dieser Krankheitsvorstellungen benannte die bösen und guten Geister entsprechend ihrer Art und Wirksamkeit, gab ihnen Namen und entwickelte spezifische Rituale, die von Schamanen, Medizinmännern und Priestern ausgeführt wurden und als spezifische Umgangsformen mit den Geistern zu verstehen waren. Zaubersprüche, das Besprechen und Beschwören oder die Austreibung von Geistern entsprachen dem magischen Krankheitsverständnis. Rothschuh betont, dass die Übergänge zur Iatrotheologie fließend seien.

3) In empirisch-rationaler Kausalität war Krankheit Ausdruck eines gestörten Säftegleichgewichts oder Folge einer Verwundung durch äußere Einflüsse, Resultat von Vererbung oder Zeichen einer bestimmten Konstitution. Im religiösen Verständnis war Heilung an ein gottgefälliges Leben mit Gebet und Buße gekoppelt. Durch dieses Verständnis wurde die antike Diätetik im frühen Mittelalter christlich-theologisch als Krankheitsprophylaxe und -therapie überformt. Mit der Anwendung von Kräutern und Heilpflanzen, der Orientierung am „richtigen Maß" und dem Gleichgewicht der Säfte fanden in der Klostermedizin theoretische und empirisch-rational prüfbare Lehrmeinungen aus der Antike Eingang.

Diese drei Bedeutungszusammenhänge der Medizin im frühen durchdrangen sich wechselseitig. Christlich-theologisch wie auch magisch-mystisch konnte Krankheit im Mittelalter als ontologische Entität interpretiert werden, die in den Körper einfährt und aus diesem vertrieben werden muss. Humoralpathologisch galt sie als Störung des Säftegleichgewichts. Beide Interpretationen schlossen sich nicht aus, da die kausale Ursache für die Störung des Säftegleichgewichts eine durch Gott oder ein magisch-mystisches Wesen gesandte Krankheit sein konnte. Auch dann, wenn in antiker Tradition in der wissenschaftlichen Methodik kausale Verbindungen zwischen Natur und Krankheiten gezogen wurden, geschah dies immer aus einer religiösen Perspektive. Über allem stand Gott – auch über jeglicher Kausalität. Das Wesen der Krankheit, ihre Ursachen und Therapiemöglichkeiten sowie die Aufgaben der Medizin im frühen Mittelalter sind somit nicht auf einen gemeinsamen Nenner zu bringen und folgen unterschiedlichen Rationalitätsprinzipien. Diese sind als Kriterien zu verstehen, die zur Systematisierung, Berechenbarkeit und Handlungskontrolle in einem bestimmten Handlungskontext (hier des auf Heilung zielenden Handelns) führen, wodurch eine Homogenisie-

[122] Rothschuh 1978, S. 47.
[123] Vgl. Rothschuh 1978, S. 47.
[124] Vgl. Rothschuh 1978, S. 18 und 21.

rung des Handelns innerhalb dieses Handlungskontextes, zugleich aber auch eine Exklusion möglicher Handlungen, erfolgt. Die Konsequenz ist nicht nur eine erfolgreiche Rationalisierung des Handlungskontextes, sondern die Institutionalisierung einer bestimmten Wert- und Lebenssphäre.[125] Bis zum 11./12. Jh. war das gesamte Leben im europäischen Kulturraum religiös bzw. christlich-theologisch „durchrationalisiert". Institutionell zeigte sich dies nicht zuletzt im caritativen Umgang mit den Kranken und der Motivation dazu: Entsprechend dem Gebot der Nächstenliebe waren die Klöster im frühen Mittelalter Orte der selbstverständlichen Fürsorge für Kranke, Arme und Fremde. In Orientierung an die *regula* des Benedict von Nurcia nahmen sie die Verantwortung für das leibliche und seelische Wohl der Kranken, aber auch der Gesunden wahr:

> „Für die Kranken muß man vor allem und über alles besorgt sein. Man soll ihnen dienen wie Christus selbst, dem man ja wirklich in ihnen dient. Denn Er hat gesagt: Ich war krank und ihr habt Mich besucht, und: Was ihr einen von diesen Geringsten getan habt, das habt ihr Mir getan."[126]

Schon hier wird deutlich: Der ursprünglich aus christlicher Nächstenliebe erwachsene Dienst am Kranken ist Dienst an Gott. Oder anders: Dem Kranken ward nicht (ausschließlich) um seiner selbst willen gedient, sondern der Dienst am Kranken war ein Mittel, um göttliche Gunst und göttliches Wohlgefallen zu erlangen.

> „Andererseits sollen aber auch die Kranken bedenken, daß man ihnen Gott zu Ehren dient, und sie sollen nicht durch überflüssige Ansprüche die sie bedienenden Brüder betrüben. Aber selbst solche Querulanten ertrage man mit Geduld, um sich einen um so höheren Lohn zu verdienen."[127]

Durch die Vorstellung vom Fegefeuer als einem Ort, dem man nur durch gottgefälliges Handeln und Gebete entgehen könne, wurde die praktizierte Selbstlosigkeit aus Nächstenliebe weiter untergraben. Immer mehr wohlhabende Bürger suchten nach einer Möglichkeit gottgefälligen Handelns, um sich vor dem Fegefeuer zu schützen. In der Stiftung von Hospitälern, die in der Regel für Obdach, Schutz, Nahrung und Kleidung sorgten, sahen viele von ihnen eine Chance zur wirksamen Jenseitsvorsorge. Die Folge war ein Aufschwung mittelalterlicher *caritas*.[128]

Die Ethik des Handelns am Krankenbett sowie der medizinische Wissensschatz des Abendlandes gerieten zum Ende des ersten Jahrtausends unter den Einfluss der arabischen Hochkultur. Ohne deren Einfluss auf das christliche Abendland kann der Krankheitsbegriff im europäischen Kulturraum nur lückenhaft rekonstruiert werden.

1.2.3 Griechisch-arabischer Einfluss auf die Idee von Gesundheit und Krankheit

Schon im 9. Jh. war den Arabern das *Corpus Hippocraticum* bekannt. Al Gazali (1059–1111) setzte sich bspw. mit der verstandesmäßigen Grundhaltung bei Aristoteles auseinander und

---

125 Vgl. Müller 2011, S. 50 f.

126 Kapitel 36 der *Regula* des Benedict von Nurcia, zitiert nach Schipperges 1990, S. 34.

127 Kapitel 36 der *Regula* des Benedict von Nurcia, zitiert nach Schipperges 1990, S. 34–36.

128 Vgl. Jankrift 2003, S. 21–25 und S. 51–76.

die Kommentare des Ibn Sina (Avicenna) zu den Schriften Aristoteles bildeten die Grundlage einer neuen Diskussion um aristotelisches Ideengut.[129] Im 11./12. Jh. gelangten die arabischen Übersetzungen antiker Texte nach Salerno und Toledo und wurden dort ins Lateinische übertragen. Die Schule von Salerno erlangte als „Hüterin antiken Heilwissens" eine besondere Bedeutung für die europäische Medizin. Lehrten und praktizierten schon vor der Jahrtausendwende in Salerno Benediktinermönche aus Montecassino und anderen Klöstern, zog sie nun Heilkundige aus dem gesamten Mittelmeerraum magisch an und entwickelte sich zur *Civitas Hippocratica*. Über die Gelehrtenschulen von Alexandria und die Akademien von Nisibis und Gundeshãpûr gelangte das Heilwissen der Syrer, Ägypter und Juden nach Salerno und geriet dort unter den Einfluss des Christentums. Als Übersetzer arabischer Medizinschriften ins Lateinische machte sich Constantinus Africanus (1017–1087) einen Namen. Er übersetzte u.a. die Schriften des jüdischen Arztes Isaak Judaeus. Gerhard von Cremona (1114–1187) ist der Nachwelt als Übersetzer der Schriften Galens, von Ibn Sînã (Avicenna) und Ar-Rãzî (Rhazes) in Erinnerung geblieben. Infolge der regen Übersetzungstätigkeit kam es zu einer Neubewertung der Philosophie und deren Aufschwung in der europäischen Hochscholastik; der „neue Aristoteles"[130] wurde zur Leitfigur der Wissenschaften. Infolge dessen geriet die akademische Ausbildung der Ärzte immer stärker unter arabisch-orientalischen Einfluss. Die Einführung in die Medizin des nestorianischen Christen Hunain Ibn Ishãq (808–873) oder die Abhandlungen zur Chirurgie von Abu l-Qasim Chalaf ibn al-Abbas az-Zahrawi (Abulkasis) gehörten fortan zu den Standardwerken universitärer Medizin und bildeten die Grundlagen der mittelalterlichen Medizin in Theorie und Praxis. Chirurgie, Anatomie und Pharmazie formten sich in Salerno zu eigenen medizinischen Disziplinen heraus. So geht bspw. das *Antidotarium Nicoli*, das mittelalterliche Standardwerk der Pharmazie, auf Nicolaus von Salerno zurück. Diätetik und Hygiene wurden programmatischer Bestandteil medizinscher Schriften. Aufgrund ihrer Expertise und Autorität waren in Salerno ausgebildete Ärzte überall in Europa gern gesehen, wenn es um die Überprüfung ärztlichen Wissens und Könnens ging.[131]

Auch in der arabisch-orientalischen Gesellschaft jener Zeit standen Gesundheit und Krankheit in einem religiösen Bedeutungszusammenhang. Im Islam repräsentierte der Kranke das von Allah besonders geliebte Geschöpf. Und weil er es so liebte, nimmt er es in besonderer Weise, eben durch Krankheit, gefangen. Die religiöse Aufladung der Krankheit im Islam zeigte sich nach Schipperges besonders in der Mystik, in der „pathologisch bedingte Visionen und Auditionen" nötig waren, um den Mystiker zu den „Stufen zum Geheimen"[132] zu führen. Gott ist auch im Islam die Kraft, die Krankheiten sendet und heilt. So lautete ein Spruch des Propheten (*hadîth*): „Gott hat die Krankheit und das Heilmittel herabgesandt. Und er hat für

129 Lausberg 2010.

130 Als „neuer Aristoteles" wird der früheste lateinische Aristoteleskommentar bezeichnet. Dieser geht wahrscheinlich auf Alfred von Sarehel zurück und ist auf das Ende des 12. Jahrhunderts datiert. Siehe dazu *Über Werden und Vergehen* im Spiegel der Rezeption, Kapitel VII in Ernst Grumach/Hellmut Flashar/Christof Rapp 2010, Bd. 12, S. 183 ff.

131 Siehe dazu ausführlich Jankrift 2003; Jankrift 2005; Schipperges 1990; Krug 1985, S. 213–224.

132 Schipperges mit Bezug auf Al-Gazali; siehe Heinrich Schipperges 1990, S. 39.

jede Krankheit ein Heilmittel gemacht. Gebraucht die Heilmittel, aber gebraucht keine verbotenen Heilmittel."[133] Außerdem ist überliefert: „O Gott, Herr der Menschen, beseitige das Leiden und heile – du bist der, der heilt, es gibt ja keine Heilung außer deiner Heilung – mit einer Heilung, die keine Krankheit hinterlässt."[134]

Gläubige sollten sich darin üben, den Sinn von Krankheit und Leiden und deren läuternde Kraft zu erkennen, ohne das Vertrauen in Gott, in seine Weisheit und Güte, zu verlieren. In seinem „Elixier der Glückseligkeit" hatte Al-Gazali die Pflichten des gebildeten Gläubigen zusammengestellt. Wenn ein Prophetenspruch lautete: „Ihr, die ihr Gott dienet, heilt" und ein weiterer: „Wenn ein Kranker irgend etwas begehrt, so soll man es ihm verschaffen"[135], so war der Dienst am Kranken Gottesdienst und der Krankenbesuch eine religiöse Pflicht. Vom Propheten Muhammed ist die Aussage überliefert:

> „Wer einen Kranken besucht, der erhält einen Platz im Himmelreich, und wenn er von dem Besuch zurückkehrt, so werden siebzigtausend Engel über ihn bestellt, die Segnungen über ihn sprechen bis zur Nacht."[136]

Gleichwohl lehrte der Prophet die Gläubigen, den Arzt und die Heilmittel zu ehren. Dabei stand das Vertrauen in den Arzt, der dem Kranken das Heilmittel gibt, eindeutig über dem Vertrauen in das Heilmittel. Avicenna begründete dies damit, dass nicht die Wirkung der Heilmittel und die ärztliche Heilung den Arzt ausmachten, sondern die ärztliche Kunst und deren wissenschaftliche Begründung. Die gesamte Lebensführung des Menschen, seine gänzliche leiblich-seelische Existenz in Gesundheit und Krankheit, wurde der vollen Verantwortung des Arztes übertragen. Daraus ergab sich die Aufgabe des Arztes, den Organismus des Kranken unter Wahrung der Grenze und ohne Übergriffe in seinem harmonischen Gleichgewicht und in vitaler Harmonie zu erhalten. Von der Medizin und den Ärzten hingen nach Al-Gahiz „das Wohlergehen des diesseitigen Lebens, die Gesundheit des Körpers, die Heilung der Krankheiten und alles, was sich daraus ergeben mag"[137] ab. In diesem Verständnis waren die ärztlichen Aufgaben unbegrenzt und die Medizin gehörte ganz selbstverständlich, neben der Astronomie, der Geometrie und der Musik, zu den vier Grundlagen der Bildung. Ein Arzt, der lediglich im Besitz von Wissen sei, könne dieser gewaltigen Herausforderung nicht gerecht werden. Er benötige über solide und umfassende Kenntnisse hinaus die richtige Gesinnung. Maimonides formulierte es so: „Die Medizin weist nur hin auf das Nützliche, und sie warnt vor dem Schädlichen; sie zwingt aber nicht zum Nutzen, und sie straft nicht für den Schaden."[138] Nutzen und Strafen wurden von Gott bestimmt, der die richtige Gesinnung begründete. Wenn der Prophet sagt: „Der Gesandte Gottes hat uns die Beschwörung erlaubt im Falle des bösen Blicks, des giftigen Stichs und der Seitenwunden"[139], durfte der Arzt auch magische Praktiken anwenden bzw. sich ein Magier als Arzt bezeichnen.

133 Zitiert nach Khoury 2009, S. 204. Im Original Dawud 1980.
134 Zitiert nach Khoury 2009, S. 205. Im Original Bukhārī 1978, Muslim (o.J.).
135 Zitiert aus Schipperges, 1990, S. 27.
136 Zitiert aus Schipperges, 1990, S.30.
137 Schipperges, 1990, S.32.
138 Schipperges, 1990, S.29.
139 Zitiert nach Khoury 2009, S. 205, im Original Dawud 1980, Bukhārī 1978 und Muslim (o.J.).

Das okkulte orientalisch-arabische Wissen, einschließlich arabischer Alchemie und Astrologie, übte gemeinsam mit der arabischen Gelehrsamkeit Einfluss auf die abendländische Medizin aus. Im 13. Jh. veränderte dieser metaphysische und kosmologische Einfluss aus dem Orient das abendländische Verständnis von Magie: Es kam zur Scheidung in eine *Magia naturalis* und eine *Magia supranaturalis*. Während die erstere sich als Naturmagie mit den verborgenen, „okkulten" Kräften der Natur auseinandersetzte, hatte die *Magia supranaturalis* die Wirkung von guten und schlechten Geistern und Dämonen zum Gegenstand und unterschied sich dementsprechend in weiße und schwarze Magie.[140] Nach Rothschuh entstand in der Zeit vom 16. bis ins 18. Jh. aus „der vorwissenschaftlichen, überwiegend *supranaturalistischen* alten Magie [...] die ‚*Magia naturalis*', die nach und nach die supranaturalistischen Deutungen durch ‚Erklärungen' aus natürlichen, oft physikalisch-chemischen Zusammenhängen ersetzt"[141]. Die Übertragung magischer Denkweisen und Praktiken auf das Krankheitsgeschehen nennt Rothschuh latromagie:

> „Magisches Denken beinhaltet die Überzeugung von Existenz und Wirken unmittelbarer geheimer Kräfte, die sich in Sympathien und Antipathien, Anziehungen und Feindschaften äußern und mit guter und böser Zielsetzung angewendet werden können (weiße und schwarze Magie). Sie wies ihnen eine Rolle für die Krankheitsentstehung und für die Wahl der wirksamen Mittel zu."[142]

Diese iatromagischen Vorstellungen wurden über die mittelalterliche Signaturlehre bis in die Gegenwart tradiert. Vorstellungen, welche die Heilkraft einer Pflanze aus deren farblicher Übereinstimmung mit einer Krankheit ableiten, finden sich noch heute in der Volks- und Alternativmedizin. Auch die Einzigartigkeit von Objekten vermag in dieser Tradition Hinweise auf magische Kräfte zu geben (Singularitätsmagie).

Dass die orientalischen Ärzte Krankheit in antiker Tradition auch als gestörtes Säftegleichgewicht verstanden, beschrieb Al-Baidawi am Ausgang des 13. Jahrhunderts. Zugleich nahm er eine Unterscheidung von Krankheiten vor, die in den Zuständigkeitsbereich der Medizin fielen, und solchen, die nicht dazu gehörten:

> „Krankheit im eigentlichen Sinne liegt in dem vor, was dem Körper wiederfährt und ihn aus dem ihm eigenen Gleichgewicht wirft, um auf diese Weise eine Störung der Funktion hervorzurufen. Im übertragenen Sinne gibt es aber auch Krankheiten, welche die Vollkommenheit der Seele beeinträchtigen, wie Unwissenheit, Aberglaube, Neid oder Haß. Diese verhindern die Erlangung der Tugenden und führen zum Verlust des wahren, ewigen, zukünftigen und edlen Lebens."[143]

Die arabischen Quellen verdeutlichen, dass Krankheit im Orient zuerst als Phänomen der primären Lebenswelt verstanden wurde. Der heilkundige Arzt stand mit seinem Wissen dem leidenden Patienten in seiner Not bei, „wobei die humane Sphäre des ‚adab' das Fluidum

140 Vgl. auf der Horst 2007, S. 555–561.
141 Rothschuh 1978, S. 106 (*Kursivstellung* im Original).
142 Rothschuh 1978, S. 18.
143 Schipperges 1990, S. 27.

vermittelte."[144] Die gesamte orientalische Medizin befand sich im Kontext des übergeordneten, religiös-muslimischen Bezugsystems. Der kranke sowie der gesunde Mensch waren Teil der muslimischen Gesellschaft, deren Lebensweise Somatisches nicht von Psychischem trennte.

1.2.4 Systematisierung des mittelalterlichen Krankheitsverständnisses

Bis zum Ende des Mittelalters löste sich die Medizin von der Philosophie. Hatte Isidor von Sevilla die Medizin noch zu einer *secunda philosophia* erhoben, stand sie im mittelalterlichen arabisch-islamischen Verständnis über der Philosophie, da die Philosophie alleinig die Seele betreffe, die Medizin aber für Leib und Seele zuständig sei.

Egal, ob im christlich- oder islamisch-religiösen Kontext: Medizin war im Mittelalter nicht nur Heilkunde, sondern immer auch „Heilskunde". Wenn im mittelalterlichen Verständnis Krankheit primär „Un-Heil" und Gesund-Sein „Heil-Sein" war, dann stand über allen Deutungsversuchen von Krankheit die Frage, wie das Heil zu erlangen sei. Krankheit war ohne den religiösen Interpretationsrahmen nicht denkbar. Der Einfluss aus der arabisch-orientalischen, islamisch geprägten Welt bestärkte die christlich-theologische Interpretation der Heilskunde. Das platonische Erbe des Mikrokosmos im Makrokosmos wurde christlich-theologisch transformiert. Die Vertreibung aus dem Paradies besiegelte in christlich-theologischer Interpretation Krankheit und Tod als Schicksal menschlicher Existenz und die gesamte Lebensführung des Menschen wurde fortan an der Theologie ausgerichtet.

> „Das Christentum entwarf, ausgehend von den medizinischen Bezügen des NT, ein heilkundliches Bild von der Welt und der Sünde. Die Heilkunst wurde so ihrer weitgehend selbständigen, allenfalls durch den jeweiligen philosophischen Standpunkt fixierten Stellung enthoben, und sie wurde eingeordnet in die neue Weltschau der langsam, aber sicher an Boden gewinnenden Heilslehre des Christentums."[145]

Der einzelne Mensch wurde regelrecht zur Gesundheit verpflichtet. Dem Arzt kam die Aufgabe zu, über die Gesundheit des Einzelnen zu wachen und ihn bei Krankheit zu *heilen* – nicht nur körperlich, sondern auch in einem spirituell-geistigen Verständnis.

Der christlich-theologisch und islamisch-orientalische Einfluss des Mittelalters auf die Heilkunst zeigt sich besonders deutlich in den „Parabeln der Heilkunst" des bedeutenden scholastischen Arztes und Gelehrten Arnald von Villanova (1237 –1311)[146]. Er beschrieb – ganz im Sinne seiner Zeit –, dass der Allmächtige die Medizin geschaffen habe, die den Menschen im Ganzen dienen solle. Sie sei nicht nur Mittel zur Erhaltung der Gesundheit, sondern auch zur Vervollkommnung des Lebens. Des Arabischen und Hebräischen mächtig, berief Arnald sich mit Vorliebe auf arabische Quellen, insbesondere auf den *Canon medicinae* des Avicenna (980–1037).

---

144 Schipperges 1990, S. 33.

145 Jansen 2007, S. 260.

146 Arnald von Villanova war Leibarzt des Königs von Aragon und von Papst Clemens V.

Seine Prinzipienlehre folgt klaren Richtlinien: Das Handeln des Arztes solle sich zielgerichtet an der Hilfsbedürftigkeit des Kranken orientieren. Therapie umfasste sowohl Prophylaxe als auch Hinweise zur Lebensweise. Als Voraussetzungen für den Heilerfolg galten sowohl das vertrauensvolle Arzt-Patienten-Verhältnis als auch die Tugendhaftigkeit des Arztes, denn der Arzt solle auch auf „geistliche Art" belehren.[147] Der Diätetik kam somit eine umfassende Bedeutung zu. Sie bezog sich nicht allein auf Essen und Trinken, sondern auf alle Lebensbereiche.

Mit den Texten Avicennas war Arnald auch die islamische Ethik, die den Umgang mit den Kranken bestimmte, bekannt. Die Verantwortung für die gesamte leiblich-seelische Existenz in Gesundheit und Krankheit wurde im islamisch geprägten Orient zumeist dem Arzt übertragen. Zugleich waren Stimmen auszumachen, welche die Verantwortung für seine Gesundheit beim Menschen selbst sahen. Maimonides vertrat diese Meinung mit dem Argument, dass der Mensch aus seiner eigenen Natur heraus Einfluss auf sein Leben habe. An mehreren Stellen sprach er davon, dass der Mensch als biologisches Mängelwesen „Gegenmaßnahmen" ergreifen müsse, wolle er seinen Lebenskampf überstehen. Die Grundlage derartiger Gegenmaßnahmen sah er im systematischen Denken.[148]

Die arabische Hochkultur schloss jeden Menschen, egal, ob krank oder gesund, ein. Der Arzt mit seinem Handeln war das „vermittelnde Medium zwischen öffentlichem Heil *(salus publica)* und dem privaten *(salus privata)*".[149] Eine so umfassende Einbindung des kranken Menschen in die Gesellschaft gab es im christlich geprägten Mittelalter nicht. Die Fürsorge für die Kranken galt nicht als gesamtgesellschaftliche Aufgabe. Im schicksalhaften Betroffen-Sein von Krankheit verblieben Kranke primär in der Fürsorge und Pflege der Familien. Institutionell war die Sorge um die Kranken zuerst an kirchliche Instanzen gebunden gewesen, bevor sich im späten Mittelalter auch der Staat und die Wissenschaften mit den Kranken befassten. Der orientalisch-islamische Einfluss, wie bei Arnald von Villanova gesehen, dürfte auch hier eine Rolle gespielt haben. Oder anders: Während die Ursachen von Krankheit aus christlicher wie islamischer Perspektive zuerst lebensweltlich-religiös und dementsprechend magisch-mystisch sowie naturwissenschaftlich-kausal gesehen wurden, lag der entscheidende Unterschied zwischen der arabischen und der christlich-europäischen Heilkunst im Umgang mit dem Kranken – oder, mit der Begrifflichkeit der Gegenwart ausgedrückt: in der Medizinethik.

Krankheit und Gesundheit waren für die Menschen im Mittelalter keine eigenständigen Kategorien, sondern lediglich sich diametral gegenüberliegende Pole der *neutralitas*, des Bereichs zwischen Gesundheit und Krankheit. Die *neutralitas* war die Sphäre, in welcher der Mensch – egal, ob alt, gebrechlich und schwach, verkrüppelt oder behindert, ob verbannt, vertrieben oder auf Pilgerreise, ob traurig oder glücklich, sanftmütig oder aufbrausend – lebte. *Aegritudo* (Krankheit), *pathos* (krankhafte Störung) und *nosos* (das abgrenzbare

147 Vgl. Schipperges 1990, S. 21–25.
148 Vgl. Schipperges 1990, S. 56
149 Schipperges 1990, S. 33.

Krankheitsbild) wurden von den Menschen im Mittelalter nicht unterschieden.[150] Ganz im Sinne mittelalterlicher *caritas*, verstärkt durch das arabisch-islamische Verständnis von Krankheit, verstand Arnald den sozialen Dienst am Kranken als eine der tragenden Säulen im System der Medizin – neben den Krankheiten und den sich daraus ableitenden Prinzipien der Heilkunde. Diese Unterteilung der Medizin findet sich seit dem *Corpus Hippocraticum* unter jeweils unterschiedlicher Gewichtung in allen Zeiten und Epochen. Rothschuh arbeitete mit der Trias von Arzt, Kranken und Erkrankung das Beziehungsgeflecht des Krankheitsbegriffs heraus.[151] Die jeweiligen gesellschaftlichen Verhältnisse, geprägt durch Kultur, Religion und den Stand der Wissenschaften, beeinflussen dieses Beziehungsgefüge und das Rollenverständnis von Arzt und Patient.[152]

Die primäre Aufgabe der Medizin im Mittelalter war die Gesunderhaltung:

> „Der Arzt hatte in Praxis und Theorie jene Mitte und produktive Spannung zu halten, die zwischen der reinen Forschung und der bloßen Praxis lag. Es kann dabei nicht deutlich genug herausgestellt werden, daß die Medizin in erster Linie ein Wissen um Gesundsein, eine Theorie der Gesundheit war, und erst in zweiter Hinsicht eine mehr oder weniger erfolgreiche Krankenversorgung. Medizin war die Wissenschaft vom Zustand der Gesundheit, von ihrem Verlust und ihrer Wiederherstellung. Sie war Physiologie, Pathologie und Therapeutik. Mit einem Satz: ‚Die Heilkunde ist für alle Menschen da, für Kranke und Gesunde'. "[153]

In einer Zeit, die von grassierenden Seuchen und Krankheiten geprägt war, etablierte sich die Gesundheit als Grundbegriff der Medizin. Theologisch aufgeladen, ging ihre Bedeutung über das Frei-Sein von Krankheit(en) hinaus und war zugleich stets ein *Heil-Sein*.[154]

Unter dem arabisch-orientalischen Einfluss, der erneuten Rezeption antiker Schriften und der damit einhergehenden Neubewertung der Philosophie veränderte sich das Medizinsystem. Erste Vorschriften zur universitären Ausbildung der Mediziner wurden erlassen. Friedrich der II. (1198–1259) ordnete bspw. 1231 bzw. 1240 mit der sog. *Liber Augustalis* das Medizinwesen in seinem Königreich Sizilien.[155] In diesem Regelwerk wurden Leitlinien zur ärztli-

---

[150] Vgl. Schipperges 1990, S. 80.

[151] Siehe dazu Rothschuh 1975, insbesondere S. 414.

[152] Siehe dazu u.a. die Überlegungen von Talcott Parsons in Parsons 1970. Talcott Parsons beschreibt die soziale Rolle des Kranken. Wolfgang Wieland schließt daran an, wenn er die inhaltliche Bestimmung des Krankheitsbegriffs von der sozialen Rolle des Kranken aus denkt (vgl. Wieland 2004). Für den Beziehungswandel im Arzt-Patienten-Verhältnis siehe Schumpelick/Vogel 2006.

[153] Schipperges 1990, S. 24.

[154] Die Idee, dass Gesundheit mehr ist als das Frei-Sein von Krankheit(en), ist in der philosophischen Diskussion um den Krankheitsbegriff seit den 1970er Jahren, naturwissenschaftlich gewandelt, präsent. Insbesondere der von Christopher Boorse vertretende Begriff der „positiven Gesundheit" steht in diesem Verständnis.

[155] Auch wenn die Medizinalgesetzgebung, die sich nur sehr langsam durchsetzen konnte, auf Friedrich den II. zurückgeht, wird dieser dem Bild eines Modernisierers der Wissenschaften und des Rechts in der Geschichtsschreibung nicht gerecht. So analysiert Wolfgang Stürner einen eher hemmenden Einfluss des Kaisers auf die Medizinschule von Salerno durch die königliche Verwaltung und Gesetzgebung. In deren Folge verlor Salerno nach 1231 seine führende Stellung an Montpellier und andere geistige Zentren. Auch soll Friedrich II. Ärzten den Vorzug gegeben haben, die nicht in Salerno ausgebildet worden waren (vgl. Stürner 1998, S. 314).

chen Ausbildung und zur Approbation festgelegt sowie ärztliche Spezialisierungen und die Apothekenaufsicht geregelt. Die Pharmazie wurde durch die Medizinalgesetzgebung Friedrich des II. aus dem Feld der Medizin herausgelöst. Der Arzt sollte lediglich die Oberaufsicht über die Apotheke haben, während der Apotheker für die Zubereitung der Arzneien verantwortlich war.

Die Chirurgie gehörte nach den Regularien der *Liber Augustalis* zwingend zur medizinischen Ausbildung.[156] Infolge der Konsilbeschlüsse des 12./13. Jhs. und der Trennung von der inneren Medizin hatte die Chirurgie damals nicht nur einen schweren Stand in der akademischen Ausbildung der Mediziner, sondern war bisweilen sogar ganz aus dem akademischen Lehrplan verbannt worden. Nichtsdestotrotz fanden praktische Erfahrungen und anatomische Kenntnisse aus anatomischen Sektionen Eingang in die akademische Lehre; gleichwohl aber auch anatomische Irrtümer aufgrund falscher Analogieschlüsse.

Galen hinterließ mit seinen „Anatomischen Verfahrensweisen" nicht nur schriftliche Protokolle seiner in Rom durchgeführten Sektionen an Tieren, sondern mit der Sammelschrift *Sepientia artis medicinae* auch eine schematische Darstellung der Krankheiten. Die Schrift aus dem 6. Jh. stellte den Organismus in hierarchischer Gliederung dar. Auch wenn die von Galen beschriebenen Krankheiten mit unserer heutigen Terminologie nicht mehr zwangsläufig übereinstimmen, waren sie doch Ausdruck einer Systematik auf Grundlage des damaligen Kenntnisstandes der Medizin.[157] Krankheiten wurden in den mittelalterlichen Traktaten nach Galens Schema „von Kopf bis Fuß" durchgesprochen. Isidor von Sevilla, der in seiner *Etymologiae* die Konstitutionslehre des frühen Mittelalters ausdrücklich auf die antike Humoralpathologie bezog, unterteilte in seiner Schrift *De medicina* Krankheiten in akute und chronische Formen. Zahlreiche Krankheitsbilder wurden in diesem Werk akribisch und fast modern beschrieben. Durch die Kenntnisse und Erfahrungen aus der arabischen Medizin erfuhr die medizinische Systematik eine beträchtliche Erweiterung, beispielweise auf dem Gebiet der Chirurgie oder der Augenheilkunde. So systematisierte zum Beispiel der Arzt Ammār b. Ali al-Mausili die Anatomie, Physiologie und Pathologie des Auges. Zudem beschrieb er über fünfzig Augenleiden und deren pharmazeutische oder operative Therapie.[158]

Dieses Verständnis von Krankheit als abgrenzbarer und für sich beschreibbarer Entität blieb allerdings dem Kreise universitärer Eliten vorbehalten; unter den breiten Volksmassen verbreiteten sich diese Krankheitsvorstellungen nicht. Außerhalb der Klöster dominierte weiterhin die Volksmedizin mit einer Vielzahl von Laienärzten und mit einem Konglomerat ma-

156 Vgl. Jankrift 2003, S. 14–20 und S. 41–50; Schipperges 1990, S. 25–29.

157 Als Beispiel für die Veränderung der Terminologie benennt Susan Sontag die Tuberkulose. Typologisch betrachtet, war Tuberkulose von der Spätantike bis in die jüngste Vergangenheit hinein Krebs. Anhand der Etymologie (Krebs vom griechischen *kark'nos* und dem lateinischen *cancer;* Tuberkulose vom lateinischen *tuberculum)* führt sie aus, dass beide Krankheiten als eine „Art von anormalem Hervortreten" betrachtet wurden. Während der Name Krebs nach Galen durch die Ähnlichkeit der geschwollenen Venen eines äußeren Tumors mit Krebsbeinen gebildet wurde, bedeutet das Wort Tuberkulose so viel wie krankhafte Schwellung oder Gewächs. Beide Krankheiten wurden als den Körper auszehrende Zustände beschrieben (vgl. Sontag 2003, S. 13 f.).

158 Vgl. Schipperges 1990, S. 85.

gisch-mystischer, animistisch-dämonischer und religiöser Krankheitsdeutungen. Insbesondere Beschreibungen über die Pest zeigen, dass der Arzt in der religiösen Welt des Mittelalters eben nicht der Heiler war, sondern lediglich zuständig für Leiden, die infolge einer fehlerhaften Mischung der Körpersäfte entstünden. Für Bewährungsproben oder Strafen, die von Göttern oder gar Dämonen gesandt worden seien, war er nicht zuständig – diese Ursachen lagen außerhalb seines Wirkungsbereiches. Demnach kann auch nicht die Rede davon sein, dass es eine Parallelität von religiöser, magisch-mystischer und wissenschaftlicher Krankheitsdeutung gab. Vielmehr war jegliche Begriffsbestimmung von Krankheit religiös, differenzierte sich jedoch innerhalb dieser religiösen Deutung in die beschriebenen drei Bereiche aus. Während Krankheit als ontologische Entität ein momentanes „In-die-Welt-Treten" war, wurde sie zugleich als prozesshaftes Geschehen in dem Sinne verstanden, dass Menschen mit ihrer Lebensweise einen Prozess anstoßen – hin zur Krankheit oder Gesundheit. Eine Entwicklung in Richtung Gesundheit aber konnte nur ein gottgemäßes Leben sein. So wie es Abraham im Gleichnis vom armen Lazarus dem reichen Manne zurief: „Wenn sie auf Mose und die Propheten nicht hören, werden sie sich auch nicht überzeugen lassen, wenn einer von den Toten aufersteht."[159] Die Aufgabe des Arztes war, die Lebensweise des mittelalterlichen Menschen so zu beeinflussen, dass dieser gottgefällig lebte – daher die theologische Fundierung mittelalterlicher Diätetik. Die Anwendung der Humoralpathologie mit ihrem kosmologisch-kosmogonischen Fundament war in der mittelalterlichen Welt nur ein „Zusatz", sie leistete *ihren* Beitrag innerhalb des ganzheitlich-lebensweltlichen Verständnisses von Krankheit. Neben der Humoralpathologie existierten weitere Krankheitstheorien, die in ihrer Wirkung und Reichweite jedoch weit hinter der galenischen Humoralpathologie zurückblieben; dazu gehörten bspw. die antike Solidarpathologie und die Signaturlehre.[160]

Die magisch-mystische Medizin behielt im Mittelalter durch das Eindringen arabischer Gelehrsamkeit in die entstehende europäische Universitätslandschaft ihre Bedeutung, eine Trennung von Medizin und Magie trat nicht ein. Die Magie war in den antiken Schriften enthalten, welche die Grundlage des Medizinstudiums bildeten. Das arabische Werk *Picatrix* und das *Corpus Hermeticum*, eine spätantike Sammlung synkretistisch-esoterischer Schriften, seien exemplarisch genannt für Werke magischer Heilkunde, die ins Lateinische übersetzt wurden und Verbreitung fanden.[161]

Bis in die Mitte des 2. Jt. n. Chr. hatte sich der europäische Kulturraum unter der Dominanz des Religiösen sozial ausdifferenziert. Unter der Maßgabe religiöser Dogmen und zum Diktum erklärter religiöser Wirkmechanismen konnten Krankheiten jedoch nicht erfolgreich behandelt werden. Vielmehr führte die religiöse Rationalisierung der Lebenswelt dazu, dass

[159] Die Heilige Schrift, *Lukas 16,31.*

[160] Eckart schreibt der Signaturlehre ebenfalls eine therapeutische Bedeutung in der mittelalterlichen Medizin zu. Farbliche und morphologische Kennzeichnungen eines Stoffes stellen in dieser Theorie Bezüge zu dessen Heilkraft dar. So wird bspw. von den gelben Blüten des Schellkrautes auf dessen therapeutische Wirkung bei Gelbsucht geschlossen (vgl. Eckert 2009 S. 76 und ausführlich Müller-Jahnke 2007). Die Solidarpathologie bildete eine spätere Grundlage für die Iatrophysik und Iatromechanik der Neuzeit (siehe dazu Kapitel 1.3, S. 44 ff und Fußnote S.182, S. 49).

[161] Vgl. auf der Horst 2007.

sich die Menschen Krankheiten fatalistisch unterwarfen – gab es ihnen doch kaum etwas entgegenzusetzen. Am Beispiel von Lepra und Pest soll dies exemplarisch nachgezeichnet werden.

Exkurs: Der theurgische Krankheitsbegriff des Mittelalters am Beispiel von Lepra und Pest
Die Infektionskrankheit Lepra umfasste im Mittelalter wahrscheinlich verschiedene Krankheitsphänomene. Als Ursache von Lepra vermutete man ein Übermaß an schwarzer oder gelber Galle und Schleim, der durch den übermäßigen Verzehr von Speisen, die diese Säfte erzeugten, ausgelöst werde. Weitere Übertragungswege vermutete man im Atem und in sexuellen Praktiken. Letztere Theorie fußte auf einem Werk von al-Magusis, dessen Übersetzung Constantinus Africanus zugeschrieben wird. Nach seiner Theorie seien kranke elterliche Samen für ein entstehendes Ungleichgewicht der Säfte im Körper des Neugeborenen verantwortlich. Diesem Verständnis nach sei Lepra eine Erbkrankheit. Die Ansteckung erfolge durch sexuelle Praktiken, die im Widerspruch zu den biblischen Geboten stünden.

Die empirisch-rationale Interpretation der Lepra in der Tradition der antiken Säftelehre stand keinesfalls in Widerspruch zur religiösen Deutung als Prüfung oder Strafe, als eines Zeichens, welches Gott den Menschen schickte, um ihnen den Weg zu weisen. Dieser Weg verwies auf die (Wieder-)Vereinigung mit Gott, da die Einheit Gottes mit dem Menschen bekanntlich durch den Sündenfall im Paradies zerstört worden war. Da der Mensch zur Herstellung dieser Einheit nicht in der Lage war, sollte Jesus dem Menschen helfen. Jesus zeigte den Weg zu Gott, er zeigte, wie ein gottgefälliges Leben aussieht.[162] Wolle der Mensch also das Heil im Jenseits erlangen, müsse er leben, wie Jesus es vorgezeichnet hatte. Andererseits könnten die Erbschuld und irdische Verfehlungen schon auf Erden durch Krankheit abgegolten werden. Beispielhaft dafür stand der biblische Lazarus, der schon zu Lebzeiten seine Sünden büßte.[163] In diesem Verständnis barg Krankheit immer auch die Chance in sich, dem Fegefeuer zu entgehen und in Gottes Schoß zu gelangen. Doch diese frühmittelalterliche Analogie des Leprakranken als Sinnbild des armen Lazarus verlor sich unter dem Einfluss der christlichen Theologie. Leprakranke wurden zunehmend stigmatisiert: Im Sinne der Vererbungstheorie galten sie als unreine Sünder. Die *Gesta Romanorum*[164] schrieb den Aussätzigen selbst die Schuld an ihrer Erkrankung zu:

> „Du bist aussätzig geworden, und aus Furcht bekommt man Aussatz. Denn Hippokrates sagt: ‚Ein Mensch, der sich vor dem Aussatz fürchtet, holt sich ihn.' Und wenn er den Aussatz hat, wird niemand mehr zu ihm gehen."[165]

Leprakranke wurden als hinterhältig, listig, sexuell triebhaft und verbrecherisch attribuiert und standen im Verdacht, vorsätzlich Gesunde anzustecken.[166]

162 Siehe u.a. Katholische Kirche 2007, Art. 396–412, Ratzinger/von Schönborn 1993; Rahner 2008.
163 Die Heilige Schrift, *Lukas 16,*19–31.
164 Die *Gesta Romanorum* ist eine Sammlung von Handschriften, die seit dem 14. Jh. nachweislich ist. Sie umfasst eine Vielzahl von Erzählungen und ihre moralische Auslegung.
165 Zitiert nach Heinrich Schipperges 1990, S. 101.

Der Umgang mit Leprakranken wurde durch verschiedene Konzilbeschlüsse und weltliche Rechtsvorschriften geregelt. Die Bischöfe wurden etwa zur Versorgung der Kranken mit Nahrung und Kleidung verpflichtet; das Konzil von Lyon im Jahre 583 verfügte ein Wanderungsverbot für Leprakranke. Das Edikt von Rothar, König der Langobarden, bestimmte im Jahre 634, dass Leprakrake ihr Haus zu verlassen hatten und fortan wie Tote zu behandeln waren, wodurch die Kranken rechtlos wurden. 789 verfügte Karl der Große, dass Leprakranke in der Fränkischen Pfalz sich nicht unter Gesunden aufhalten durften. 1179 legte das Dritte Laterankonzil Regeln im Umgang mit Leprakranken fest, die über Jh.e Geltung behielten: Sie durften nicht mit Gesunden zusammenleben, nicht dieselben Kirchen besuchen oder auf denselben Friedhöfen begraben werden. Stattdessen wurden sie genötigt, sich zusammenzuschließen und ihr Leben gemeinschaftlich zu organisieren; das bezog sich auch auf eigene Gotteshäuser und Begräbnisstätten. Ab Mitte des 13. Jhs. entstanden daher die sog. Leprosorien. Diese klosterartigen Gemeinschaften nahmen jedoch aufgrund strenger Hausordnungsstatuten und restriktiver Aufnahmebestimmungen nur einen geringen Teil der Leprakraken auf – der weitaus größere Teil war zur dauerhaften Wanderschaft verdammt. Ähnlich wie in den Hospitälern, stellten die lebenslange Versorgung mit Obdach, Nahrung und Kleidung sowie die Garantie des gemeinschaftlichen Schutzes für viele Menschen eine Verlockung dar, der Not des Alltags zu entfliehen und den Schutz der Leprosorien zu missbrauchen.[167]

Noch eindrücklicher als am Beispiel Lepra wurden am Beispiel der Pest Versuche sichtbar, im Mittelalter Krankheiten empirisch-pragmatisch zu verstehen. Sie standen der Interpretation der Pest als Ausdruck des Zorns und der Strafe Gottes gegenüber, die zu Umkehr und Buße auffordere, wie es bspw. die *hadithen* des Propheten überlieferten:

> „Sie fragte den Gesandten Gottes nach der Pest. Er erzählte ihr, dass dies eine Pein war, die Gott dem schickte, den er wolle. Aber er machte sie zu einer Barmherzigkeit für die Gläubigen. Denn kein Diener wird von der Pest betroffen und bleibt geduldig in seinem Land, wohl wissend, dass ihn nichts trifft außer dem, was Gott für ihn bestimmt hat, ohne ihm so viel zuteil wird wie der Lohn eines Märtyrers."[168]

Eine fast wissenschaftlich-modern anmutende Beschreibung gab Isidor von Sevilla in seiner Schrift *De medicina*:

---

166 Wenn das Oxford English Dictionary aus dem Jahre 2017 Krankheit *(illness)* im Sinne einer Qualität beschreibt oder den Zustand des Krankseins als schlechte moralische Qualität oder schlechten Charakters wiedergibt („Bad moral quality, condition, or character; wickedness, depravity; evil conduct; badness.") und *illness* mit Unannehmlichkeiten, Lästigkeit oder Schädlichkeit bzw. Schlechtigkeit in Verbindung bringt („Unpleasentness, disagreeableness; troublesomeness; hartfulness, noxiousness; badness."), darf eine Quelle derartiger Zuschreibungen in den moralischen Konnotationen von Krankheiten im Mittelalter vermutet werden, wie sie die *Gesta Romanorum* der Nachwelt überliefert hat.

167 Vgl. Jankrift 2003, S. 14–16 f. und S. 114–126; Jankrift 2005, S. 12. Er bezieht sich auf die überaus eindrücklichen Darstellungen in Beilker 1994, S. 253–283.

168 Zitiert nach Khoury 1990, S. 192 f., im Original Bukhārī 1978.

> „Die Pest ist eine Ansteckung, die, nachdem sie *einen* erfaßt hat, schnell auf *viele* übergeht. Sie entsteht nämlich aus verdorbener Luft und wird durch Eindringen in die Lunge übertragen."[169]

Humoralpathologisch wurde die Pest durch ein Übermaß warmen und feuchten Blutes, welches die Fäulnis der inneren Organe zur Folge habe, erklärt – hervorgerufen werde die Fäulnis diesem Verständnis nach durch verdorbene Luft und bestimmte Speisen, was wiederum erkläre, warum Klima und Windrichtungen bei der Entstehung der Miasmen[170] eine entscheidende Rolle zukomme. Diese Theorie fand auch im arabisch-orientalischen Raum durch empirische Beobachtungen Bestätigung. Auf Grundlage der Miasmentheorie entwickelte der umbrische Arzt Gentile da Foligno 1348 sein Modell vom Pesthauch, welches dem „Pariser Pestgutachten" des Jahres 1348 zugrunde lag. Die Pariser Wissenschaftler gaben als Ursache der Pestepidemie eine ungünstige Konstellation der Planeten Mars, Jupiter und Saturn an, in deren Folge krankheitserregende Ausdünstungen von Wasser und Land emporstiegen. Die Annahme der gegenseitigen Beeinflussung von Planeten, Sternzeichen und menschlichem Organismus bildete die Prämisse der iatroastrologischen Krankheitsauffassung. Rothschuh versteht unter der Iastroastrologie das

> „Hineinwirken von Sternenkräften und Sternengeistern in die Welt des Menschen, zumal in den Bereich von Gesundheit, Krankheit, Fruchtbarkeit, Leistungsfähigkeit usw."[171]

Therapie und Heilungschancen seien demzufolge von der Konstellation der Gestirne beeinflusst und abhängig. Die Verbindung von Humoralpathologie, der Lehre der Qualitäten und der Iastroastrologie wird durch eindeutige Zuordnungen sichtbar: So wurde bspw. die Galle, welche gelben Gallensaft mit den Qualitäten heiß und trocken produziere, dem Planeten Mars zugeordnet.[172] Die Miasmentheorie verdeutlichte, wie stark astronomische und astrologische Erkenntnisse Eingang in die Heilkunde des Mittelalters fanden. Sie hatte als Erklärung der Pest Bestand, bis schließlich in der zweiten Hälfte des 19. Jhs. die Pest als Infektionskrankheit identifiziert wurde.[173]

Zugleich geriet die Miasmentheorie durch die Erfahrung, dass eine Separierung der Kranken die Ansteckung und Sterblichkeit an der Pest verringerte, unter Druck. Adlige, die sich in die Isolation fernab der Städte zurückzogen, schienen der Krankheit gegenüber widerstandsfähiger zu sein als Stadtbewohner, die trotz „hygienischer" Maßnahmen wie Feuer und Räucherungen oder an der Humoralpathologie orientierter medizinisch-therapeutischer Maßnah-

169 Zitiert nach Schipperges 1990, S. 80 (*Kursivstellung* im Original).

170 Unter Miasmen versteht man schlechte Ausdünstungen.

171 Rothschuh 1978, S. 18.

172 Vgl. Eckert 2009, S. 77.

173 Vgl. Jankrift 2003, S. 80–105; ausführlich bei Schipperges 1990, S. 107 ff. Eine in der Tradition antiker und mittelalterlicher Humoralpathologie stehende Theorie der Lebenskraft wurde im frühen 19. Jh. von dem Arzt Samuel Hahnemann (1755–1843) entwickelt und findet sich auch heute noch in ganzheitlich homöopathisch-miasmatischen Therapieansätzen. Rosina Sonnenschmidt erklärt den heute in der Homöopathie gebräuchlichen Begriff der Miasmen wie folgt: „Miasmen sind nichts anderes als Bewusstseinszustände, die sich auf bestimmte Art und Weise sowohl individuell als auch kollektiv manifestieren. Sie sind unmittelbarer Ausdruck unseres Menschseins und der Licht- und vor allem der Schattenseiten irdischer Manifestationen." Sonnenschmidt 2007, S. 20. Weiterführend Sonnenschmidt 2008.

men wie Aderlasse oder Diäten der Pest zum Opfer fielen. Auch der Prophet des Islam kannte offenbar diese Beobachtung:

> „Die Pest ist ein Zorn bzw. eine Pein, die über die Kinder Israels bzw. über diejenigen, die vor euch da waren, geschickt worden ist. Wenn ihr hört, dass sie in einem Land vorhanden ist, dann geht nicht dahin. Und wenn sie ein Land trifft, während ihr dort seid, dann geht nicht daraus, um ihr zu entfliehen."[174]

Diese Erfahrung mit der Ansteckung und Verbreitung der Pest führte dazu, dass sich der Fokus der die Pest auslösenden Ursachen von der Miasmentheorie ab- und Kontagien, spezifischen Krankheitserregern, zuwandte.[175]

1.3 Das Zeitalter der Krankheit

In der Renaissance im 15./16. Jh. kam es zu einer Neubewertung der antiken Texte; Autopsie, physiologische Experimente und empirische Urteilsbildung läuteten das Ende der Humoralpathologie ein. Die religiöse Rationalisierung der Lebenswelt wurde durch die Rückbesinnung auf den antiken Atomismus im 16./17. Jh. auf die Probe gestellt. Der Einzug wissenschaftlich-systematischer Erkenntnismethoden in die Medizin seit Beginn der Neuzeit leitete den Autoritätsverlust der klassisch-antiken und der arabisch-mittelalterlichen Medizin ein. In der praktischen Behandlung der Kranken konnte die naturwissenschaftlich begründete Medizin jedoch noch keine Heilungserfolge verbuchen. Daher kam es insbesondere in der Zeit des Barock zu Bestrebungen in der Medizin, die sich gegen jede wissenschaftliche Autorität richteten.

Mit der zunehmend stärkeren Orientierung der Medizin an der Rationalität der Naturwissenschaft mehrten sich endlich auch ihre Erfolge. Im klinischen Alltag führten die naturwissenschaftlichen Methoden, gemeinsam mit verbesserter Hygiene, zu Durchbrüchen bei der Behandlung von Krankheiten. Parallel dazu veränderte sich mit der Entstehung der Klinik auch das System der Krankenversorgung. Da Krankheiten nun immer besser nach ihren Ursachen, ihrem Verlauf und der Therapie differenziert und beschrieben werden konnten, nahm die Anzahl der Krankheitsnamen bzw. -identitäten beständig zu.[176] Als sichtbarer Ausdruck dessen können die verschiedenen Klassifikationssysteme von Krankheiten gelten, die im Zeitraum des 17.–19. Jhs. entwickelt wurden.[177] Angesichts methodischer Möglichkeiten, Krankheiten lange vor dem Auftreten der ersten Symptome identifizieren zu können, entstand die These, dass jeder Mensch, auch der gesunde, krank sei in dem Sinne, dass bei genügender Diagnostik bei jedem ein Krankheitsgen oder eine anderweitige Disposition für eine Krankheit entdeckt werden könne. War der Begriff der Gesundheit im Mittelalter der Grund- bzw. Referenzbegriff der Medizin gewesen, änderte sich dies mit der Erfolgsgeschichte der naturwissenschaftlich fundierten Medizin zu Beginn des 19. Jhs.. Von nun an avancierte der Be-

---

[174] Zitiert nach: Khoury 2009, S. 192; Original Bukhārī 1978 und Muslim (o.J.).

[175] Vgl. Bruchhausen und Schott 2008, S. 59.

[176] Vgl. Hucklenbroich 2013b, S. 35 ff.

[177] Siehe dazu den Exkurs zur Typologisierung und Klassifikation von Krankheiten, Kapitel 1.3.2, S. 52 ff.

griff der Krankheit mehr und mehr zum Grundbegriff der Medizin. Wenn der Gesunde jedoch lediglich ein nichtdiagnostizierter Kranker ist, büßt der Begriff der Gesundheit seinen Sinn ein und wird inhaltsleer. Die Frage nach dem, was Krankheit *ist*, rückte fortan im (medizin-)philosophischen Diskurs in den Fokus. Sie steht exemplarisch für die Herausforderung der Philosophie durch den Siegeszug der Naturwissenschaften und ihrer Methoden.

1.3.1 Der Siegeszug der naturwissenschaftlichen Medizin

Die Erkenntnisse der Naturwissenschaften, insbesondere der Physik und Chemie, fanden seit der Renaissance Eingang in die Medizin. Die Anzahl der Sektionen menschlicher Körper wuchs mit der Einsicht, dass das so erworbene Wissen den Lebenden nützlich sein könne. Mit Beginn der Neuzeit entwickelte sich die Anatomie zur Leitwissenschaft der Medizin.[178] Entscheidenden Anteil daran hatte Andreas Vesal (1514–1564), der mit den alten wissenschaftlichen Autoritäten, insbesondere mit den Ansichten Galens, brach. Auf die Schüler Vesals gehen exakte anatomische Beschreibungen der Geschlechtsorgane, des Embryos, des Bewegungsapparates oder des Ohres zurück.[179]

Mit dem Aufschwung der Anatomie war die Basis für physiologische Experimente geschaffen. Im Jahre 1626 gelang dem italienischen Physiologen und Schüler Galileis Santorio Santorio[180] (1561–1636) erstmals, das Fieber mit einem Thermometer zu messen. Santorio gilt als Pionier der Iatrophysik.[181] Ihren Ursprung hatten Iatrophysik (und Iatromechanik) in der antiken Solidarpathologie, deren geistige Väter die Atomisten der römischen Ärzteschule waren. Während Krankheiten in der Theorie der Solidarpathologie[182] aus Veränderungen der Porengänge entstanden, die als Verbindung der aus Atomen gebildeten Gewebe gedacht wurden, vermuteten Vertreter der Iatrophysik Krankheiten in einer gestörten Mechanik des menschlichen Apparates und der automatischen Teilchenbewegungen in diesem. In der Tradition Galileo Galileis, René Descartes' und Isaac Newtons stehend, wendeten die Iatrophysiker physikalische und mathematische Gesetze auf den menschlichen Körper unter der Prämisse an, dass Gott alles nach einem bestimmten Maß, einer bestimmten Größe und einem bestimmten Gewicht geschaffen habe. Quantitative Messungen von Gewicht, Puls-

178 Vgl. Bruchhausen/Schott 2008, S. 63–96. Die anatomischen Kenntnisse und chirurgischen Fertigkeiten der überwiegenden Mehrzahl der Ärzte im Mittelalter verblieben auf dem spätantiken Stand eines Galen. Jedoch gab es Ausnahmen: In Montpellier wurden, im Gegensatz zu anderen medizinischen Fakultäten und Universitäten, auch im Mittelalter Sektionen vorgenommen und die Chirurgie gehörte zur akademischen Lehre.

179 Vgl. Jankrift 2005, S. 45–52.

180 Noch vor René Descartes verglich Santorio den menschlichen Organismus mit einem Uhrwerk. Weitere wichtige Vertreter der Iatrophysik waren William Harvey (1578–1657), der den Kreislauf des Blutes nachwies, Jan de Wale (1604–1649), der die Theorie Harveys zum Blutkreislauf bestätigte, und Marcello Malpighi (1628–1694), dem im Jahre 1661 der mikroskopische Nachweis der Lungenkapillaren gelang (vgl. Bruchhausen/Schott 2008, S. 67–70).

181 Eine umfassende Beschreibung der Krankheitskonzepte der Iatrophysik findet sich in Rothschuh 1978, S. 224–260. Außerdem aufschlussreich sind Habrich 2007 und Weißer 2001, Artikel Iatromechanik.

182 Die Solidarpathologie versucht Krankheiten durch physikalische, meist mechanische, Eigenschaften des Körpers zu erklären. In diesem Sinne ist sie Iatrophysik bzw. Iatromechanik. Andererseits sucht sie nach Erklärungen für Krankheiten in der anatomischen Struktur der Körperbestandteile. In diesem Sinne ist sie Morphopathologie bzw. Iatromorphologie (vgl. Rothschuh 1978, S. 224).

schlag und Temperatur etwa haben in der Iatrophysik und Iatromechanik ihren Ursprung. Die Vorstellung, physiologische Vorgänge, die wir als gesund, krank oder normal bezeichnen, mathematisch berechenbar zu machen oder mit mechanistischen Modellen (bspw. der Gauß'schen Normalverteilung) zu beschreiben, wurde hier geboren. Damit kam es zu einer entscheidenden Veränderung: Wurden bis zum Beginn der Neuzeit Gesundheit und Krankheit christologisch gedeutet und bewertet, fand nun eine allmähliche Verschiebung hin zu einer möglichst wertfreien Beschreibung von Krankheit als einer kausalen Gesetzmäßigkeit statt. Diese Entwicklung etablierte sich im 19. Jh. mit der Durchsetzung der naturwissenschaftlich orientierten Medizin und warf die Frage nach der Norm biologischer Abläufe und einem „Normalzustand" auf: Überlegungen, ob der pathologische Zustand eine quantitative Abweichung vom Normalzustand sei, was Normalität überhaupt sei und ob die Norm von Menschen oder der Natur gesetzt werde, wurden in der Folgezeit zum Gegenstand der wissenschaftlichen Auseinandersetzung um Gesundheit und Krankheit.[183]

Iatrophysik und Iatromechanik wiederum standen in Konkurrenz zur Iatrochemie und physiologischen Konzepten. Rothschuh beschreibt die Iatrochemie als ein Konzept der Medizin,

> „in dem den stofflichen Eigenschaften, der stofflichen Zusammensetzung und den Umwandlungen von Stoffen im Organismus und seiner chemischen Beeinflußbarkeit die entscheidende Rolle für Gesundheit, Krankheit und Heilung zugeschrieben wird"[184]

Ihre Ansätze reichen in die philosophischen und alchimistischen Traditionen der Antike und des arabisch-orientalischen Raumes zurück.[185] Die mittelalterliche europäische Iatrochemie hat ihre Wurzeln in alchimistischen Bestrebungen, lebensverlängernde Elixiere als Heilmittel herzustellen, was insbesondere im alexandrinischen und arabischen Raum mit der Destillation von Essig, Rosenwasser oder anderen Parfümen Tradition hatte. Im 12. Jh. wurde diese Tradition in Europa ausgebaut und auf die Herstellung von Arzneimitteln übertragen.

Krankheit und Gesundheit im Spannungsfeld von Religion und Naturwissenschaft
Während die Anatomie und die eng mit ihr verbundene Chirurgie einen starken Aufschwung erfuhren, verharrten andere medizinische Disziplinen weiterhin in den alten Theorien. Durch das langsame Gedeihen der Naturwissenschaften büßte die Kirche keinesfalls selbstverständlich ihre Autorität ein. Vielmehr traten Naturwissenschaften und Religion in ihren Versuchen, kausale Erklärungen für die Entstehung von Krankheiten zu finden, auseinander, ohne sich zu entzweien. In der Frühen Neuzeit umschloss noch immer die „Glocke des Religiösen", die über der Lebenswelt des mittelalterlichen Menschen gehangen und die Medizin zur Iatrotheologie gemacht hatte, die Menschen. Zur Zeit der Reformation waren die Naturforscher und Ärzte meist tief religiös und verstanden ihre Forschungen als Gottesdienst – auch wenn sie sich oftmals gegen die Verfolgung der Kirche zur Wehr setzen mussten.

[183] Vgl. Canguilhem 1977.
[184] Rothschuh 1978, S. 261. Ausführungen zur Iatrochemie finden sich in Rothschuh 1978, S. 261–290.
[185] Beispielsweise auf Dioskurides, siehe Kapitel 1.1., S. 11 ff.

Durch den Einfluss von Humanismus und die Reformationsbewegung im 16./17. Jh. stürzte die römisch-katholische Kirche in eine Krise; vielfältige protestantische Bewegungen entstanden. Zugleich verbreitete sich an den Universitäten in den Niederlanden und im deutschsprachigen Raum die Vorstellung eines physikalisch-mechanistischen Lebenskonzepts[186], als dessen philosophische Grundlage Descartes' (1596–1650) Idee der Dualität von Körper *(Rex extensa)* und Seele *(Res cogitans)* galt.[187] Innerhalb dieser Theorie, die mit der Theorie des Blutkreislaufes des Iatrophysikers Harvey korrespondierte, wurden die Lebensvorgänge auf physikalische und mechanistische Vorgänge zurückgeführt; lediglich die Zirbeldrüse, bei Descartes der Sitz der *Anima rationalis*, der denkenden Seele, bildete davon eine Ausnahme.[188] Neben der Vorstellung der Dualität von Körper und Seele prägte die Umgestaltung der Philosophie – ebenfalls vorangetrieben von Descartes und begründet auf einem methodischen, an der Mathematik orientierten Vorgehen – die sich entwickelnden Naturwissenschaften und die Medizin. Evidente Erkenntnis durch Skepsis, Analyse und Operationalisierung des vorhandenen Problems, Konstruktion der Erkenntnis durch ein Fortschreiten vom Einfachen zum Komplizierten und die abschließende Prüfung, ob die Untersuchung des Problems vollständig ist, etablierten sich zu Charakteristika wissenschaftlichen Arbeitens.[189]

Zugleich gewann die Erkenntnistheorie Francis Bacons (1561–1626), der eine Abkehr vom deduktiv-logischen Denken der Scholastik hin zum induktiven Schließen präferierte, an Einfluss. In der Folge fanden experimentelle und empirische Forschungsmethoden Eingang in die Naturwissenschaften.[190] Diese Entwicklungen bewirkten eine Ablösung der Naturwissenschaften – und damit auch der Medizin – von den scholastischen und syllogistischen Lehren des Mittelalters. Die scholastischen Methoden und ihre personalisierten Autoritäten, deren Stellung über Jh.e unangefochten geblieben war, gerieten in Konkurrenz zur nichtpersonalen Autorität der Natur, deren Einfluss stetig zunahm.[191] Der Bedeutungsverlust der klassisch-antiken und arabisch-mittelalterlichen Medizin war nicht mehr aufzuhalten.

Jedoch kann dieser Rationalisierungsprozess nicht mit einer vollständigen Emanzipation der Wissenschaften von der Religion gleichgesetzt werden. Wie sehr die Bereiche nach wie vor miteinander verwoben waren, zeigte sich an den Begriffen Körper, Leib und Seele. Diese waren im christlich geprägten Mittelalter mehr oder weniger eng miteinander verbundene

[186] Rothschuh bezeichnet dieses Modell als „technomorphes Modell des Organismus" (vgl. Rothschuh 1978).

[187] Das sogenannte Leib-Seele-Problem beschäftigt die Philosophie seit der Antike. Einen schwachen Dualismus von Leib und Seele vertritt Aristoteles in seiner Schrift *Über die Seele*.

[188] Vgl. Eckert 2009, S. 143 f. René Descartes legte seine Theorie in den Werken *Principia philosophiae* (1644) und *De homine* (1662) dar.

[189] Vgl. Descartes *Von der Methode*, 1990.

[190] Vgl. Eckert 2009, S. 119–125.

[191] Heute setzt die evidenzbasierte Medizin den wissenschaftlichen Standard. Zugleich sind personale Autoritäten gerade in der Erfahrungswissenschaft Medizin nicht wegzudenken. In einem Artikel für das *British Medical Journal* beschreiben Isaacs und Fitzgerald sieben Alternativen zur evidenzbasierten Medizin. Diese sind das Ergebnis einer Befragung von Ärzten und medizinischem Personal, welche handlungsleitenden Alternativen in Ermangelung randomisierter klinischer Studien gewählt werden. Die eminenzbasierte Medizin ist eine davon. Darunter ist ein Agieren in medizinischen Handlungsfeldern zu verstehen, welches sich auf die Erfahrung des langjährigen (grauhaarigen) Praktikers in einer Vielzahl gleichartiger Fälle verlässt (vgl. Fitzgerald/Isaacs 1999, S. 1618).

Kategorien des Sprechens von Gesundheit, wobei die Einstellung zum Körper vom jeweiligen Verständnis der Kirchenväter abhing. Selbige legten den Dualismus von Körper und Seele unterschiedlich aus, je nachdem, welchem Verständnis der göttlichen Schöpfung sie anhingen. Das Spektrum reichte von Körperfreundlichkeit bis Körperhass. Der kartesianische Dualismus von Leib und Seele führte zu einer scheinbaren Aufhebung der leiblichen Einheit des Menschen und leitete die Scheidung von Theologie und Medizin ein: Heilkunde war nicht mehr per se Iatrotheologie. Mit der Renaissance wurde die Zuständigkeit für (physische) Krankheiten der theologischen Deutung immer mehr entzogen; nur die kranke Seele verblieb noch im Zuständigkeitsbereich der Theologen. Der kranke Körper hingegen wurde immer mehr der Verantwortung der Ärzte übertragen – sie genossen jedoch in der Bevölkerung aufgrund mittelalterlicher Erkenntnismethoden und des Wirkens von Kurpfuschern ein zweifelhaftes Ansehen. Zudem waren die Ärzte des Mittelalters gegenüber dem unangefochtenen Erklärungsmonopol religiöser Autoritäten für das Auftreten von Krankheiten machtlos. Das anfängliche Ausbleiben praktischer Heilungserfolge durch (natur-)wissenschaftlich-medizinische Theorien steigerte die Skepsis gegenüber einer naturwissenschaftlich orientierten Medizin. Die Rationalisierung im Bereich der Wissenschaften führte zwar zur Aufdeckung zahlreicher Kausalzusammenhänge bei der Entstehung von Krankheiten; allerdings gelang noch nicht, diese Erkenntnisse in wirksame Therapien und Heilmittel zu überführen. Kurzum: Der naturwissenschaftlich-empirischen Medizin blieb die Anerkennung (noch) verwehrt. Stattdessen sah sie sich mit einer Reihe von Gegenbewegungen konfrontiert, die an mittelalterlich-iatrotheologischen Erklärungsmodellen festhielten und ihre Theorien an der Prämisse orientierten, dass jegliche Krankheit ein Zeichen göttlichen Willens sei.

1.3.2 Krankheiten unter dem Einfluss der Aufklärung

Johann Karl Osterhausen beschrieb den aufklärerischen Gedanken für die Medizin als „Ausgang eines Menschen aus seiner Unmündigkeit in Sachen, welche sein physisches Wohl betreffen“[192] Die geistesgeschichtlichen Strömungen der Aufklärung, deren ideengeschichtliche Grundlagen Humanismus und Reformation waren, lassen sich insbesondere in den medizinischen Theorien Georg Ernst Stahls (1659–1734), Friedrich Hoffmanns (1660–1742) und Hermann Boerhaaves (1668–1738) nachweisen.

In den Krankheitstheorien von Friedrich Hoffmann und Hermann Boerhaave finden sich deutliche Einflüsse von Empirismus und Rationalismus.[193] Beiden dienten die evaluierbaren Methoden der Naturwissenschaften als Prinzip der Wahrheitsfindung in der Medizin. In der Tradition der Iatrophysik und der kartesianischen Lebensmechanik stehend, verstanden Hoffmann und Boerhaave Gesundheit und Krankheit als eine Art Störung der Körpermechanik. Diese Reduktion des Körpers auf einen bloßen Mechanismus lehnten Stahl und seine Anhänger hingegen kategorisch ab und verstanden Krankheit als Ausdruck der Wechselwir-

192 Boschung 2007, S. 117.

193 Als Vertreter des Empirismus in der Neuzeit gelten Bacon und Hobbes, als Vertreter des klassischen Empirismus Locke, Berkeley und Hume. Vordenker des Empirismus in der Antike waren Aristoteles, die Stoiker und Epikureer. Der Rationalismus geht auf die Ideen Descartes', Spinozas und Leibniz' in der Neuzeit zurück.

kung zwischen Psyche und Körper. In der Theorie Stahls steuere die Seele alle leiblichen Vorgänge. Seine Therapievorschläge, die auf die Beruhigung des Gemüts zielten, werden heute als erste psychotherapeutische Therapieansätze gedeutet.[194]

Die gottgefällige Lehre des Medizintheoretikers und praktischen Arztes Georg Ernst Stahl erlangte besondere Popularität.[195] Sie entstand auf dem geistigen Fundament des Pietismus Philipp Jacob Spencers (1635–1705), einer Strömung des Protestantismus, die Impulse der Reformation aufnahm und der Bekehrung des einzelnen Menschen großes Gewicht beimaß. Stahl lehnte die naturwissenschaftlich geprägte Medizin strikt ab und integrierte in seine Theorie animistisch-medizinische Konzeptualisierungsversuche. In seinem Hauptwerk *Theoria medica vera* beschrieb er den Körper als organisches Ganzes. Durch die Vereinigung von Geist und Materie entstünden nach Stahl die körperlich-seelische Einheit des Subjekts und mir ihr die Fähigkeit zur Wahrnehmung, zu Gefühl und Erkenntnis:

> „Alle vitalen, animalen und rationalen Vorgänge haben ihren Grund in der schönsten Harmonie und in ihrem unlöslichen Zusammenhang mit einer Kraft. Mit Recht schließt man, dass es die Seele ist, die alle diese Bewegungen unmittelbar bewirkt, seien sie geordnet oder ungeordnet, vitaler oder animaler Art, ob sie zur Erhaltung des Körpers beitragen oder zu seiner Zerstörung."[196]

Für den Arzt, der sich an Stahls Theorie orientierte und dessen Denkweise übernahm, verloren anatomische und physiologische Detailkenntnisse an Bedeutung. Vielmehr bildete das subjektiv-seelische Erfahrungswissen die Richtschnur für die Behandlung von Kranken. Stahls Theorie steht exemplarisch für eine zum Ende des 17. Jhs. entstehende Strömung, die sich gegen jede wissenschaftliche Autorität, gegen Atheismus und auch gegen Aberglauben richtete.

Inspiriert durch Stahl, entwickelten sich im 18. Jh. zahlreiche physiologische Lebenskonzepte, in deren Mittelpunkt die Begriffe „Reizbarkeit" und „Sensibilität"[197] standen. Beispielhaft seien der schottische Arzt William Cullen (1710–1790), der alle Krankheiten auf Störungen des Nervensystems zurückführte und als Begründer der Neuropathologie gilt, und sein Schüler John Brown (1735–1788) genannt. Insbesondere Browns Krankheitskonzept wurde vielfach rezipiert. Seiner Ansicht nach entstünden Krankheiten infolge eines Überflusses oder in Ermangelung von Reizen; Gesundheit stelle sich durch ein Gleichgewicht der Erregung her. Das Brown'sche Konzept verzichtete auf anatomische, physiologische oder biochemische Erklärungen. Neben „Irritabilität" und „Sensibilität" spielte bei Brown der Begriff der „Lebenskraft" eine zentrale Rolle. Generell rückten psychische Störungen bzw. „Nervenkrankheiten" in dieser Zeit mehr und mehr in den Fokus medizinischen Interesses.

---

194 Vgl. Tshisuaka 2007, Artikel Friedrich Hoffmann; Tshisuaka 2007, Artikel Hermann Boerhaave; Tshisuaka 2007, Artikel Georg Ernst Stahl; Bauer 2009, S. 40; Eckert 2009, S. 157–161.

195 Stahl wirkte ab 1694 als Professor für theoretische Medizin in Halle/Saale, wurde 1716 an den Hof des preußischen Königs nach Berlin gerufen und wirkte dort an dem 1725 in Kraft tretenden Medizinaledikt mit.

196 Bauer 2009, S. 40; siehe vertiefend auch Jankrift 2005, S. 45–52; Rothschuh 1978, S. 47–72.

197 Die Begriffe wurden durch den Göttinger Arzt und Physiologen Albrecht von Haller (1708–1777) geprägt.

Vitalistische Konzepte entwickelten sich aus animistischen Vorstellungen von Krankheit. So knüpfte Christoph Wilhelm Hufeland (1762–1836), der Leibarzt des preußischen Königs, an die antike diätische Tradition an und propagierte die Mäßigung und das „rechte Maß" als Mittel zur Krankheitsprophylaxe und Präventivmedizin. Er gilt als Begründer der „Makrobiotik"[198] und avancierte mit seinem Buch *Die Kunst, das menschliche Leben zu verlängern* zum Vordenker der modernen Naturheilkunde. In dieser Tradition basieren Krankheitsvorstellungen auf einem Lebensprinzip als Ursache alles Lebendigen. Werde dieses Lebensprinzips gestört, entstünden Krankheiten.

Das animistische Konzepts Stahls und die Idee der „Lebenskraft" von Hufeland gingen später in die Homöopathie Christian Friedrich Samuel Hahnemanns (1755–1843) ein. Neben anderen Krankheitsvorstellungen begann sich die Interpretation von Krankheiten als morphologischer Strukturveränderung von Organen zu manifestieren. Dem zugrunde lag die Idee, dass Organe nicht lediglich der Ort seien, an dem sich physiologische Abläufe oder pathophysiologische Veränderungen des leiblich-seelischen Organismus zeigten, sondern dass das einzelne Organ ein ganz individueller Ort mit eigenem Regel- und Steuermechanismus sei. Diese Vorstellung fand Eingang in sog. solidarpathologische Theorien von Gesundheit und Krankheit, die Krankheit aus einer Störung oder Veränderung fester Bestandteile und Strukturen des Körpers, aus physikalischen Eigenschaften und kausalen Wirkzusammenhängen erklärten. Als eigentliche Begründer der Solidarpathologie gelten Giovanni Battista Morgagni (1682–1771) und Giorgio Baglivi (1668–1707). Des Weiteren erwähnenswert ist die Schädellehre des Hirnforschers Franz Josef Gall (1758–1828), die in jener Zeit zu einer weiteren wegweisenden medizinischen Konzeption avancierte.[199]

Doch auch das Eindringen wissenschaftlicher Theorieansätze in die Medizin, ausgelöst durch Kontroversen um die Dualität von Körper und Geist, führte keineswegs zum Verschwinden magischer Krankheitsvorstellungen. Die Beschäftigung mit Magie galt in der Neuzeit als ernsthafte wissenschaftliche Beschäftigung und behauptete sowohl in der wissenschaftlich orientierten als auch in der Volksmedizin ihren Platz. So lassen sich die Gesundheits- und Krankheitskonzepte des 18. Jhs. grob in humoralpathologische, mechanistische, animistisch-vitalistische, solidarpathologische, religiöse und magische unterscheiden – wobei Selbstheilungskräfte in diesen Konzeptionen immer wieder einen besonderen Stellenwert einnahmen.[200] Die Erklärungssysteme und Konzeptionen bestanden in pluraler Weise nicht einfach nebeneinander, sondern durchdrangen und beeinflussten sich wechselseitig. Sie befanden sich in ständiger Weiterentwicklung, Umgestaltung, Überformung und Überlappung. Inwieweit sie das praktische Handeln der Ärzte direkt beeinflussten, liegt im Dunkeln, „hat sich doch der ärztliche Praktiker der Zeit in aller Regel das System seines ärztlichen Handelns selbst konstruiert"[201].

---

198 Lehre vom langen Leben.
199 Vgl. Eckert 2009, S. 157–174.
200 Vgl. Lohff 2001.
201 Vgl. Eckert 2009, S. 170.

In der Tradition Francis Bacons gewannen systematische Erkenntnismethoden wie wissenschaftliches Beobachten, Experimentieren, Analysieren und Systematisieren immer stärkeren Einfluss. Sie beförderten insbesondere die experimentellen Naturwissenschaften Physik, Chemie und Physiologie, die wiederum der naturwissenschaftlich orientierten Medizin einen ungeheuren Aufschwung und überwältigende Erfolge bescherten. Infolge dieser Umorientierung verloren Maßnahmen zur Vorbeugung von Krankheiten an Bedeutung, während der Kuration und Rehabilitation von Krankheiten mehr Aufmerksamkeit geschenkt wurde. In diesem Zusammenhang sind auch das Verschwinden des Interesses an der Diätetik und die Herausbildung der Klinik zu sehen. Das nachlassende Interesse an der Diätetik wird ideengeschichtlich durch die Trennung von Körper und Seele in der Renaissance und Aufklärung begründet: In jener Zeit gewannen Medikation und Operation als therapeutische Mittel immer größeren Einfluss gegenüber diätischen Maßnahmen: Waren in der Neuzeit noch hunderte Veröffentlichungen zu Krankheit, Therapie und gesunder Lebensweise erschienen, nahmen im 17./18. Jh. wissenschaftliche Abhandlungen von Medizinern zu, die diätetischen Bereichen nur noch eine untergeordnete Bedeutung bei der Entstehung von Krankheiten zuerkannten.[202]

Die Herausbildung der Klinik ist das vielleicht eindrücklichste Zeichen der zunehmenden naturwissenschaftlichen Orientierung und wissenschaftlichen Rationalisierung in der Medizin. Hatte bis dahin die Krankenversorgung vorrangig im traditionellen Sozialraum der Familie stattgefunden, erlangte die Behandlung von Patienten in der Klinik mit dem Ende des 18. Jhs. zunehmende Bedeutung. Der Prozess der Herausbildung des Krankenhauswesens und damit der Institutionalisierung einer Medizin unter der Logik naturwissenschaftlicher Rationalität war bis zum Ende des 19. Jhs. in den westeuropäischen Gesellschaften abgeschlossen und erhielt im 20. Jh. den Charakter der modernen Klinik.[203]

Die Emanzipation der Medizin

Die britische Ärztezeitschrift *Lancet* titelte im Jahre 1850: „Medicine Independent of Theology".[204] Es scheint, als könne man förmlich die Erleichterung der Mediziner ob der gewonnenen Unabhängigkeit vom Einfluss der Theologie heraushören. Bedenkt man, wie stark Medizin und Theologie sich bis zur Neuzeit wechselseitig durchdrangen, kann die Überschrift auch als Forderung verstanden werden, Medizin ohne theologische Beeinflussung zu praktizieren. Berücksichtigt man zudem, dass die im antiken Griechenland verwurzelte, abendländische Philosophie und die im religiösen Kontext des Christentums beheimatete Theologie bis zu dieser Zeit nicht nur in einem engen Wechselverhältnis standen, sondern sich die Philoso-

[202] Bedeutende Schriften zur Diätetik werden in der Aufklärung bspw. von Simon Andrè Tissot (1728–1797), Johann August Unzer (1727–1799), Bernhard Christoph Faust (1755–1842), Christoph Wilhelm Hufeland (1762–1836) und Franz Anton Mai (1742–1814) verfasst (vgl. von Engelhardt 2007, Artikel Diätetik).

[203] Siehe ausführlich Murken 1995. Den Prozess der Herausbildung der Klinik im 18./19. Jh. unter dem Einfluss von sich etablierenden Naturwissenschaften und der Herausbildung eines neuen Menschenbildes im Zuge der Aufklärung beschreibt Michel Foucault in *Die Geburt der Klinik: Eine Archäologie des ärztlichen Blicks*, Frankfurt/Main: Fischer Taschenbuch 1988.

[204] So der Titel der britischen Ärztezeitschrift *Lancet* aus dem Jahre 1850 (entnommen Unschuld 1995, S. 119).

phie lange Zeit als Theologie und die christliche Theologie sich als wahre Philosophie verstand, könnte die Reichweite der Überschrift des *Lancet* auch als Aufforderung zu einer „Medicine independent of Philosophy" interpretiert werden.[205] Doch von welcher Philosophie sollte sich die (naturwissenschaftliche) Medizin emanzipieren? Die Unabhängigkeit von einer Philosophie, die sich als allumfassende Wissenschaft seit alters her verstand, würde auch die Unabhängigkeit von den sich entwickelnden Naturwissenschaften einschließen. Offensichtlich konnte dies nicht gemeint sein, suchte die naturwissenschaftlich orientierte Medizin doch gerade diesen Schulterschluss. Eine Unabhängigkeit von einer der Bereichsphilosophien erscheint ebenfalls nicht plausibel. Wie also veränderte sich das Verhältnis von Philosophie und naturwissenschaftlicher Medizin im Zuge der Aufklärung?

Unbestritten scheint, dass sich die Fragebereiche von Philosophie und Medizin bereits seit dem 18. Jh. zu trennen begannen. In Deutschland kam es unter dem Einfluss des Idealismus in der Romantik noch einmal zu einer kurzzeitigen Annäherung beider Bereiche, die aber den Zerfall der ehemaligen Einheit von Philosophie und Wissenschaften nur episodisch unterbrach.[206] Vom Beginn der Neuzeit bis zum 18. Jh. behielt die Philosophie den Status einer allumfassenden Wissenschaft, die alles Seiende einschloss. Descartes, dessen Vorstellung der Philosophie von einem Baum, dessen Wurzel die Metaphysik, der Stamm die Physik und dessen Zweige alle anderen Wissenschaften sind, prägte das normative Ideal einer Philosophie als einheitliches theoretisches System, das auf den Methoden der Mathematik errichtet werden sollte. In der *Einen Philosophie* Descartes' ist die Medizin, neben der Mechanik und Ethik, eine der Wissenschaften, auf die sich alle anderen zurückführen lassen.[207] Doch dieses Ideal erwies sich als unerreichbar: Während die theoretischen und praktischen Erfolge der Naturwissenschaften rasant zunahmen, laborierte die Philosophie am Misslingen der Metaphysik. Edmund Husserl (1859–1938) zeichnete diese Entwicklung mit der für ihn charakteristischen Betonung des Historischen in *Die Krisis der europäischen Wissenschaften und die transzendentale Phänomenologie* nach und resümierte scharf, dass sich die Philosophie ge-

[205] Jan Rohlis hat die wechselseitige Durchdringung und Bezugnahme von christlicher Theologie und abendländischer Philosophie präzise herausgearbeitet. Nach Rohlis ist das Charakteristikum der christlichen Theologie die Verbindung von Religion und griechischer Philosophie. In dem Sinne, in welchem sich die christliche Theologie als wahre Weisheit, als „zum Wissen transformierter Glaube" und „wahre Erkenntnis" (Rohlis 2002, S. 3) verstand, erzeugte sie ihr Selbstverständnis als wahre Philosophie. Die philosophische Selbstreflexion wurde zur Wesenseigenschaft christlicher Philosophie (vgl. Rohlis 2002, S. 2–16). Die Organisation der Universitäten machte seit dem Mittelalter diese Verbindung sichtbar. Aufgeteilt in eine theologische, juristische, medizinische und philosophische Fakultät, stellte diese Reihenfolge gleichzeitig eine Rangordnung dar. Auch wenn die Trennung in eine theologische und eine philosophische Fakultät als Verselbständigung der Philosophie gegenüber der Theologie gelesen werden kann, einte sie doch ein gemeinsames Band: In beide Fakultäten basierte die Lehre auf der wiederentdeckten aristotelischen Philosophie. Da auch die Studierenden der theologischen Fakultät Studien an der Artistenfakultät zu absolvieren hatten, prägte der Aristotelismus auch die Theologie. Immanuel Kant zeigt in seiner Schrift *Der Streit der Fakultäten* von 1798 die Eigentümlichkeiten bzw. Spezifika der Fakultäten auf erläutert den „gesetzmäßigen Streit" der oberen Fakultäten mit der unteren, der philosophischen. In unserem Zusammenhang ist insbesondere der 1. Abschnitt, der Streit der theologischen Fakultät mit der philosophischen, interessant (vgl. Kant 2002).

[206] Eine ausführlichere Darstellung der Medizin in der Romantik findet sich im entsprechenden Exkurs ab S. 61.

[207] Vgl. Descartes: *Die Prinzipien der Philosophie*, 1992; Descartes: *Von der Methode*, 1996, Erster Teil.

rade in der Form der Metaphysik[208] selbst zum Problem werde, da die Methoden der positiven Wissenschaften sich als ungeeignet zur Lösung metaphysischer Fragen erwiesen.[209] Diese Methoden waren für Husserl ungeeignet, weil die „metaphysischen" Fragen, die er als die eigentlich philosophischen verstand, die „Welt als Universum der bloßen Tatsachen" übersteigen würden, „welche die Idee der Vernunft im Sinne haben"[210]. Weiter formulierte er:

> „Demnach bedeutet die Krisis der Philosophie die Krisis aller neuzeitlichen Wissenschaften als Glieder der philosophischen Universalität, eine zunächst latente, dann aber immer mehr zutage tretende Krisis des europäischen Menschentums selbst, in der gesamten Sinnhaftigkeit seines kulturellen Lebens, in seiner gesamten ‚Existenz'."[211]

Die Krise bestand nach Husserl im Zerfallen der Einheit von Wissenschaft, Philosophie und „wahrhaft humaner, weil durch vernünftige Einsicht bestimmter Daseinsformen des Menschen"[212]. Offensichtlich trat die Krise im Problem von „physikalischen Objektivismus und transzendentalen Subjektivismus" zutage, entstanden durch die „Mathematisierung der Erfahrungswelt".[213] Doch nicht nur die Einheit von Wissenschaft und Philosophie zerfiel, auch innerhalb der Philosophie bildeten sich System- oder Bereichsphilosophien heraus, insbesondere durch unterschiedliche Antworten auf die Frage nach der Erkennbarkeit der Welt. So entstanden der Rationalismus von Spinoza (1632–1677) und Leibniz (1646–1716) in der Tradition von Descartes und, in Abgrenzung dazu, der Empirismus in der Tradition von Locke (1632–1704), Berkeley (1685–1753) und Hume (1711–1776). Der Begriff der Vernunft und sein Bezug zum Seienden nahmen fortan einen zentralen Platz in den philosophischen Ab-

[208] Die Metaphysik ist neben der Physik einer der beiden Teile der „wahren Philosophie" bei Descartes. Die Metaphysik schließt die Prinzipien der Erkenntnis ein, wozu auch die Erkenntnis Gottes, die Beschaffenheit der Seele und die Klärung einfacher Begriffe gehören (vgl. Descartes, *Prinzipien der Philosophie* ([1]1644) 2005). Husserl arbeitete den Begriff der Metaphysik fortwährend aus und interpretiert ihn in zwei Lesearten: In einer ersten Interpretation analysierte er die Metaphysik als „dogmatische Wissenschaft", wie es auch „die Naturwissenschaften und die sonstigen sich neu etablierenden Spezialwissenschaften" (Husserl 1956, Kapitel III, S. 183) seien. Die Begriffe, Grundsätze und Methoden dieser „dogmatische Metaphysik", so seine Kritik, „waren nicht aus den letzten Ursprüngen in der transzendentalen Subjektivität geschöpft und empfingen also nicht von daher ihren letzten Sinn und ihre letzte Wahrheit" (Husserl 1956, Kapitel III, S.183). Davon unterschied er die Metaphysik als „universale Seinslehre" (Husserl 1956, Kapitel III, S.186), die sich mit den letzten Fragen des Menschen befasse. Ihm zufolge bestehe die Aufgabe der Metaphysik darin, „die ungeprüften, meistens sogar unbemerkten und doch so beudetungsvollen Voraussetzungen metaphysischer Art zu fixieren und zu prüfen, die mindestens allen Wissenschaften, welche auf die reale Wirklichkeit gehen, zugrunde liegen" (Husserl, *Logische Untersuchungen I. Prolegomena zur reinen Logik*, Kapitel 1, §5.). Sein Ansinnen richtete sich darauf aus, eine „zukünftige echte Metaphysik" vorzubereiten. Da die „Metaphysik als allgemeine Lehre vom Seienden in seiner absoluten Wirklichkeit [...] in letzter Hinsicht von der Interpretation der immanent sich vollziehenden Erkenntnis abhängig [sein wird]" (Husserl 1956, Kapitel III, S. 192), stellt sich die Frage, wie wahre Erkenntnis erlangt werden kann. Nach Husserl liege der Ursprung wahrer Erkenntnis in den Phänomenen selbst. Die phänomenologische Methode selbst berge ihm zufolge das Potenzial, die Philosophie nicht nur zu einer wahren, strengen Wissenschaft werden zu lassen, sondern zur „ersten Wissenschaft". Weiterführend siehe u.a. Edmund Husserl, *Grenzprobleme der Phänomenologie. Analysen des Unbewusstseins und der Instinkte. Metaphysik. Späte Ethik. Texte aus dem Nachlass* [1908–1937], Husserliana, Band 42.

[209] Husserl 1954a, I, §4.

[210] Vgl. Husserl. 1954a, I, §3.

[211] Husserl 1954a, I, §5.

[212] Vgl. Ströker 1982, S. XIV.

[213] Vgl. Husserl 1954a, II, §8 und §9.

grenzungen ein.[214] So sah Husserl den einzigen Weg zu einer Metaphysik bzw. universalen Philosophie darin, die „latente Vernunft zum Selbstverständnis ihrer Möglichkeiten zu bringen“[215].

Mit der Ablehnung, welche der metaphysischen Naturphilosophie und der Medizin der Romantik im 19. Jh. entgegengebracht wurde, schien die Chance, „die Fülle des medizinischen Wissens in eine metaphysische Ordnung bringen zu können“[216], vergeben. Rudolf Virchow (1821–1902) sah den einzigen Weg zum Erfolg für die naturwissenschaftliche Medizin in der Überwindung von Naturphilosophie und naturhistorischer Medizin. Gesundheit und Krankheit sollten von nun an unter Ausschluss von Metaphysik und deduktivem Denken verstanden werden.[217] Die naturwissenschaftliche Methode und mit ihr das Experimente galten Virchow als Gradmesser einer Medizin, die für ihn nicht nur „Anthropologie im weitesten Sinne“, sondern zugleich höchste Naturwissenschaft war.[218] Virchow zufolge sollte die naturwissenschaftliche Medizin nicht nur zur Erweiterung biologisch-medizinischen Wissens beitragen, sondern darüber hinaus in alle Dimensionen des gesellschaftlichen Lebens hineinwirken. 85 Jahre nach Virchows Rede entlarvte Karl Jaspers (1883–1969) diese Idee als Fiktion, als er in seinem Vortrag auf der 100. Naturforscherversammlung im Jahre 1958 das Verhältnis von Philosophie und Wissenschaft thematisierte: Vielmehr habe die Philosophie versucht, sich als exakte Wissenschaft zu etablieren und sich dabei in der Fiktion einer „wissenschaftlichen Philosophie“ verloren.[219] Damit argumentierte Jaspers ganz im Sinne von Husserl, der die Philosophie seit der Neuzeit zur Legitimation eines naturalistischen Objektivismus gezwungen sah, um weiter als Wissenschaft zu gelten.

Als Jaspers zu dieser Einschätzung gelangte, hatte sich die Medizin unter dem Einfluss der Aufklärung bereits stark verändert. Entscheidenden Einfluss auf die Medizin hatten die demografischen Veränderungen des 19. Jhs. und der rasante technische und wirtschaftliche Aufschwung. Verstädterung und schlechte Wohnverhältnisse führten zu hygienisch katastrophalen Lebensverhältnissen und zur Zunahme von Krankheiten wie Typhus, Cholera und Tuberkulose. Wissenschaft und Technik waren die Basis einer regen medizinischen Forschungstätigkeit, die immer neue Erkenntnisse hervorbrachte. Zeitgleich entstanden neue Theorien zur Erklärung von Krankheiten. Virchow leitete in seiner Zellularpathologie die Entstehung von Krankheiten aus zellularen Veränderungen ab und wies jeder physiologischen Störung einen lokalen Entstehungsort zu.[220] In der Tradition des italienischen Arztes Girola-

[214] Siehe dazu den Exkurs zur Romantischen Medizin am Ende dieses Kapitels.

[215] Husserl 1954a, I, §6.

[216] Von Engelhardt, Artikel Medizin der Romantik 2007, S. 906.

[217] Vgl. von Engelhardt 1978, S.63. Engelhardt bezieht sich auf Rudolf Virchow: *Ueber die Standpunkte in der wissenschaftlichen Medicin, Archiv für pathologische Anatomie und Physiologie*, 1847, S. 3–19.

[218] Virchow erläuterte seine Vorstellungen u.a. in einem Vortrag auf der Jahressitzung der Gesellschaft für wissenschaftliche Medicin zu Berlin am 20. Dezember 1847. Auf dem Vortrag basiert der Aufsatz Virchows *Die naturwissenschaftliche Methode und die Standpunkte in der Therapie* aus dem Jahre 1949, veröffentlicht im Archiv für pathologische Anatomie und Physiologie und für klinische Medicin.

[219] Vgl. Jaspers: *Der Arzt im technischen Zeitalter*. Vortrag, gehalten auf der 100. Tagung der Gesellschaft Deutscher Naturforscher- und Ärzte 1958 in Wiesbaden. Abgedruckt in Jaspers 1986, S. 39–58.

[220] Vgl. Virchow 1858.

mo Fracastoro (1478–1553), der kleinste Lebewesen als Mitverursacher epidemischer Krankheiten erkannt hatte, standen Bakteriologen wie Louis Pasteur (1822–1895), Robert Koch (1843–1910) u.a. Besonders in den französischen und deutschen Laboratorien wurden bahnbrechende Entdeckungen gemacht, die zu einer fundamentalen Debatte über die Ursachen von Krankheiten führten. Zwischen 1880 und 1900 wurden über zwanzig Mikroorganismen entdeckt, die in einen kausalen Zusammenhang zu spezifischen Erkrankungen gebracht werden konnten. Im frühen 20. Jh. wurde insbesondere im Labor regelrecht „Jagd" auf Mikroorganismen gemacht und diese als Krankheitskeime identifiziert.[221] Wie stark das bakteriologische Krankheitsverständnis gleichzeitig Zweifeln und heftiger Kritik ausgesetzt war, zeigte sich beispielhaft bei der Einführung der Pockenschutzimpfung durch den britischen Arzt Edward Jenner im Jahre 1796. Auch heute ist diese Kritik nicht verstummt und offenbart sich insbesondere im Bereich der Naturheilkunde und bei Impfverweigerern.[222] Die Erkenntnis, dass Hygiene, verbesserte Krankenpflege oder medizinische Maßnahmen wie die Sterilisation von Händen oder Operationsinstrumenten die Sterblichkeit im Krankenbett senkten und die Heilungschancen erhöhten, setzte sich nur langsam durch.[223]

Ende des 19. Jhs. entwickelte sich die klinische Psychiatrie[224]. In dieser Zeit entstand auf der Grundlage von Hypnotismus und Suggestionslehre und in Abgrenzung vom Mesmerismus auch die moderne Psychotherapie, maßgeblich geprägt durch die Psychoanalyse Siegmund Freuds. Symptome und Krankheitsbezeichnungen psychosomatischer und psychiatrischer Störungen wurden jedoch auch weiterhin in der Tradition dämonologischer Krankheitsauffassungen gedeutet.[225]

Claude Bernard (1813–1878), der das Labor als den „Tempel der medizinischen Wissenschaften" bezeichnete, hatte wesentlichen Anteil daran, dass sich das Experiment als Königsweg medizinischer Forschung durchsetzte. Wie für viele andere Forscher jener Zeit, löste auch für ihn die Medizin die Religion als Erklärungsweise der Welt ab.[226] Medizin in der Tradition von Bacon und Descartes entwickelte sich immer mehr zur angewandten Naturwissenschaft oder, um an die Terminologie von Husserl anzuschließen, zu einer das Subjekt ausschließenden Welt der Tatsachen. Die einzelnen Positionen unterschieden sich jedoch und differenzierten sich aus. So lehnten viele Mediziner das Verständnis von Medizin als angewandter

[221] Brandt/Gardner 2000, S. 22 f.

[222] Das Robert-Koch-Institut (RKI) setzt sich mit den zwanzig am häufigsten artikulierten Argumenten gegen Impfungen auf seiner Website auseinander (vgl. Robert-Koch-Institut 2013). In Deutschland sind ca. 3–5% der Bevölkerung Impfgegner und deren Einfluss auf die Impfbereitschaft der Bevölkerung ist durchaus groß. Unter ihnen befinden sich auch Ärzte, insbesondere Homöopathen und anthroposophische Mediziner. Von Seiten der Schulmedizin werden die Argumente der Impfgegner als unwissenschaftlich und irrational beschrieben (vgl. Meyer/Reiter 2004, S. 1182–1188; Schmitz et al. 2011; 108 (7), S. 99–104).

[223] Hierfür stehen beispielhaft Florence Nightingale (1820–1910), Ignaz Phillipp Semmelweis (1818–1865) und Ernst von Bergmann (1836–1907). Als Begründer der psychologischen Philosophie gilt gemeinhin Aristoteles mit seiner Schrift *Über die Seele*.

[224] Die Entstehung der klinischen Psychiatrie ist eng mit den Namen Wilhelm Griesinger (1817–1868), Emil Kraeplin (1856–1926) und Eugen Bleuler (1857–1939) verbunden.

[225] Beispielhaft sei hier auf den katholischen Pfarrer, Exorzisten und Wunderheiler Johann Joseph Gaßner (1727–1779) verwiesen. (Vgl. Bruchhausen/Schott 2008, S. 113–130).

[226] Vgl. von Engelhardt 1978, hier S. 64 ff.; Bruchhausen/Schott 2008, S. 101.

Naturwissenschaft ab und vertraten einen vermittelnden Standpunkt, der Medizin als Wissenschaft und als Kunst zugleich verstand. Stellvertretend sei an dieser Stelle auf das berühmte Diktum des Klinikers Bernhard Naunyn (1839–1925) verwiesen:

> „Die Medizin wird eine Wissenschaft sein, oder sie wird nicht sein. [...] So weit ist die Art, wie wir arbeiten, naturwissenschaftlich; wir beobachten und beschreiben und experimentieren. Doch haben wird es schwerer als die andern, weil wir schließlich doch mit unseren Beobachtungen auf den Menschen angewiesen sind – und da setzen uns Humanität und Pietät gewisse Grenzen."[227]

Kann der Begriff der Gesundheit bis zum Mittelalter als Grundbegriff der Medizin gelten, so änderte sich dies mit der zunehmend naturwissenschaftlichen Orientierung der Medizin seit der Neuzeit. Dabei war und ist der Begriff der Wissenschaftlichkeit in der Medizin nicht unumstritten. So erhoben Naturwissenschaftler und Ärzte unter- und gegeneinander oft den Vorwurf der Unwissenschaftlichkeit, der sich auf mangelnde physikalisch-chemische bzw. anatomisch-physiologische Kenntnisse oder auf die Medizin grundsätzlich bezog, die eher als empirisch-rationale Wissenschaft zu verstehen sei. Als Grund für den Mangel an naturwissenschaftlicher Exaktheit wurde auf die Komplexität des Menschen als Forschungsgegenstand der Medizin verwiesen.[228] Dieser Zwiespalt stand einem wachsenden Verständnis von Krankheiten als (schwachen) ontologischen Entitäten allerdings nicht entgegen – und als solche Phänomene gerieten sie in den Fokus des naturwissenschaftlich-medizinischen Interesses. Krankheiten wurden nun mit dem Wissen und den Methoden der Biologie und Chemie, aber auch der Mathematik, insbesondere der mathematischen Logik, sowie der Linguistik, untersucht.[229] Gesundheit, ihrer Transzendenz entkleidet, wurde verstehbar als polares Gegenüber eines als Entität verstandenen Krankheitsbegriffs.

Der Ausschluss der Transzendenz aus dem Gesundheits- bzw. Krankheitsbegriff durch die naturwissenschaftliche Medizin ließ kaum noch Platz für theologische und philosophische Deutungen. Es folgte eine paradoxe Verschiebung des Bedeutungsgehalts der Begriffe Gesundheit und Krankheit innerhalb der Medizin: In einer Zeit, in der die Medizin endlich erfolgreich Krankheiten behandeln konnte, wurde der Krankheitsbegriff zum Grundbegriff der Medizin. Das anthropologische Verständnis, dass ein unbotmäßiges Leben zu Krankheit führen und das menschliche Sein durch Krankheit heilsame Wendungen erfahren könne, schien zu verschwimmen. Im 20. Jh. entbrannte nun ein leidenschaftlich geführter Diskurs um die Begriffe Gesundheit und Krankheit, eingebettet in eine Kontroverse über den Charakter der Medizin im Spannungsfeld von Wissenschaft und Kunst.[230]

[227] Bernhard Naunyn, zitiert nach von Engelhardt: Artikel Krankheit, Krankheitsbegriff 2007, S. 801 f. Im Original: Naunyn 1909, S. 1280.

[228] Vgl. von Engelhardt 1978, S. 62.

[229] Vgl. Foucault 1988, S. 134.

[230] Siehe dazu siehe Kapitel 1.2, S. 29 ff.

Exkurs: Romantische Medizin – Ein letzter Versuch, Medizin und Philosophie zu versöhnen
Die Medizin der Romantik kann als eine von der Philosophie, insbesondere der Metaphysik, beeinflusste Medizin beschrieben werden, ohne jedoch Naturphilosophie zu sein. Medizinische Theorien dieser Zeit standen stark unter metaphysischem Einfluss und entwickelten daraus Lebensprinzipien, ohne jedoch der Empirie eine Absage zu erteilen. In Deutschland kam es in der Romantik unter dem Einfluss des Idealismus zu einer nochmaligen Annäherung von Medizin und Philosophie. Romantische Naturforscher und Mediziner setzten sich besonders intensiv mit der Philosophie Friedrich Wilhelm Joseph Schellings (1775–1854) und Georg Wilhelm Friedrich Hegels (1770–1831) auseinander, wobei Differenzen im Verständnis des Vernunftbegriffs im Mittelpunkt der Auseinandersetzungen standen. Während die romantischen Mediziner auch Glaube, Gefühl oder Träume zur Erfassung der anorganischen und organischen Natur einbezogen und dadurch den Begriff der Vernunft ergänzten, distanzierten sich Schelling und Hegel von derartigen Auffassungen. Hegel versuchte mit seinem spekulativen Vernunftbegriff, die Metaphysik zu überwinden. Den Begriff der Vernunft verstand er als den höchsten Begriff der Philosophie. Er argumentierte für eine Neubegründung der Philosophie als Vernunftwissenschaft. Aus der Prämisse der Unteilbarkeit der Vernunft schlussfolgerte er, dass es auch nur eine Philosophie geben könne.[231]

Wie Medizin und Naturphilosophie gingen auch Medizin und Anthropologie eine neue inhaltliche Verbindung ein – wobei die Auffassung der Identität von Geist und Natur auch bei der Interpretation von Gesundheit und Krankheit zentral war. Durch die Übertragung der Kategorien des Organischen auf das Anorganische wurde der Organismus zu einem Modell, in dem das Körperliche in das Geistige übergehe und die Natur zur Vollendung finde. Dem Leben wurde in diesen Konzepten eine herausragende Bedeutung zugeschrieben und die Heilkraft der Natur dominierte jede Therapie. Folglich erfuhr die Diätetik, die auch magnetische und elektrische Therapien integrierte, in der Romantik einen erneuten Aufschwung.[232] Der Regensburger Arzt Johann Gottlieb Schäfer (1720–1795) schlug bspw. vor, elektrische Substanzen als Trinkkur zu verabreichen und Wasser, Wein oder Tee elektrisch aufzuladen. Mesmerismus und Galvanismus[233] priesen „magnetisiertes" oder „galvanisiertes" Wasser als Lebenselixier.

Im Mesmerismus zeigte sich die charakteristische Verschränkung der Naturphilosophie, insbesondere derjenigen Schellings, mit der Medizin. Der Wiener Arzt Franz Anton Mesmer (1734–1815), der sein Heilkonzept an die seinerzeit populäre Elektro- und Magnettherapie anlehnte, gilt als Begründer dieser Strömung. Mesmers Theorie stand ganz im Geiste der Aufklärung und basierte auf naturphilosophischen Ansätzen. Sie zielte auf die Wiederherstellung der gesunden Harmonie im Körper durch Nachahmung der Natur. In der Romantik wandelte sich der aufklärerische, physikalische Mesmerismus zu einer tiefenpsychologisch

231 Bickmann 2001, insbesondere Spalte 826–830.
232 Vgl. von Engelhardt 2007, Medizin der Romantik.
233 Der Galvanismus geht auf den Arzt und Naturforscher Luigi Galvani (1737–1798) zurück. Er wies die „tierische Elektrizität" in seinen historischen Froschschenkelversuchen nach und leitete damit eine neue Ära der Neurophysiologie ein (vgl. Wenzel 2007).

ausgerichteten Seelenforschung unter dem Einfluss der romantischen Naturphilosophie. Im frühen 19. Jh. standen die okkulten Erlebnisse der „Somnambulen"[234] und „Seherinnen" im Zentrum des Interesses. Zahlreiche Ärzte griffen auf das „magnetische Leben" und die spirituellen Anlagen der Somnambulen, die sie als Helferinnen nutzten, zurück, und ließen sie Krankheiten diagnostizieren und Therapievorschläge machen.[235]

Die Medizin der Romantik beschränkte sich nicht auf die Heilung von Krankheiten, sondern verstand sich als angewandte Kosmologie und Anthropologie. Sie sah ihre Aufgabe nicht alleinig in der Diagnostik und Therapie von Krankheiten, sondern stellte diese neben die körperlich-geistige Bildung des Menschen, welche auf die Verbesserung der äußeren Lebensumstände zielte. Romantische Medizin rückte die Person des Kranken mit seiner ganz individuellen Krankengeschichte in den Mittelpunkt, wodurch die Arzt-Patienten-Beziehung an Bedeutung gewann.[236] Für Dietrich von Engelhardt und Heinrich Schipperges ist die Romantik der „letzte systematische Treffpunkt"[237] von Philosophie und Medizin. Ihnen zufolge wurde in der Aufklärung die „Natur", als „physis" der traditionelle konzeptionelle Orientierungsrahmen für Naturphilosophie, Medizin und Wissenschaften, zum letzten Mal „zum Symbol eines allgemeinen Weltverständnisses und zur Richtschnur politischen Handelns".[238] Die Mehrzahl der Mediziner hingegen, zu denen auch Rudolf Virchow und Claude Bernard gehörten, distanzierte sich im Schulterschluss mit den Naturwissenschaftlern von der Medizin der Romantik sowie von jeglicher „deduktiven Medizin".

Exkurs: Typologisierung und Klassifikation von Krankheiten

Der Einzug der Naturwissenschaften in die Medizin und die damit einhergehende Ausdifferenzierung der Krankheiten erzeugten gemeinsam die Notwendigkeit, Krankheiten terminologisch präziser zu fassen. Foucault nannte dies das theoretische und praktische Problem der Klinik und stellte die Frage, „ob sich die sichtbare Symptomatologie der Krankheit und ihre sprachliche Analyse in räumlich lesbarer und begrifflich kohärenter Weise darstellen lasse"[239].

Eine erste Typisierung von Krankheiten findet sich schon bei Galen. Er erweiterte das hippokratische Schema der vier Elemente um die Kardinalorgane Herz, Gehirn, Leber, Milz, die vier Lebensalter und die vier Temperamente. Im Zuge der Entstehung der Klinik im 18. Jh. bildeten sich verschiedene Modelle und Klassifikationssysteme heraus, deren Vorbild zunächst die Ordnung der Botanik war. So formulierte Thomas Sydenham (1624–1689)[240], der als Begründer der klinischen Empirie gilt:

234 Schlaf- oder Nachtwandler bzw. „Mondsüchtige".

235 Vgl. Bruchhausen/Schott 2008, S. 78–84. Zum Zusammenhang von Naturphilosophie und wissenschaftstheoretischem Reduktionismus siehe Kapitel 3.2.3, S. 187 ff.

236 Vgl. von Engelhardt, Artikel Medizin der Romantik 2007.

237 Von Engelhardt/Schipperges 1980, S. 10.

238 Von Engelhardt/Schipperges 1980, S. 13.

239 Foucault 1988, S. 126.

240 John Locke war übrigens Sekretär in der Londoner Praxis des Arztes Thomas Sydenham, der als der „englische Hippokrates" galt. Der bedeutende Kliniker H. Boerhaave übernahm die Methodik der Krankheitsbe-

„Zunächst einmal müssen alle Krankheiten in bestimmten und genau beschriebenen Gattungen zusammengefaßt werden, und das muß mit der gleichen Sorgfalt geschehen, wie die Botaniker sie in ihren Phytologien anwenden; da es zur Zeit vorkommt, daß viele Krankheiten, obwohl sie als zum selben Genus gehörig angesehen und mit einem gemeinsamen Namen bezeichnet werden, sich auch in vieler Hinsicht ähnlich, nichtsdestoweniger doch verschiedener Natur sind und verschieden behandelt werden müssen. [...] Es kommt oft vor, daß sich die Art der Beschwerden mit der Art des Heilmittels ändert und die Symptome sich weniger auf die Krankheit als auf den Arzt zurückführen lassen. Daher können zwei Patienten mit derselben Krankheit, aber in verschiedener Behandlung, unter verschiedenen Symptomen leiden. [...] Kein Botaniker hält den Biß der Raupe für ein Kennzeichen des Salbeiblattes."[241]

Vorformen einer klinischen Typologie von Krankheiten lassen sich bei Giovanni Battista Morgagni finden. Auf ihn geht die Idee zurück, dass sich Krankheiten räumlich lokalisieren lassen. Diese Vorstellung fand im 19. Jh. Eingang in die naturhistorischen Schulen und revolutionierte das Verständnis von Krankheit, die traditionell als Säftegemisch oder ontologische Entität gedacht worden war. Morgagni erstellte eine Topografie der Krankheiten durch klinische Obduktionen und leitete die Symptome und Krankheitsprozesse aus den anatomischen Organveränderungen ab. Ganz im Sinne seiner Zeit verstand er Krankheiten mechanistisch als Verschleißerscheinungen einer organischen Maschinerie, die sich in Dysfunktionen, Disharmonien und Organschäden zeigten und unter dem Mikroskop sichtbar gemacht werden könnten.[242]

Die Naturforschung des 18. und 19. Jhs. brachte weitere nosologische Systeme[243] hervor: In Analogie zum botanischen Werk Carl von Linnés (1707–1778) und in der Tradition Stahls und Sydenhams entwickelte Francois Boissier de Sauvages (1706–1767) eine systematisch-naturhistorische Klassifikation von Krankheiten (*Nosologia methodica*, 1763).[244] 1769 veröffentlichte William Cullen in seinem Werk *Synopsis nosologiae methodica* eine Nosologie, in welchem zwischen Fieber, Neurose, Kachexie[245] und lokal zu diagnostizierenden Beeinträchtigungen unterschieden wurde.[246] Es folgten die systematischen Klassifikationen des Psychiaters Philippe Pinel (1745–1826)[247] und des deutschen Arztes Johann Lukas Schönlein (1793–1864).

---

schreibungen von Sydenham. Sydenham verließ sich ganz auf seine Sinne und eigene Beobachtungen. Schriftlich überlieferte Theorien und alten Autoritäten begegnete er mit Skepsis. Er beschrieb ausführlich die Krankheitsbilder und Krankheitsverläufe der Malaria, von Scharlach, Masern und Diphterie, Gelenkrheumatismus, Lumbago, Tuberkulose und Typhus (vgl. Tshisuaka 2007, Artikel Thomas Sydenham).

241 Zitiert nach Rather 1958, Abdruck in Rothschuh 1975, S. 290 f. Im Original Thomas Sydenham: *Medical Observations Concerning the History and the Cure of Acute Diseases*. Aus dem Lateinischen übersetzt von R. G. Latham (London 1948), Bd. 1, S. 13–14.

242 Vgl. Bauer 2007, Artikel Giovanni Battista Morgagni.

243 Der Begriff Nosologie wird heute allgemein als Krankheitslehre gebraucht. Ursprünglich bezeichnete der Begriff die Lehre von den Erscheinungsformen einer Krankheit und war der Pathologie zugeordnet.

244 Vgl. Bauer 2007, Artikel Francois Boissier de Sauvages.

245 Das ICD-10-WHO führt unter Karaxie verschiedene Mangelernährungszustände auf, die insbesondere durch Abmagerung gekennzeichnet sind (vgl. www.dimdi.de).

246 Vgl. Tshisuaka 2007, Artikel William Cullen.

247 Philippe Pinel übersetzte die Werke von William Cullen und gilt als Begründer der wissenschaftlichen Psychiatrie (vgl. Tshisuaka 2007, Artikel Philippe Pinel).

Schönlein, ein Lehrer Virchows, war fasziniert von den botanischen Kategorisierungsversuchen Linnés. Er klassifizierte pathologische Veränderungen anhand ihrer Symptome und orientierte sich dabei an Linnés Nomenklatur. Schönlein gilt als Hauptvertreter der sog. *Naturhistorischen Medizin*, einer empirisch-klinischen Strömung, die in Deutschland zwischen 1825 und 1845 populär war. Die Vertreter der *Naturhistorischen Medizin* versuchten, Krankheiten als Naturobjekte zu beschreiben und zu systematisieren. Schönlein und seine Schüler gelten heute als Pioniere für die Aufstellung fest umrissener Krankheitsbilder, von denen aus die pathophysiologische Erforschung von Krankheiten ihren Ausgang nahm. Diese Schule integrierte naturphilosophische Denkansätze und machte sie für die moderne Medizin fruchtbar. Ziel war es, durch ein methodisch geleitetes Vorgehen jeweils die wesentlichen Krankheitsphänomene und Symptome so auszuwählen, dass sich die jeweilige Krankheit von anderen unterscheiden ließ und zugleich eine idealtypische Beschreibung des Krankheitsverlaufs möglich wurde. In Analogie zur Naturgeschichte sollten die Krankheiten zu einem natürlichen System der Krankheiten zusammengefasst werden. Die Prämissen für die Ordnung der Symptome zu Krankheitsbildern entlehnte die naturhistorisch-medizinische Schule der Naturphilosophie: die Prozesshaftigkeit von Krankheiten, in deren kausalen Zusammenhang Symptome gehörten; die Idee, dass sich Krankheiten an bestimmten Orten des Körpers lokalisieren ließen, und zuletzt die Vorstellung von Krankheitsprozessen als Ausdruck des Ringens des Organismus mit der Krankheitsursache. Rudolf Virchow bezeichnete dieses Verfahren als die „Methode der deutschen Klinik".[248]

Auch heute noch findet diese Methode bei der Aufstellung von Syndromen Verwendung. In der ICD-10-WHO, der *Internationalen statistischen Klassifikation der Krankheiten und verwandten Gesundheitsprobleme* der Weltgesundheitsorganisation (WHO), sind diese historisch-naturwissenschaftlichen Theorien der Krankheitsentstehung etwa in der Unterteilung in Gruppen, Kategorien und Codes abgebildet. In Deutschland werden die ICD-10-GM (German Modification), eine auf das deutsche Gesundheitssystem angepasste Version der ICD-10-WHO, zur amtlichen Klassifikation der Verschlüsselung von Diagnosen in der ambulanten und stationären Versorgung genutzt. Kapitel I der ICD-10-GM listet bspw. „bestimmte infektiöse und parasitäre Krankheiten" auf und steht damit ganz in der Tradition der Bakteriologie.[249] Für die Verschlüsselung von Todesursachen hingegen findet die ICD-10-WHO Verwendung.

Die Entstehung der systematischen Klassifikation von Krankheiten folgte jedoch nicht nur der Logik der Naturwissenschaften, sondern auch der Statistik.[250] In England wurden bspw. seit dem 16. Jh. Register über Geburten und Todesfälle geführt. Diese bildeten, gemeinsam mit den Statistiken über Todesfälle durch die Pest in London *(Bills of Mortality)* und den daraus

---

[248] Vgl. Blecker 2007, Artikel Naturhistorische Schule; Tshisuaka 2007, Artikel Johann Lukas Schönlein.

[249] Die ICD-10 finden sich auf den Seiten des Deutschen Instituts für medizinische Dokumentation und Information (DIMDI), vgl. Deutsches Instituts für medizinische Dokumentation und Information (DIMDI): Aufbau der Systematik der ICD-10-WHO, 2014.

[250] Wenn Christopher Boorse seine *Biostatistische Theorie*, auf die im Folgenden immer wieder rekurriert wird, vom Begriff der Biostatistik ableitet, in welchem sich die Begriffe „Bio" und „Statistik" verbinden, wird dies besonders transparent.

im Jahre 1836 hervorgehenden *Registrar General's returns* des *Births and Deaths Registrations Act*, die Grundlage für eine Resolution, deren Ziel eine international einheitliche Nomenklatur von Todesursachen war. Der erste Vorschlag für eine entsprechende Klassifikation von Krankheiten ordnete diese „nach der Natur des Krankheitsprozesses: gichtisch, mit Herpes einhergehend, durch das Blut hervorgerufen usw."[251] Im Jahre 1874 wurde die Einteilung nach der Lokalisation der Krankheit als Hauptprinzip des *Internationalen Todesursachenverzeichnisses* anerkannt und damit zu dessen Grundlage. Die Fassung der *Bertillon'schen Klassifikation der Todesursachen (BCCD)* aus dem Jahre 1893 wurde zuerst in den Statistikämtern Nordamerikas als *International List of Causes of Death (ILCD)* eingeführt. Als Grundlage der *Bertillon'schen Klassifikation der Todesursachen* diente das Todesursachenverzeichnis der Stadt Paris, das auf der Unterscheidung von Allgemeinerkrankungen und lokalisierten Organerkrankungen basierte. Bis zur 4. Revisionskonferenz 1929 in Paris existierten zwei grundlegende Kategorisierungen nebeneinander: Todessursachenverzeichnisse und Krankheitsverzeichnisse. Unter Ersterem verstand man Verzeichnisse von Krankheiten, die zum Tode führten, währenddessen Krankheitsverzeichnisse Krankheiten auflisteten, die zwar die Gesundheit beeinträchtigten, aber nicht zum Tode führten. Erst auf der 6. Revisionskonferenz im Jahre 1948, nun ausgerichtet von der WHO, wurden die *Internationalen Klassifikationen der Krankheiten, Verletzungen und Todesursachen (International Statistical Classification of Diseases and Related Health Problems, kurz ICD)* verabschiedet. Im Jahre 1951 wurde im General Register Office von England und Wales das WHO-Zentrum für Klassifizierung von Krankheiten eingerichtet.[252]

Klassifikationssysteme von Krankheiten und statistische Erhebungen lassen historische Vergleiche über die Prävalenz bestimmter Krankheiten in bestimmten Ländern oder Regionen der Welt zu. In Deutschland und anderen wohlhabenden Staaten dominieren heute chronische Krankheiten des Herz-Kreislauf-Systems, Krebserkrankungen, chronische Lungenkrankheiten, Erkrankungen des Muskel-Skelett-Systems, psychische Störungen und Diabetes mellitus die Krankheitsstatistik.[253] Zu Beginn des 20. Jhs. nahmen diese „vorderen" Plätze noch Infektionskrankheiten ein, die erst durch die Entdeckung der krankheitsauslösenden Wirkung der Mikroorganismen im „Goldenen Zeitalter der Medizin" wirksam bekämpft werden konnten.

1.3.3 Das „Goldene Zeitalter der Medizin"

Der Terminus „Goldenes Zeitalter der Medizin" charakterisiert die Medizin zwischen dem Ende des 19. und dem Beginn der zweiten Hälfte des 20. Jhs. Er findet sich sowohl in der deutschen, insbesondere der historischen und phänomenologischen, als auch in der angel-

[251] Deutsches Institut für medizinische Dokumentation und Information (DIMDI): Von der ILCD zur ICD-10, 2014.

[252] Vgl. Deutsches Institut für medizinische Dokumentation und Information (DIMDI): Von der zur ICD-10, 2014. Siehe auch Eisenmenger/Emmerling 2011.

[253] Vgl. Institute for Health Metrics and Evaluation (IHME): Global Burden of Disease Study 2010 (GBD 2010), 2015. Für Europa siehe insbesondere Institute for Health Metrics and Evaluation (IHME), The Global Burden of Disease: Generating Evidence, Guiding Policy – European Union and Free Trade Association Regional Edition 2015.

sächsischen medizinhistorischen Forschung.[254] Hatten sich die Verbindungen von Philosophie und Medizin im 19. Jh. während des Rückzugs auf empirische und positivistische Medizintheorien gelockert, so kam es zu Beginn des 20. Jhs. zu einer stärkeren Orientierung der Medizin an anthropologischen Prinzipien und der Betonung des Pluralismus des Menschen.[255]

Begrifflich pointiert wird das „Goldene Zeitalter der Medizin" durch die Termini „Goldenes Zeitalter der Mikrobiologie" bzw. „Goldenes Zeitalter der Immunologie". Mit Beginn des 20. Jhs. entstand in diesem Kontext der Begriff der Biomedizin als „clinical medicine based on the principles of physiology and biochemistry"[256]. Aus den neu entwickelten therapeutischen Möglichkeiten resultierten aber auch ethische Fragestellungen. Eindrücklich wirkte die Erinnerung an die unmenschlichen Verbrechen nach, derer sich die Medizin im Nationalsozialismus schuldig gemacht hatte. Rassenhygiene und Sozialdarwinismus bildeten die theoretischen Grundlagen für die ideologische Begründung einer reinen arischen Rasse und legitimierten im Schulterschluss mit der Medizin Zwangssterilisationen und die Ermordung psychisch Kranker. Insassen von Konzentrationslagern wurden als Objekte medizinischer Forschungen missbraucht, die häufig zum Tode führten. In der Medizin im Nationalsozialismus, die sich an der Misshandlung und Vernichtung von Menschenleben beteiligte, war die Achtung vor der Würde des Menschen abhandengekommen.[257] Die Erinnerung an die furchtbaren Entgleisungen der Rassenhygiene in der Zeit des Nationalsozialismus bewirkte, dass die Gesundheitspolitik in der Zeit des ökonomischen Aufschwungs der westlichen Welt nach dem Zweiten Weltkrieg entscheidende Transformationen erfuhr.

Wissenschaftliche Entdeckungen verändern Medizin und Gesellschaft
Die Entdeckung des Kausalzusammenhangs von Mikroorganismen und bestimmten Krankheiten inspirierte eine ganze Generation von Ärzten und Forschern. Nach dem Dafürhalten einiger Medizinhistoriker wurde das „Goldene Zeitalter der Medizin" im Labor des Immunologen Paul Ehrlich geboren. Ehrlich identifizierte gemeinsam mit dem japanischen Bakteriologen Sahachiro Hata im Jahre 1909 die Arsenkomponente Salvarsan, mit der eine gezielte medikamentöse Behandlung der Syphilis möglich wurde. Dies führte zu einem entscheidenden Umbruch in der Medizin und leitete das Zeitalter der Bakteriologie ein.[258] Als im Jahre 1928 das Penicillin als „a weapon of such magnitude and power that it may yet fulfill the dreams of generations of scientists"[259] entdeckt wurde, war eine weitere medizinische „Wunderwaffe" gefunden. Auch die Entdeckung von Streptomycin und des Zusammenhangs von Insulinproduktion und Diabetes gehört in diese Aufzählung.[260] Mit diesen Wirkstoffen

254 Vgl. u.a. Meyer-Abich 2010, S. 106; Brandt/Gardner 2000.
255 Vgl. von Engelhardt/Schipperges 1980, S. 13.
256 Dorland 1923, S. 172.
257 Vgl. Wiesing 2004, S.43ff.
258 Vgl. Sarasin et al. 2007.
259 Brandt/Gardner 2000, S. 24. Im Original Boris Sokoloff: *The Miracle Drugs*, Ziff-Dacis Pb. Co., 1949, S. 94.
260 Streptomycin wurde vom Biologen Selman Waksman und seinen Kollegen im Jahre 1943 entdeckt. Zu den medizinisch relevanten wissenschaftlichen Entdeckungen dieser Zeit siehe Brandt/Gardner 2000, insbesondere S. 24 f. und Eckert 2009, Kapitel 9, S. 245–326.

und dem Verständnis ihrer Wirkzusammenhänge konnte die Medizin als angewandte Naturwissenschaft in der Zeit zwischen 1870 und 1950 große Erfolge verbuchen: Die Kindersterblichkeit verringerte sich erheblich, das Auftreten akuter Infektionskrankheiten konnte eingedämmt werden und die Todesfälle durch Lungenentzündung, Tuberkulose und Durchfallerkrankungen, die bis dahin die Statistik angeführt hatten, sanken rapide. Aus dem Wissen um die Entstehung von Krankheiten durch die Wirkung von Mikroorganismen resultierten Maßnahmen zur persönlichen und öffentlichen Hygiene, Veränderungen in der chirurgischen Praxis und die Einführung von Schutzimpfungen, bspw. der Polioschutzimpfung in den 1950er Jahren. Fortan prägte die Idee der Immunität als Eigenschaft des Körpers die Medizin.[261] Bis in die sechziger Jahre des 20. Jhs. avancierten die medizinischen Wissenschaften zum unbestrittenen Hauptmerkmal der modernen Biomedizin. Das „Biomedizinische Krankheitsmodell", welches sich nach dem Zweiten Weltkrieg etablierte, steht in direkter Beziehung zum Selbstverständnis der Medizin als Biomedizin.[262]

Parallel zu diesen Entdeckungen entwickelten sich die physikalisch-diagnostischen Methoden weiter und es entstand der „gläserne Mensch".[263] Ärzten und Wissenschaftlern war nun möglich, ohne Verletzung des Leibes Einblicke in den menschlichen Körper zu erhalten. Die Entdeckung der Röntgenstrahlen (zuerst x-ray oder X-Strahlen) im Jahre 1895 durch Wilhelm Conrad Röntgen markierte den entscheidenden Durchbruch: Hatten bis dahin hygienische und soziale Verbesserungen als Basis einer gesünderen Zukunft gegolten, wurde diese Hoffnung nun vermehrt an medizintechnische Entwicklungen geknüpft. Verstärkt wurde diese Tendenz, als mit dem Zweiten Weltkrieg zahlreiche technologische Erfindungen als „miracle technology"[264] in die Medizin transformiert wurden. Die Elektrokardiographie (EKG), die technologische Nutzung radioaktiver Strahlung, elektromagnetischer Wellen, des Ultraschalls, der Laser- oder Computertechnik oder flexibler Glasfasern zu diagnostischen und therapeutischen Zwecken stehen stellvertretend für die Vielzahl der Entwicklungen jener Zeit, deren Aufzählung an dieser Stelle lückenhaft bleiben muss. Diese medizintechnischen und -technologischen Entwicklungen wurden durch chemische Diagnoseverfahren des Blutes und anderer Körperflüssigkeiten und durch labortechnische Untersuchungsmethoden von Hormonen, Östrogenen und Vitaminen ergänzt. Als James Dewey Watson und Francis Harry Crick im Jahre 1953 die dreidimensionale Doppelhelixstruktur der DNS beschrieben, war der Grundstein zur Entschlüsselung des menschlichen Genoms gelegt und die Chromosomenforschung konnte sich als Grundlage der genetischen Diagnostik etablieren.[265]

[261] Vgl. Napier 2003. David Napier argumentiert, dass die These, wonach Erkennen und Eliminieren nichtmenschlicher Lebewesen unser Überleben sichern würden, zum bestimmenden Konzept unserer Zeit geworden sei, und zeigt die destruktiven Konsequenzen dieses Denkens auf.

[262] Dieser Grundgedanke ging damals in den Krankheitsbegriff ein, wie die philosophische Kontroverse um den Krankheitsbegriff deutlich macht. Siehe dazu Kapitel 1.2., S. 29 ff.

[263] Das 1912 gegründete Deutsche Hygienemuseum in Dresden exportierte seit den dreißiger Jahren des letzten Jahrhunderts sogenannte „Gläserne Menschen" in zahlreiche Länder der Erde. Die transparenten Körper gestatten einen Einblick in das Skelettsystem, die inneren Organe, die Blut- und Nervenbahnen.

[264] Vgl. Blume 2000, S. 171. Im Original Knight 1986: *The „New Light": X-Rays and Medical Futurism.*

[265] Vgl. Blume 2000.

In den 1970er Jahren veränderte der Einzug der Computertechnik die medizinische Theorie und Praxis nochmals gravierend, wobei der Computertomographie (CT) eine Schlüsselstellung zukam.[266] Auch die Positronen-Emissions-Tomographie (PET) ist ein Beispiel für die Verbindung computergestützter Informationsverarbeitungstechnik mit bildgebenden Technologien zu Diagnosezwecken; sie wurde von den amerikanischen Physikern Michel Ter-Pogossian und Michael E. Phelps auf der Basis von Bildgebungsverfahren, die mit radioaktiver Strahlung arbeiten, entwickelt. Die Entwicklung der Szintigraphie zur bildlichen Darstellung von Tumoren oder Metastasen und die Magnetresonanztomographie (MRT) zur Darstellung von Geweben und Organen fallen ebenfalls in jene Zeit. Durch die Verbindung von Mikroelektronik mit neuen, biokompatiblen Materialien wurde die Entwicklung von Implantaten, bspw. von Herzschrittmachern, und myoelektischen Prothesen (Fremdkraftprothesen) möglich. Nun konnten Organfunktionen durch Implantate aufrechterhalten und Gliedmaßen ersetzt werden – der „bionic man" schien in greifbare Nähe gerückt.

Die Folge dieser medizintechnischen Entwicklungen war ein enormer Strukturwandel in der Medizin in den Jahren zwischen 1940 bis 1960, der zugleich Veränderungen in der Organisation der Klinik bedingte. Besonders deutlich wurden diese in einer veränderten radiologischen Praxis, aber auch in der Chirurgie oder bei der Anwendung neuer Verfahren zur chemischen Analyse von Körperflüssigkeiten.[267] Die Handlungsmöglichkeiten der Medizin erweiterten sich in einem bisher ungeahnten Maße – plötzlich wurde machbar, was bis dahin utopisch erschienen war. Organtransplantationen[268], Organersatztherapien wie Dialyse und künstliche Beatmung oder Intensivmedizin sind ein sichtbares Zeichen des erweiterten Wirkspektrums der Medizin. Zugleich haben sie die Ärzteschaft vor ethische Herausforderungen gestellt, die sich bis in die heutige Zeit unter dem zunehmenden Druck knapper Ressourcen verschärfen. Dazu gehören bspw. Fragen nach erlaubten, erwünschten oder zu unterlassenden Handlungen, Fragen nach den Rechten und Pflichten von Patienten, Ärzten und Angehörigen, Fragen der Verantwortung, Sterbehilfe, Gerechtigkeit, Allokation usw. Die Anerkennung des Hirntodes als Todeskriterium im Jahre 1968 darf als Resultat medizinethischer Debatten jener Zeit gewertet werden.[269] Mit der Entwicklung von Implantaten und Prothesen stellten sich auch philosophische Fragen nach der Natur des Menschen, seiner Abgrenzung zu anderen Lebensformen, nach Identität und Selbstbestimmung, die sich in der Folgezeit in der Diskussion um die „Technisierung des Menschen" fortgesetzt haben.[270]

---

[266] Siehe u.a. Gall 1969. Zu den Gründen, welche die Verbreitung der CT-Scanner ermöglichte und letztendlich zu den Kostensteigerungen führten, siehe Blume 2000, S. 181.

[267] Zur Analyse von Krankheiten im Labor siehe Amsterdamska/Hidding 2000.

[268] 1954 wurde die erste Niere erfolgreich transplantiert (Lebendspende). Es folgten erfolgreiche Transplantationen von Leber und Herz (1967), Lunge (1968) und Herz-Lunge (1969).

[269] Ausführlich Stoecker 1999.

[270] Einen Überblick über die aus den medizintechnischen Entwicklungen resultierenden ethischen Probleme geben Stoecker/Neuhäuser/Raters 2011, Kapitel VII und Wiesing 2004. Den ethischen Herausforderungen der modernen Medizin widmen sich ausführlich Beckmann 2009 und Maio 2012.

Institutionalisierung der Medizin und Gesundheitspolitik

In den Ländern der westlichen Welt, allen voran in Deutschland, entwickelten sich rasch Institutionen wissenschaftlich basierter medizinischer Forschung. Mit staatlicher Unterstützung konnten seit den 1860er Jahren Universitäten mit Laboratorien und Forschungsprogrammen unterstützt werden. Bereits 1891 waren in Deutschland über 300 Wissenschaftler in der medizinischen Forschung tätig. Private Forschungsinstitute entstanden, wie das Robert-Koch-Institut (gegründet 1891) in Deutschland, das Pasteur Institute (gegründet 1887) in Frankreich, die Rockefeller Foundation (gegründet 1913) in den USA oder der Wellcome Trust (gegründet 1936) in Großbritannien. Ziel dieser Gründungen war die Etablierung einer biomedizinischen Infrastruktur in Bildung und Forschung. Auch heute noch beschreibt der Wellcome Trust sein Leitbild wie folgt:

> „We support the brightest minds in biomedical research and the medical humanities. Our breadth of support includes public engagement, education and the application of research to improve health."[271]

Besonders deutlich zeigten sich die politischen und staatlichen Anstrengungen zur Gesunderhaltung im Kampf gegen die Pocken. War der britische Arzt Edward Jenner im späten 18. Jh. für seine „vaccination" mit Kuhpocken noch verlacht worden, führten europäische Staaten und die USA zu Beginn des 19. Jhs. Pockenschutzimpfungen ein.[272] Im Jahre 1966 startete die Weltgesundheitsorganisation WHO eine Kampagne zur weltweiten Bekämpfung der Pockenerkrankung, im Jahre 1979 konnte sie die globale Ausrottung der Pocken vermelden.[273]

Dieses Beispiel zeigt, welche Anstrengungen die entwickelten Industriestaaten der westlichen Welt für die Förderung einer öffentlichen Gesundheitspolitik unternahmen. Politische Programme wurden auf den Weg gebracht, um den Bevölkerungen der Länder Zugang zu medizinischer Behandlung und Gesundheitsfürsorge zu gewähren. Dies erklärt, warum die Gesundheitsausgaben stetig stiegen. Einen besonders hohen Anstieg verzeichneten die Ausgaben zwischen 1945 und 1970. In Frankreich bspw. erhöhten sich allein die Ausgaben für das Personal im Gesundheitswesen zwischen 1891 und 1971 um das Neunfache. Der Trend setzte sich in anderen westlichen Ländern fort: Im Jahre 1996 gab Deutschland bspw. 10,5% seines Bruttoinlandproduktes für Gesundheitsausgaben aus, Frankreich 8,9% und Großbritannien 6,9%.[274]

Der Anstieg der Gesundheitsausgaben in den 1970er Jahren zwang die Regierungen, über Rationalisierung und Verteilung im Gesundheitswesen nachzudenken, wobei die Ausstattung der Kliniken mit teuren medizinischen Technologien im Mittelpunkt stand. Die Regierungen beschritten unterschiedliche Wege, um die ausufernden Kosten in den Griff zu bekommen. In den Niederlanden erschien bspw. ein Katalog mit besonders teuren medizintechnischen

[271] Vgl. WellcomeTrust 2014

[272] Als erstes Land führte Württemberg im Jahre 1818 die Impfpflicht gegen Pocken ein.

[273] Vgl. Wolf 1998.

[274] Vgl. Brandt/Gardner 2000, S. 28.

Geräten wie Dialysegeräten und CT-Scannern und die Kliniken wurden angewiesen, vor der Anschaffung teurer Medizintechnik die Erlaubnis des Gesundheitsministers einzuholen. Frankreich wiederum führte 1970 ein komplexes Set von Kontrollen zur regionalen Verteilung teurer medizinischer Geräte ein.[275]

Hatte die Medizin vom Beginn der Neuzeit bis ins zweite Drittel des 19. Jhs. die in sie gesetzten Hoffnungen nicht erfüllen können,[276] gelang ihr dies als naturwissenschaftlich gewandelte Biomedizin. Der Beruf des Arztes, der bis weit ins 20. Jh. hinein in höheren Gesellschaftsschichten als unfein gegolten hatte, ebnete nun Bürgern aus der Mittelschicht den Weg zu Sozialprestige. Aus vielen Ärzten wurden Mediziner, deren Selbstverständnis sich immer enger mit der Nutzung moderner technischer Möglichkeiten und daraus resultierender Machbarkeiten verband. Die staatlichen Investitionen in das Gesundheitswesen, gepaart mit den Erfolgen bei der Behandlung von Krankheiten, haben die Erwartungen der Öffentlichkeit an das medizinische Wissen und Können gesteigert. Die professionelle Autorität der Medizin und die Anerkennung der Ärzteschaft in der Öffentlichkeit sind seitdem unangefochten.

Aufkommende Zweifel an der Biomedizin

Das „Biomedizinische Modell" knüpfte an die reduktionistischen und mechanistischen Vorstellungen von Körper, Gesundheit und Krankheit der „Labormedizin" des späten 19. Jhs. an und kann als Fortsetzung des „iatrotechnischen" Krankheitskonzepts verstanden werden.[277] Es erweiterte bzw. veränderte dieses alte Konzept jedoch, indem es bspw. die biologische Grundlagenforschung unter den Bereich der Medizin subsumierte und die Handlungsorientierung des iatrotechnischen Konzepts durch eine molekulare Orientierung ersetzte. Gemeinsam ist den Konzepten der „Iatrotechnik" und der „Biomedizin" a) die Vorstellung, dass es keine besonderen Vitalkräfte oder eine „Lebenskraft" im Körper gibt, b) dass Lebensvorgänge physikalisch-chemische Prozesse sind, c) dass Kausalitäten den physiologischen und pathologischen Konzepten zugrunde liegen und dass es d) Ziel der Medizin ist, diese Prozesse zielgerichtet zu beeinflussen und zu lenken.[278]

Die Erfolge bei der Zurückdrängung der Infektionskrankheiten und die zusätzlichen staatlichen Investitionen in das Gesundheitswesen führten nicht nur dazu, dass nun endlich breite Bevölkerungsschichten Zugang zu öffentlichen Gesundheitsleistungen erhielten, sondern suggerierten in der Wahrnehmung der Menschen auch, dass ein Leben frei von Krankheiten in greifbare Nähe gerückt sei. In der öffentlichen Wahrnehmung der Nachkriegsgeneration etablierte sich nicht nur die Vorstellung einer „gesünderen" Zukunft, sondern auch die eines

[275] Vgl. Blume 2000, S. 182.

[276] Noch im 18. Jahrhundert resümierte Molière: „Ärzte verordnen Arzneien, von denen sie kaum etwas wissen, gegen Krankheiten, von denen sie noch weniger wissen, um Menschen zu heilen, von denen sie gar nichts wissen." Zitiert nach Meyer-Abich 2010, S. 104, im Original Roy Porter: *The Greatest Benefit to Mankind. A Medical History of Humanity*, New York: W. W. Norton 1997, S. 256.

[277] Vgl. Rothschuh 1978.

[278] Fangerau/Martin 2011, S. 163 f. Eine Kritik am Biomedizinischen Modell findet sich in Brandt/Gardner 2000, S. 557 f.

„Rechts auf Gesundheit“[279] Die steigende Lebenserwartung in der zweiten Hälfte des Jhs. schürte diese Hoffnung weiter.[280] Aus den Reihen der Biomediziner gab es durchaus Kritik an dieser „Gesundheits-Utopie“. Der Mikrobiologe Renè Dubos vom Rockefeller Institute formulierte sie folgendermaßen:

> „The Golden Age means different things to different men, but the very belief in is existence implies the conviction that perfect health and happiness are birthrights of men. [...] Yet, in reality, complete freedom from disease and from struggle is almost incompatible with the progress of living.“[281]

Die Vermutung, dass die Mikroorganismen sehr schnell eine Resistenz gegenüber den Antibiotika entwickeln würden, war ein zentrales Argument der Kritiker und fand schon in den späten 1950er Jahren Bestätigung. Der Anstieg systematischer und degenerativer Erkrankungen, die Zunahme von Erkrankungen und Sterbefällen infolge chronischer Krankheiten wie Krebs, Herzkrankheiten und Schlaganfall dämpften und enttäuschten vielfach Hoffnungen der Menschen. Zwar waren medizinische Therapien in der Weise erfolgreich, dass sie Patienten aus akuten, lebensbedrohlichen Krankheitsphasen herausführen konnten; jedoch gelang in vielen Fällen nicht, sie zu heilen. Die Folge waren Langzeitpatienten, deren Therapien eine regelmäßige medizinische Kontrolle erforderten.

Diabetes ist eine derjenigen Krankheiten, auf die diese Feststellungen besonders prägnant zutreffen. Zwar vermag Insulin die Symptome der Diabetes deutlich zu lindern und dem Patienten dadurch einen erheblichen Benefit zu verschaffen. Die eigentlichen Ursachen der Krankheit, wozu u.a. genetische Ursachen oder Umweltfaktoren zählen, elemiminiert das Insulin jedoch nicht. Lebensführung und -qualität der Patienten bleiben auch unter der Einnahme von Insulin eingeschränkt. Trotz Insulinbehandlung liegt die Lebenserwartung von Diabetikern signifikant unter der durchschnittlichen Lebenserwartung der Gesamtbevölkerung. Hinzu kommt, dass sich trotz oder aufgrund der Gabe von Insulin eine Reihe von Komplikationen einstellen können. Doch nicht nur die Risiken der neuen Medikamente verunsichern die Menschen, sondern auch die zahlreichen Gefahren, die moderne Untersuchungsmethoden mit sich bringen können. Als Beispiel sei eine kürzlich im *Lancet* veröffentlichte retrospektive Studie genannt, die belegen soll, dass die niedrige Strahlendosis während einer CT-Untersuchung das Krebsrisiko leicht erhöht.[282] Andere Studien geben Anlass zu Bedenken über den Nutzen der Mammographie zur Diagnostik von Brustkrebs.[283]

---

279 „The very success of medicine in apparently removing the scourge of infectious disease, meant that the post-war generation assumed a right to be healthy.“ (Pickstone 2000, S. 15). Vgl. auch Schipperges 1980, S. 68.

280 So betrug die Lebenserwartung eines Kindes, welches in Frankreich 1900 geboren wurde, 45 Jahre. Kinder, die 1972 geboren wurden, hatten schon eine statistische Lebenserwartung von 69 Jahren. In England und Wales stieg sie von 52 (1910) auf 69 (1970) Jahre (vgl. Brandt/Gardner, S. 25, im Original *Statistical Yearbook 1948* New York: UN Statistical Office 1949, S. 52–60 and Statistical Yearbook 1973, New York: UN Publications 1974, S. 80–85.)

281 Zitiert nach Brandt/Gardner 2000, S. 29, im Original René Dubos: *Mirage of Health: Utopias, Progress and Biological Chance,* New York: Harper & Brothers 1959, S. 1.

282 Pearce und et al. 2012.

283 Vgl. bspw. Colin et al. 2011.

Die Erfolge der modernen Biomedizin führten zu ganz unterschiedlichen Einschätzungen hinsichtlich der Grenzen und Möglichkeiten der neuen Diagnose- und Therapiemöglichkeiten; Euphorie und Skepsis lagen sowohl bei Ärzten als auch bei Patienten eng beieinander. Die Erwartungen der Menschen in den Staaten der westlichen Welt an die moderne Biomedizin ließen sich nicht nur durch die überzeugenden Erfolge der Medizin erklären, sondern auch dadurch, dass erstmals in der Geschichte breite Massen Zugang zu Gesundheitsleistungen hatten. Dass sich einige Naturwissenschaftler und Ärzte an ihren Erfolgen berauschten, darf schlicht und einfach zur Kenntnis genommen werden. Zu kritisieren ist jedoch eine Perspektive auf die Erfolge von Arzneien oder Untersuchungsmethoden, die Gefahren und Risiken für die Patienten, aber auch für das medizinische Personal, ignorieren oder nicht kommunizieren. Abseits der ethischen Dimension ist allein schon die Annahme, Medikamente oder auch Untersuchungsmethoden könnten frei von unbeabsichtigten und nicht-intendierten Wirkungen sein, inakzeptabel. Nachweislich hat die Suche nach dem rechten Maß in der Anwendung einer bestimmten Arznei die Menschen seit Beginn der Heilkunde beschäftigt. Dass die breite Öffentlichkeit dieses Wissen in aller Euphorie um die Erfolge vergisst oder die Wirksamkeit der neuen Medikamente und Therapien mit der Hoffnung auf Minimierung oder gar Eliminierung unerwünschter Wirkungen verknüpft, mag nachvollziehbar, wenn auch nicht entschuldbar sein. Für Mediziner jedoch ist dies inakzeptabel, weil unverantwortlich. Viele Wissenschaftler begannen, sich systematisch Fragen über die Effektivität der Biomedizin zu stellen. Wirkstoffe wie Insulin oder moderne medizintechnische Geräte verstanden sie als halbfertige („half-way") Technologien, die lediglich zu einer Transformation akuter Krankheiten in chronische Zustände führten und medizinische Aufsicht und Management erforderten.[284]

In diesem medizinhistorischen Kontext erlangte die Kommunikation über medizinische und medizintechnische Innovationen durch den Wissenschaftsjournalismus eine besondere Bedeutung. Die Wahrnehmung der Grenzen und Möglichkeiten der Biomedizin in der Bevölkerung wurde und wird durch Veröffentlichungen nicht nur beeinflusst, sondern auch gesteuert. Waren im „Goldenen Zeitalter der Medizin" neue wissenschaftliche Erkenntnisse vor allem in Printmedien sowie in Funk und Fernsehen verbreitet worden, haben sich die Möglichkeiten der Informationsbeschaffung und des Austauschs darüber in den letzten zwanzig Jahren vervielfacht. Medizinische Studien, aber auch Berichte über unerwünschte Nebenwirkungen von Medikamenten, über ärztliche Fehler oder Fehlverhalten medizinischen Personals können zu jeder Zeit an jedem Ort von jedem, der Zugang zum Internet hat, verfolgt werden. Damit Studienergebnisse, die durch empirische Evidenz den Nachweis naturwissenschaftlicher Wahrheit versprechen und als Zeichen wissenschaftlicher Objektivität gelten, auch richtig interpretiert werden, fordert der Berliner Psychologe Gerd Gigerenzer, Direktor am Max-Planck-Institut für Bildungsforschung sowie des Harding Zentrums für Risikokompetenz in Berlin, dass statistisches Denken an den medizinischen Fakultäten gelehrt werden

[284] Vgl. Brandt/Gardner 2000, S. 30 ff.

solle. Und auch Journalisten müssen die statistischen Evidenzen verstehen, um sie korrekt wiedergeben zu können.[285]

Ivan Illich, streitbarer Theologe und Philosoph, avancierte in den 1970er und 1980er Jahren zu einem der prominentesten Kritiker der Biomedizin. Ein Ansatzpunkt seiner Kritik war die offensichtliche Widersprüchlichkeit zwischen den sog. modernen „Zivilisationskrankheiten" und biomedizinischen Interventionen. Sowohl das biomedizinische Paradigma als auch Gesundheitsstatistiken zeigen einen Zusammenhang von Gesundheitsverhalten, Umwelt und sozioökonomischem Status auf. Wie Illich kommen auch Brand und Gardner zu der Einschätzung, dass die Bemühungen zur Etablierung einer umfassenden Gesundheitsunterstützung und Krankheitsfürsorge trotz Kenntnis dieser Zusammenhänge hinter den Verlockungen der biomedizinischen Fixierung zurückbleiben. Für sie verblassen die Erfolge bei der Bekämpfung von Krankheiten und die dadurch gestiegene Lebenserwartung angesichts lebenserhaltender Interventionen. Den Gewinn aus der Biomedizin verstehen sie als eine Ironie des „Goldenen Zeitalters der Medizin".[286] Dagegen ist einzuwenden, dass diesem Urteil eine Vielzahl von Lebensjahren gegenüberstehen, die ohne die naturwissenschaftlich-technischen Innovationen in der Medizin nicht hätten gelebt werden können. Den Menschen in den entwickelten Industrienationen schenken sie einen durchschnittlichen Gesundheitszustand, der historisch einmalig ist. Diese Lebensjahre, die zwar nicht frei von Krankheit, aber in unendlich vielen Fällen erfüllte und selbstgestalterische Lebensjahre kranker Menschen sind, dürfen in Anspruch nehmen, starke Argumente für die Inkaufnahme der mit der Biomedizin einhergehenden Risiken zu sein. Zugleich machen sie deutlich, wie wichtig eine Diskussion um ebendiese Risiken ist.[287]

Die Gegenbewegung entsteht

Zweifel an einem gesteigerten Nutzen der naturwissenschaftlich orientierten Biomedizin äußerten nicht nur Patienten, sondern bspw. auch Soziologen und andere Wissenschaftler. Insbesondere kritisierten sie den Einfluss kommerzieller Interessen auf die Medizin.[288] Diese wurden als Mittel zur Entmenschlichung der Patienten verstanden. Arzneimittelskandale (bspw. Contergan in den 1960er Jahren) und die Folgen radikaler medizinischer Prozeduren (bspw. chirurgischer Maßnahmen bei Brustkrebs) gaben der Skepsis neue Nahrung. Epidemiologische Untersuchungen die zu dem Ergebnis kamen, dass die Zurückdrängung von TBC, Ruhr, Cholera und Typhus unabhängig von der Kenntnis ihrer Ätiologie und ärztlichen Zutuns, sondern infolge verbesserter Ernährung und Hygiene möglich seien, trugen erheblich zur Verunsicherung bei. Das Bekanntwerden, dass auch Scharlach, Diphterie, Keuchhusten und Masern schon vor der Einführung von Schutzimpfungen zurückgegangen seien, verstärkte diese Zweifel.[289] Viele Patienten beklagten eine an Zeit, Zuwendung und Subjektorientie-

---

[285] Gerd Gigerenzer auf der Diskussionsveranstaltung zum Thema „Gesundheit als Bildungsproblem" in der Max Planck Science Gallery am 26.02.2013. Ausführlich Gigerenzer/Gray 2013.

[286] Vgl. Brandt/Gardner 2000, S. 30 ff. Ähnlich argumentiert Illich 1995, S. 21 ff.

[287] Einen differenzierten Einblick in diese Diskussion geben die Aufsätze in Giel/Breuninger 1992.

[288] Vgl. Blume 2000.

[289] Vgl. Saks 2000; Illich 1995, S. 18 f.

rung verarmte Arzt-Patienten-Kommunikation. Die Kluft zwischen Patienten und Ärzten zeigte sich nicht zuletzt darin, dass Ärzte, insbesondere in den USA, zunehmend in Rechtsstreitigkeiten gerieten und ihre Behandlungen vor Gericht legitimieren mussten.[290] Illich wurde zur Leitfigur einer Bewegung, die sich gegen die Biomedizin und gegen die „iatrogenen Pandemie" richtete und für die „konsequente[] Entmystifizierung aller medizinischen Belange"[291] eintrat. Er forderte die Öffentlichkeit auf, sich aktiv gegen die Monopolisierung und den Szientismus des Gesundheitswesens zu stellen, die den Ärzten und der Medizin durch eine „politische Delegierung autonomer Autorität an die Gesundheitsberufe"[292] zu Macht verholfen hätten. Anders als das „Biomedizinische Modell" der Schulmedizin verstanden Illich und seine Anhänger unter Gesundheit „nur ein ganz alltägliches Wort, das bezeichnet, in welchem Maß Menschen mit ihren inneren Zuständen und ihren Umweltbedingungen fertig werden"[293]. Formulierungen wie:

> „Gesund sein bedeutet nicht nur, erfolgreich die Wirklichkeit zu meistern, sondern auch diesen Erfolg zu genießen; es bedeutet die Fähigkeit, sich in Lust und Schmerz lebendig zu fühlen; es bedeutet, das Leben hochzuschätzen, aber auch zu respektieren"[294]

zeigen die spannungsgeladene Differenz zwischen dem naturalistisch-reduktionistischen Verständnis in der Medizin und dessen Gegnern. Illich analysierte polemisch, wie das System der Medizin durch die Verbindung von staatlichem Gesundheitswesen, Ärzten, Pharmaindustrie und der Ideologisierung biomedizinischer Ideen aus Patienten marktwirtschaftlich orientierte Verbraucher mache und die Medizin zum Konsumgut werde.[295] Später stützte Niklas Luhmann durch seine soziologische Analyse diese These, wenn er das Gesundheitssystem als Teil des Wirtschaftssystems beschrieb.[296] Vor diesem Hintergrund etablierten sich in den 1960er Jahren medizinische Strömungen in Abgrenzung zum „Biomedizinischen Modell" und die Selbstanwendung entsprechender Therapieformen nahm zu. Die sog. „Naturheilkunde" darf als Ergebnis dieses Abgrenzungsprozesses betrachtet werden. Ganz allgemein versteht man darunter

> „in erster Linie die klassische Naturheilkunde, wie sie sich im vorigen Jh. als eine Reaktion und Alternative auf die sich seit Virchows Zellularpathologie als angewandte Naturwissenschaft verstehende Medizin entwickelt hat"[297]

Zu den Gründungsvätern gehörten Arnold Rikli (Licht-, Luft- und Sonnentherapie), Vincenz Prießnitz (moderne Hydrotherapie) und Johann Schroth (naturheilkundlich diätetische Therapie). Zu den naturheilkundlichen therapeutischen Ansätzen zählen bspw. die Phytotherapie, Homöopathie, Isopathie, Bach-Blütentherapie, Akupunktur und Sauerstoff-Therapie, aber auch magnetische Therapien wie Magnetfeldtherapie und Kirliantherapie oder Mesmerismus. Naturwissenschaftliche und metaphysische Erklärungen finden gemeinsam Ein-

---

290 Vgl. Illich 1995, S. 26.
291 Illich 1995, S. 10
292 Illich 1995, S. 12
293 Illich 1995, S. 13.
294 Illich 1995, S. 91 f.
295 Vgl. Illich 1995.
296 Siehe Luhmann 1990, S. 183–195.
297 Liebau 2004, S. 8.

gang in die Naturheilkunde. Im Mittelpunkt steht der Begriff des Lebendigen, dessen Gesamtgeschehen den Gegenstand der Naturheilkunde bildet. Patient und Arzt werden als Subjekte ernst genommen und Krankheit nicht objektiviert bzw. auf eine krankmachende Ursache zurückgeführt. „Das menschliche Miteinander ist eine Grundvoraussetzung naturheilkundlicher Behandlung [...]"[298] und der Mensch wird als offenes System in Beziehung zu seiner Umgebung gedacht.

Zugleich stieg das Interesse an einer ganzheitlichen Medizin, die den Zusammenhang von Körper und Geist in Diagnose und Behandlung praktiziert. Victor von Weizsäcker (1886–1957) entwickelte nach dem Ersten Weltkrieg sein Konzept der anthropologischen Medizin in romantischer Tradition, in dessen Zentrum die Theorie vom „Gestaltkreis" steht und das Ansätze Sigmund Freuds integriert. Auch Psychoanalyse und Psychologie griffen im 20. Jh. auf die medizinischen Vorstellungen der Romantik zurück.[299] Im Konzept der integrierten Medizin versuchte bspw. Thure von Uexküll (1908-2004) die somatische Medizin und psychosomatische Ansätze unter der Perspektive der individuellen Situation des Patienten zu verbinden. Die anthroposophische Medizin, als deren Begründer der Esoteriker und Philosoph Rudolf Steiner (1861–1925) gilt, grenzte sich deutlich von der Theorie der „Lebenskraft" (und damit von der Naturheilkunde) ab, wie sie bspw. Christoph Wilhelm Hufeland vertrat und die mit der animistischen Theorie Stahls im naturheilkundlichen Konzept der Homöopathie Christian Friedrich Samuel Hahnemanns ihren Niederschlag fand. In der anthroposophischen Medizin zeigt sich, wie durch den Einfluss geisteswissenschaftlicher Ideen medizinischen Strömungen entstehen. Ärzte in der Tradition Steiners arbeiten nicht nach wissenschaftlichen Methoden, sondern binden Therapieansätze an Imagination, Inspiration und Intuition. Für das therapeutische Verständnis sind die vier Steiner'schen Wesensbereiche des Menschen zentral: der physische Leib, der Äther-Leib, der Astral-Leib und die Ich-Organisation.[300]

Zwischen alternativmedizinisch-naturheilkundlichen Konzepten (bspw. Homöopathie) und Schulmedizin wurden immer wieder heftige Kontroversen ausgetragen. Mit der Unterstützung staatlicher Gesundheitspolitik verteidigte die Schulmedizin ihre Vormachtstellung, alternative Medizinangebote wurden durch teilweise restriktive Maßnahmen zurückgedrängt. Als bspw. in den zwanziger Jahren des 20. Jhs. Osteopathen in Großbritannien die Gleichstellung mit der konventionellen Medizin einforderten, wurden diese Bestrebungen sowohl von der medizinischen Profession als auch vom Gesundheitsministerium brüsk zurückgewiesen. In den USA gab es Versuche der Schulmedizin, die Alternativmedizin mit staatlicher Unterstützung zu marginalisieren, in deren Folge etwa Chiropraktiker zu Gefängnisstrafen verurteilt wurden. Gleichzeitig fanden die Alternativ- oder Komplementärmedizin auch unter staatlichen Schulmedizinern Anhänger. In den letzten Jahren des 20. Jhs. näherten sich beide

298 Liebau 2004, S. 10.

299 Zur Diskussion über den psychischen Krankheitsbegriff siehe u.a. Degkwitz/Siedow 1981; Thomson 2000; Schramme 2005; Heinz 2014.

300 Vgl. Jütte 2007.

Bereiche an, was teilweise wie eine Einverleibung alternativer Heilmethoden durch die Schulmedizin anmutete.

Offensichtlich fragten zum Ende des 20. Jhs. viele Patienten alternative Therapien stark nach und kehrten der Biomedizin den Rücken. Oft wurden auch schulmedizinische und alternative Therapien parallel genutzt. Dies alles kann als Ausdruck eines „'rolling back' of welfare"[301] verstanden werden, jedoch

> „not necessarily in terms of total expenditure, but in the transfer of some functions to the private sector and a general pessimism about the possibility of maintaining comprehensive medical service through *public* funding"[302].

Zeitgleich mit dem Vertrauensverlust in die Biomedizin entstand insbesondere in Amerika eine Bewegung, die sich seitdem für mehr Rechte der Patienten einsetzt. Dazu zählen das Recht auf informiertes Einverständnis, das Recht, Behandlungen abzulehnen, das Recht auf Einsicht in die Krankenakte oder darauf, Widerspruch zu medizinischen Entscheidungen einlegen zu dürfen. Die Entwicklungen führten dazu, dass sich ein Wandel von der Patientenfürsorge hin zu mehr Patientenautonomie und Patientenmitbestimmung vollzog.[303] In den 1979 erstmals veröffentlichten *Principles of Biomedical Ethics* formulierten Beachamp and Childress ein bis heute gültiges Regelsystem, welches sich an einer *„common morality"*, einer gemeinschaftlich geteilten Moral moralisch reflektierender Menschen, orientiert und medizinische Traditionen einbezieht. Die Autoren verbinden mit ihren vier Prinzipien der Schadensvermeidung, Fürsorge bzw. Gutes zu tun, der Autonomie bzw. Selbstbestimmung und der Gerechtigkeit die Hoffnung, eine Vielzahl von bioethischen Entscheidungen abdecken zu können.[304]

1.4 Die Rationalisierung der Medizin

Versucht man die Entwicklung der Medizin seit Beginn der Neuzeit in Worte zu fassen, kann man sich des Eindrucks einer ständig zunehmenden Beschleunigung nicht erwehren. Aristoteles darf mit seiner Begründung der Dominanz des rationalen Denkens gegenüber den Sinneswahrnehmungen *(„Aisthesis")* in der *Metaphysik* als entscheidender Initiator des europäischen Rationalisierungsprozesses verstanden werden. Er formuliert:

> „Weiter meinen wir, daß keine von den Sinneswahrnehmungen eine Weisheit sei, obgleich diese hauptsächlich die Kenntnisse der Einzelfälle liefern. Doch sie sagen nichts über das ‚Weshalb' eines Dinges aus, zum Beispiel nicht, weshalb das Feuer warm ist, sondern lediglich, daß es warm ist."[305]

---

301 Pickstone 2000, S. 1.
302 Vgl. Pickstone 2000.
303 Vgl. Saks 2000, S. 117.
304 Vgl. Beauchamp/Childress 1979, xi.
305 Aristoteles: *Metaphysik* I, 1, 981b.

Die Weisheit, so argumentiert Aristoteles, sei eine Wissenschaft von „gewissen Prinzipien und Ursachen". Seine Bestimmung des Weisen beschreibt denn auch die zur europäischen Leitfigur des Denkens gewordene Vorstellung des rationalen Wissenschaftlers:

> „Dergestalt sind die Auffassungen, und so viele gibt es, die wir über die Weisheit und den Weisen hegen. Notwendigerweise trifft darunter das Merkmal, alles zu wissen, auf den zu, der am meisten über die Wissenschaft vom Allgemeinen verfügt; denn dieser kennt gewissermaßen alles, was dem Allgemeinen untergeordnet ist. Doch gerade dies, das Allgemeinste, ist für die Menschen am schwierigsten zu erkennen; ist doch der Abstand zu den Sinneswahrnehmungen am weitesten."[306]

Aristoteles benutzt u.a. das Beispiel der Krankheit, um das rationale Denken von der sinnlichen Wahrnehmung abzugrenzen und diese Differenz, aber auch das Aufeinander-Verweisen und Sich-aufeinander-Beziehen, zu veranschaulichen:

> „Was das Handeln betrifft, so scheint sich die Erfahrung nicht von der Kunst zu unterscheiden, vielmehr beobachten wir, daß die Erfahrenen eher das Richtige treffen als diejenigen, die ohne Erfahrung nur über den Begriff verfügen. (Ursache dafür ist, daß die Erfahrung ein Erkennen der Einzelfälle darstellt, die Kunst aber ein Erkennen des Allgemeinen, daß sich jedoch alle Handlungen und alle Entstehungen um ein Einzelnes drehen. Denn es heilt der Arzt ja nicht den Menschen – oder doch nur in akzidentiellem Sinne -, sondern den Kallias, den Sokrates oder einen anderen von den so Benannten, für den es ein Akzidens bedeutet, ein Mensch zu sein. Sollte nun jemand über den Begriff verfügen ohne Erfahrung und das Allgemeine kennen, aber über das darin enthaltene Einzelne in Unkenntnis sein, so wird er oft die richtige Heilung verfehlen; heilen muß man nämlich den Einzelfall."[307]

Entscheidende Impulse erhielt dieser die gesamte europäische Kulturgeschichte prägende Rationalisierungsprozess durch René Descartes. Das rational denkende Subjekt wurde mit Descartes zum Anker distinkter Erkenntnis. Wie einst die antiken Philosophen knüpfte Descartes bei der sinnlichen Wahrnehmung an, um selbige dann als unzuverlässig zu brandmarken:

> „Aber ich habe entdeckt, daß die Sinne zuweilen täuschen, und Klugheit verlangt, sich niemals blind auf jene zu verlassen, die uns auch nur einmal betrogen haben."[308]

Zum alleinigen Wahrheitskriterium avancierte mit dem neuzeitlichen Rationalismus die rationale Erkenntnis, die bei Descartes auf der Geometrie und Arithmetik aufbaute. Hier liegt der entscheidende Unterschied zum antiken Rationalismus: Während die antiken Philosophen an die reale Existenz rationaler Erkenntnisprinzipien in der Natur oder im Kosmos (als Wesenheiten, Ideen oder Zahlen) glaubten, verlagerte sich mit der Neuzeit die Differenz zwischen sinnlicher Wahrnehmung und rationalem Denken ins Subjekt selbst. Vietta spricht von einer Subjektspaltung des rationalen Ich zu einem „Rest-Ich", welches sich durch Sinne, Emotionen und Phantasien auszeichne. Diese kulturprägende Ich-Spaltung führt nach Vietta zu einer Trennung rationaler von „irrationalen" Lebensformen und Institutionen und generiere

306 Aristoteles: *Metaphysik* I, 2, 982a.
307 Aristoteles: *Metaphysik* I, 1, 981a.
308 Descartes, *Meditationen*, 1. Meditation, S. 20.

eine Unterscheidung von „Verstandesmenschen" und „Gefühls- und Künstlertypen".[309] Immanuel Kant gab der Rationalitätstheorie mit der Wende zur Bewusstseinsphilosophie noch einmal einen neuen Impuls. In der *Kritik der reinen Vernunft* fordert Kant von der Philosophie, sich der Natur mit ihren Prinzipien zu nähern, um so Antworten auf rationale Fragen zu erhalten. Rationalität bezieht sich bei Descartes und Kant nicht mehr auf das verborgene und wahre Wesen der Dinge, sondern wird als eine Denkmethode verstanden, die sich auf die Dinge an sich bezieht und jedem Menschen eigen sei. Die rationale Methode verhelfe dem Menschen nicht nur zur Erkenntnis der Welt, sondern auch zur Erkenntnis ihrer Konstitution.[310] Die naturwissenschaftlichen Theorien stellen nicht nur plausible Erklärungen für die Entstehung von Krankheiten zur Verfügung, sondern überzeugen auch durch die sichtbaren therapeutischen Erfolge vom biomedizinischen Paradigma. Die Rationalisierung der Lebenswelt hat sich vom naturwissenschaftlichen Weltbild über die gesellschaftlichen und sozialen Institutionen bis hin zum individuellen Handeln durchgesetzt.[311]

Die Rationalisierung und Ausdifferenzierung der Gesellschaft ist nach Weber mit einer Zunahme des Grades individueller rationaler Orientierungen und Fähigkeiten verbunden, die letztendlich zur Ausbildung von sich an wirtschaftlichen Parametern orientierenden Ideen und sozialen Institutionen führen. Im selben Atemzug kommt es zur Zurückdrängung affektueller und traditioneller Handlungsorientierungen. Versteht man die religiös durchrationalisierte Lebenswelt des Mittelalters als eine mit Traditionen durchtränkte und durch die religiöse Ethik gesättigte Welt, ist deren Übergang in eine sich an den Tatsachen der Naturwissenschaften und Ökonomie orientierenden Gesellschaft unter dem „Charisma der Vernunft" (Weber) erklärbar und nicht überraschend.[312] Um Missverständnissen vorzubeugen: Auch die religiöse Welt ist rational, jedoch gelten in ihr ganz eigene, spezifische Kriterien der Berechen- und Vorhersehbarkeit. Während in der religiös durchrationalisierten Welt des Mittelalters jedes Handeln dem binären Code Transzendenz/Immanenz (Luhmann) unterlag, existieren in den funktional ausdifferenzierten Gesellschaften in der Umwelt jedes sozialen Systems weitere operational geschlossene Systeme, die durch den Gebrauch eines spezifischen Sinns die Umwelt auf sich beziehen und sich selbst auf die Umwelt. Als autopoietische Systeme erschaffen sie sich selbst durch sich selbst immer wieder neu, obwohl sie durch ihre strukturelle Kopplung nie ohne ihre Umwelt existieren.[313] Sie reproduzieren sich aufgrund ihrer Eigenselektivität und unterliegen unterschiedlichen Codes: das Wirtschaftssystem dem Code zahlen/nicht zahlen, die Politik dem Code Macht/keine Macht, das Wissenschaftssystem dem Code wahr/unwahr – und das Gesundheitssystem dem Code Gesundheit/Krank-

309 Vgl. Vietta 2012, S. 66.

310 Vgl. Vietta 2012, S. 66 f. Der inhärente Herrschaftsanspruch der modernen Naturwissenschaften und der in ihr enthaltenen Rationalität ist einer der Vorwürfe gegen die „Wertneutralität" der Wissenschaften (vgl. dazu Bayertz 2011, S. 161 f.).

311 Vgl. Maurer 2011, S. 22. Weber beschreibt diese Rationalisierung der modernen westlichen Gesellschaft als ein zufälliges Ereignis durch sich wechselseitig verstärkende, spezifische Rationalisierungsprozesse auf der Ebene der Weltbilder, der Organisationen und des Handelns (Makro-, Meso- und Mikroebene der Rationalisierung).

312 Vgl. Maurer 2011, S. 22; Müller 2011, S. 54.

313 Vgl. Luhmann 1987; Luhmann 1999, S. 22.

heit. Im religiösen System ist der Glaube die spezifische Kommunikationsform[314], die über den Code Transzendenz/Immanenz fortwährend aktualisiert wird und letztlich das Handeln bestimmt, vereinheitlicht oder untersagt. Folgt man Luhmann, entwickelte sich diese religiöse Kommunikation von der Kultzentrierung hin zur Textzentrierung.[315] Das Praktizieren von Riten, die damit einhergehende körperliche Präsenz und die Unmittelbarkeit religiöser Anschlusskommunikation, verloren durch den Schriftgebrauch an Bedeutung, was dazu führte, dass der Glaube zu einer immer persönlicheren Angelegenheit wurde.[316] Bis in die Gegenwart haben magische-mystische und religiöse Erklärungsversuche von Gesundheit und Krankheit ihre einstige Überzeugungskraft eingebüßt – ohne jedoch ganz zu verschwinden. Auch heute existieren in den modernen Staaten der westlichen Welt humoralpathologische, animistisch-vitalistische, solidarpathologische, religiöse, magische-mystische und naturwissenschaftliche Erklärungsversuche nebeneinander. Allerdings verlieren diese ihre Wirkmächtigkeit in ebenjenem Moment, ab dem die naturwissenschaftliche Medizin mehr und mehr Erfolge feiern kann. Mit den theoretischen Begründungen der Medizin differenzieren sich auch die Begriffe Gesundheit und Krankheit im Lichte der entsprechenden Krankheitskonzepte aus. Legt man dem Krankheitsbegriff ein naturalistisches, am Begriff einer biologischen Funktion und der mathematischen Statistik orientiertes Begriffsverständnis zugrunde, darf man eine Überschreibung des Codes des Medizinsystems durch den Code der Wissenschaften vermuten, woraus wiederum systemische Veränderungen resultieren. Doch das Medizinsystem ist nicht nur anschlussfähig an die Wissenschaft. Viel stärker sieht Luhmann das Gesundheitssystem durch die Ökonomisierung gefährdet. Gemäß dem binären Code des Wirtschaftssystems wird Sinn[317] über das Verdienen von Geld erzeugt. Geld verdienen kann

[314] Kommunikation ist für Luhmann die zugrunde liegende Einheit für die Konstitution sozialer Systeme. Damit ist Kommunikation das zentrale Element für die Definition und den Erhalt von Gesellschaft. „Von Kommunikation kann immer dann gesprochen werden, wenn drei Selektionen, nämlich eine Information, eine Mitteilung und das Verstehen zusammentreffen und sich wechselseitig bestätigen. Kommunikation ist demnach eine Synthese aus drei Selektionen, ist eine zunächst recht unwahrscheinliche, emergente Einheit, die aus hochkontingenten Einzelereignissen gebildet wird." (Luhmann 1987, S. 233).

[315] Der in Kapitel 2.1 beschriebene Übergang vom nicht-literalen zum literalen Sprachgebrauch darf als ein Ausdruck des von Luhmann beschriebenen Wandels gesellschaftlicher Entwicklung von der Kult- zur Textzentrierung verstanden werden.

[316] Vgl. Luhmann 2002, insbesondere S. 203.

[317] Sinn ist im Luhmann'schen Sinne verstehbar als „Einheit der Differenz von Aktualität und Possibilität" (Krause 1999, Artikel Sinn, S. 180) des in einem autopoietischen System möglichen Erlebens und Handelns. Sinn als Modellkategorie gibt an, „daß aktuelles sinnhaftes Erleben oder Handeln immer nur im Lichte virtuellen sinnhaften Erlebens oder Handelns Sinn macht. In jedem Augenblick präsentiert Sinn die ganze Welt, so wie sie von jedem aktualisierten Sinn aus als ganze Welt erscheint." (Krause 1999, Artikel Sinn, S. 180 f.). Sinn erlaubt die selektive Erzeugung von sozialen und psychischen Systemen und konstituiert sich in ihnen. Psychische Systeme (Bewusstseinssysteme) zeichnen sich durch Operationen der Gedanken, die rekursiv in einem geschlossenen Netzwerk und ohne Kontakt mit der Umwelt reproduzierbar sind. Man kann also nicht direkt in den Gedankenfluss eines geschlossenen Bewusstseinssystems eintreten, sondern diesen nur von außen beobachten. Soziale Systeme gehören zur Umwelt psychischer Systeme (vgl. Baraldi et al. 1997, S. 142 ff.). Der Sinnbegriff präzisiert die Spezifik der psychischen und sozialen Systeme gegenüber den lebenden Systemen, also den Organismen oder Gehirnen. Soziale und psychische Systeme sind andere Typen autopoietischer Organisation als lebende Systeme. Durch die Abstraktion der systemischen Begriffe wie Autopoiesis, Selbstreferenz oder Beobachtung von ihren ursprünglich bio-kybernetischen Kontexten wird eine „nicht-reduktionistische Theorie sozialer und psychischer Systeme mit der Annahme

man jedoch nur mit Kranken, wodurch der Krankheitsbegriff zum positiven Reflexionswert des Gesundheitssystems wird und streng genommen das Gesundheitssystem letztlich unter das Wirtschaftssystem subsumiert wird.[318] Seitdem Luhmann diesen Gedanken zu Papier gebracht hat, sind über dreißig Jahre vergangen, in denen sich die westlichen Gesellschaften durch Rationalisierungsprozesse weiter ausdifferenziert haben. Und diese Prozesse setzen sich unaufhaltsam fort; denn je mehr sich eine Gesellschaft diesem ökonomischen Paradigma verpflichtet, umso mehr wird sie ökonomisch rationalisiert, organisiert und systematisiert.[319] Die Dominanz der naturwissenschaftlich und ökonomisch orientierten Biomedizin, die historisch ihresgleichen sucht, darf als ein Produkt dieser medizinhistorisch einmaligen Entwicklung gedeutet werden. Der biomedizinisch-theoretische Krankheitsbegriff scheint unanfechtbar und hat andere Krankheitskonzepte und -begriffe an den Rand gedrängt. Von der „Glocke des Religiösen" befreit, konnte sich die wissenschaftliche Rationalität der Biomedizin durch die überzeugenden Resultate bei der Bekämpfung und Behandlung von Krankheiten die Anerkennung der Menschen sichern, sich gegen andere Erklärungskonzepte durchsetzen und ihre Vormachtstellung durch ökonomische Orientierung und staatliche Unterstützung ausbauen.

Wurden Gesundheit und Krankheit in der griechischen Antike in einen kosmologischen und kosmogonischen Sinnzusammenhang gestellt, ersetzten im Mittelalter Theologien diesen Sinn- und Bedeutungskontext. Die Entmythisierung, verstanden als zum einen explizite Kritik am Mythos und den Dichtern, die diesen erfanden, und zum anderen als eine Suche nach rationalen Erklärungen der „ersten Ursachen" des Seins, darf als theologisches Merkmal der Rationalisierung interpretiert werden.[320] Die im Prozess der rationalen Erkenntnis der Natur durch die neue Philosophie-Wissenschaft entstehenden theoretischen Konzeptionalisierungsversuche einer sich immer mehr naturwissenschaftlich orientierenden Medizin verdrängten subjektive Sinn- und Bedeutungskontexte aus den Begriffen Gesundheit und Krankheit. So ist verständlich, dass sich am Ende des 19. Jhs. die Wege der naturwissenschaftlichen Medizin und der Theologie trennten. Auch das Verhältnis von Philosophie und Medizin lockerte sich, von einer Trennung kann jedoch nicht die Rede sein. Auch wenn sich

---

konstruiert, daß diese wie lebende Systeme autobiotisch sind, aber diese Annahme mit Hilfe eines Rekurses auf den Sinnbegriff spezifiziert" (Baraldi et al. 1997, S. 172).
Im Medium des Sinns realisieren sich Kommunikation und Gedanken. Sinn eröffnet die Möglichkeit, dass Systemelemente weiter operieren können. Sinnkonstituierende Systeme sind Ordnungen, die selektiv gegenüber anderen Möglichkeiten offen sind. „Auf der einen Seite kann die Welt nur im Medium Sinn beobachtet werden. Auf der anderen Seite realisiert sich Sinn nur in sozialen und psychischen Systemen. Sinn und System setzten sich also gegenseitig voraus: sie sind nur zusammen möglich." (Baraldi et al. 1997, S. 171) Sinn verweist demnach immer wieder auf Sinn ist und ist somit selbstreferentiell. Sinn konstituiert die Welt in ihrer Komplexität aus der Gesamtheit der Sinnverweise, sorgt aber auch für die Reduktion und den Erhalt der systeminternen Komplexität von Welt (vgl. Baraldi et al. 1997, S. 172). Luhmann versteht Sinn als Errungenschaft der Evolution der sozialen und psychischen Systeme und bezieht sich auf die Phänomenologie Husserls: Sinn geht jeder Verarbeitung von Erfahrung voraus, ist ein „Verweisungsüberschuß auf weitere Möglichkeiten des Erlebens in jedem einzelnen Erleben" [...] und „Simultanpräsentation von Aktuellem und Möglichem" (Baraldi et al. 1997, S. 170).

318 Vgl. Luhmann 1990.

319 Vgl. Müller 2011, S. 44 f.

320 Vgl. Vietta 2012, S. 48.

beide Bereiche unter dem Einfluss der Naturwissenschaften im 18. Jh. voneinander entfernten, so taten sie dies wie Geschwister: Sie rückten auseinander, ohne sich jedoch aus den Augen zu verlieren.[321] Auch als im Jahre 1870 das *Philosophicum* in der Medizinerausbildung durch das *Physicum* ersetzt wurde, bedeutete dies keine endgültige Trennung, denn der Bereich philosophischer Fragen überschnitt sich mit dem medizinischen Fragebereich wie auch umgekehrt. Anders als die Naturwissenschaften konnte und kann sich die Medizin eben nicht auf die Objektivierung ihres Untersuchungsgegenstandes zurückziehen. Krankheiten werden zuerst subjektiv erfahren und erlitten; erst im zweiten Schritt können sie mit naturwissenschaftlichen Methoden und Verfahren als Objekte einer subjektunabhängigen Erfahrungswelt analysiert und identifiziert werden.

Doch ebenjene Subjektanbindung von Gesundheit und Krankheit ist in der Wahrnehmung vieler Menschen in der modernen Medizin verloren gegangen: Die Hochtechnologie erzeugt ein Bild der Medizin als einer unpersönlichen, sterilen, technokratischen Institution. Intensivmedizin und künstliche Beatmung stehen stellvertretend für die Objektivierung der Patienten und erzeugen Ängste: Viele Menschen befürchten bspw., dass lebenserhaltende Maßnahmen missbräuchlich genutzt werden könnten, um komatösen und nicht einwilligungsfähigen Personen Organe für Transplantationen zu entnehmen. Die technischen Möglichkeiten werfen Fragen der Sterbebegleitung, der Sterbehilfe und Palliation auf, die eine Wiederannäherung der „Geschwister" Philosophie und Medizin erforderlich machen. Letztlich zeigt sich darin, dass eine Verobjektivierung von Krankheiten als naturwissenschaftliche Objekte dem Phänomen von Krankheit nicht gerecht wird. Gesundheit und Krankheit sind lebensweltliche Phänomene – und deren subjektive Erfahrung bildet das „Sinnfundament" einer naturwissenschaftlich orientierten Medizin.[322] Diese Perspektive führt mitten hinein in die Debatte um den Krankheitsbegriff. Vor dem allgemeinen Hintergrund des Verhältnisses zwischen Philosophie und Wissenschaft, den ethischen Herausforderungen der modernen Biomedizin und den gesamtgesellschaftlichen Entwicklungen etablierte sich in den siebziger Jahren des letzten Jhs. der Diskurs um den Begriff der Krankheit in den Sozial- und Kulturwissenschaften und der Philosophie. Die Diskussion entzündete sich am naturalistischen, oft als reduktionistisch bezeichneten Krankheitsbegriff von Christopher Boorse. Seine *Biostatistische Theorie* versteht Krankheiten ganz im Sinne der modernen Biomedizin als „Entitäten", die durch Abstraktionen vom *Krank-Sein* entstünden. Das Bedürfnis der modernen Medizin nach einer Nosologie und dem damit verbundenen Bestreben, ein möglichst objektives und wertfreies Urteil über den Gesundheitszustand einer Person zu fällen, wird durch die BST unterstützt:

[321] Der frühchristliche Schriftsteller Tertullian (Quintus Septimius Florens Tertullianus, 150–220 n. Chr.) bezeichnet in seinem Werk *Über die Seele* die Philosophie als „Schwester der Medizin".

[322] Husserl beschreibt in *Die Krisis der europäischen Wissenschaften und die transzendentale Phänomenologie* die Lebenswelt als das „vergessene Sinnesfundament der Naturwissenschaft" (Husserl 1954a, II, §9h).

> „The ideology of modern medicine thus supported the particular concept of disease advanced by Boorse, and he proposed his concept as an explanation of what was implicit in modern medicine nosologies."[323]

So entstand der begründete Eindruck, dass die Philosophie – und mit ihr die moderne Medizin – unter einer „Glocke der Naturwissenschaften" eingeschlossen sei und dass das Selbst-Sein der Person aus den Belangen um Gesundheit und Krankheit ausgeschlossen werde. Die europäisch-kulturspezifischen Rationalisierungsprozesse erklären den Ausschluss sinnlicher Wahrnehmung und emotionaler Befindlichkeiten aus einem rational-naturwissenschaftlichen Krankheitsbegriff und machen deutlich, dass die Medizin, wie wir sie in der Gegenwart erleben, Produkt und Konstrukt europäischer Rationalität ist. Die Autorin folgt der These Viettas, dass die Rationalität das Subjekt neuzeitlicher Geschichte sei. Da die Rationalität jedoch ein menschliches Vermögen ist, bleibt der Mensch *das* Subjekt der Gegenwart – und als solches kann er sich zu den Produkten und Konstruktionen seiner Rationalität verhalten. Ein wie auch immer geartetes „Eingeschlossen-Sein", ein „Gefesselt-Sein" durch einen bestimmten Blick auf die Welt – konkret: die Medizin – ruft nicht nur ein Unbehagen hervor, sondern lässt uns daran zweifeln, ob der eingeschlagene Weg der richtige ist. Der Philosophie als derjenigen Wissenschaft, der es um das Ganze, um die „Wahrheit" geht, ist es ein Anliegen, über Grenzen hinaus zu denken. Diesem Gedanken folgend, sollen im anschließenden Kapitel die philosophischen Anstrengungen zur Bestimmung der Begriffe Gesundheit und Krankheit anhand zentraler Theorien und Positionen skizziert und voneinander abgegrenzt werden. Die Engführung des Diskurses durch das Primat wissenschaftlich-rationalen Denkens wird dabei ebenso sichtbar wie die dadurch entstehenden Grenzsetzungen.

323 Khusuf 1995, S. 461.

2. Die philosophische Diskussion um den Krankheitsbegriff

Krank zu sein, bedeutet nicht gleichsam, sich die Frage zu stellen, was Krankheit ist. Der kranke Mensch in seiner subjektiv-existentiellen Betroffenheit von Krankheit fragt danach, welches Mittel oder welcher Umstand sein Leid lindern kann und welche Person ihm dabei beizustehen vermag. Der medizinhistorische Abriss im ersten Kapitel macht deutlich, dass dies die zentrale Frage der Menschen in Bezug auf Gesundheit und Krankheit war und ist. Vom subjektiven *Betroffen-Sein* als *Krank-Sein* sind Krankheitsbezeichnungen als begriffliche Kategorien auf der Grundlage bestimmter (historischer) Krankheitskonzepte zu unterscheiden. Sie sind eine Abstraktion vom *Sein* und stellen Antwortversuche auf die Frage dar, was Krankheit *ist.* Gross/Löffler stellen über den Begriff der Krankheit den des Syndroms als „eine[r] Gruppe in sich gleichartiger Krankheitserscheinungen“[324]. In dieser Begriffsbestimmung sind den medizinischen Wissenschaft die Ursachen der Krankheitserscheinungen unbekannt oder können von anderen Krankheitserscheinungen (noch) nicht distinkt unterschieden werden. Syndrome sind somit Zustände, deren Attribuierung als Krankheitsentität noch in der Zukunft liegt.[325] Damit erweist sich das Konzept der Krankheit als „ein Versuch, Konstellationen von Symptomen, Zeichen und Daten für die Zwecke der Erklärung, Voraussage und Kontrolle zu vereinen“[326]. Mit der Kumulation medizinischen Wissens nimmt die Anzahl der Krankheitsbezeichnungen als sprachlicher Ausdruck wissenschaftlicher Differenzierungsfähigkeit zu. Unter dem Deckmantel bekannter Krankheitsbegriffe scheinen immer „neue“ Krankheiten auf, die lebensweltlich (mit einer bestimmten Wahrscheinlichkeit) schon immer „da“ waren, jedoch noch nicht benannt werden konnten. Wenn nach heutigem Kenntnisstand für Krebs Umwelteinflüsse, Viren, Stammzellen oder auch Lebensweisen (bspw. Übergewicht oder Rauchen) als ursächlich angenommen werden, ist es wahrscheinlich, dass zukünftig weitere Krankheiten von Krebs unterschieden werden können. Die „Entdeckung neuer Krankheiten“ ist folglich das Ergebnis der Rationalisierung in der Medizin unter dem naturwissenschaftlichen Paradigma. Dem ontologischen Krankheitskonzept folgend, das sich mit dem empirischen Krankheitsbegriff der Schulmedizin verbunden hat, sind Krankheitsbezeichnungen Abstraktionen vom subjektiven Krankheitsfall. Die Bezeichnung von Krankheiten als Krankheitsentitäten, wie sie auch dieser Arbeit genutzt wird, ist legitimiert durch ebenjenes auf Sydenham zurückgehende ontologische Verständnis von Krankheiten. Krankheitsbegriffe folgen in ihrer Abstraktion vom *Krank-Sein* unterschiedlichen medizinhistorischen Entwicklungen. Krankheitsbezeichnungen vereinfachen die Kommunikation zwischen Arzt und Patient durch die Konkretion des Gegenstandes, der sich letztlich als Diagnoseschlüssel in den Klassifikationssystemen (ICD-10) wiederfindet. Ärzte benutzen im klinischen Alltag Krankheitsbezeichnungen zur Markierung eines subjektiven Zustandes; sie geben eine Antwort darauf, was ein Patient *hat.* Das *Krank-Sein* des Patienten wird durch die kategoriale Form der ärztlichen Wahrnehmung rationalisiert, bleibt jedoch durch die zugeordnete Diagnose mehr oder weniger unterbestimmt. Die Aufgabe der praktisch tätigen Ärzte besteht

[324] Gross/Löffler 1998, S. 77.
[325] Vgl. Gross/Löffler 1998, S. 77.
[326] Gross/Löffler 1998, S. 78.

P. Lenz, *Der theoretische Krankheitsbegriff und die Krise der Medizin*,
https://doi.org/10.1007/978-3-658-21539-2_3

darin, die Krankheiten ihrer Patienten zu *behandeln*, und nicht darüber nachzudenken, was Krankheit *ist*. Gleichwohl trifft diese Frage ins „Herz" der modernen Biomedizin, deren unangefochtener Grund- und Leitbegriff der Krankheitsbegriff ist.

Die Erkenntnisse der Naturwissenschaften und die dadurch hervorgerufenen Veränderungen in der Medizin und der gesamten Lebenswelt veränderten mit Beginn der Neuzeit allmählich den Bedeutungsgehalt der Begriffe Gesundheit und Krankheit. Der sprunghafte Anstieg von Krankheiten als begrifflichen Entitäten seit dem 17. Jh. als Folge der Verbindung naturwissenschaftlicher Erkenntnisse mit der Medizin und die mit dem Ende des 19. Jhs. einsetzenden Erfolge bei der Bekämpfung von Krankheiten erscheinen als Legitimation der Verschiebung medizinischer Aufmerksamkeit weg von der Diätetik und Prävention hin zur Therapie von Krankheiten. Das, was Max Weber als „Entzauberung der Welt" und als einen spezifischen, okzidentalen Rationalismus beschrieb, fand Eingang in die Medizin und stellte den modernen Biomediziner (den medizinischen „Fachmenschen", um in der Terminologie Webers zu bleiben) vor Herausforderungen, die sich aus dem Spannungsverhältnis von theoretischer und praktischer Medizin ergaben. Doch die „alten" Sinn-und Bedeutungszuschreibungen mit all ihren historisch und kulturell tradierten *be*-wertenden Aspekten, die in unserem Sprechen von individuellem *Krank-Sein* und eine *Krankheit haben* enthalten sind, gingen mit der Rationalisierung der Lebenswelt nicht verloren.

Anliegen sowie Verdienst der analytischen Philosophie ist es, Klarheit in die Begriffe zu bringen. Das zweite Kapitel zeichnet die Debatte um den Krankheitsbegriff in der Philosophie nach, wobei die Trennlinien entlang der philosophischen Standpunkte verlaufen. Das 1. Kapitel bildete einen Rahmen, um die nachfolgenden Ausführungen historisch einordnen zu können und das kulturelle Filtrat des Krankheitsbegriffs vergangener Epochen freizulegen. Den einführenden etymologischen Erklärungen schließen sich Ausführungen zur grundlegenden Dichotomie der Begriffspaare *Gesund-Sein* und *Krank-Sein* sowie Gesundheit und Krankheit an. Erst nach diesen grundsätzlichen Ausführungen werden zentrale Theorien der philosophischen Debatte um den Krankheitsbegriff vorgestellt, da die kulturell-historischen Desiderate und begrifflichen Grundunterscheidungen zentrale Referenzpunkte der Debatte sind.

2.1 Sprachliche Annäherungen an die Begriffe Gesundheit und Krankheit

Die Strömungen, Gedanken und Ideen, die durch die europäischen Epochen und Kulturen hindurch die Begriffe Gesundheit und Krankheit infiltrierten, sie transformierten, assimilierten und immer wieder neu akzentuierten, hinterließen Spuren, die sich in unserem heutigen Sprechen von Gesundheit und Krankheit zeigen. Diese semantischen Spuren können in zweierlei Richtung offengelegt werden: chronologisch, d.h. der historischen Genese der Begriffe folgend, oder analytisch. Während der erste Weg eher in den Bereich der Linguistik gehört, führt der zweite Weg über eine genuine Methode der Philosophie: Sie bedient sich der Analytik, um das Verständnis von Begriffen zu klären und implizite, verborgene Begriffsinhalte offenzulegen. Um die Gedankengänge des ersten Kapitels wieder aufzugreifen, soll die sprachliche Annäherung zunächst historisch erfolgen. Der analytische Zugriff erfolgt über die

Etymologie, die gleichsam das Bindeglied zwischen beiden Zugangsweisen herstellt: Während unser heutiges Begriffsverständnis von Gesundheit und Krankheit im Laufe der verschiedenen kultur- bzw. medizinhistorischen Epochen entstanden ist, versucht die Etymologie, diese diachronen Prägungen offenzulegen.

Erste historische Zeugnisse des Sprechens von Gesundheit und Krankheit finden sich in der Bibliothek von Alexandria. Bis zu ihrer Entstehung im 3. Jh. v. Chr. lässt sich die Geschichte des Krankheitsbegriffs auf der Basis schriftsprachlicher Dokumente zurückverfolgen. Die Anfänge der Bibliothek von Alexandria fallen nach Ansicht von Historikern sprachhistorisch in den „Übergang" von der narrativen Weitergabe menschlicher Erzählungen und Wissensbestände hin zu einer Gesellschaft, die dafür den Schriftgebrauch nutzte.[327] Für die ältesten Schriften des *Corpus Hippocraticum*, die in Alexandria in griechischer Sprache gesammelt wurden, wird eine Interdependenz mündlicher und schriftlicher Überlieferungen angenommen. Der geschriebene Text fungierte demnach als Gedächtnisstütze für die mündliche Kommunikation, die in freier Rede vor dem Publikum der Polis vorgetragen wurde. Die Redner zeigten oder verwiesen während des Sprechens auf einzelne Schriftzeichen oder Worte, wodurch diese in magische, symbolische oder monumentale Praktiken eingebunden waren. Überreste dieser Praxis – in der Literatur oft als „nicht-literale" Schriftlichkeit bezeichnet – finden sich noch heute in den Ruinen der Kultzentren des Heilgottes Asklepios. Die Inschriften auf Steinen preisen die Macht des Heilgottes Asklepios und geben dem Göttlichen eine physische, sichtbare Realpräsenz. Somit ist anzunehmen, dass auch im frühzeitlich-archaischen, magisch-religiösen Krankheitsverständnis neben der „nicht-literalen" auch die literale Schriftlichkeit Verwendung fand.[328]

Mit der Verdrängung des Griechischen nach dem Zusammenbruch des Weströmischen Reiches drohte das antike Medizinwissen verloren zu gehen. Nur der regen Übersetzungstätigkeit in den Klöstern zwischen dem 5. und 7. Jh. ist zu verdanken, dass es erhalten blieb.[329] Als sich zum Ende des ersten abendländischen Jahrtausends die Schule von Salerno in Italien zur (medizinischen) Gelehrtenrepublik entwickelte, wurden dort die medizinischen Schriften aus dem arabischen Raum ins Lateinische übersetzt. Nach Jankrift waren die Autoren Perser, Juden, orthodoxe Christen, syrische Berber und Tadschiken. Vermutlich erfolgte zunächst die Übersetzung der antiken griechischen Schriften ins Altsyrische – und von dort erst im 9. Jh. ins Arabische. In arabischer Sprache, in der auch jüdische und christlich-orientalische Ärzte

[327] Ausführlich siehe Havelock 1982.

[328] Ausführlich siehe Schubert/Leschhorn 2006, S. 319–327. In der im Kapitel 1.1 beschriebenen Heilerfahrung des Hermodikos im Tempel des Asklepios in Epidauros findet sich ein Beispiel für die hier beschriebene Verbindung von literaler und „nicht-literaler" Schriftlichkeit. Inschriften im Tempel von Epidauros finden sich in *Inscriptiones Graecae IV, Zaubersprüche im Zauberpapyrus aus Hermupolis* (vgl. Müri 1986, S. 433–443).

[329] Aufgrund der Mündlichkeit fehlen aussagekräftige Quellen und das heilkundliche Laienwissen blieb weitestgehend verborgen (vgl. Jankrift 2003, S. 11 f.; Jankrift 2005, S. 38).

ihre Schriften verfassten, fand das Medizinwissen des Orients im Hochmittelalter über Salerno Eingang in die abendländischen Universitäten und die europäische Medizin.[330]

Für die Rekonstruktion des Begriffsverständnisses sind für Etymologen die sprachlich-literalen Überlieferungen von besonderer Bedeutung, wobei der *Corpus Hippocraticum* und das Alte Testament als zwei der ältesten Quellen gelten. Als Synonym zu unserem heutigen Begriff von Krankheit findet sich in diesen Texten das griechische *nousos* (lat. *morbus*). Achim Thorn umschreibt das Begriffsverständnis des griechischen *nuosos* und des lateinischen *morbus* als menschliche Verfasstheit, die durch Störungen des Lebensvollzugs, der Lebensfunktionen oder des allgemeinen Wohlbefindens charakterisiert sei. Für das damit zusammenhängende Leiden steht hingegen das griechische *pathos*, während das lateinische *agritudo* (Unwohlsein) eher auf die subjektiven Folgen dieser Beeinträchtigungen verweist.[331]

Angesichts der Tatsache, dass die antiken Schriften bis heute immer wieder neu übersetzt worden sind, sind Zweifel daran angebracht, dass mit der etymologischen Begriffsbestimmung ein Verständnis von Krankheit offengelegt werden kann, wie es dem der Autoren antiker Texte entspricht. Es ist eher zu vermuten, dass individuelle oder fragwürdige Interpretationen, Fehldeutungen und ungenaue Übersetzungen in die Schriften Eingang fanden, die im mittelalterlich-europäischen Kulturraum rezipiert wurden. Wenn Thorn aus diesem sprachhistorischen Verständnis heraus *Krankheit als Störungen des Lebensvollzugs, der Lebensfunktionen oder des allgemeinen Wohlbefindens* versteht, spannt er gleichsam ein Netz von Begriffen auf, in dem der Krankheitsbegriff ruht. Das *Begriffsnetz* oder *Begriffsfeld* verbindet verwandte, synonym gebrauchte und in bestimmter Relation zum Krankheitsbegriff stehende Begriffe. Als Synonyme für das deutsche Wort Krankheit zählt Rothschuh eine Reihe von Begriffen: aus dem Griechischen *nuosos/nosēma, pathos/pathēma, phthisis, symptoma*; aus dem Lateinischen *morbus, aegritudo*; aus dem Italienischen *malatia* oder aus dem Französischen *maladie.*[332] Zugleich fördert die begriffsgeschichtliche Analyse des Krankheitsbegriffs Wertzuschreibungen zutage, die mit dem Begriff assoziiert und über die Sprache bis in die Gegenwart transportiert wurden. So kann das Mittelhochdeutsche *kranc* mit „schmal, gering, schwach" wiedergegeben werden. Aus dem Althochdeutschen ist die Bedeutung „hinfällig" überliefert. Beide Bedeutungen sind wiederum auf den Begriff *siech* zurückzuführen. Auch der Bezug zu *crinc(g)an* („fallen, verderben") ist für den Krankheitsbegriff verbürgt.[333]

Gesundheit hingegen wird seit dem Mittelalter mit Kraft und Unverletzlichkeit, Macht und Stärke assoziiert. Dafür stehen das mittelhochdeutsche *gesunt* und das althochdeutsche *gisunt(i).*[334] Schipperges führt als Analogon das germanische und althochdeutsche *„heil"* (gesund oder unversehrt, unberührt oder tabu), das gotische *„hails"* (=gesund) oder *„hailjan"*

330 Vgl. Jankrift 2005, S. 18.
331 Vgl. Thorn 1971–2007.
332 Vgl. Rothschuh 1990, S. 1184–1190.
333 Kluge 2002, S. 535 und S. 847.
334 Kluge 2002, S. 354.

(=heilen) und *„hailags“* (=heilig), das altnordische *„heill“* und das angelsächsische *„hêl“* an. Auch das angelsächsische *„hal“* bedeutet „gesund und unverletzt“. Er führt aus, dass *„heil“* in allen Sprachen „auf das unteilbare Ganze der menschlichen Existenz“ verweist.[335] Gesundheit kann so als Komplementärbegriff von Krankheit verstanden werden, d.h. als Begriff, der in solch großer Distanz zum Krankheitsbegriff steht, dass er das Begriffsnetz gewissermaßen am anderen Ende hält.

Rothschuh zählt auch die englischen Begriffe *disease, illness* und *sickness* zu den Synonymen des Krankheitsbegriffs.[336] Das Begriffsverständnis der drei Begriffe klärt sich durch einen Blick ins *Oxford English Dictionary (OED)*[337]. *Illness* verweist nach dem OED auf die Qualität des Zustandes und beschreibt Krankheit unter dem Blickwinkel des subjektiven Leidens bzw. des klinischen Ausdrucks der Krankheit. Als *Krank-Sein* wird Krankheit in einem anthropologisch-persönlichen und ethischen Sinne erfasst („the quality or subjectiv condition of being ill“). Aus der Erlebnisperspektive heraus umfasst *illness* den Wertaspekt von Krankheit als etwas Böses, Schlechtes, Unangenehmes, Lästiges und Schädliches. Als Störung des Erlebens oder Verhaltens bezieht sich *illness* eher auf psychologische Aspekte von Krankheit. *Sickness* hingegen rekurriert entsprechend dem OED auf den sozialen Status und die sozialen Interaktionen des Kranken („sick-role“). Jedoch ist *sickness* auch zu verstehen als eine bestimmte Krankheit oder ein bestimmtes Leiden („A particular disease or Malady“) und verweist auf eine öko-soziale Dimension von Krankheit als Ergebnis einer pathogenen Mensch-Umwelt-Beziehung. Im metaphorischen Sinne kann *sickness* auch als Ekel oder Überdruss verstanden werden („Utter disgust or weariness“[338]). Krankheit als *disease* steht ursächlich für Leid, Not, Unbehagen und Ärger. Wenn Krankheit als *sickness* ein Verständnis von Krankheit als eine bestimmte *disease* (bspw. Tuberkulose) integriert, sich *disease* aber, anders als *illness* und *sickness,* auf objektiv vorzeigbare Befunde („a condition oft the body“) stützt, zeigt sich hier eine andere erkenntnistheoretische Basis der Bestimmung dessen, was Krankheit ist. Während sich das Begriffsnetz durch hermeneutische und phänomenologische Untersuchungen des Begriffs Krankheit ergibt, gerinnt die biomedizinische Dimension von Krankheit zu naturwissenschaftlich-empirisch erhobenen Daten. Das Verständnis von Krankheit als *disease* ist unabhängig davon, ob die Person die Krankheit bemerkt. Als Abstraktion von der Person findet es sich als *Krankheitsnamen* in Manuals und Taxonomien.

Als Resultat der sprachlichen Annäherung an die Begriffe Gesundheit und Krankheit ergibt sich eine Unterscheidung des *Begriffs* der Krankheit vom *Krankheitsnamen*. Der Krankheitsbegriff ist das *verallgemeinerte* Resultat der Reflexion über das Widerfahrnis Krankheit, welches, subjektiv erfahren und individuell erlebt, den Anderen in der Regel nicht verborgen

335 Vgl. Schipperges 1990, S. 79; Schipperges 1980, S. 72.

336 Vgl. Rothschuh 1990, S. 1184–1190.

337 Das *Oxford English Dictionary* ist ein englisches Wörterbuch, das von der Oxford University Press herausgegeben wird. Es ähnelt dem deutschen Wörterbuch der Gebrüder Grimm und greift auf die Sprachentwicklung der letzten tausend Jahre zurück. Da das OED Wortverwendungen, Wortbedeutungen und die Etymologie umfasst, ist es eine hervorragende Quelle zur sprachgeschichtlichen Rekonstruktion der Begriffe Gesundheit und Krankheit.

338 Oxford English Dictionary 2017.

bleibt. Krankheitsnamen hingegen bezeichnen bestimmte und voneinander unterscheidbare Krankheitsentitäten. Gerade das hermeneutisch zu entschlüsselnde Verständnis von Krankheit zeigt die Schwierigkeiten und Herausforderungen, Begriffe ohne eine Verzerrung ihres (historischen) Sinn- und Bedeutungsgehalts zu verstehen. Berücksichtigt man, dass die Bedeutung eines Begriffs in seinem Sprachgebrauch zu suchen ist,[339] wird die Schwierigkeit, einen historischen Begriffsinhalt korrekt zu erfassen, deutlich. Die Herausforderung besteht in der Rekonstruktion historischer Lebens- und Denkgewohnheiten aus heutiger Perspektive. Nimmt man zusätzlich die Mahnung ernst, dass Begriffe „nur in den seltensten Fällen epochenübergreifend identisch verwandt wurden“[340], ergeben sich daraus zwei Schlussfolgerungen: Erstens kann der gegenwärtige philosophische Diskurs um den Krankheitsbegriff nur als momentaner zu verstehender Höhepunkt eines reflektierten und differenzierten Sprechens über Krankheit im europäischen Kulturraum verstanden werden. Daraus folgt zweitens, dass für zukünftige Generationen dieser Diskurs lediglich ein historischer Moment sein wird, welcher das gegenwärtige Ringen um ein Verständnis der Begriffe Gesundheit und Krankheit unter den gegenwärtigen gesellschaftlichen Verhältnissen widerspiegelt. Ebenso wie frühere gesellschaftliche und naturwissenschaftliche Entwicklungen und Diskurse einen Beitrag zu unserem heutigen Verständnis von Gesundheit und Krankheit geleistet haben, wird der gegenwärtige Diskurs in das Begriffsverständnis zukünftiger Generationen eingehen. Will die Philosophie nicht im Elfenbeinturm verbleiben und der Diskurs kein esoterischer sein, ist eine Rückbindung der Desiderate des philosophischen Diskurses an medizinisch-praktische bzw. medizinethische Diskussions- und Handlungskontexte nötig. enn nun im Folgenden der philosophische Diskurs um den Krankheitsbegriff entlang seiner Hauptargumentationslinien nachgezeichnet wird, besteht die begründete Hoffnung, aus diesem Diskurs Erkenntnisse ableiten zu können, die Impulse für eine Fortentwicklung der modernen Medizin zu setzen vermögen. Die Fortentwicklung der Medizin versteht die Autorin unter dem Imperativ des Nutzens für den Patienten. Diese Aussage erkennt an, dass Medizin als Heilkunde ökonomischen und politischen Interessen unterliegt und damit systemischen Zwängen unterworfen ist.

2.2 Philosophische Annäherungen an die Begriffe Gesundheit und Krankheit

Gesundheit und Krankheit werden oft als gegensätzliche Begriffe gebraucht, so gegensätzlich wie Tag und Nacht. Jedoch ist schon die häufige Unsicherheit im eigenen Urteil darüber, ob man krank ist oder nicht, ein Indiz dafür, dass die Abgrenzung der Zustände Gesundheit und Krankheit nicht eben leichtfällt. Wenn es aber der betroffenen Person selbst schon schwerfallen kann, ein klares Urteil über den eigenen Zustand zu fällen, erscheint es plausibel, dass die Bewertung des Gesundheitszustandes durch eine dritte Person noch schwieriger ist. Es scheint, als ob eine distinkte Markierung der Grenze zwischen den Bereichen *Krank-Sein* und *Gesund-Sein* nicht möglich ist. Gleich dem Vordringen und Zurückweichen des Wassers im Ufersaum scheinen sich *Gesund-Sein* und *Krank-Sein* eher nebulös zu vermischen, als klar

[339] Der Gedanke wurde von Wittgenstein in den *Philosophischen Untersuchungen* formuliert (Wittgenstein 2003, § 43).

[340] Schäfer 2012, S. 17.

voneinander unterscheidbar zu sein. Für die Begriffe Gesundheit und Krankheit wurden in den letzten siebzig Jahren eine Reihe von Definitionsvorschlägen publiziert. Gleichwohl haben auch diese definitorischen Anstrengungen nicht dazu geführt, dass in jedem Falle eine eineindeutige Zuordnung einer Person zu einem der beiden Zustände möglich ist. Nach wie vor ist strittig, ob *Krank-Sein* zugleich bedeutet, eine Krankheit zu haben, und *Gesund-Sein* dementsprechend das Nichtvorhandensein einer Krankheit ist.

2.2.1 Krank-Sein und Gesund-Sein

Wie kein anderer Philosoph war Nietzsche vom *Krank-Sein* gefesselt. Betroffen vom unmittelbar Unausweichlichen dieser Erfahrungen wurde er zum Philosophieren „am Leidfaden des Leibes“[341], in der Abgeschiedenheit und Einsamkeit der „Nachtseite des Lebens“[342], regelrecht gezwungen. Seine Briefe geben Aufschluss, wie sein *Krank-Sein* alle Lebensvollzüge durchdrang. Am 4. Juli des Jahres 1888 schrieb er seinem Freund Franz Overbeck die folgenden Zeilen:

> „Seit dem ich Turin verlassen habe, bin ich in einem miserablen Zustande. Ewiger Kopfschmerz, ewiges Erbrechen; eine Recrudescenz meiner alten Leiden; tiefe nervöse Erschöpfung verhüllend, bei der die ganze Maschine nichts taugt. Ich habe Mühe, mich gegen die traurigsten Gedanken zu verteidigen. Oder vielmehr: ich denke sehr klar, aber nicht günstig über meine Gesamtlage. Es fehlt nicht nur an der Gesundheit, sondern an der Voraussetzung zum gesund-werden – Die Lebens-Kraft ist nicht mehr intakt. Die Ein-

[341] In den *Nachgelassenen Fragmenten* finden sich zahlreiche Stellen, an denen Nietzsche in verschiedenen Zusammenhängen vom „Leitfaden des Leibes“ spricht: „Aus der Selbstbespiegelung des Geistes ist noch nichts Gutes gewachsen. Erst jetzt, wo man auch über alle geistigen Vorgänge sich am Leitfaden des Leibes zu unterrichten sucht z.B. über Gedächtnis, kommt man von der Stelle.“ (Nietzsche, *Nachgelassene Fragmente*, S. 49) An anderer Stelle ist zu lesen: „Am Leitfaden des Leibes. – Gesetz, daß „die Seele“ ein anziehender und geheimnißvoller Gedanke war, von dem sich die Philosophen mit Recht nur widerstrebend getrennt haben – vielleicht ist das, was sie nunmehr dagegen einzutauschen lernen, noch anziehender, noch geheimnißvoller. Der menschliche Leib, an dem die ganze fernste und nächste Vergangenheit alles organischen Werdens wieder lebendig und leibhaft wird, durch den hindurch, über den hinweg und hinaus ein ungeheurer unhörbaraer Strom zu fließen scheint: der Leib ist ein erstaunlicherer Gedanke als die alte ‚Seele'“ (Nietzsche, *Nachgelassene Fragmente*, S. 565). Weitere Stellennachweise finden sich ebenda auf S. 282, S. 578 und S. 692. Doch was meint Nietzsche mit der Metapher des „Leitfadens“ und damit, am „Leitfaden des Leibes“ zu philosophieren? Karen Joisten analysiert in Nietzsches Schriften den Begriff des „Leifadens“ als Labyrinth, der als Ausdruck des Weges zu verstehen ist, der im Verborgenen zum Ziel führt. Irrwege, falsche Wege, das Verlaufen und Scheitern sind im Labyrinth nicht nur möglich, sondern wahrscheinlich. Die Verwegenen und Mutigen, die sich ins Labyrinth wagen, sind Suchende, deren einiziges Hilfsmittel der Leib ist. Er dient sozusagen als Orientierung im Labyrinth des Lebens. Die Metapher am „Leitfaden des Leibes“ interpretiert Joisten als methodische Anleitung, in welcher der Leib Vorrang hat vor anderen methodischen Ankerpunkten, beispielsweise dem Verstand oder dem Willen. Jedoch ist der Leib nicht als ein letzter Grund oder als ein letztgültiges Prinzip zu verstehen. Vernünftige Einsicht und das Verstehen gehen bei Nietzsche von der Einheit des Subjekts aus und der Leib wird der Zugang zum Menschen. Der Leib selbst umfasst begrifflich das vielfältig strukturierte Ganze des Menschen und bindet unterschiedliche Kräfte, Triebe und Affekte. Einer Trennung von Körper und Geitst oder Seele tritt Nietzsche mit dem Zugang zum Menschen über den Leib entgegen. Der Leib wird zur „großen Vernunft“ (vgl. Joisten 1994, S. 105–122). Edmund Husserl entwirft als erster eine Philosophie des Leibes und die Unterscheidung von Körper und Leib wird zu einer Grundfesten der phänomenologischen Philosophie. Einen lesenswerten Überblick über das Konzept der Leiblichkeit findet sich bei Alloa u.a. 2012. Insbesondere in Bezug auf die hier thematisierten Begriffe Krankheit und Gesundheit sei auch die Lektüre von Marzano 2013 empfohlen.

[342] Sontag 2003, S. 9.

> buße von 10 Jahren zum Mindesten ist nicht mehr gut zu machen: während dem habe ich immer vom ‚Capital' gelebt und nichts, gar nichts zuerworben. Aber das macht arm ... Man holt nicht nach in physiologicis, jeder schlechte Tag zählt: das habe ich von dem Engländer Galton gelernt. Ich kann, unter begünstigenden Verhältnissen, mit äußerster Vorsicht und Klugheit ein labiles Gleichgewicht erreichen; fehlen diese begünstigenden Verhältnisse, so hilft mir alle Vorsicht und Klugheit nichts. Der erste Fall war Turin; der zweite ist, leider diesmal, Sils. Ich bin in ein verdrießliches und unruhiges Winter-Wetter hineingerathen, welches mir zusetzt, wie mir etwa ein Februar in Basel zusetzt. – Diese extreme Irritabilität unter meteorologischen Eindrücken ist kein gutes Zeichen: sie charakterisiert eine gewisse Gesamt-Erschöpfung, die in der That mein eigentliches Leiden ist. Alles, wie Kopfschmerz usw. ist nur Folgezustand und relativ symptomatisch. – Es stand in der schlimmsten Zeit in Basel und nach Basel genau nicht anders: nur daß ich damals im höchsten Grade unwissend war und den Ärzten ein Herumtasten nach lokalen Übeln gestattet habe, das ein Verhängnis mehr war. Ich bin durchaus nicht kopfleidend, nicht magenleidend: aber unter dem Druck einer nervösen Erschöpfung (die zum Theil hereditär, – von meinem Vater, der auch nur an Folgeerscheinungen des Gesamt-Mangels an Lebenskraft gestorben ist –, zum Theil erworben ist) erscheinen die Consequenzen in allen Formen. Das einzige régime, welches damals am Platz gewesen wäre, wäre die amerikanische Weir-Mitchells Kur gewesen: eine extreme Zufuhr von dem werthvollsten Nahrungsmaterial (mit absoluter Veränderung von Ort, Gesellschaft, Interessen). Thatsächlich habe ich, aus Unwissenheit, das entgegengesetzte régime gewählt: und noch jetzt begreife ich nicht, daß ich nicht in Genua an totaler Schwäche gestorben bin."[343]

Nietzsche beschreibt seinem Freund das, was er körperlich-leiblich erfährt: Kopfschmerzen, Erbrechen und große Erschöpfung. Wir wissen, dass Nietzsche zudem unter extremer Kurzsichtigkeit, Magen-Darmbeschwerden und Gleichgewichtsstörungen litt, sich immer wieder vor Speisen ekelte und besonders lichtempfindlich war. Über die Symptome hinaus erfahren wir aus seinen Briefen auch, was diese Zustände mit ihm „machen": Sie beeinflussten seine ganz alltäglichen Lebensvollzüge, seine Arbeit und seine Beziehungen in einer besonderen, weil besonders hinderlichen, unangenehmen und quälenden Weise – sie ließen ihn leiden. Dieses Leiden zeigte sich in einer mühevollen Anstrengung, sich „gegen die traurigsten Gedanken zu verteidigen". Oder ist dies schon der Ausdruck einer (seelischen) Krankheit?

Ohne diesen Gedanken weiterzuverfolgen, wird deutlich: *Krank-Sein* ist ein aufdringlicher Zustand! Es ist ein Zustand, der uns mit uns selbst konfrontiert, mit unserem *Selbst*[344]. Das körperliche Empfinden von Schmerz und Unwohlsein wird erspürt, erfahren, erlebt und erlitten. Damit zwingt das *Krank-Sein* nicht nur zu einer besonderen Art der Aufmerksamkeit sowie des Nach- und Aufspürens, sondern auch zur kognitiven Auseinandersetzung mit dem, was wir körperlich-leiblich wahrnehmen und erfahren. Dieses *Be-* und *Nachdenken*, ausge-

[343] Nietzsche, *Sämtliche Briefe*, S. 347–348.

[344] Das Selbst erlangte erst im neuzeitlichen Denken begriffliche Bedeutung in der Philosophie. Seit dem 18. Jh. findet sich der Begriff im Englischen, angelehnt an den Begriff „self", später auch im Deutschen. Insbesondere John Locke und David Hume traten sich als Protagonisten philosophischer Problemstellungen um den Begriff des Selbst hervor (vgl. Schrader 1995).

löst durch die Krankheit, beschreibt Nietzsche vielfach als Nutzen der Kränklichkeit oder als den *Wert* der Krankheit.[345]

Nietzsches Briefe geben aber auch Auskunft über seine Suche nach Rat, Hilfe und Unterstützung. Eine Überwindung der (mehr oder weniger großen) Unsicherheit in der Selbstwahrnehmung und Eigenbewertung der körperlich-leiblichen Widerfahrnisse geht dem aktiven Zugehen auf andere Personen voraus. Nietzsche steht hier exemplarisch für die betroffene Person, die als erste Instanz zu beurteilen hat, ob es sich bei dem, was sie an eigenem körperlich-leiblich-seelischen Erleben wahrnimmt, um einen krankhaften Zustand handelt oder nicht. Und wir wissen: Sicher sind wir uns dabei nicht (immer). Der Begriff *illness* stellt deutlich heraus, dass das *Sich-krank-Fühlen* etwas mit uns als Person zu tun hat, es die ganz persönliche und begründete Zuschreibung eines Zustandes einer Person zu *sich selbst* ist.[346] Eine Person erlebt ihr eigenes Erleben, die eigenen Wahrnehmungen und Empfindungen, ihr Verhalten, ihre Handlungen und Intentionen als Subjekt ihrer selbst.[347] Helmut Plessner nennt die Sphäre, zu der das Erleben gehört, Innenwelt und versteht darunter „die Welt ‚im' Leibe, das, was das Lebewesen selbst ist"[348].

Illness bezeichnet dieses, das Selbst umfassende Verständnis von Krankheit:

> „Illness is a subjectively interpreted undesirable state of health. It consists of subjective feeling states (e.g., pain, weakness), perception of the adequacy of their bodily functioning, and/or feeling of competence."[349]

Ontologisch kann *illness* als subjektives Erleben spezifischer Symptome verstanden werden. Epistemologisch ist *illness* über die direkte Beobachtung möglich, indirekt über die individuellen Berichte der Betroffenen.[350] Diese subjektiven Symptome können der Person durch eine auf sich selbst gerichtete Aufmerksamkeit auf unterschiedliche Weise bewusst werden: Die Gewissheit kann die Person ganz unmittelbar „wie aus heiterem Himmel" treffen, sie kann aber auch langsam und bruchstückhaft ins Bewusstsein treten. Zum Beispiel dort, wo langsam eine Fähigkeit abhandenkommt, wo die Person ein *Nicht-mehr-Können* feststellt, wo sie fürchten muss, eine Behinderung zu erfahren oder krank zu sein. Diese „vermittelte Unmittelbarkeit" liegt nach Helmut Plessner in der Exzentrizität des Menschen begründet, durch die er mit allem in „indirekt-direkter Beziehung" steht.[351] Dem langsamen Bewusstwerden geht ein Wechselspiel von Sorge und Sorglosigkeit, von Befürchtungen und einem Sich-selbst-Beschwichtigen, von Beunruhigung und Sich-Selbst-Beruhigen voraus:

---

345 Vgl. Nietzsche: *Menschliches, Allzumenschliches I*, Aph. 289, S. 234; Nietzsche: *Menschliches, Allzumenschliches II*, Aph. 356, S. 522.

346 Die Möglichkeit mangelnder Wahrnehmungsfähigkeit wird an dieser Stelle ignoriert. Den Standpunkt, dass nur Patienten in der Sprache von *illness* sprechen können, beschrieb Fleischman 1999, S. 3–32, insbesondere S. 7 f.

347 Vgl. Plessner 1975, S. 293.

348 Plessner 1975, S. 295.

349 Twaddle, zitiert nach Hofman 2002, S. 653. Das Original findet sich bei Andrew Twaddle: *Disease, illness and sickness revisited*, Linköping University 1994.

350 Vgl. Hofman 2002, S. 653.

351 Vgl. Plessner 1975, S. 342.

> „Das Bewusstsein, krank zu sein, ist eine ganz besondere Form von Aufmerksamkeit auf sich, ein Gewahrwerden dessen, dass man überhaupt existiert, eine Spannung zwischen Abstandnehmen von sich und der Gewissheit, dass man jetzt unausweichlich betroffen ist."[352]

Gesund-Sein bzw. Gesundheit hingegen wird als das (vermeintlich) Normale verstanden. In der „Unauffälligkeit des Lebensvollzuges"[353] werden wir dieser „Tagseite des Lebens" meist gar nicht gewahr; denn nichts zwingt uns, auf die Gesundheit in besonderer Weise zu achten oder auf sie aufmerksam zu werden. Lediglich dann, wenn das gesunde „Leben im Schweigen der Organe"[354] durch Missempfindungen und Schmerzen gestört wird, horchen wir in uns hinein. Eine Achtsamkeit, die auf das *Gesund-Sein* gerichtet ist, entspringt demnach erst einem Wissen um den meist leid- und schmerzvollen Zustand des *Krank-Seins*.

2.2.2 Gesundheit und Krankheit

Gesund-Sein und Gesundheit scheinen zunächst identische Begriffe zu sein. Jedoch kann man „eine Gesundheit" ganz offensichtlich nicht im selben Sinne „haben" kann wie eine Krankheit: Eine Person kann durchaus an einer bestimmten Krankheit leiden, bspw. an Tuberkulose, aber sie kann sich nicht einer spezifischen Gesundheit erfreuen. Auch wenn Gesundheit immer nur bedingt bestimmbar ist, indem der Verdacht auf eine bestimmte Krankheit durch den diagnostischen Prozess ausgeschlossen wird, so sprechen wir nicht davon, dass eine Person dann in Bezug auf diese bestimmte Krankheit gesund ist. So würde man eine Person, die zwar unter Husten, Auswurf, Fieber und Schwäche leidet, bei der aber das *Mycobacterium tuberculosis* nicht nachgewiesen wurde, nicht als „gesund in Bezug auf Tuberkulose" bezeichnen. Dies würde voraussetzen, dass es auch noch andere Gesundheiten gibt. Man könnte dann von einer Gesundheit bezüglich Demenz oder Mumps sprechen und damit meinen, dass eine Person in einer Weise gesund ist, ebendiese Krankheiten *nicht zu haben*. So jedoch sprechen wir nicht. Vielmehr verwenden wir den Gesundheitsbegriff im Singular, als *ganzheitlichen* Begriff.[355] Anders als im Mittelalter, als Gesundheit als *Heil-Sein* religiös-theologisch überzeichnet und damit ganzheitlich in dem Sinne war, dass jeder Mensch in jedem Bereich des Lebens zur Gesundheit gezwungen war, wenn er das Heil im Jenseits erreichen wollte, resultierte der heute gebrauchte Begriff der Gesundheit als ein „kunstvoller" Begriff aus den Spezialisierungen der medizinischen Wissenschaften seit dem 17. Jh..[356] Die Vielzahl von Krankheiten machte das polare Gegenüber eines am Heil orientierten Gesundheitsbegriffs obsolet und brachte schrittweise die Notwendigkeit eines neuen Gegenpols

[352] Böhme/Akashe-Böhme 2005, S. 28.

[353] Böhme/Akashe-Böhme 2005, S. 28.

[354] Der Gedanke bezieht sich auf Leriche (vgl. Canguilhem 1977, S. 77).

[355] Der Begriff der Ganzheitlichkeit ist ein nicht eindeutiger, weil in verschiedenen Kontexten unterschiedlich gebrauchter Begriff. Die Schwierigkeiten liegen schon im Begriff des *Ganzen* begründet. Ein guter einführender Überblick zum Begriff des Ganzen findet sich bei Martinez 1990, S. 219–231. Den Zusammenhang von Ganzheit und Individualität thematisiert Dray 1972. Unter der Fragestellung, was Ganzheitlichkeit für das Gesundheitswesen bedeutet, widmet sich Arnold Rekittke dem Begriff; dabei vertritt er die These, dass es sich bei dem Begriff der Ganzheitlichkeit weniger um konkrete Handlungsanweisungen handelt, als mit ihm vielmehr Visonen oder Ideale zum Ausdruck gebracht werden oder sich ideologische Denkweisen hinter dem Begriff verstecken (vgl. Rekittke 2006).

[356] Gadamer 1993, S. 136.

hervor, in dem sich die Abwesenheit von Krankheit(en) ausdrückt. Während der Krankheitsbegriff historisch von Anbeginn differenziert beschrieben wurde, war der Gesundheitsbegriff immer auf ein kosmologisch, religiös oder theologisch interpretiertes Ganzes bezogen. Dieser Bezug fand bis in die Neuzeit hinein seine Entsprechung in der religiösen Interpretation der Krankheitsursachen. Dieses normative Bezogensein von Gesundheit und Krankheit auf eine transzendente Ursache verunklarte und „deckelte" die seit Beginn der Menschheit im Begriffspaar von Krankheit und Gesundheit angelegte Spannung zwischen der Differenzierung (von Krankheiten) und einem Ganzen (der Gesundheit). Die Widersprüchlichkeit dieses tradierten Verständnisses der Begriffe Gesundheit und Krankheit zeigte sich erst mit der Durchsetzung der Deutungshoheit der Naturwissenschaften. Nun fing ein „künstlicher" ganzheitlicher Gesundheitsbegriff, der sich auf das Freisein von benennbaren Krankheiten bezog, diese Spannung auf.

Versteht man den Ausdruck „künstlich" als ein Attribut von Phänomenen, die durch die Schaffenskraft des Menschen hervorgebracht werden, und teilt man das Verständnis, dass auch Religion (oder Religiosität) und Wissenschaft von Menschen erschaffene Phänomene sind, so kann man jegliche Begriffe von Gesundheit und Krankheit als „künstlich" bzw. als sprachliche Konstrukte verstehen. Der singuläre Sprachgebrauch von Gesundheit und die Möglichkeit, von Krankheit sowohl im Singular als auch im Plural zu sprechen, verweisen auf eine sprachliche Schwierigkeit, eine philosophisch entscheidende Differenz zum Ausdruck zu bringen. Gesundheit und Krankheit sind zunächst Begriffe, die als Abstraktionen ausdrücken, was einer Menge von Gegenständen gemeinsam ist. Das Feld der Begriffe Gesundheit und Krankheit erstreckt sich auf eine Vielzahl von Synonymen, verwandten Begriffen und Zuständen. Somit sind Gesundheit und Krankheit zunächst *Oberbegriffe*, unter welche verschiedene Zustände subsumiert werden, die als gesund oder krank gelten. Die Kennzeichnung dieser Zustände als gesund oder krank erfolgt durch die eine Krankheit auslösenden und somit als Erklärungskriterium herangezogenen Elemente oder Faktoren, entsprechend des zugrundeliegenden Paradigmas. Wie gezeigt, wechselten sich die anerkannten Erklärungsmodelle und Theorien zur Entstehung von Krankheit (Humoralpathologie, Iatrophysik und Iatromechanik, Bakteriologie, Genetik usw.) durch die Menschheitsgeschichte hindurch ab, bestanden (und bestehen) aber auch nebeneinander fort. Erschien eine der Theorien zur Erklärung von Krankheit besser als die mit ihr konkurrierenden, setzte sie sich als neues Paradigma durch. Dabei war und ist es nicht notwendig, dass das neue Paradigma alle Tatsachen – in diesem Fall: alle möglichen als „krank" attribuierten Phänomene – erklärt.[357]

Wesentlicher als die Erklärungsweite medizinischer Theorien und Erklärungsmodelle erscheint jedoch der Schluss, das Krankheit und Gesundheit Phänomene sind, die sich nicht polar gegenüberstehen, sondern vielmehr auf unterschiedlichen Ebenen körperlich-leiblichen Erlebens angesiedelt sind. Dies wäre eine Erklärung dafür, dass in unterschiedlichen Definitionsversuchen der Begriffe Gesundheit und Krankheit nicht nur unterschiedliche Intentionen zum Ausdruck kommen, sondern auch ein methodisch auf unterschiedlichen

[357] Vgl. Kuhn 1976, S. 32.

Wegen hergeleitetes Verständnis von Gesundheit und Krankheit. So versteht die Weltgesundheitsorganisation unter Gesundheit einen „Zustand des vollständigen körperlichen, geistigen und sozialen Wohlergehens und nicht nur das Fehlen von Krankheit oder Gebrechen"[358]. In dieser Formulierung offenbart die WHO ein Verständnis von Gesundheit, das dem naturwissenschaftlichen Paradigma in der Medizin verpflichtet ist. Die zusätzliche Verbindung von Gesundheit und Wohlergehen stellt die WHO-Definition von Gesundheit in die begriffliche Nähe zum Glück und macht ihn im weitesten Sinne zu einem moralischen Begriff.[359] Obwohl der Konstruktion der Gesundheitsdefinition der WHO häufig eine begriffliche Nähe zur *Biostatistischen Theorie* von Christopher Boorse bescheinigt worden ist, positioniert sich Boorse gegen die Gleichsetzung von Gesundheit mit körperlichem und seelischem Wohlergehen. Er argumentiert, dass es zweifellos eine ganze Reihe körperlicher Zustände gebe, die unser Wohlbefinden beeinträchtigen könnten, aber keineswegs als Krankheiten gälten. Als Beispiele zählt er geringe Körpergröße, mangelnde Kraft, fehlende Schönheit oder Schlafmangel auf. Zugleich akzeptiert Boorse eine mögliche Verschiebung ungesunder und therapierbarer Zustände durch Veränderungen gesellschaftlicher Wertmaßstäbe, Institutionen und der praktischen Medizin. Zur Bestimmung von Krankheit bzw. für den Ausschluss unerwünschter Zustände aus dem Krankheitsbegriff verweist Boorse auf die medizinische Praxis. Anders als die WHO versteht Boorse Gesundheit als theoretischen Begriff, der sich aus einer normativen Funktionalität ergibt. Krankheit hingegen ist in seinem Begriffsverständnis der dazu komplementäre Begriff, genauer: eine Abweichung von einer theoretisch proklamierten, normativen Funktionalität des Organismus.[360] Zudem hat er den Begriff der positiven Gesundheit entwickelt, die er als eine Gesundheit, die „außerhalb der Abwesenheit von Krankheit" anzusiedeln ist, bestimmt. Darin eingeschlossen ist das Freisein von Krankheiten bis zum Lebensende. Positive Gesundheit ist bei Boorse eine Gesundheit, die gesünder erhält.[361]

Anders als Boorse versteht Carolin Whitbeck Gesundheit und Krankheit nicht als komplementäre Begriffe. Der Gesundheitsbegriff geht bei ihr über den Krankheitsbegriff hinaus und verweist auf ein Gut: das Gut der Gesundheit. Whitbeck argumentiert, dass für viele Bereiche, die Entscheidungen im Bereich der Gesundheit treffen, medizinisches Fachwissen nicht relevant sei und dass es viele Zustände von Krankheit, Verletzung, Behinderung oder Schädigungen gebe, die sehr wohl mit dem Gut der Gesundheit in Einklang stünden. Der Gesundheits- und Krankheitsbegriff ist bei ihr kein komplementäres Begriffspaar, jedoch seien beide Begriffe auf das an der Gesundheit orientierte menschliche Interesse zurückzuführen, wel-

---

358 Verfassung der WHO vom 22. Juli 1946 (World Health Organization (WHO): Constitution of the World Health Organization 2014).

359 Zum genaueren Verständnis der Norm in der WHO-Definition und zu ausführlicheren Erläuterungen der Definition siehe Kapitel 2.5.4 und vgl. Callahan 1973. In deutscher Übersetzung in Schramme 2012, S. 41–62.

360 Boorse 1977.

361 Boorse 1987, S. 365.

ches sich darin zeige, Krankheiten, Schädigungen oder Verletzungen zu vermeiden oder zu therapieren.[362]

Heute löst sich der Begriff der Gesundheit als *Frei-Sein von Krankheiten* auf, können doch Krankheiten sowohl beim ungeborenen Kind als auch lange Zeit vor dem Auftreten der ersten Symptome diagnostiziert werden. Daher scheint es sinnvoll, vom *Gesund-Sein* im Sinne eines sich *Gesund-Fühlens* zu sprechen. Denn eine Person kann sich durchaus gesund fühlen, auch wenn sie *krank ist* und eine *Krankheit hat*. Chronisch Kranke, deren Anzahl durch die Möglichkeiten der modernen Biomedizin beständig wächst, stehen dafür exemplarisch. Schaut man in die deutsche Krankheitsstatistik, so ergibt sich ein Bild wie es typisch ist für die wohlhabenden Staaten dieser Welt: Es dominieren chronische Krankheiten des Herz-Kreislauf-Systems, Krebserkrankungen, chronische Lungenkrankheiten, Erkrankungen des Muskel-Skelett-Systems, psychische Störungen und Diabetes mellitus.[363] Trotz des oft chronischen Verlaufs dieser Krankheiten ist die Wahrnehmung des eigenen Gesundheitszustandes – zumindest in Deutschland – gut. Hier bezeichnen drei Viertel der Bevölkerung über 18 Jahren den eigenen Gesundheitszustand als „sehr gut" oder „gut".[364] So wird deutlich: Eine Krankheit zu haben, ist nicht zwingend deckungsgleich mit dem subjektiven Empfinden von Schmerz und Leid, eben dem *Krank-Sein*.

Diese Überlegungen legen den Schluss nahe, dass es trotz unseres Sprachgebrauchs und Gefühls plausibel ist, den Gesundheits- sowie den Krankheitsbegriff im Plural zu verwenden. Dies wäre anschlussfähig an die lebensweltliche Erfahrung, demnach in uns Menschen vielerlei Krankheiten bzw. Krankheitsdispositionen stecken und, individuell wahrscheinlich unterschiedlich und graduell verschieden ausgeprägt, Leben zugleich bedeutet, eine Krankheit zu haben. Nietzsche würde diesem Gedanken, der zugegebenermaßen kein optimistischer und dem allgemeinen Lebensgefühl eher abträglich ist, wohl zustimmen.

> „Denn eine Gesundheit an sich giebt es nicht, und alle Versuche, ein Ding derart zu definiren [sic], sind kläglich missrathen. Es kommt auf dein Ziel, deinen Horizont, deine Kräfte, deine Antriebe, deine Irrtümer und namentlich auf die Ideale und Phantasmen deiner Seele an, um zu bestimmen, was selbst für deinen Leib Gesundheit zu bedeuten habe. Somit giebt es unzählige Gesundheiten des Leibes; und je mehr man dem Einzelnen und Unvergleichlichen wieder erlaubt, sein Haupt zu erheben, je mehr man das Dogma von der ‚Gleichheit der Menschen' verlernt, um so mehr muss auch der Begriff der Normal-Gesundheit, nebst Normal-Diät, Normal-Verlauf der Erkrankung unsern Medicinern abhanden kommen."[365]

Wenn Nietzsche proklamiert, dass jeder Mensch seine eigene Gesundheit habe, verschmelzen bei ihm der Begriff der Gesundheit mit der subjektiven Wahrnehmung eines Zustandes, der offenbar nicht eindeutig als *Gesund-Sein* oder *Krank-Sein* zu fassen ist. In diesem Verständnis kann eine Person subjektiv gesund sein, auch wenn sie an einer Krankheit leidet.

[362] Whitbeck 1981. Der Aufsatz ist in deutscher Übersetzung erschienen in Schramme 2012, S. 205–222.

[363] Vgl. Institute for Health Metrics and Evaluation (IHME): Global Burden of Disease.

[364] Robert-Koch-Institut 2006.

[365] Nietzsche: *Die Fröhliche Wissenschaft* 3/120.

Nietzsche macht diesen Gedanken stark mit seinem Insistieren auf der Forderung, Krankheit als Stimulans des Lebens zu sehen. Diese Sichtweise kehrt die oben pessimistische Lesart in eine optimistische, lebensbejahende um. Krank zu sein und eine Krankheit zu haben, muss eben nicht bedeuten, sein Leben nicht gestalten zu können. Die „große Gesundheit", „welche der Krankheit selbst nicht entrathen mag"[366], erschafft sich aus der Integration von Krankheit immer wieder neu und ist eine Gesundheit höherer Ausprägung. Wenn der Kern einer Gesundheitslehre in der Einsicht besteht, dass das Leben der Krankheit bedarf „als eines Mittels und Angelhakens der Erkenntnis"[367], kann Krankheit nicht ausschließlich ein Übel sein. Nietzsche resümiert einen Verlust, ein Heraustreten aus den normalen Lebensbezügen durch schwere Erkrankungen, starke Schmerzen und Siechtum. Derartige Zustände lassen das Leben selbst problematisch erscheinen, erzwingen eine veränderte Lebensführung und eine Betrachtung des Lebens mit anderen Augen. Der „große Schmerz" wird bei ihm zum letzten Befreier des Geistes der uns zwingt, „in die letzten Tiefen zu steigen"[368].

Nietzsche litt die meiste Zeit seines Lebens. Rastlos suchte er Hilfe bei Ärzten, damit diese ihm sagen könnten, *was er habe*. Die erhoffte Antwort des Arztes auf die Frage des Patienten: „Was habe ich?", kann jedoch nur von anderer Art sein als jene, die der Patient sich selbst gibt. Nietzsche selbst beschrieb umfänglich seine Magenprobleme, Schwindelanfälle oder Verstimmungen. Dass er diese *hatte*, wusste er, weil er sie erlebte. Vom Arzt jedoch erhoffte er sich eine Antwort, die zum Schweigen der Symptome führt, also einen Ausweg aus dem Leid versprach. Eine solche Antwort, die auf einer Diagnose gründet, ist komplex, denn sie schließt mögliche Untersuchungen und Therapien ebenso ein wie prognostische und, heute mehr denn je, ökonomische Aussagen. Bei einer Diagnose wird „einem *bestimmten Patienten* zu einem *bestimmten Zeitpunkt* ein bestimmter Krankheitsbegriff zugeordnet"[369]. Während ein allgemeiner Krankheitsbegriff als Allgemeinbegriff das Ergebnis der Abstraktion einer Vielzahl von Krankheiten ist, beschreibt die Diagnose eine spezifische Krankheit mit einem Eigennamen. *Krankheitsnamen* sind sprachliche Abstraktionen von Zuständen einer Vielzahl Erkrankter, die aufgrund der gesammelten empirischen Erkenntnisse als typologisch gleich klassifiziert werden. Als nosologische Krankheitsentitäten entstehen sie durch die Verallgemeinerung einer Vielzahl ähnlich verlaufender Krankheitsprozesse mit gleichen Ursachen, Symptomen, Verläufen sowie gleichen diagnostischen und therapeutischen Möglichkeiten. Als sprachliche Gebilde existieren sie unabhängig und losgelöst vom Kranken als besondere kategoriale Formen der Wahrnehmung (Husserl) und bilden so etwas wie Idealtypen, Lehrbuchfälle oder Muster für die Beurteilung individueller Krankheitsfälle.[370] In klinischen Taxonomien, bspw. den ICD-10 oder dem DSM, werden sie abgebildet und gehen so in die Diagnose des Arztes ein.[371]

366 Nietzsche: *Menschliches, Allzumenschliches I*, Vorrede, 4.
367 Nietzsche: *Menschliches, Allzumenschliches I*, Vorrede, 4.
368 Nietzsche: *Die Fröhliche Wissenschaft*, Vorrede zur 2. Ausgabe, Abschnitt 3.
369 Lanzerath, zitiert nach W. Wiesing. Im Original Lanzerath 2000, S. 60 (*Kursivstellung* im Original).
370 Vgl. auch Gross 1995, S. 51–58.
371 Siehe dazu ausführlich Kapitel 1.3, S. 48 ff.

Im englischsprachigen Raum wird dieses nosologische Verständnis von Krankheit als *disease* bezeichnet.[372] Das *New Shorter Oxford Dictionary* definiert *disease* als „a definable variety of such a disorder, usually with specific signs or symptoms or affecting a specific location"[373]. Twaddle führt genauer aus: „Disease is a health problem that consists of a physiological malfunction that results in an actual or potential reduction physical capacities and/or a reduced life expectancy".[374] Ontologisch ist *disease* ein physiologisches Ereignis, unabhängig vom körperlichen Erleben und sozialer Konventionen, das erkenntnistheoretisch mit objektiven Mitteln nachweisbar ist.[375]

Nun könnte man annehmen, dass sich die Ungewissheit, ob man *krank sei*, mit der Diagnose auflöst. Immerhin ordnet diese dem subjektiven Zustand eine *Krankheit* zu, die der Patient *hat.* Jedoch bleibt ein Rest von Ungewissheit, denn die Gewissheit bezieht sich nur auf diejenige Krankheit, die durch die Diagnose einen Namen bekommen hat. Zudem weiß auch der Patient, dass eine Diagnose nur mit einer bestimmten Wahrscheinlichkeit richtig ist, da weitere krankheitsrelevante und differentialdiagnostische Informationen zu einem veränderten Urteil führen können. Demnach ist die Diagnose ein unterbestimmter, weil nicht mit letzter Sicherheit gewisser Ort im Ufersaum von Gesundheit und Krankheit. Mit den Methoden der Naturwissenschaften bestimmt, steht er der subjektiven Wahrnehmung des den eigenen Zustand wahrnehmenden Subjekts gegenüber. Die verbleibende Ungewissheit über den eigenen Gesundheitszustand resultiert nicht nur aus der Begrenzung durch die zu einem bestimmten historischen Zeitpunkt verfügbaren medizinischen Erkenntnismethoden und deren technischer oder ärztlich-subjektiver Fehleranfälligkeit, sondern auch aus der Spannung zwischen subjektiver und objektiver Gewissheit:

> „Mit dem Wort ‚gewiß' drücken wir die völlige Überzeugung, die Abwesenheit jedes Zweifels aus, und wir suchen damit den Anderen zu überzeugen. Das ist subjektive Gewißheit. Wann aber ist etwas objektiv gewiß? – Wenn ein Irrtum nicht möglich ist. Aber was für eine Möglichkeit ist das? Muß der Irrtum nicht *logisch* ausgeschlossen sein?"[376]

2.2.3 Grenzprobleme und Abgrenzungen

Die Grenze zwischen *Gesund-Sein* und *Krank-Sein*

> „ist schwer zu verorten, im strengen Sinne ist sie gar nicht zu verorten. Sie bildet einen Ort des Übergangs, einen Niemandsort, an dem man zögert, verweilt, sich vorwagt, den man hinter sich läßt, aber nie ganz. Sie [die Schwelle, Anm. P. L.] gehört zum Alltag und ist doch mehr als alltäglich. Im Überschreiten der Schwelle befindet man sich nicht mehr hier und noch nicht dort, Ort und Zeit berühren sich."[377]

---

[372] Die Unterscheidung von *disease, illness* und *sickness* ist seit den fünfziger Jahren des 20. Jahrhunderts in der theoretischen Medizin gebräuchlich. Die genaue Untersuchung der Differenz der Begriffe geht nach Bjørn Hofman erstmalig zurück auf Andrew Twaddle: *Influence and Illness: Definitions and definers of illness behavior among older males in Providence,* Rhode Island, 1968.

[373] Brown 1993, S. 620.

[374] Twaddle 1994, zitiert nach Hofman 2002, S. 652.

[375] Vgl. Hofman 2002, S. 652.

[376] Wittgenstein 1970: *Über Gewißheit*, §194 (*Kursivstellung* im Original).

[377] Waldenfels 1999, S. 9.

So verhält es sich auch, wenn der Mensch diese schwer auszumachende Schwelle hin zur „Nachtseite des Lebens" überschreitet. Er spürt erst dann die Gegenwart der Krankheit, das Fremde, Unvertraute, Angstmachende und Bedrohliche, wenn er schon dort ist. Die Grenz-Schwelle selbst ist oft nicht wahrnehmbar.

Gesundheit wie auch Krankheit sind als ontologische Zustände an Personen als ihre Träger gebunden. So liegt nahe, die Diagnose als Grenze zwischen Gesunden und Erkrankten zu verstehen – und damit zwischen Gesundheit und Krankheit. Doch zugleich scheiden Diagnosen verschiedene Krankheitsentitäten voneinander. Innerhalb eines allgemeinen Krankheitsbegriffs markieren verschiedene Diagnosen zahlreiche Grenzen zwischen verschiedenen Krankheiten. Während einige Grenzen klar und deutlich sind, weil sie Krankheiten abgrenzen, deren Status nie bestritten wurde, sind andere Grenzen unscharf. Krebs, Herzkrankheiten, Epilepsie oder Tuberkulose sind unbestritten „schwere" oder „ernsthafte" Krankheiten, weil sie zum Tode führen können. Die evaluative Bezeichnung „schwer" für eine Krankheit ist jedoch dem Verdacht ausgesetzt, subjektiv bzw. relativ zu sein und lädt daher geradezu zu Vergleichen ein. Oft werden „schwere" Krankheiten von solchen abgegrenzt, die fast alle Menschen haben bzw. die durch Krankheitsprozesse gekennzeichnet werden können, die der klinischen Beobachtung durch empirische Methoden nicht zugänglich sind. Arteriosklerose, leichte Lungenreizungen und Karies sind solche Zustände.[378] Je mehr Krankheitsentitäten *(disease)* voneinander unterschieden werden können, unabhängig von ihrem Schweregrad, desto mehr Grenzziehungen entstehen innerhalb eines allgemeinen Krankheitsbegriffs. Bedenkt man, dass heute Krankheiten als genetische Prädispositionen erkannt oder aber in einem Zustand entdeckt werden können, der für den Patienten noch völlig symptomfrei ist, hat es den Anschein, als ob die Gesundheit in der Dämmerung des Grenzbereichs zwischen Krankheit und Gesundheit aufgeht.

Eingeschlossen in die Abgrenzungsproblematik von Gesundheit und Krankheit sind Zustände, die häufig als Krankheiten verstanden werden, weil sie für die betroffene Person ebenso leidvoll und unangenehm wie Krankheiten sind und einer medizinischen Intervention bedürfen, sich jedoch von Krankheiten in einer bestimmten Art und Weise unterscheiden. Zu solchen Zuständen gehören Behinderungen, Verletzungen, Fehlbildungen und Vergiftungen. Ihnen ist gemein, dass sie keine episodischen oder zeitlich begrenzten Zustände sind. Zudem ist die Therapie der psychischen und/oder physischen Beeinträchtigungen lediglich auf die Verminderung oder Beseitigung der Symptome gerichtet. Zugleich gibt es eine enge Verbindung zum Krankheitsbegriff, gerade bei Behinderungen. Diese gehen mehrheitlich auf Erkrankungen zurück, andere wiederum sind angeboren oder die Folge von Unfällen.[379] Dirk

---

[378] Vgl. Boorse 1977. Später charakterisierte er diese Zustände als „universelle Krankheiten". Diese zeichnen sich dadurch aus, dass sie zwar in der praktischen Medizin als Krankheit beschrieben werden, aber in jedem Alter und bei jedem Geschlecht auftreten können. Damit schließt er die „universellen Krankheiten" aus seinem Begriff von Krankheit aus. Ebenso betrifft dies die sogenannten „strukturellen Krankheiten", wozu bspw. Deformationen der Ohren oder ein von Geburt an fehlender Blinddarm gehören.

[379] Vgl. Robert-Koch-Institut 2006, S. 62

Lanzerath argumentiert, dass erst die Qualität der individuellen Erfahrung eines erlebten Zustandes diesen zu einer Behinderung macht.[380]

Der Krankheitsstatus psychischer Störungen war lange Zeit umstritten. Wie in Kapitel 1 beschrieben, entwickelten sich die Psychiatrie und Psychologie erst gegen Ende des 19. und zu Beginn des 20. Jhs. zu eigenständigen Disziplinen. Heute hat der Begriff der psychischen Störung den Begriff der psychischen Krankheit in der Psychiatrie, der klinischen Psychologie und der Psychotherapie weitestgehend abgelöst. Mit diesem Sprachgebrauch wird anerkannt, dass es vielfach noch kein ausreichend gesichertes Wissen über die Ursachen und Therapien psychischer Störungen gibt. Zudem gilt der Begriff der psychischen Störung als wertneutraler als derjenige der psychischen Krankheit. Das DSM beschreibt psychische Störungen als aktuelle und beobachtbare klinisch bedeutsame Verhaltens- und Erlebensmuster, die durch Störungen psychischer, biologischer oder von Funktionen des Verhaltens bestimmt sind. Psychische Störungen können, ebenso wie Krankheiten, mit Leiden einhergehen (bspw. Schmerzen) und erhebliche Beeinträchtigungen darstellen. Klaustrophobie schränkt bspw. die Freiheit ein, sich in engen Räumen aufzuhalten. Menschen mit einer Ballphobie werden nie mit anderen freudvoll Ball spielen usw. Der Begriff der psychischen Störung umfasst nicht nur derartige Zustände, sondern integriert auch das Risiko, derartige Zustände zu erfahren.

Um „objektive Kriterien" zur Bestimmung psychischer Störungen wird nach wie vor gerungen.[381] Die Schwierigkeiten bei der Begriffsbestimmung zeigten sich nicht zuletzt in den Diskussionen im Zuge der Überarbeitung des *Diagnostischen und Statistischen Manual Psychischer Krankheiten (DSM-V).*[382] Einmal mehr wurde deutlich, dass psychische Erscheinungsbilder stark durch kulturelle Vorstellungen der jeweiligen Zeit geprägt und als Abweichungen von einer kulturell oder sozial angenommenen Norm Pathologisierungen ausgesetzt sind. Bei der Überarbeitung des DSM-V stießen insbesondere Formulierungen, die Trauer und Leistungseinschränkungen im Alter als krankhafte Prozesse beschreiben, auf Kritik.[383]

2.2.4 Eine kleine Begriffszusammenfassung

Die Begriffe *Krank-Sein* und Krankheit, *Gesund-Sein* und Gesundheit, *illness, disease* und *sickness* sind zentrale Begriffe im philosophischen Diskurs. Deutlich geworden ist, dass die Begriffe auf unterschiedlichen Ebenen gebraucht werden und auf diesen, den medizinhistorischen Modellvorstellungen folgend, unterschiedliche Rationalisierungen erfahren.

Unter *Gesundheit* wird gemeinhin ein Zustand verstanden, der die Person nicht zu einer besonderen Aufmerksamkeit auf sich selbst, auf die eigenen körperlichen und seelischen Befindlichkeiten zwingt. Zustände, die sich nicht aufdrängen, bleiben meist nicht nur unbe-

380 Vgl. Lanzerath 2000, S. 239.

381 Vgl. Schramme 1997.

382 Die fünfte Auflage des DSM-V wurde im Jahre 2013 im englischen Original veröffentlicht (vgl. Website der *American Psychiatric Association*, www.dsm5.org). Die deutsche Übersetzung ist seit Dezember 2014 verfügbar. Zur Diskussion um den Begriff der psychischen Störung siehe bspw. Maier/Falkei/Heinz 2013; Habekuss 2013; Müller 2013; Heinz 2014.

383 Vgl. auch Lenz 2011.

merkt, sondern auch unbeachtet. Sie werden erst dann zum Gegenstand näherer Betrachtung, wenn sie abhandenkommen. Eigenschaften wie Übel, Leid, Schmerz, Unbehagen, Gebrechen usw., die seit Menschengedenken den Begriff der Krankheit attribuieren, fehlen zwar dem Begriff der Gesundheit, stehen aber aufgrund ihrer erfahrungsmäßigen Aufdringlichkeit im Zentrum der Bemühungen, beide Begriffe zu schärfen. Die Abwesenheit der für Krankheit charakteristischen Attribute verheißt einen Zustand, den Menschen sich wünschen und anstreben. So überrascht auch nicht, dass Gesundheit und Glück oft in einem Atemzug genannt werden, während Krankheit mit Schädlichkeit, Übel und Leid assoziiert wird. So wie das Glück für Menschen ein erstrebenswerter Zustand ist, so ist es auch die Gesundheit. Krankheit hingegen ist kein Zustand, der per se erstrebenswert ist. Daraus lässt sich schlussfolgern, dass ohne die leidvolle Erfahrung von Krankheit die Gesundheit uninteressant ist und es ohne den Krankheitsbegriff auch nichts über Gesundheit zu sagen gibt. Dass sich die philosophische Diskussion nicht am Gesundheits-, sondern am Krankheitsbegriff entzündet, folgt dieser Logik. Doch das vermeintlich Unspannende (Gesundheit und Glück) ist das Gewollte und Erstrebenswerte, denn eben in diesem nicht-herausfordernden Zustand lässt sich Leben frei und ohne leiblich-subjektive Beschränkungen gelingend gestalten. Unter der Prämisse, dass die Gesundheit zwar der erstrebenswerte und gewollte Zustand ist, der Begriff der Gesundheit jedoch unter den naturwissenschaftlichen und medizintechnischen Möglichkeiten im Krankheitsbegriff aufzugehen scheint, lässt sich schlussfolgern, dass zukünftig verstärkt Anstrengungen unternommen werden sollten, um den Gesundheitsbegriff zu schärfen. Die WHO formuliert einen Gesundheitsbegriff, der Gesundheit als vollständiges körperliches, geistiges und soziales Wohlergehen versteht und damit mehr umfasst als die bloße Abwesenheit von Krankheit. Normativ gewendet, wird Gesundheit so zu einem gesellschaftlichen Ideal, an welchem sich politische Programme orientieren sollten, um Bedingungen für ein gelingendes Leben für alle Menschen zu gewährleisten. Auch wenn diese idealistische Formulierung vielfach kritisiert wurde, verdient die veränderte Perspektive, die den Gesundheitsbegriff ins Zentrum der Bemühungen stellt, eine besondere Wertschätzung

Begriffe, die im angelsächsischen Sprachgebrauch das Phänomen Krankheit beschreiben, beziehen sich jeweils auf bestimmte Aspekte des Phänomens. Das englische *disease* schärft die biomedizinische Dimension von Krankheit. In diesem Verständnis wird Krankheit zu einem Objekt in der Wirklichkeit der Außenwelt, die Plessner als die Welt gewordene Umwelt beschreibt.[384] Auf die sich im Erleben von Krankheit zeigende anthropologisch-persönlichen und ethische Qualität des Krankheitszustandes verweist der englische Begriff *illness*. Er fängt Krankheit unter der Perspektive des subjektiven Leidens ein, wird aber auch als klinischer Ausdruck der Krankheit gebraucht. *Illness* beschreibt am ehesten die Innenperspektive von Krankheit. Plessner würde sie in der Innenwelt, als der Welt „‚im' Leibe, das, was das Lebewesen selbst ist"[385], verorten. Als Störung des Erlebens oder Verhaltens erfasst *illness* Krankheit auch in einem psychologischen Sinne. *Sickness* hingegen nimmt den sozialen Sta-

[384] Plessner beschreibt „den Organismus als Körperding" in der Sphäre der Außenwelt. In dieser ist er „das Objekt anatomisch-physiologischer Wissenschaft" (vgl. Plessner 1975, S. 293 ff., insbesondere S. 295).

[385] Plessner 1975, S. 295.

tus und die sozialen Interaktionen des Kranken in den Blick und verweist auf eine öko-soziale Dimension von Krankheit als das Ergebnis einer pathogenen Mensch-Umwelt-Beziehung. Die Sphäre der Mitwelt, in welcher der Mensch die „Gewissheit der Wirklichkeit anderer Iche"[386] erfährt, entspricht dem Verständnis von Krankheit als *Sickness*.[387]

Im Laufe der medizinhistorischen Entwicklung kam es, ausgelöst durch die „wissenschaftlichen Revolutionen", zu wesentlichen Veränderungen im Begriffsverständnis von Gesundheit und Krankheit. Unsere rational-naturwissenschaftlich geprägte Lebenswelt verlangt mehr denn je klare Kriterien zur Unterscheidung von Gesundheit und Krankheit, da mit dem Urteil, ob eine Person krank oder gesund ist, weitreichende Konsequenzen verbunden sind. Primär geht es um die Therapie des Patienten mit dem Ziel der Verbesserung bzw. Wiederherstellung des Gesundheitszustandes. Zugleich legitimiert die Diagnose u.a. die Befreiung von Arbeit, den Bezug von Krankengeld und andere Sozialleistungen. Nicht zuletzt aus gesundheitspolitischen und ökonomischen Gründen ist daher die Frage, was Krankheit ist, gesellschaftlich relevant und die Verlockung groß, die Zuteilung von Gesundheitsleistungen an den Krankheitsbegriff zu koppeln. Die Philosophie bietet auf diese Frage eine Reihe erkenntnisreicher Antworten, die mit den verschiedenen philosophischen Denktraditionen korrespondieren. Die Auswahl der im folgenden Unterkapitel diskutierten Krankheitstheorien ist so getroffen, dass Grundunterscheidungen und Tendenzen der Debatte deutlich werden. Zu vermuten ist, dass das radikal rational-naturwissenschaftliche Denken unserer Epoche als Inbegriff der Rationalität in der philosophischen Diskussion seinen Niederschlag findet und diese nicht nur dominiert, sondern darüber hinaus instrumentalisiert. Bislang ist bereits die Instrumentalisierung der Begriffe Gesundheit und Krankheit durch die institutionalisierte Gesundheitspolitik als Steuerinstrument ökonomischer Aspekte des Gesundheitswesens deutlich geworden. Die ethischen Fragen im Umgang mit Kranken sind Gegenstand breiter öffentlicher Diskussionen. Die Instrumentalisierung des Krankheitsbegriffs durch die naturwissenschaftliche Rationalität ist hingegen nach Kenntnisstand der Verfasserin kaum Gegenstand öffentlicher Diskurse. Dies verwundert nicht, gilt doch das wissenschaftlich-rationale Denken unbestritten als Ankerpunkt europäischer Kultur und als Fortschrittsgarant. Eine Kritik dieses Denkens trifft sozusagen ins Mark des europäischen Selbstverständnisses. Die Vermutung der Irrationalität einer solchen Kritik macht einen „blinden Fleck" deutlich, der in den letzten Jahren immer mehr in den Fokus philosophischen Interesses gerückt ist: Wissenschaft als Verkörperung einer instrumentellen Rationalität, verstanden als verkürzte oder pervertierte Rationalität.[388]

---

386 Plessner 1975, S. 301.

387 Erläuterungen zum Verhältnis der Plessner'schen „Sphären des Menschen" zu den Begriffen *disease*, *illness* und *sickness* finden sich bei Lenz 2012.

388 Vgl. u.a. Arnswald/Schütt 2011; Vietta 2012. Kurt Bayertz beschreibt den instrumentellen Charakter neuzeitlicher Rationalität in zweifacher Hinsicht: a) als *Genese* im naturwissenschaftlichen Experiment mit Geräten und Instrumenten vermittelter wissenschaftlicher Erkenntnis und b) als instrumentell in ihrer *Verwendung*, indem sich aus Zweck-Mittel-Beziehungen bestimmte Ziele formulieren lassen, die wiederum in Handlungsanweisungen umformuliert werden können (vgl. Bayertz 2011, S. 160).

2.3 Philosophische Antworten

Nietzsche starb 1900 in Weimar, inmitten jener Zeit, die zum Initial für den philosophischen Diskurs um den Krankheitsbegriff avancierte. In der zunehmenden Industrialisierung der damaligen westlichen Welt darf ein Auslöser für jenen Diskurs gesehen werden. Sie beeinflusste die gesamte Lebenswelt der Menschen und bescherte den Fabrikarbeitern nicht nur gesundheitsschädigende Arbeitsbedingungen, sondern auch Arbeitszeiten bis zu 14 Stunden täglich. Infolge beengter Wohn- und katastrophaler hygienischer Lebensverhältnisse nahmen Infektionskrankheiten dramatisch zu. Auch wenn die aufstrebende, an den Naturwissenschaften orientierte Medizin beachtliche Erfolge erzielen konnte – daran partizipieren konnten nur wenige. Das auf Betreiben Bismarcks am 15. Juni 1883 vom Reichstag verabschiedete Gesetz über die Krankenversicherung dehnte die Möglichkeit der Inanspruchnahme einer ärztlichen Behandlung auf versicherte Arbeiter aus, die sonst aus monetären Gründen dazu nicht in der Lage gewesen wären. Die Entstehung von Krankenkassen (die ersten Ortskrankenkassen wurden 1884 gegründet) ist in den Kontext der Institutionalisierung der Gesundheitspolitik einzubetten, die auch als Ausdruck eines gestiegenen Verständnisses von Gesundheit und staatlicher Gesundheitsfürsorge zu verstehen ist.[389]

In diesem gesamtgesellschaftlichen Kontext gelangte das „Goldene Zeitalter der Medizin" zu seiner Blüte. Die Veränderungen in der Medizin durch die Naturwissenschaften zwangen die Mediziner, ihr Berufsverständnis zu hinterfragen. Während sich ein Teil der Mediziner auf Bernhard Naunyns Diktum: „Medizin muss Wissenschaft sein, oder sie wird nicht sein"[390], berief, folgten andere der Überzeugung Victor von Weizsäckers, der formulierte: „Wenn Medizin nichts als Naturwissenschaft sein wird, so wird sie gar nicht sein. Denn die Medizin steht nicht der Natur gegenüber, sondern dem Menschen gegenüber."[391] Die Frage, was Krankheit sei, stand nun zunehmend im Spannungsfeld von theoretischer und praktischer Medizin, insbesondere der Psychiatrie. Die Spannung entlud sich 1960 in einer Provokation: Der US-amerikanische Psychiater Thomas Szasz stellte die These auf, dass ein biologistisch-statistisch verstandener Krankheitsbegriff den Begriff der Geisteskrankheit ad absurdum führe. Würden Krankheiten, so seine Argumentation, als Abweichungen von einer biologisch festgelegten Norm verstanden, biologische Normen für geistige Phänomene jedoch nicht existieren, könne es keine psychischen Krankheiten geben. Damit verliere der Begriff der Geisteskrankheit seine Nützlichkeit und sei lediglich ein „zweckdienlicher Mythos"[392]. Heute herrscht ein allgemeiner Konsens darüber, dass diese These als der Auslöser der eigentlichen Debatte um den Krankheitsbegriff gilt.

---

[389] Thomas Mann beschreibt in seinem Roman *Der Zauberberg* wortreich den Geist und die Gesellschaft der Zeit vor dem Ersten Weltkrieg und die Euphorie, die durch die neuen Möglichkeiten der Medizin ausgelöst wurde. Ein noch heute sichtbares Zeugnis der damaligen Gesundheitspolitik sind die Ruinen der zwischen 1898 und 1930 durch die Landesversicherungsanstalt Berlin gebauten ehemals größten deutschen Arbeiter-Lungenheilstätte in Beelitz-Heilstätten vor den Toren Berlins.

[390] Zitiert nach Engelhardt 2007. Im Original in Naunyn 1909, S. 1280.

[391] Zitiert nach Benzenhöfer 2007, S. 112. Das Original findet sich in Weizsäcker 1986–2005, Bd. 8, S. 144.

[392] Vgl. Szasz 1960; Szasz 1961.

2.3.1 Theoretischer und praktischer Krankheitsbegriff

Das Verständnis von Krankheit als *praktischem* Begriff im Unterschied zu einem *theoretischen Krankheitsbegriff* ist grundlegend für die gesamte Diskussion. Das, was unter einem praktischen bzw. theoretischen Krankheitsbegriff verstanden wird, ist keinesfalls einheitlich und steht in engem Zusammenhang mit der Herausbildung der medizinischen Wissenschaften. Noch im 19. Jh. war die Anzahl der Ärzte mit Universitätsausbildung sehr gering. Erst mit der Einführung der einheitlichen Prüfungsordnung für Medizin im Jahre 1883 – übrigens eine Reaktion auf die unzureichenden naturwissenschaftlichen Vorkenntnisse der Studienanfänger an medizinischen Fakultäten im Deutschen Reich – änderte sich die Situation. Fortan orientierten sich Forschung und Lehre zunehmend an den Naturwissenschaften. Ärzte suchten nun nach „objektiven" Krankheitszeichen, die mit naturwissenschaftlichen Methoden analysiert und systematisiert werden konnten. Man könnte schlussfolgern, dass infolge zunehmenden Wissens um die Entstehung und die Ursachen von krankhaften Prozessen immer neue Krankheiten entstanden (und entstehen), indem sie als künstliche Gruppierungen von Zeichen, Symptomen und Befunden geschaffen wurden (und weiterhin werden).[393]

Doch es mehrten sich Stimmen, die eine „Verobjektivierung" des Patienten und die Zurückdrängung ganzheitlicher Konzeptionen in der Medizin kritisierten.[394] Das Selbstverständnis der Ärzte spannte sich in weitem Bogen zwischen dem eines Wissenschaftlers und dem eines Heilkünstlers. So beschrieb der Medizinhistoriker Richard Toellner die Medizin

> „als die lehr- und lernbare Kunst, medizinisches Wissen und ärztliche Erfahrung nach festen Regeln des Handelns beziehungsweise Entscheidens und nach verbindlichen Normen ärztlich-sittlichen Verhaltens anzuwenden. Heilkunst ist Handlung, Praxis, die Kunstfertigkeit, mit der der Arzt seine alltägliche Berufssituation meistert; nämlich im Einzelfall bei prinzipiell unvollständiger Information im diagnostisch-therapeutischen Prozeß, oft unter Zeitdruck, immer unter Entscheidungszwang die richtigen diagnostischen und therapeutischen Entscheidungen zu treffen [...]."[395]

Vielfach wurde beklagt, dass der Einzug der Naturwissenschaften in die Medizin deren Einheit zerstöre. Folgt man dem Gedanken, dass sich diese Einheit im praktischen ärztlichen Handeln offenbare,[396] wird verständlich, dass ein in diesem Sinne *praktischer* – nämlich diese Einheit herstellender oder garantierender – Krankheitsbegriff als die „entscheidende Klammer" für „die ärztliche Orientierung an den Zielen, Diagnose, Therapie, Prävention und Palliation [...] in der langen Geschichte des ärztlichen Handelns" verstanden wird.[397]

Dieses hier beschriebene Verständnis eines *praktischen Krankheitsbegriffs* schließt sowohl das am Wohle des Patienten orientierte ethische Handeln des Arztes als auch das dafür nötige objektiv-naturwissenschaftliche Wissen um Krankheiten ein und integriert die Mitteilung

393 Engelhardt Jr. führt die Auffassung, dass die Medizin Cluster von Phänomenen nicht beschreibt, sondern vielmehr Cluster von Befunden formt, in Zusammenhang mit dem Wertaspekt der Krankheit näher aus (vgl. Engelhardt Jr. 1986, S. 73).

394 Vgl. Habeck 1996, S. 175.

395 Toellner, zitiert nach Habeck 1996, S. 176. Das Original findet sich in Toellner 1988, S. 199.

396 Vgl. Habeck 1996, S. 176.

397 Lanzerath 2000, S. 255.

des Patienten über das subjektive Erleben der Krankheit unter den jeweils individuellen Lebensumständen. Damit umfasst das praktische Verständnis von Krankheit insbesondere das Krankhafte „in seiner normativen Konstitution als einem unerwünschten gesundheitlichen Status“[398] und ist somit reichhaltiger als der *praktische* Begriff von Krankheit im Verständnis von *illness*. Der Sorge, dass die Orientierung an den Naturwissenschaften zu einer Vernachlässigung der sich in der Arzt-Patienten-Beziehung konstituierenden moralischen Implikation ärztlichen Handelns führe, seine „Humanität tötet“ und ihn am „Arzten“[399] hindere, wird mit der Orientierung an einem *praktischen Krankheitsbegriff,* der mehr umfasst als der Begriff *illness*, ernst genommen. Nicht umsonst fordern zahlreiche Medizinhistoriker, Mediziner, Sozialwissenschaftler und Ethiker, dass zur ärztlichen Kunst auch eine Erziehung zum Arzt bzw. „ärztliche Tugenden“ gehören.[400]

Die Diskussion um den *theoretischen* und *praktischen* Krankheitsbegriff warf die Frage auf, wer sich mit der Klärung eines allgemeinen Begriffs von Krankheit befassen solle. Für Karl Theodor Jaspers, den großen deutschen Psychiater und Philosophen, war die Antwort klar: „Was gesund und was krank im Allgemeinen bedeutet, darüber zerbricht sich der Mediziner am wenigsten den Kopf.“[401] Die Aufgabe der medizinischen Wissenschaft ist nach Jaspers nicht,

> „diese Wertebegriffe auszuarbeiten und zu einem allgemeinen Krankheitsbegriff zu kommen, ebensowenig [sic] wie es ihre Aufgabe sein kann, irgendein Heilmittel für alle Fälle zu erfinden. Der Mediziner ist um gar nichts klüger, wenn es im allgemeinen [sic] heißt, irgendetwas sei krank. Vielmehr besteht seine Arbeit darin, festzustellen, was für ein bestimmtes konkretes Sein und Geschehen vorliegt, wovon es abhängig ist, wie es verläuft, was darauf einwirkt.“[402]

Jaspers versteht Krankheit in einem anthropologisch-existentialistischen Sinne, ebenso wie Victor von Weizsäcker. Für beide steht der Patient als Mensch mit seiner individuellen Krankheitserfahrung und -geschichte im Mittelpunkt jedes ärztlichen Bemühens. [403]

Heute diskutieren Sozialwissenschaftler, Juristen, Philosophen und Ärzte, was unter einem *allgemeinen* Begriff von Krankheit zu verstehen sei. Die Frage, was Krankheit *ist*, ist auf der Ebene eines Allgemein- oder Oberbegriffs angesiedelt. Die Systematisierung von Krankheiten in Taxonomien oder als nosologische Phänomenen in klinischen Manuals ist davon ebenso

398 Bauer 2007, S. 94.

399 Schweninger, zitiert nach Eckart 1995, S. 85.

400 Wenn Toellner im Gegenentwurf zur 7. Novellierung der Approbationsordnung für Ärzte (ÄAppO) am 10.07.1989 fordert: „Die ärztliche Kunst ist der lehr- und lernbare Zusammenhang von ärztlichem Wissen, ärztlichem Handeln und ärztlichen Verhalten. Die ärztliche Ausbildung umfaßt daher das wissenschaftliche Studium der Medizin, die Einübung ärztlicher Fähigkeiten und Fertigkeiten sowie die Erziehung zum Arzt [...]“, wird dieser Forderung Ausdruck verliehen (zitiert nach Habeck 1996, S. 187; vgl. auch Wiesing 1995).

401 Jaspers 1948, S. 652. Das Zitat stammt aus dem Vorwort zu ersten Auflage von 1913.

402 Jaspers 1948, S. 652.

403 Vgl. Jaspers 1948, S. 262. Jaspers bezieht sich in seiner *Allgemeinen Psychopathologie* u.a. auf Helmut Plessners „Lachen und Weinen“ (vgl. Jaspers 1948, S. 227). Später ist sein Denken auch von Max Scheeler beeinflusst (vgl. Arendt 1990).

zu unterschieden wie verschiedene Modellvorstellungen von Krankheit. Gleichwohl kommt die vielschichtige, kontroverse und unübersichtliche Debatte ohne einen Rückbezug auf derartige Hierarchisierungen nicht aus – bilden sie doch das ab, was mit den bisher zur Verfügung stehenden Erkenntnismethoden über Krankheiten zutage gefördert werden konnte.

Die Komplexität des Krankheitsbegriffs und Systematisierungsprobleme

Die Unübersichtlichkeit des philosophischen Diskurses um einen allgemeinen Krankheitsbegriff erklärt sich aus der Mehrdeutigkeit des Krankheitsbegriffs – sowie des Gesundheitsbegriffs. Beide Begriffe können sowohl explanatorisch als auch evaluativ verstanden werden und enthalten als *thick concepts* gleichermaßen deskriptive sowie normative Zuschreibungen.[404] Welche Schwierigkeiten und Fragen der Versuch, eine Vielzahl von Krankheitskonzepten zu systematisieren, mit sich bringt, zeigt Bjørn Hofman in einem im Jahre 2001 veröffentlichten Aufsatz.[405] Die Analyse der Konzepte entsprechend den zugrundeliegenden Fragen und philosophischen Grundannahmen legt offen, dass zentrale Begriffe, die zur Charakteristik der Konzepte benutzt werden, mehrdeutig sind. So wird der Begriff des Naturalismus in einem zweifachen semantischen Realismus gebraucht: Während Kenneth W. M. Fulford eher für einen Naturalismus steht, wie er der „deskriptiven" Position der Metaethik entspricht,[406] vertreten Christopher Boorse und Jerome Wakefield einen naturalistischen Standpunkt, der sich am empirischen Verständnis der Naturwissenschaft orientiert. Sie gründen ihre Theorien auf einen naturwissenschaftlich-biologischen Funktionsbegriff.[407] Der Begriff „objektiv" beschreibt nach Hofman zum einen die deskriptive Position in der Metaethik; zum anderen wird er aber auch dazu benutzt, normative Aspekte im Krankheitskonzept als „objektiv" oder „intersubjektiv" zu bezeichnen.[408] Oft versuchen die Autoren, durch das Aufzeigen von Gegenpositionen ihren Standpunkt zu verdeutlichen, wodurch sich Idealismus vs. Skeptizismus, Pragmatismus vs. Instrumentalismus, Relativismus vs. Normativismus usw. gegenüberstehen. Unklar bleibt häufig, ob auf ontologischer, epistemologischer, logischer oder praktischer Ebene diskutiert wird.

Weitestgehend Einigkeit herrscht darüber, dass zentrale Grundunterscheidungen in der Debatte zwischen *normativen* und *naturalistischen* Krankheitsauffassungen verlaufen. Der *Normativismus* verteidigt den Begriff der Krankheit als einen Begriff, der nicht ohne Wertsetzungen gedacht werden könne. Was jedoch unter Normen und Werten zu verstehen ist bzw. welche Normen und Werte gemeint sind, obliegt der genaueren Analyse. Relevant für den Krankheitsbegriff erscheinen ästhetische, ökonomische, methodologische, klassifikatorische und moralische Normen und Werte.[409] Mit der Absage an einen Krankheitsbegriff als „empirischen Seinsbegriff" (Jaspers) stellen sich die Normativisten gegen eine *naturalistische*

404 Zum Krankheitsbegriff als „thick concept" vgl. Stoecker 2009.

405 Vgl. Hofman 2001.

406 Vgl. u.a. Fulford 1993; Fulford 2000.

407 Vgl. u.a. Boorse 1975; Boorse 1976a; Boorse 1976b; Boorse 1977; Wakefield 1992.

408 Vgl. Hofman 2001, S. 217.

409 Als Vertreter normativistischer Positionen seien u.a. Tristam H. Engelhardt Jr., Joseph Margolis, Lennart Nordenfelt, K. Donner Clouser, Charles M. Culver und Bernhard Gert genannt, auf deren Positionen in dieser Arbeit Bezug genommen wird.

Auffassung, deren Vertreter Krankheit anhand möglichst objektiver und wertfreier Kriterien empirisch und deskriptiv als statistische Abweichung von einer biologischen Norm zu definieren versuchen.[410] Der Begriff der Krankheitsentität spielt insbesondere in den naturalistischen Krankheitsauffassungen eine entscheidende Rolle. Wenn sog. Krankheitsentitäten Gemeinsamkeiten mit dem haben, was wir Krankheit nennen, besteht dringender Klärungsbedarf darüber, was genau diese Gemeinsamkeiten sind. „Essentialisten", „Objektivisten", „Naturalisten", „Realisten" und „Taxonomische Realisten" dominieren die Debatte. Sie vertreten den Standpunkt, dass sich Krankheiten durch eine gemeinsam geteilte „natürliche Essenz" oder „reale Kerngehalte" auszeichnen. Die Frage, ob etwas eine Krankheit ist, könne demzufolge mit den Methoden der Naturwissenschaften beantwortet werden.[411] Dagegen stehen Positionen, die argumentieren, dass sich der Krankheitsbegriff durch einen „nominalen Kerninhalt" auszeichne.[412] Sie stellen die Definition von Krankheit in einen Zusammenhang zu den vorherrschenden Erklärungsmodellen der Medizingeschichte, wie sie in Kapitel 1 beschrieben wurden.

Unbeeinflusst von dieser grundsätzlichen Unterscheidung stellt sich die Frage, ob Krankheiten Dinge sind, die man beobachten und dadurch von anderen Krankheiten oder Dingen unterscheiden kann, oder ein prozesshaftes Geschehen, das sich durch eine Abweichung von einer wie auch immer gearteten Normalität auszeichnet. Erstere, ontologische Positionen, werden oft als „platonisch", „realistisch", „rationalistisch", „pro-ontologisch" oder auch „naturalistisch" bezeichnet. Sie zeichnen sich durch eine Klassifikation von Krankheiten in Übereinstimmung mit deren natürlichem Charakter aus und beschreiben sie entsprechend ihrem je eigenen Verlauf und ihrer eigenen Geschichte. Krankheiten werden im ontologischen Sinne nicht erfunden, sondern lediglich erforscht.[413] Eine besonders strenge ontologische Auffassung von Krankheit zeigte sich jüngst in Teilen Westafrikas beim Ausbruch des Ebola-Virus. Die von der dortigen Bevölkerung vertretene Laienposition wies Parallelen zu einem Verständnis von Krankheiten als Entitäten auf, wie es sich medizinhistorisch in magischen, religiösen oder auch dämonologischen Krankheitsvorstellungen findet. In der Diskussion wird diese Position nur von wenigen Autoren vertreten. Engelhardt unterscheidet diese „strenge" ontologische Auffassung von einer eher gemäßigten Ansicht, die den „ontologischen" Status von Krankheitstypen als logische Entitäten versteht. Da hier der „ontologische" Status semantische Fragestellungen betrifft, ist diese ontologische Position die eines „konzeptuellen Realisten".[414]

410 Christopher Boorse gilt als der einflussreichste Verfechter eines naturalistischen Krankheitsbegriffs. Als Autoren, die neben Boorse eine naturalistische Position zum Krankheitsbegriff vertreten, gelten u.a. John Guyett Scadding und Thomas Schramme (vgl. Scadding 1967; Schramme 2000; Schramme 2007). Vielfach wird auch Jerome Wakefield dieser Position zugeordnet, wobei er jedoch auch normative Bezüge in seinen Krankheitsbegriff integriert.

411 Vgl. Hofman 2001, S. 220.

412 Vgl. Hofman 2001, S. 220f.

413 Vgl. Hofman 2001, S. 221f.

414 Vgl. Engelhardt Jr. 2012, S. 41–62.

Um trotz der Mannigfaltigkeit der methodischen Zugänge, Positionen und philosophischen Grundunterscheidungen einen Überblick über die Debatte zu erhalten, werden im Folgenden prominente Theorien aus der Diskussion mit ihren wesentlichen Konstruktionselementen vorgestellt. Die Grundunterscheidung zwischen naturalistischen und normativen Krankheitskonzepten bildet hierfür die Basis.

2.3.2 Der Naturalistische Krankheitsbegriff: Die Biostatistische Theorie

Die Weltgesundheitsorganisation hat sich darauf geeinigt, unter Krankheiten idealisierte begriffliche Krankheitsentitäten zu verstehen. Oft wird eine Korrelation dieses Krankheitsverständnisses mit der *Biostatistischen Theorie* von Christopher Boorse behauptet.[415] Innerhalb des philosophischen Diskurses gilt Boorse als prominentester Vertreter eines naturalistischen Krankheitsbegriffs. Im Folgenden wird daher die *Biostatistische Theorie* immer wieder verwendet, um Kontroversen in der Diskussion deutlich zu machen. Jerome Wakefield, der wie Boorse seine Theorie der Störung *(disorder)* auf einem naturwissenschaftlichen Funktionsbegriff aufbaut, geht über das Begriffsverständnis von Boorse hinaus, indem er in seinem Begriff der *disorder* den naturalistischen Funktionsbegriff mit dem normativen Kriterium der Unerwünschtheit verbindet.[416]

Boorse verweist an vielen Stellen darauf, dass es ein Kennzeichen klinischer Praxis ist, sowohl der Theorie als auch der Praxis verpflichtet zu sein. Für ihn findet sich der theoretische Rahmen der Medizin in der Biologie und anderen Naturwissenschaften.[417] Sein Krankheitsbegriff korreliert mit den verschiedenen Klassifikationen, Nomenklaturen und Thesauri, wie sie auf den Seiten des *Deutschen Instituts für Medizinische Dokumentation und Information (DIMDI)* mit dem Ziel zusammengeführt werden, dem Gesundheitswesen in Deutschland ein einheitliches Begriffssystem zur Verfügung zu stellen.[418]

Ausgehend vom „psychiatric turn" in der Medizin reklamiert Boorse in seinem Aufsatz *On the Distinction between Disease and Illness* aus dem Jahr 1975 ein fundamentales Missverständnis des Konzepts der Medizin, welches in der mehrheitlich geteilten Annahme, dass eine wertfreie Medizin als Wissenschaft unmöglich sei, seinen Ausdruck finde. Boorse widerspricht und führt dieses Missverständnis auf eine Verwirrung zwischen der *theoretischen* und *praktischen* Bedeutung der Medizin zurück, welche sich in der unklaren Unterscheidung der Begriffe *disease* und *illness* ausdrücke.[419]

---

[415] Boorse veröffentlichte in den Aufsätzen *On the Distinction between Disease and Illness* (1975), *Wright on functions* (1976), *What a Theory of Mental Health should be* (1976) und *Health as a theoretical concept* (1977) eine geschlossene deskriptive Analyse von Gesundheit, Krankheit und Funktionen. Das darin enthaltene theoretische Konzept von Krankheit nannte später Lennart Nordenfelt „Biostatistical theory (BST)". Boorse formuliert: „Today the strictest definition of a disease entity would be a constellation of signs, symptoms, and pathology with specific etiology and prognosis." (Boorse 1977, S. 552)

[416] Das Verständnis von Krankheiten als Funktionsstörungen geht auf die antike Philosophie zurück und schon im 13. Jh. beschrieb Al-Baidawi Krankheiten als Funktionsstörung. Siehe Kapitel 1.2.3, S. 45ff.

[417] Boorse 1975, S. 56.

[418] Vgl. Deutsches Institut für medizinische Dokumentation und Information (DIMDI): Klassifikationen, Terminologien und Standards im Gesundheitswesen, 2016.

[419] Vgl. Boorse 1975, S. 49.

Durch zahlreiche Aufsätze hindurch ringt Boorse damit, den *theoretischen* genauer vom *praktischen* Krankheitsbegriff zu unterscheiden, um durch diese Differenzierung einen allgemeinen, universal gültigen Krankheitsbegriff präziser fassen zu können. Die Dringlichkeit, *disease* und *illness* schärfer voneinander zu differenzieren, liegt nach Boorse in einer mehrdeutigen Benutzung bestimmter Krankheitsbegriffe. Auf das geläufige Verständnis von Krankheit als Abwesenheit von Gesundheit knüpft Boorse an, wenn er bei der Analyse des Krankheitsbegriffs auf Nomenklaturen von Krankheiten zurückgreift.[420] Als Beispiele führt er Zustände wie Fußpilz, Warzen oder Farbblindheit an, die zwar in der medizinischen Literatur als Krankheiten beschrieben, jedoch weder von Ärzten noch von medizinische Laien mit der Bezeichnung *Krankheit* bedacht werden. Boorse sieht als möglichen Ausweg aus dieser Kontroverse den Begriff der *Krankheitsentität* als einen Begriff, der sich an einem Durchschnitt einer natürlichen Klasse von Krankheitsbeschreibungen orientiert. Symptome, Zeichen, Pathologie, Ätiologie und Prognose bestimmen demnach jeweils eine spezifische Krankheitsentität. Als Elemente medizinischer Terminologien dienen sie dazu, Zustände des Unwohlseins von klar definierten Krankheiten zu unterscheiden. In der Praxis trifft dies jedoch auf Schwierigkeiten. Symptome wie Bauchschmerzen und Bluthochdruck können zu einer Reihe von Krankheitsentitäten gehören und stellen für sich keine eindeutig beschreibbaren Krankheiten dar. Fieber, Durchfall oder Unterzuckerung jedoch wird sehr wohl das Prädikat „krank" verliehen, ohne dass diese Krankheitsentitäten im Sinne medizinischer Taxonomien sind. Eine Warze oder Fußpilz kann das Wohlbefinden einer Person sicherlich stark beeinträchtigen. Im Vergleich zu Krankheiten wie Bronchialasthma und Mukoviszidose beeinträchtigen sie aber nicht die Lebenschancen und -möglichkeiten der Betroffenen. Das heißt, unser allgemeines Verständnis von Krankheit ist weiter als jenes, welches der Begriff der Krankheitsentität beschreibt.[421]

Boorse schließt somit an semantische Schwierigkeiten an. Dabei ist die Stoßrichtung seiner Überlegungen klar: Er entwickelt sein Verständnis der *illness*, die bei ihm anhand eines ethischen Vokabulars beschreibbar ist, um sie auf physische Krankheiten anzuwenden:

> „Our notion of illness belongs to the ordinary conceptual scheme of the persons and their actions, and it was developed to apply to physiological diseases. Consequently the relation between persons and their illnesses is conceived on the model of their relation to their bodies."[422]

In seiner ersten Unterscheidung von *disease* und *illness* macht Boorse deutlich, dass sich seine Theorie zuerst auf das theoretisch-naturwissenschaftliche Wesen der Medizin bezieht und den praktischen Handlungskontext davon abgrenzt:

> „It is disease, the theoretical concept, that applies indifferently to organisms if all species. That is because, [...] it is to be analyzed in biological rather than ethical terms. The point is that illnesses are merely a subclass of diseases, namely, those diseases that have certain normative features reflected in the institutions of medical practice. An illness

420 Vgl. Boorse 1977, S. 550 f.
421 Vgl. Boorse 1977, S. 550 ff.
422 Boorse 1975, S. 62.

> must be, first, a reasonably *serious* disease with incapacitating effects that make it undesirable."[423]

Deutlicher formuliert er einige Seiten weiter seinen Begriff einer praktischen, subjektiven Krankheit *(illness)*:

> „A disease is an illness only if it is serious enough to be incapacitating, and therefore is
> (i) undesirable for its bearer
> (ii) a title to special treatment, and
> (iii) a valid excuse for normally criticizable behavior."[424]

Illness versteht Boorse demnach als Unterklasse eines *theoretisch*-objektiven Krankheitsbegriffs *(disease)*; das *praktisch*-subjektive Erleben von Krankheit wird bei ihm begrifflich einem *theoretisch*-objektiven Verständnis von Krankheit untergeordnet. Eine notwendige Bedingung, um das subjektiven Erleben von Krankheit *(illness)* als „objektive" Krankheit im Sinne von *disease* anzuerkennen, ist die Ernsthaftigkeit der Erkrankung, die zur Handlungsunfähigkeit führt. In seinen späteren Aufsätzen differenziert er diese Grundunterscheidung inhaltlich und begrifflich.

Ziel seines 1977 veröffentlichten Aufsatzes *Health as a theoretical concept* ist die Analyse der theoretischen, negativen Idee von Gesundheit. Die Prämisse ist auch hier eine Grundunterscheidung zwischen dem in der wissenschaftlichen Medizin beheimateten Verständnis von Gesundheit als Abwesenheit von Krankheit und dem weniger anspruchsvollen Ideal einer „praktischen Gesundheit", die Boorse als Abwesenheit einer behandlungsbedürftigen Krankheit versteht. Wenn Gesundheit als das Gegenteil von Krankheit verstanden werden soll, dann kann man nach Boorse gänzlich vom Problem individueller Krankheiten abstrahieren.[425] Um eine schärfere Unterscheidung zu treffen, führt er die Unterscheidung von „intrinsischer" und „instrumenteller" Gesundheit ein. Unter *intrinsischer Gesundheit* versteht er eine angeborene, inhärente Gesundheit, wofür er das Beispiel der Blinddarmentzündung anführt. Er argumentiert, dass naturgemäß der Blinddarm zum menschlichen Organismus gehört. Obwohl man gemeinhin sagen würde, dass Menschen vor einer Entfernung des Blinddarmes gesünder seien als nach dessen Entfernung, bleibt die *intrinsische Gesundheit* doch gleich. Die Krankheit ist die Entzündung des Blinddarms, nicht der Blinddarm selbst. Als Gegenbeispiel führt er die Arsentoleranz der Lucrezia Borgia an. Offenbar durch langsame und lange Gewöhnung entwickelte Lucrezia Borgia eine hohe Toleranz gegenüber Arsen. Dadurch war ihr möglich, Festmahle mit ihren Todfeinden als „Gesündere" zu überleben, obwohl dem Essen Arsen beigemischt war. Die Veränderung des Immunsystems schütz-

---

[423] Boorse 1975, S. 56. In seinen frühen Aufsätzen argumentiert Boorse dafür, den Bereich der Tiere und Pflanzen mithilfe eines wertenden, praktisch-subjektiven Krankheitsbegriffs aus einem allgemeinen Krankheitsbegriff auszuschließen. In seinem 1997 erschienenen *Aufsatz A Rebuttle on Health* nimmt er davon Abstand (vgl. Boorse 1997, S. 11–12).

[424] Boorse 1975, S. 61. Boorse hat diese Definition in seinem *Aufsatz Health as a Theoretical Concept* weiter ausgebaut (vgl. Boorse 1977). Auf diese Version seiner Definition von Krankheit wird an späterer Stelle Bezug genommen.

[425] „Complete freedom from disease is the same however the field of disease is split up into units." Boorse 1977, S. 552.

te sie vor einer Vergiftung. Ein Immunsystem ohne diese Arsentoleranz würden wir jedoch nicht als krank bezeichnen. Das veränderte Immunsystem ist in der Boorse'schen Terminologie die *instrumentelle Gesundheit*. Diese Unterscheidung zwischen *intrinsischer und instrumenteller Gesundheit* ist als solche in der praktischen Medizin häufig nicht so klar zu treffen. Boorse stellt daher klar, dass der Arzt erst dann eine Krankheit als solche feststellen kann, wenn die *intrinsische Gesundheit* geprüft worden ist.[426]

Die *intrinsische Gesundheit* geht in seinen Begriff der *Positiven Gesundheit* ein, die er als eine Gesundheit beschreibt, die abseits der Abwesenheit von Krankheit anzusiedeln ist. Zur Entwicklung der *Positiven Gesundheit* trägt zum Beispiel das Training körperlicher Fitness bei, welches ein körperliches Wohlbefinden erzeugt, aber auch vor Krankheiten schützt. In diesem Fall wäre die *Positive Gesundheit* mit der *instrumentellen Gesundheit* gleichzusetzen. In die Idee der *Positiven Gesundheit* ist außerdem das Freisein von Krankheiten bis zum Lebensende eingeschlossen. Es ist praktisch eine Gesundheit, die gesünder erhält.

Wie eingangs beschrieben, befinden sich die Vokabeln Gesundheit und Krankheit in einem weiten Begriffsfeld. Als wesentliche Diskussionspunkte in der Debatte um diese beiden Begriffe analysiert Boorse die Aspekte Wert, Gründe für medizinische Behandlung, statistische Norm, Schmerzen, Leiden, Unwohlsein, Behinderung/Einschränkung *(disability)*, Adaption und Homöostase. All diese Aspekte stehen in enger Beziehung zu einer „normalen Funktion". Jeder auch nur teilweise Funktionsverlust eines Organismus muss demnach eine Auswirkung auf die Gesundheit des Organismus in allen genannten Aspekten haben:

> „All the ideas discussed in this section have, in fact, with normal functioning, i.e. with the typical modus operandi of the physiological machinery of a species. Breakdowns or malfunctions of this machinery-what we shall argue constitute disease – would tend to diminish health on all seven views. [...] The modal of internal functioning typical of our species, by definition typical, has by natural selection given us abilities adapted to way of live in our environment that we value."[427]

Boorse kommt so zu einer funktionsbezogenen Definition von Gesundheit:

> 1. „The *reference class* is a natural class of organisms of uniform functional design: specifically, an age group of a sex of a species."
>
> 2. „A *normal function* of a part or process within members of the reference class is a statistically typical contribution by it to their individual survival and reproduction."[428]
>
> 3. „A *disease* is a type of internal state which is either an impairment of normal functional ability, i.e. a reduction of one or more functional abilities below typical efficiency, or a limitation on functional ability caused by environmental agents."
>
> 4. „*Health* is the absence of disease."[429]

426 Vgl. Boorse 1977, S. 553.
427 Boorse 1977, S. 550.
428 Boorse 1977, S. 555.
429 Boorse 1977, S. 567.

Der erste Punkt der Definition schafft die Voraussetzung für eine interindividuelle Vergleichbarkeit, indem mit der *Referenzklasse* eine *statistische Norm* definiert wird, an der jedes Individuum, jeder Organismus gemessen werden kann. Mit dem zweiten Punkt wird als zentraler Begriff der Theorie der Begriff der *Funktion* eingeführt. Eine Funktion eines Organs bzw. eines Organismus wird genau dann als gesund bzw. „normal" angesehen, wenn sie dem Erreichen der axiomatischen Ziele des individuellen Überlebens bzw. der Reproduktion dient. Die Definition von Krankheit im dritten Punkt bezieht sich auf die statistische Normalität der Organfunktionen. Gesundheit wird schließlich zum Gegenteil von Krankheit. Nach der Boorse'schen Definition ist Gesundheit demnach die Voraussetzung, damit eine statistisch normale Funktion den teleologisch ausgerichteten Zweck des Überlebens und der Reproduktion einer Spezies erfüllt.

Der *Funktionsbegriff* ist der zentrale Begriff der BST und eng mit den Begriffen *Ziel, Normalität, Referenzklasse* und *Designs der Spezies* verbunden. Diese Begriffe spannen sozusagen das Begriffsnetz der BST auf. Boorse erläutert seinen Funktionsbegriff in mehreren Aufsätzen.[430] Eine Funktion ist in der BST an das natürliche Design der Spezies gebunden und leistet einen biologisch-kausalen, standardmäßigen Beitrag zum Erreichen der Ziele des Organismus. *Natürlichkeit* und *normale Funktionsfähigkeit* bilden eine Einheit. Beide stehen in Übereinstimmung mit dem *Speziesdesign*. Die normale, biologische Funktionsfähigkeit, die sich in der Bereitschaft der Teile des Organismus ausdrückt, mit typischer Effizienz zu funktionieren, ist objektiv definierbar und bildet sich als statistische Verteilung in einer *Normalkurve* ab.[431]

Betont Boorse in den 1970er Jahren die Dringlichkeit, die Begriffe *illness* und *disease* zu unterscheiden, scheint ihm in den 1980er Jahren ein gradueller, qualitativer Umschlag von *illness* in *disease* vorzuschweben. Folgerichtig hebt er später seine ursprüngliche Unterscheidung von *illness* und *disease* auf und ersetzt diese in *Concepts of health* (1987) erstmals durch Bereiche, die er *„grades of health"* nennt. Zugleich schlägt Boorse in diesem Aufsatz vor, den Begriff der Krankheit durch den der Pathologie zu ersetzen. Diesen versteht er allgemeiner als den zuvor benutzten Begriff der theoretischen, objektiven Krankheit *(disease)*. Um den Begriff der Pathologie zu konstruieren, benutzt er den Ausdruck *diagnostische Abnormität*, worunter er ein klinisch pathologisches Stadium versteht. Die *therapeutische Abnormität* ist eine diagnostische Abnormität, die eine Behandlung verdient. Die Wertgeladenheit ist das zentrale Charakteristikum der *diagnostischen Abnormität*, da diagnostische Tests nach ihren Risiken, Kosten und Benefit bewertet werden. Die *therapeutische Abnormität* ist ein unvermeidlich normatives Konzept, da jede Behandlung unter moralischer Prüfung erfolgt, eingeschlossen der diagnostischen Tests.[432]

430 Erläuterungen zum Funktionsbegriff finden sich wesentlich in Boorse 1977, Boorse 1976a und Boorse 1997.

431 Vgl. Boorse 1987, S. 370.

432 Vgl. Boorse 1997, S. 12.

In der graduellen Abstufung von Gesundheit ist der Tod die schärfste Form der Pathologie. Noch nicht entdeckte, pathologische Konditionen des Körpers beschreibt Boorse als theoretisch abnorm, diagnostisch jedoch normal. Weist ein Organismus Krankheitssymptome auf, die sich auch in abnormen Funktionen äußern, spricht Boorse von *diagnostischer Abnormität*. Krank ist ein Patient, wenn pathologische Prozesse über einen bestimmten Grad hinaus ansteigen und zu einer Beeinträchtigung des gesamten Organismus führen. Boorse ordnet jeder Abstufung von Krankheit eine Stufe der Gesundheit zu. Die höchste Stufe der Gesundheit bezeichnet er als *positive Gesundheit*.[433] Damit konkretisiert er diesen Begriff, der seit 1977 in seinen Überlegungen eine wichtige Rolle spielt.

Im Jahre 1997 erschien Boorses Aufsatz *A Rebuttal on Health*, in dem er sich mit den Einwänden gegen seine *Biostatistische Theorie* seit Erscheinen seines ersten Aufsatzes im Jahre 1975 auseinandersetzte. Darin arbeitet er seine Position als Replik auf diese Kritiken weiter aus und verabschiedet sich von der semantischen Unterscheidung eines theoretisch-objektiven von einem praktisch-subjektiven Krankheitsbegriff. Von jetzt an versteht er den praktischen, subjektiven Krankheitsbegriff systematisch. Die Bewertung der eigenen Krankheitssituation geht nicht mehr in den Begriff von *illness* ein. Man kann Boorse so verstehen, dass nicht die Einschätzung des Patienten *illness* ausmacht, sondern die Krankheit des gesamten Organismus. Neu ist außerdem, dass die praktische, subjektive Krankheit weniger Einschränkungen für den Organismus bedeutet als eine theoretische, objektive Krankheit. Als Beispiel führt er an, dass Grippe den Organismus weniger einschränkt als Blindheit. Infolge dieser Argumentation bezeichnet er nun beide Begriffe, *disease* und *illness*, als wertfrei:

> „Rather, it is because ‚sick' (or ‚ill') refers to systematic rather than local disease, to disease which in some sense incapacitates by permeating the whole organism, as do infectious disease via blood-borne substances and disruption of central homeostasis. But this term ‚systemic', though vague, is a physiological or pathological term, not an evaluative one. Consequently, I now consider ‚disease' and ‚illness' equally value-free. At worst, ‚illness' is value-laden if the degree of (systemic) incapacitation required for illness involves evaluative choice; but some have urged this thesis regarding ‚disease' as well."[434]

Einige Seiten weiter führt er seine Überlegungen zum Begriff der Pathologie aus *Concepts of health* (1987) fort: „[...] disease is a pathology, not a clinical, concept, in that all sorts of subclinical pathology can exist without, or before, clinical manifestations."[435] Jede Form subklinischer Pathologie kann im pathologischen Konzept von *disease* auftreten, auch ohne klinische Manifestation oder zeitlich vor ihr liegend. Der Begriff *disease* wird nun von Boorse vom Begriff der Pathologie abgeleitet:

> „Pathology, one of the ‚basic sciences' studied in the first or second year of medical school, is the scientific study of disease. It is based on anatomy, physiology, biochemistry, genetics, and other medical sciences, but is distinctively medical in being wholly devoted to disease. It comprises whatever general principles about disease can be stated,

433 Vgl. Boorse 1987, S. 365.
434 Boorse 1997, S. 12.
435 Boorse 1997, S. 48.

> plus descriptions or basic manifestations and recurrent types of pathologic reaction with whatever generality is possible, plus specific disease entities. Since it certainly uses the term ‚disease', it is the venue of scientific, theoretical, medical disease concept unless either pathology is not science, or not theoretical, or not medicine."[436]

Die Erläuterungen machen Boorses Ringen sichtbar, seiner Theorie Konsistenz zu verleihen. Seine grundlegende Überzeugung, dass Krankheiten *(disease)* Abweichungen von einem speziellen biologischen Design und somit wertneutral seien, befeuert die Diskussion bis in die Gegenwart. Eine zentrale Kritik an Boorse richtet sich gegen dessen Auffassung, Krankheiten *(disease)* als Abweichungen von einer natürlichen Funktion zu definieren und sie als Angelegenheiten der Naturwissenschaften zu betrachten. In diesem Sinne wäre die Identifikation von Krankheiten Angelegenheit der instrumentellen Rationalität der Naturwissenschaften. Andere Zugänge zum Phänomen Krankheit bleiben so ausgeschlossen oder unterliegen dem Vorwurf der Irrationalität.[437]

Doch nicht nur Naturalisten wie Boorse nutzen natürliche Funktionen zur Definition von Krankheit. Zu Beginn seines Aufsatzes *A Rebuttal an Health* bezeichnet Boorse Jerome Wakefield als Normativisten, der ebenso wie er den Krankheitsbegriff *(disease)* als leidvolle Dysfunktion analysiert. Während Boorse jedoch natürliche Funktionen von deren Beitrag zur Reproduktion und zum Überleben eines individuellen Organismus abhängig macht und damit einen teleologischen Funktionsbegriff gebraucht, vertritt Wakefield einen ätiologischen Ansatz. Konstruktiv ist in der Theorie von Wakefield neben einem natürlichen Funktionsbegriff auch ein normatives Kriterium. Aus diesem Grund versteht die Autorin die Theorie von Wakefield nicht als normative Krankheitstheorie par excellence, sondern verortet sie zwischen der naturalistischen Position von Boorse und rein normativen Konzepten.

2.3.3 Eine naturalistische Antwort mit normativen Bezügen: Die Theorie der Störung

Unter dem Begriff der Störung *(disorder)* fasst Jerome C. Wakefield einen naturwissenschaftlichen Funktionsbegriff mit dem normativen Kriterium der Unerwünschtheit zusammen. Eine Krankheit bzw. Störung liegt nur dann vor, wenn beides erfüllt ist.[438] Grundlegend für die Erklärung von Existenz, Struktur und Leistung eines Organs bzw. Mechanismus ist für Wakefield eine natürliche Funktion:

> „A natural function of an organ or other mechanism is an effect of the organ or mechanism that enters into an explanation of the existence, structure, or activity of the organ or mechanism."[439]

Später präzisiert er, dass es sich bei natürlichen Funktionen um Auswirkungen handelt, welche die Existenz und Struktur natürlich vorkommender körperlicher und psychischer Mechanismen erklären. Den Begriff der *Dysfunktion* leitet er vom Funktionsbegriff ab: „Correspon-

436 Boorse 1997, S. 52.
437 Zum Vorwurf der Irrationalität in den Wissenschaften siehe Hoyningen-Huene 2011.
438 Vgl. Wakefield 1992, Der Originaltext liegt, gekürzt auf die Seiten 381–388, in der Übersetzung von Eva Engels vor. Siehe Schramme 2012, S. 239–262.
439 Wakefield 1992, S. 382.

dingly, dysfunction is the failure of a mechanism to perform ist natural function."[440] Wesentliches Erkennungsmerkmal für Dysfunktionen ist deren Charakteristik als unabhängig von menschlichen Intentionen („independently of human intentions"). Das Funktionsverständnis Wakefields schließt an das von Boorse an: Die Funktionen sind aus der Natur ablesbar, wertfrei und müssen nicht interpretiert werden.[441] Dieser natürliche Funktionsbegriff geht als *Erklärungskriterium* in die Definition der *Störung* ein:

> „A condition is a disorder if and only if (a) the condition causes some harm or deprivation of benefit to the person as judged by the standards of the person's culture (the value criterion), and (b) the conditions results from the inability of some internal mechanism to perform its natural function, wherein a natural function is an effect that is part of the evolutionary explanation of the existence and structure of the mechanism (the explanatory criterion)."[442]

Ein Zustand ist nach Wakefield demnach dann und nur dann eine *Störung (disorder)*, wenn sowohl das *Erklärungs-* als auch das *Wertkriterium* erfüllt sind. Das *Wertkriterium* besagt, dass der Zustand einer Person zu einem Schaden für die betroffene Person führen muss oder ihr, gemessen an den Maßstäben der Kultur, einen Vorteil nimmt. Das *Erklärungskriterium* beschreibt den Zustand einer Person als Ergebnis der Unfähigkeit eines internen Mechanismus, seine natürliche Funktion auszuüben. Bei einer natürlichen Funktion handelt es sich dabei um einen Effekt, der Bestandteil einer evolutionären Erklärung der Struktur des Mechanismus ist.

In Analogie zum allgemeinen Begriff der Störung formuliert Wakefield den Begriff der mentalen *Störung (disorder)*:

> „A condition is a mental disorder if and only if (a) the condition causes some harm or deprivation of benefit to the person as judged by the standards of the person's culture (the value criterion), and (b) the condition results from the inability of some mental mechanism to perform is natural function, wherein a natural function is an effect that is part of the evolutionary explanation of the existence and structure of the mental mechanism (the explanatory criterion)."[443]

Den Begriff der *Störung* versteht Wakefield als Oberbegriff, der die Begriffe Krankheit und Erkrankung einschließt. Da er seine Analyse der natürlichen Funktion sowohl auf geistige als auch körperliche Mechanismen bezieht, ist sein Begriff der Störung sowohl für psychische als auch für physische Phänomene anwendbar.[444]

Das *Wertkriterium* definiert Wakefield über den Begriff des Schadens, der „in dem für die Diagnostik relevanten praktischen Sinne"[445] gegeben sein müsse. Später macht Wakefield die Bindung des jeweiligen „Schadens" an gültigen Wertmaßstäben fest, die der Theorie vo-

440 Wakefield 1992, S. 383.
441 Vgl. Wakefield 1992, S. 381.
442 Wakefield 1992, S. 384.
443 Wakefield 1992, S. 385.
444 Vgl. Wakefield 1992, S. 383.
445 Wakefield 1992. Das Zitat entstammt der gekürzten deutschen Übersetzung von Eva Engels in Schramme 2012, S. 253.

rausgehen. Der Gewinn des Schadenskriteriums besteht dem Autor nach darin, dass wir uns der negativen Konsequenzen verborgener Prozesse bewusst werden.[446] Mit der Formulierung, dass ein Schaden „in dem für die Diagnostik relevanten praktischen Sinne" gegeben sein müsse, bettet Wakefield seinen Begriff in den Kontext der praktischen Medizin ein, da die Konstitution einer Arzt-Patienten-Beziehung die Voraussetzung dafür ist, eine Diagnose zu stellen.

2.3.4 Normative Krankheitstheorien: Krankheit als Übel-Gesundheit als Glück

Auf der Überzeugung, dass die Begriffe Gesundheit und Krankheit mit Wertzuschreibungen in Verbindung stehen, bauen die sog. Normativisten ihre Krankheitstheorien auf. Da die Theorie der *Malady* von K. Donner Clouser, Charles M. Culver und Bernhard Gert und die holistische Theorie *On the Nature of Health (NOH)* von Lennart Nordenfelt zu den wohl prominentesten normativen Theorien gehören, werden sie im Folgenden skizziert.

In der Theorie der *Malady* ist ein signifikant erhöhtes *Risiko*, ein Gebrechen oder Leiden *(Malady)* zu erfahren, ein wesentliches konstruktives Element. Ein erhöhtes *Risiko* nicht, dass sich das Risiko, ein *Übel* zu erleiden, gegenüber früheren Zuständen der Person erhöht hat. Vielmehr bezieht es sich auf das typische Risiko von Mitgliedern der Spezies, die „in der Blüte ihres Lebens"[447] stehen. Die Begriffe Risiko und Behinderung beziehen sich in ihrer Bestimmung auf eine wie auch immer geartete *speziestypische Normalität bzw. Abnormität* und sind von dieser abhängig.

In ihrem Artikel *Malady* aus dem Jahre 1997 bezeichnen die Autoren eine vorhandene *Abnormität* als weder notwendig noch hinreichend, um eine Krankheit bzw. *Malady* zu identifizieren. Zur Begründung führen sie an, dass eine Integration von Abnormitäten in die Theorie von *Malady* moralisch nicht korrekt sei.[448] In dieser Aussage zeigt sich deutlich der Einfluss der Moralphilosophie von Bernard Gert.[449] Darin benennt er mit Tod, Schmerz, Behinderungen, dem Verlust von Freiheit und Genuss/Vergnügen fünf Grundübel, die auch in der gemeinsam mit Clouser und Culver veröffentlichten Theorie von *Malady* grundlegend sind.[450] Die Autoren führen den Begriff der *Malady*, ähnlich wie Wakefield seinen Begriff der *disorder*, als Oberbegriff für verwandte Phänomene wie Krankheit, Erkrankung, Verletzung, Übelkeit, Funktionsstörung usw. ein. Eine *Malady* ist für sie ein Zustand, in dem „mit einer Person etwas nicht in Ordnung ist"[451]. Sie formulieren:

> „Individuals have a Malady if and only if they have a condition, other than their rational beliefs or desires, such that they are incurring, or are at a significantly increased risk of

[446] Vgl. Wakefield 1992, S. 385.
[447] Clouser/Culver/Gert 1981, S. 38. Der Aufsatz liegt in deutscher Übersetzung von Eva Engels vor, gekürzt auf die Seiten 29, 30–37, in Schramme 2012, S. 111–134. Siehe auch Clouser/Culver/Gert 2006, S. 146.
[448] Vgl. Clouser/Culver/Gert 1997, S. 190 f.
[449] Vgl. Gert 1983, im Original Gert 1966. Später überarbeitete er seine Theorie (vgl. Gert 1988; Gert 1998).
[450] Vgl. Clouser/Culver/Gert 1981, S. 33.
[451] Clouser/Culver/Gert 1981, S. 30.

> incurring, a harm or evil (death, pain, disability, loss of freedom, or loss of pleasure) in the absence of a distinct sustaining cause."[452]

Demnach hat eine Person genau dann eine *Malady*, wenn sie aufgrund eines Zustandes, der weder auf einer rationalen Überzeugung noch einem solchen Wunsch basiert, ein Übel erleidet oder ein erhöhtes Risiko besteht, ein solches Übel zu erleiden und zugleich keine separate, diesen Zustand aufrechterhaltende Ursache dafür vorliegt. Als Übel gelten Zustände wie Tod, Schmerz, Behinderung, Einschränkung der Freiheit bzw. von Möglichkeiten oder der Verlust von Freude. Die Autoren betonen, dass sie den Begriff *Übel* jedoch nicht moralisch verstanden wissen wollen. Vielmehr hat er die Funktion eines Gattungsbegriffs, dem sich Phänomene wie Tod, Schmerz und Behinderung unterordnen lassen. All diese Phänomene sind dadurch charakterisiert, dass *alle* Menschen sie vermeiden wollen – es sei denn, sie haben einen *rationalen Grund*, der irrationale Handlungen, die zu einem Übel führen, rechtfertigt und sie so zu rationalen macht. Der Begriff des *Übels* ist ein *normativer* Begriff, wodurch auch der Begriff der *Malady* zu einem normativen Begriff wird. Zugleich verstehen Clouser/Culver/Gert ihren Begriff der *Malady* als universellen Begriff, da Gebrechen oder Leiden *(Malady)* für alle Menschen ein *Übel* sind, unabhängig davon, wo sie auf der Erde leben.

Lennart Nordenfelt wählt mit seiner Theorie von Gesundheit einen holistischen Ansatz, um den Begriff der Gesundheit – und gleichzeitig den konträren Begriff Krankheit – zu schärfen. Der Terminus „holistisch" steht paradigmatisch dafür, dass in dieser Theorie Gesundheit als ein Konzept verstanden wird, welches die Person als Ganzes in den Blick nimmt. Krankheit kommt in dieser Theorie als ein Zustand oder Prozess vor, der dazu neigt, ein Organ in einer Weise zu betreffen, dass infolgedessen die Gesundheit der ganzen Person beeinträchtigt wird. Nordenfelt wählt die Formulierung, dass der Zustand oder Prozess dazu „neigt", die Gesundheit einer Person zu beeinträchtigen, weil nicht jede Krankheit zu dieser holistischen Beeinträchtigung der Gesundheit führt.[453] Gesund ist nach der Theorie von Nordenfelt eine Person dann und nur dann, wenn sie unter den gegebenen Standardbedingungen ihrer Umgebung fähig ist, diejenigen selbstgesteckten Ziele zu erreichen, die notwendig und gemeinsam ausreichend sind für ein Minimum an Glück *(happiness)*. Jedoch ist nicht das Erreichen der Ziele ausschlaggebend, sondern die Fähigkeit, diese Ziele theoretisch erreichen zu können:

> „The vital goals of man are those whose fulfilment is necessary and jointly sufficient for a minimal degree of welfare, i.e. happiness. To be healthy, then, is to have the ability to fulfill those goals which are necessary and jointly sufficient for a minimal degree of happiness."[454]

---

452 Clouser/Culver/Gert 1997, S. 190.

453 Vgl. Nordenfelt 2007, S. 7. Der Aufsatz ist in deutscher Übersetzung von Eva Engels erschienen in Schramme 2012, S. 223–235.

454 Nordenfelt 1987, S. 50.

Aus dieser Fähigkeit, *vitale Ziele* erreichen zu können, die zur Realisierung eines Minimums an Glück notwendig sind, ergibt sich in der *NOH* von Nordenfelt Gesundheit: „A person's health is characterized as his ability to achieve his vital goals."[455]

Bei der Bestimmung vitaler Ziele unterscheidet Nordenfelt zwischen Zielen im Sinne menschlicher Bedürfnisse und Zielen, die der Mensch sich selber setzt. Die Befriedigung basaler menschlicher Bedürfnisse ist nach Nordenfelt eine notwendige Voraussetzung für die Gesundheit und das Überleben des Individuums bzw. der Spezies und geht als *„concept of needs"* in seine Theorie ein.[456] Die Ziele, die sich eine Person selbst setzt, sind als individuelle Ziele von der sozialen Stellung der Person in einer bestimmten Kultur abhängig.[457] Entsprechend der von Nordenfelt genutzten *„subject-goal"*-Theorie[458] setzt sich das Individuum seine vitalen Ziele aufgrund eines gesellschaftlichen und kulturellen Wertsystems und verändert diese im Laufe seines Lebens. Hierin zeigt sich die Zielgerichtetheit des Menschen auf ein langes Leben, Glück, Wissen, Selbstverwirklichung, soziale Anerkennung und Gesundheit. Indem Nordenfelt betont, dass sich holistische Ansätze wie *On the Nature of Health* auf die Lebensqualität und das Wohlergehen des Individuums richten, schließt er an die *„subject-goal"* Theorie" an.[459]

Wie bei Clouser/Culver/Gert spielen auch bei Nordenfelt gesellschaftliche und kulturelle Wertmaßstäbe eine Rolle. Sie gehen in den Begriff der *Standardbedingungen* ein, der die soziohistorisch-kulturell geprägte Umwelt der Person in den Begriff der Krankheit integriert. Nordenfelt führt aus:

> „A is healthy if, and only if, A is able, given standard circumstances in his environment, to fulfill those goals which are necessary and jointly sufficient for his minimal happiness."[460]

Wenn also das Individuum selbst seine Zielsetzung in Bezug auf die Gesundheit vornimmt und eine Person umso gesünder ist, je besser sie sich an die Standardbedingungen der Umgebung anpassen kann,[461] ergeben sich daraus nicht nur Wechselbeziehungen zwischen der (natürlichen und sozialen) Umgebung und dem Individuum, sondern die Person muss auch den Willen haben, die Verantwortung für ihre Gesundheit zu übernehmen. Ist es einer Person unter den gegebenen Standardbedingungen jedoch unmöglich, diejenigen selbstgesteckten Ziele erreichen zu können, die notwendig und gemeinsam zur Erlangung eines minimalen Glücks ausreichend sind, kann sie entsprechend der *NOH* nicht gesund sein.

---

455 Nordenfelt, 1987, S. xi.

456 „The fulfillment of the basic needs is a necessary condition for the survival of the individual (or the species) or for the health of the individual." Nordenfelt 1987, S. 62.

457 Die Ziele diskutiert Lennart Nordenfelt in Nordenfelt 1987, S. 53–57.

458 Nordenfelt bezieht sich hier u.a. auf Carline Whitebeck, *Four Basic Concepts of Medical Science* (Whitebeck 1978); dies., *A Theory of Health* (Whitebeck 1981) und Ingmar Pörn, *An Equilibrium Model of Health* (Pörn 1984).

459 Vgl. Nordenfelt 2007, S. 6. Der Aufsatz ist in deutscher Übersetzung von Eva Engels erschienen in Schramme 2012, S. 223–235.

460 Nordenfelt 1987, S. 79

461 Vgl. Nordenfelt 1987, S. 67 ff. Der Gedanke wird geteilt von Bircher 2005, S. 336.

Die skizzenhafte Erläuterung der hier vorgestellten Krankheitstheorien macht unterschiedliche Zugänge zu den Begriffen Gesundheit und Krankheit transparent. Ihre Feinheiten offenbaren die Theorien jedoch bei der Frage, ob es sich bei einzelnen Phänomenen um Krankheiten handelt oder nicht. Auch in der philosophischen Debatte um den Begriff der Krankheiten werden bei der Diskussion einzelner Krankheiten Stärken und Schwächen der einzelnen Theorien deutlich, indem einzelne Argumente hinterfragt, geprüft und im Diskurs bestärkt oder widerlegt werden. Daher werden im folgenden Unterkapitel vier Phänomene diskutiert, die mehr oder weniger in den Verdacht geraten (sind), eine Krankheit zu sein.

2.4 Exemplarische Diskussion von Krankheiten

Der Anlage des Gedankengangs der Arbeit folgend, wird im ersten Schritt diskutiert, ob Tuberkulose, Homosexualität, Psychosen, Dyskalkulie und Schwangerschaft Krankheiten im Sinne der *Biostatischen Theorie* von Boorse sind. In einem zweiten Schritt werden die Argumente aus der BST den Argumenten aus anderen Krankheitstheorien gegenübergestellt, um dadurch wesentliche Punkte der Kontroverse transparent zu machen. Die Auswahl der Krankheitsbilder erfolgte gemäß dem Anliegen der Arbeit so, dass ein Überblick über die Fülle der Argumente und philosophischen Positionen im Diskurs um den Krankheitsbegriff deutlich wird. Ein Blick in die Klassifikationssysteme von Krankheiten leitet die Diskussion ein und folgt damit der Logik der Theorien von Boorse und Wakefield, die beide bei der Analyse des Krankheitsbegriffs auf Nomenklaturen von Krankheiten zurückgreifen.

2.4.1 Antworten der Nomenklatur

In den ICD-10 wird Tuberkulose als bakterielle Infektionskrankheit unter der Codierung A15-A19 klassifiziert. Das Phänomen der Schwangerschaft findet sich in der Nomenklatur der WHO zwar nicht als eigenständige Krankheit, jedoch steht es im Zusammenhang mit verschiedenen Erkrankungen und Zuständen, die mit Schwangerschaft, Geburt und Wochenbett einhergehen (Kapitel XV, Codierung O00-O99). Die Dyskalkulie (F81.2) ist unter Entwicklungsstörungen schulischer Fertigkeiten aufgeführt. Unter dem Begriff Psychose werden komplexe strukturelle, intrapersonale psychische Störungen zusammengefasst, die mit einem gestörten Selbst- und Realitätsbezug einhergehen und durch Störungen im Denken, Wahrnehmen, der Motorik sowie durch abnorme Erlebnisse und Erfahrungen gekennzeichnet sind.[462] Das ICD-10 führt Psychosen in Kapitel V (Psychischen und Verhaltensstörungen) auf. Der Begriff Psychose wird dabei wie der Begriff Neurose weitestgehend vermieden. Eine Differenzierung erfolgt bspw. nach organischen (F00-F09) und affektiven psychischen Störungen (F20-F29).[463] Das Klassifikationssystem der *American Psychiatric Association* (Amerikanische Vereinigung der Psychiater), erstmals im Jahre 1952 als *Diagnostic and Statistical Manual of Mental Disorders* in den USA erschienen, ergänzt heute die ICD-10 in vielen Passagen. In die 5. Auflage von 2013 gingen zahlreiche Veränderungen im Bereich der Diagnostik schizophrener Störungen ein. So wurden bspw. die klassischen Subtypen der Schizo-

462 Vgl. Margraf/Müller-Spahn 2009, S. 649 ff.

463 Vgl. Deutsches Institut für medizinische Dokumentation und Information (DIMDI): ICD-10-GM, Version 2017.

phrenie abgeschafft und psychopathologische Dimensionen zur Schweregradeinschätzung hinzugefügt.[464] Die Homosexualität sucht man in den ICD-10 und auch im DSM-V vergebens.[465]

Das Urteil, dass Dyskalkulie und Psychosen Krankheiten seien, Homosexualität jedoch nicht, liegt mit den ICD-10 und dem DSM auf der Hand. Schwangerschaft hingegen scheint zwar keine Krankheit zu sein, wohl aber ein Zustand, der mit Krankheit bzw. dem Risiko, eine Krankheit zu erwerben, einhergeht. Homosexualität wurde bis zum Jahre 1973/74 im Katalog psychischer Krankheiten der *American Psychiatric Association* geführt, mit Auswirkungen auf die Psychiatrie in Europa. In der Fassung der 9. Ausgabe der ICD, die bis 1992 Gültigkeit besaß, erschien Homosexualität unter dem Kürzel 302.0 als eigenständige Krankheit. Demnach galt Homosexualität in einer historischen Epoche als Krankheit, hat diesen Status jedoch in jüngster Vergangenheit verloren. Dyskalkulie hingegen findet sich als Krankheit erst in den 1990er Jahren in den ICD-9 und wurde in der Folgezeit auch im ICD-10 und im DSM beschrieben. Der Status der Tuberkulose als Krankheit wurde nie angezweifelt.

2.4.2 Tuberkulose

Die WHO hat den Kampf gegen die Tuberkulose zu einem ihrer Millenniumsziele erkoren.[466] Auch für Boorse zählt die Tuberkulose, neben Malaria, Pocken, Cholera und Krebs, zu den „schweren" Krankheiten.[467] Sie zeichnen sich für Boorse dadurch aus, dass sie oft tödlich verlaufen, was die Bezeichnung „schwere" oder „schwerwiegende" Krankheiten rechtfertigt. Die ansteckende Infektionskrankheit Tuberkulose ist ein Beispiel par excellence für eine theoretisch-objektive Krankheit *(disease)* im Verständnis der Biostatistischen Theorie. Hervorgerufen wird die Krankheit durch Tuberkelbakterien *(Mycobacterium tuberculosis)*, die sich nach Angaben des Robert-Koch-Instituts bei ca. einem Drittel der Weltbevölkerung nachweisen lassen. Circa 5–10 Prozent der Infizierten erkranken im Laufe ihres Lebens an Tuberkulose.[468] Eine Besiedlung mit Tuberkulosebakterien gehört demnach nicht zur typischen Ausstattung bzw. dem *„species design"* der menschlichen Art. Die Tuberkelbakterien gelangen über die Atemwege in die Lunge, wo sie Tuberkel, kleine Knötchen oder Geschwüre, bilden, die der Krankheit den Namen geben. Überlebende Erreger können bei geschwächter Immunabwehr über die Blut- und Lymphbahn in andere Organe gelangen und diese, ebenso wie die Lunge, zerstören. Damit fällt mindestens eine normale Funktionstüchtigkeit unter die

[464] Vgl. Paulzen/Schneider 2014. Der Beitrag gibt eine Übersicht über die Veränderungen in Bezug auf psychotische Störungen im Rahmen der Revision des DSM-IV hin zum DSM-V.

[465] Das ICD-10 formuliert unter F66 (Psychische- und Verhaltensstörungen in Verbindung mit der sexuellen Entwicklung und Orientierung): „Die Richtung der sexuellen Orientierung selbst ist nicht als Störung anzusehen." (vgl. ICD-10-GM, Version 2017). Das Zustandekommen dieser Formulierung wird im Folgenden noch thematisiert.

[466] WHO 2015: Global Health Observatory (GHO) data.

[467] Vgl. Boorse 1977, S. 544. Auch Clouser/Culver/Gert unterscheiden zwischen schwerwiegenden Leiden, bspw. einem Krebsleiden im letzten Stadium, leichten Leiden wie bspw. Kopfschmerzen und ganz leichten Übeln wie einem leichter Muskelkater (vgl. Clouser/Culver/Gert 1981, S. 38). Der Aufsatz liegt in deutscher Übersetzung von Eva Engels vor, gekürzt auf die Seiten 29, 30–37 in Schramme 2012, S. 111–134.

[468] Vgl. Robert-Koch-Institut 2013. Das Robert-Koch-Institut empfiehlt zur schnellen Abklärung eines Verdachtes auf Lungentuberkulose u.a. eine bakteriologische Diagnostik, bestehend aus einer kulturellen und einer mikroskopischen Untersuchung.

typische Effizienz, was dem Vorliegen einer theoretischen, objektiven Krankheit als *disease* entspricht.[469] Da die Tuberkulose den Körper schwächen und zum Tode führen kann, ist die in der Boorse'schen Terminologie ein pathologischer Zustand, in dem die Reproduktion und das Überleben gefährdet sind. Die Besiedlung mit Tuberkelbakterien wird genau dann zu *illness*, wenn sie vom Betroffenen unerwünscht ist, eine Behandlung begründet und als Entschuldigung für ein Verhalten gilt, welches sonst kritisiert wird.[470]

In Boorses Theorie verifizieren grundsätzlich „objektive" naturwissenschaftliche Verfahren das Vorliegen einer theoretischen Krankheit *(disease)*. Im Falle des Verdachts auf Tuberkulose ist dies nach Empfehlung des Robert-Koch-Instituts u.a. eine bakteriologische Diagnostik, bestehend aus einer kulturellen und einer mikroskopischen Untersuchung. Ein Nachweis der Besiedlung mit Tuberkelbakterien wird anhand der „Gaffky-Skala" erbracht. Die Gaffky-Skala unterteilt den sichtbaren Keimgehalt an Tuberkelbakterien im mikroskopischen Präparat in zehn verschiedene Stufen. Gaffky Nummer eins entspricht ca. 1.000 Millionen, Gaffky Nummer zehn ca. 100 Millionen Keimen pro ml Sputum. Voraussetzung für ein positives Ergebnis bei einer mikroskopischen Untersuchung ist eine Bakterienzahl von etwa 10^3–10^4 Keimen/ml, wobei eine Unterscheidung zwischen lebenden und toten Bakterien sowie zwischen tuberkulösen und nichttuberkulösen Mykobakterien nicht möglich ist. Aus diesem Grund ist die zusätzliche Anlage einer Kultur erforderlich. Gaffky Nummer eins beschreibt demnach keine Null-Besiedlung mit Tuberkulosebakterien, sondern gibt den untersten Wert an, über den eine positive Aussage hinsichtlich einer Besiedlung getroffen werden kann. Eine Besiedlung mit weniger als 1.000 Keimen/ml Sputum hat für eine wissenschaftlich abgesicherte Aussage und eine diagnostische oder prognostische Entscheidung keinen Wert.[471]

Für Wakefield, so sei an dieser Stelle widerholt, ist ein Zustand genau dann eine Störung *(disorder)*, wenn sowohl das *Erklärungs-* als auch das *Wertkriterium* erfüllt sind. Damit die Tuberkulose das *Erklärungskriterium* erfüllt, muss es eine natürliche Funktion geben, die durch die Besiedlung mit dem *Mycobacterium tuberculosis* gestört wird. Wakefield erklärt bspw., dass es eine natürliche Funktion des Herzens ist, Blut zu pumpen. Diese Erklärung ist für die Antwort auf die Frage relevant, warum es überhaupt ein Herz gibt.[472] In Analogie zu diesem Beispiel ist die Atmung die natürliche Funktion der Lunge. Wenn Tuberkelbakterien in die Lunge gelangen und diese zerstören, kann die Lunge die natürliche Funktion des Atmens nicht mehr ausführen – es kommt zur Lungen-Dysfunktion. Gelangen die Tuberkelbakterien über die Blut- und Lymphbahn in andere Organe, können auch diese zerstört werden. Das Erklärungskriterium der Definition klassifiziert Tuberkulose somit eindeutig als Krankheit bzw. *Störung*. Wakefield unterfüttert seine Analyse der natürlichen Funktion mit der Evolutionstheorie. Entsprechend der natürlichen Selektion muss die natürliche Funktion des Atmens einen Beitrag zur Reproduktion von Organismen in vergangenen Generationen geleistet haben, da sie sonst heute nicht existent wäre.

469 Vgl. Boorse 1977, S. 555.
470 Vgl. Boorse 1975, S. 81 und S. 84.
471 Vgl. Konietzko 1994, S. 176 f.
472 Vgl. Wakefield 1992, S. 383.

Das *Wertkriterium* bindet Wakefield an den Begriff des Schadens. Atembeschwerden, Husten, Auswurf, Fieber und körperliche Schwäche sind Symptome der Tuberkulose. Diese können sich in einer leichten Ausprägung zeigen, sich aber auch mit einer Intensität bemerkbar machen, die den Patienten veranlasst, ärztliche Hilfe zu suchen. Genau hier scheint die Grenze zu liegen, die den Bereich des Schadens von dem des Nicht-Schadens abgrenzt. Doch die Bestimmung dieser Grenze selbst ist mit Schwierigkeiten behaftet, ist sie doch abhängig von der Person, welche die Grenze zieht. Aus der Perspektive des Patienten ist die Grenzbestimmung relativ und subjektiv, da der medizinische Laie keine objektiven und validen Kriterien dafür hat, wann ein subjektiv erlebter Zustand zu einem Schaden führt. Das Kriterium des Patienten, ob ihm ein Zustand schadet oder nicht, hängt von seiner subjektiven Einschätzung des Wohlbefindens ab. So ist es zumindest denkbar, dass bei Ausprägung einer geringen Symptomatik mehr oder weniger unbemerkt funktionale organische Schäden entstehen können.

An dieser Stelle ist fraglich, ob auch Menschen, bei denen die Krankheit trotz einer Besiedlung mit Tuberkelbakterien (noch) nicht ausgebrochen ist, krank sind. Das Robert-Koch-Institut die Anzahl der mit *Mycobacterium tuberculosis* Infizierten weltweit auf ca. ein Drittel der Weltbevölkerung, wovon bei 5–10 Prozent der Infizierten die Krankheit ausbricht.[473] Von den rund 7,2 Milliarden Menschen, die derzeit auf der Erde leben, sind demnach ca. 2,4 Milliarden Menschen mit Tuberkulosebakterien infiziert. Nimmt man eine Ausbruchsrate von zehn Prozent an, gäbe es noch immer ca. 2,376 Milliarden Menschen, die aufgrund der Infektion mit dem *Mycobacterium tuberculosis* ein erhöhtes *Risiko* hätten, an Tuberkulose zu erkranken. Ein erhöhtes Risiko zeigt sich aber nicht in Symptomen, schon gar nicht in solchen, die einem diagnostischen Prozess zugänglich sind. Ein Schaden im Wakefield'schen Sinne liegt in diesen Fällen demnach (noch) nicht vor, da weder eine Einschränkung der Lungenfunktion noch ein Schaden oder Nachteil für die Person erkennbar ist. Somit kann in diesen Fällen nicht von einer Störung *(disorder)* gesprochen werden. Auch Boorse würde diejenigen Personen, die lediglich eine TBC-Infektion aufweisen, nicht als *krank* bezeichnen, obwohl die Besiedlung mit Tuberkelbakterien nicht dem natürlichen Design der Spezies Mensch entspricht. Schließlich bleibt die normale Lungenfunktion erhalten und der Grad der Effizienz fällt nicht unter den „Normalbereich" ab. Eine diagnostische Abnormität ist nicht festzustellen. Auch hat die bloße Besiedlung mit Tuberkelbakterien keinen Einfluss auf die Reproduktion oder das Überleben der Organismen. Indiskutabel und eindeutig ist der Schaden, unabhängig aller gesellschaftlichen und kulturellen Maßstäbe, wenn der Tod durch Tuberkulose eintritt. Trotzdem ist bedenkenswert, dass unbemerkt von der Person ein Schaden im Sinne (leichter oder beginnender) funktionaler Einschränkungen durch die Besiedlung mit Tuberkelbakterien entstehen kann. Hiermit wird die Schwierigkeit deutlich, den Begriff des Schadens eng an den der Diagnose zu koppeln, durch welche „einem *bestimmten Patienten* zu einem *bestimmten Zeitpunkt* ein bestimmter Krankheitsbegriff"[474] zuordnet wird, der wiederum und immer nur mit einer bestimmten Wahrscheinlichkeit richtig ist. Offensichtlich

[473] Vgl. Robert-Koch-Institut 2013.

[474] Lanzerath 2000, S. 60 (*Kursivstellung* im Original).

lässt sich die Frage, ab wann eine Person krank ist, nicht zufriedenstellend mit dem Bezug auf eine biologische Norm beantworten.

Einen möglichen Weg, diese Unzufriedenheit aufzulösen, bieten Theorien, die ihren Krankheitsbegriff nicht biologistisch-naturwissenschaftlich fundieren, sondern ihn konsequent als Begriff denken, der nicht ohne Wertsetzungen auskommt.[475] Mit Nordenfelt ist nicht nötig zu fragen, ab welcher Besiedlung des Organismus eine Person krank ist, sondern eine Person ist so lange gesund, wie die Besiedlung mit Tuberkelbakterien keine Auswirkung hat. Verallgemeinert kann mit der *NOH* von Nordenfelt formuliert werden, dass ein Risiko, eine Krankheit zu erleiden, erst dann einen Krankheitswert erhält, wenn aus dem Risiko ein Prozess oder Zustand erwächst, der die Gesundheit der Person beeinträchtigt.

Insbesondere der Ausbruch einer Tuberkulose birgt das *Risiko* in sich, der Gesundheit zu schaden oder ein Leid oder Übel auszulösen. Clouser/Culver/Gert formulieren, dass eine Person genau dann eine *Malady* hat, wenn sie aufgrund eines Zustandes, der weder in einer *rationalen Überzeugung* der „Richtigkeit" des Übels noch in dem Wunsch, ein *Übel* zu erleiden, noch in einem erhöhten Risiko besteht, ein solches Übel zu erleiden und keine *separate aufrechterhaltende Ursache* vorliegt. Diese Bedingungen bzw. Gründe (*„distinct sustaining causes")* existieren unabhängig von den rationalen Gründen für eine *Malady* außerhalb der Person.[476] Bedingung dafür ist, dass diese, die *Malady* auslösenden, äußeren Bedingungen, wie alle anderen zur Definition des Zustandes als *Malady* berechtigenden Übel, von der Person nicht zu unterscheiden sind (im Sinne einer Unterscheidung von Person und Umwelt) und somit an die Person gebunden bzw. in sie integriert sind. So kann der Zustand der *Malady* ursprünglich durch eine externe Ursache hervorgerufen worden sein, in seinem Fortbestehen darf er jedoch nicht mehr von diesen Faktoren abhängig sein. Daher muss die Ursache für eine *Malady* biologisch in den Körper integriert sein; zudem darf sie nicht leicht, ohne besondere Hilfsmittel und Fertigkeiten, aus dem Körper zu entfernen sein. [477]

Im Falle der Tuberkulose ist folglich zu fragen, ob die kausale biologische Ursache für das Auftreten der Tuberkulose, das *Mycobacterium tuberculosis*, eine *separate aufrechterhaltende Ursache* ist oder nicht. Zunächst kann man davon ausgehen, dass das *Mycobacterium tuberculosis* in der Umgebung einer Person vorkommt. Damit ist ein separater, aufrechterhaltender Grund vorhanden. Atmet eine Person jedoch Tuberkelbakterien ein, werden diese biologisch in ihren Körper integriert. Aus dem separaten, aufrechterhaltenden Grund wird ein körpereigener Grund, der die Tuberkulose hervorrufen kann. Um zu entscheiden, ob es sich bei der Tuberkulose um eine *Malady* handelt, müsste geprüft werden, ob es sich bei den Tuberkelbakterien um eine körpereigene, biologisch integrierte oder um eine körperfremde Ursache handelt und zusätzlich, ob sich diese Ursache leicht entfernen lässt. Zwar könnte

475 Beispielhaft seien hier genannt: Canguilhem 1977, Clouser/Culver/Gert 1981, Clouser/Culver/Gert 1997, Fulford 1989, Nordenfelt 1987 und Nordenfelt 2007.

476 Zur Erläuterung der *„distinct sustaining cause"* vgl. Kapitel 2.4.3, S. 123 ff.

477 Vgl. Clouser/Culver/Gert 1981, S. 34. Dies ermöglicht, in der Krankheitstheorie der *Malady* begrifflich Unfälle, Missgeschicke oder Unglück von Krankheiten abzugrenzen.

man argumentieren, dass die Entfernung der (Tuberkel-)Bakterien zu einer vollständigen Heilung führen könnte und somit Bakterien, Viren, Gifte und andere Erreger körperfremde Ursachen sind. Die Tuberkulose wäre dann keine Krankheit bzw. *Malady*. Da jedoch ebendiese Erreger zu typischen Krankheiten führen, wäre es absurd, so die Autoren, sie länger als separate, aufrechterhaltende Gründe zu verstehen. Tuberkelbakterien sind demnach (anders als eine verschluckte Murmel) körpereigene, biologisch integrierte Ursachen für die Tuberkulose und diese ist damit unbestritten eine *Malady*.[478]

2.4.3 Schwangerschaft

In der Medizin versteht man unter Schwangerschaft den Zeitraum von der Befruchtung der Eizelle bis zur Geburt. Ob es sich dabei um eine Krankheit handelt, diskutiert Boorse an verschiedenen Stellen.[479] Als Referenzklasse kommen alle Frauen im gebärfähigen Alter infrage. Die Gebärfähigkeit darf als Ausdruck der *normalen Funktion* des Organismus verstanden werden; die Schwangerschaft selbst bringt die *normale Funktionsfähigkeit* zum Ausdruck, einen effektiven Beitrag zur Reproduktion und dem Überleben der Spezies leisten zu wollen.[480] Somit sind Schwangerschaften als Ausdruck eines zielgerichteten menschlichen Verhaltens zu verstehen, welches die Reproduktion der Spezies ermöglicht. Da die Reproduktion der Spezies das höchste Ziel des Organismus ist, verdienen Schwangerschaften besondere Beachtung.[481] In diesem Verständnis sind Schwangerschaften Ausdruck der *normalen Funktionstüchtigkeit* des Organismus. In *A Rebuttal on Health* aus dem Jahre 1997 beschreibt Boorse Schwangerschaften als nicht generell ungesunden Zustand, sondern als einen natürlichen Vorgang, der unter normalen Umständen mit der individuellen Gesundheit vereinbar ist.[482] Jedoch sollten Schwangerschaften, analog zu Krankheiten, möglichst früh entdeckt werden, um mögliche Krankheitsrisiken erkennen und behandeln zu können.[483] In *Four Recent Accounts of Health* aus dem Jahre 2004 bekräftigt er diesen Standpunkt.[484]

Auch Wakefield greift auf den Funktionsbegriff zur Definition der *disorder* zurück. Wenn die natürliche Funktion der Gebärmutter darin besteht, die Entwicklung der befruchteten Eizelle bis zur Geburt des Kindes zu ermöglichen, liegt eine Dysfunktion vor, wenn die Gebärmutter diese Funktion aufgrund von Schädigung, Verletzung oder Erkrankung nicht leisten kann.

478 Vgl. Clouser/Culver/Gert 1981, S. 34–36. Die Autoren räumen ein, dass Formulierungen wie die, ob Ursachen „leicht" oder „schnell" zu beseitigen sind, einer gewissen Vagheit nicht entbehren und kulturell variieren. Trotzdem können Sie Anleitung bieten, Klarheit in den diskutierten Fragen zu erlangen.

479 Boorse diskutiert in seinen zahlreichen Veröffentlichungen keine definitorischen Probleme einzelner Krankheitsbilder, sondern ordnet Beispiele von Krankheiten seinen theoretischen Überlegungen zu bzw. zeigt beispielhaft, wie seine Theorie auf diese anzuwenden ist.

480 An dieser Stelle ließe sich einwenden, dass Frauen auch ungewollt schwanger werden können und unter diesen Umständen das Kind nicht bekommen und somit auch keinen Beitrag zur Reproduktion leisten wollen. Doch auch eine ungewollte Schwangerschaft ist für Boorse keine Krankheit. Ob eine Schwangerschaft gewollt oder ungewollt ist, spielt für ihn für die Bewertung, ob Schwangerschaft eine Krankheit ist, keine Rolle. Unabhängig davon bleibt das Risiko bestehen, während einer Schwangerschaft einen krankhaften Zustand zu erleiden (vgl. Boorse 1997, S. 53).

481 Vgl. Boorse 1997, S. 93f.

482 Vgl. Boorse 1997, S. 43.

483 Vgl. Boorse 1987, S. 384.

484 Vgl. Boorse 2004, S. 19.

Eine Schwangerschaft kann demnach, der Theorie von Wakefield folgend, keine biologische Dysfunktion sein, da sich in ihr die natürliche Funktionsweise der Gebärmutter zeigt. Unter evolutionärer Perspektive ist es äußerst vorteilhaft, Nachkommen zu haben, da sich die Organismen und die Spezies durch Nachkommen reproduzieren. Eine Dysfunktion bzw. Störung kann demnach nur im Fehlen der Fähigkeit des weiblichen Organismus bestehen, Kinder gebären zu können. Gemäß dem *Erklärungskriterium* in der Definition der *disorder* sind Schwangerschaften folglich keine natürliche Dysfunktion.[485] Wenn im Umkehrschluss Wakefield eine Schwangerschaft als natürliche Funktion des weiblichen Organismus bezeichnen würde, ist, da sowohl das *Erklärungs-* als auch das *Wertkriterium* für die Definition eines Zustandes als *disorder* erfüllt sein müssen, zu fragen, ob eine Schwangerschaft einer Person einen Schaden zufügt oder ihr einen Vorteil, gemessen an den Maßstäben der Kultur, nimmt oder nehmen kann. Es scheint einsichtig, dass Schwangerschaften durchaus zu einem Nachteil für die Frau führen können, aber auch für das (ungeborene) Kind. Schwangerschaftsdepressionen, Thrombosen oder Blutungen sind Gefahren, die mit dem Geburtsvorgang einhergehen können. Da das *Erklärungskriterium* erfüllt ist, das *Wertkriterium* aber nicht, ist zu schlussfolgern, dass es mit der Theorie von Wakefield nicht möglich zu sein scheint, Schwangerschaften eindeutig als Krankheiten zu charakterisieren oder das Gegenteil zu behaupten.[486]

Unbestritten bergen Schwangerschaften das Risiko in sich, ein Leid oder Übel zu erleiden. Als Beispiel für ein solches Übel führen die Clouser/Culver/Gert Schwangerschaftsdiabetes an. Für sie sind Schwangerschaften aus diesem Grund eine *Malady*. Als weiteren Grund für dieses Urteil geben die Autoren an, dass der Zustand der Schwangerschaft unabhängig von den *rationalen Überzeugungen und Wünschen* der Frau bestehe. Rationale bzw. irrationale Überzeugungen und Wünsche sind in der Person selbst angelegt. *Irrationale Überzeugungen* sind dadurch gekennzeichnet, dass eine Person über genügend Wissen und Einsicht verfügt, ihre Überzeugungen als falsch zu erkennen bzw. den Konflikt der eigenen, irrationalen Überzeugungen mit guten bzw. richtigen Überzeugungen zu bemerken.[487] Zusätzlich und unabhängig von rationalen bzw. irrationalen Gründen für eine *Malady* existieren die außerhalb der Person angesiedelten *Bedingungen* bzw. *Gründe*, die ursächlich für eine *Malady* sein können. Während Tuberkelbakterien *„distinct sustaining causes"* für das Auftreten der Tuberkulose sind, ist der Fötus kein aufrechterhaltender Grund, da der Fötus biologisch in den Körper der Schwangeren integriert und nur unter Verwendung spezieller medizinischer Instrumente zu entfernen ist.[488]

Die Frage, ob Schwangerschaft eine Krankheit ist, beantworten die hier vorgestellten Theorien unterschiedlich. Für Boorse sind (normale) Schwangerschaften keine Krankheiten. Mit der Theorie von Wakefield bleibt unbestimmt, ob Schwangerschaften Krankheiten sind, da

[485] Vgl. Wakefield 1992, S. 384. Für Homosexualität ist dieses Urteil nach Wakefield aufgrund der Implikationen kontrovers.

[486] Eine Diskussion der Schwangerschaft bei Wakefield ist der Autorin nicht bekannt.

[487] Vgl. Gert 1990, S. 35.

[488] Vgl. Clouser/Culver/Gert 1997, S. 205–207.

nicht ausgeschlossen werden kann, dass sie die Frau schädigen oder mit Nachteilen für sie einhergehen *(Wertkriterium)*. Für Clouser/Culver/Gert hingegen sind Schwangerschaften einen *Malady* und auch die holistischen Theorie von Nordenfelt kann entsprechend interpretiert werden: Jede Schwangere ist unter den Bedingungen einer „normal" verlaufenden Schwangerschaft fähig, sich selbst gesetzte Ziele zu erfüllen und damit ein Minimum an Glück *(happiness)* zu erlangen. Fraglich ist, ob diese Einschätzung auch für Schwangerschaften zutrifft, die durch Vergewaltigungen entstehen. Clouser/Culver/Gert diskutieren nach meinem Kenntnisstand keine Schwangerschaften, die das Ergebnis von Vergewaltigungen sind. Für Boorse besitzen auch solche Schwangerschaften keinen Krankheitswert.

2.4.4 Psychosen

Psychosen gelten für Boorse als Beispiele mentaler Erkrankungen. Den Begriff der mentalen Krankheit diskutiert er insbesondere in *On the Distinction between Disease and Illness* (1975) und *What a Theory of Mental Health should be* (1976). Sein Begriffsverständnis steht dabei im engen Zusammenhang mit den Begriffen der praktisch-subjektiven *(illness)* und theoretisch-objektiven Krankheit *(disease)*. In den 1970er Jahren, zu Beginn seiner Analyse des Krankheitsbegriffs, wurde mentalen Zuständen in der praktischen Medizin noch wenig Aufmerksamkeit geschenkt. So ist nicht verwunderlich, dass Boorse in *On the Distinction between Disease and Illness* die Auffassung vertritt, dass bei mentalen Erkrankungen nicht zwischen *disease* und *illness* unterschieden werden könne. Mentale Krankheiten, so Boorse, lassen sich auf Veränderungen in den Gedanken, dem Verhalten oder dem Wesen der Betroffenen ausmachen, sind jedoch nicht auf Veränderungen im natürlich-biologischen Design der Spezies zurückzuführen. Da die drei charakteristischen Aspekte für mentale Krankheiten nicht mit dem Begriff *illness* korrespondieren, kann bei mentalen Krankheiten auch nicht von *illness* gesprochen werden.[489] Als Gründe führt er an, dass bei mentalen Zuständen schwierig zu differenzieren sei, ob ein Zustand für eine Person unerwünscht ist oder nicht. Für den Fall, dass eine Person sich etwas wünscht, ohne dafür einen plausiblen Grund zu haben, spricht Boorse von Krankheit in ihrem praktisch-subjektiven Verständnis *(illness)*. Eine theoretisch-objektive Krankheit *(disease)* liegt dann jedoch nicht vor.[490]

Boorse macht deutlich, dass mentale Erkrankungen (er nennt in der Regel Psychosen und Neurosen) infolge ungünstiger Umweltbedingungen eintreten können, bspw. wenn ein Kind missbraucht wird. Während der Auslöser für die mentale Krankheit in der Umgebung anzusiedeln ist, entsteht die Krankheit aus der Persönlichkeit des Kindes.[491] Boorse behauptet in dieser Zeit, dass physische und mentale Zustände nicht gleichbedeutend seien und mentale Zustände häufig als Untergruppe physischer Krankheiten angesehen würden.[492] Kurze Zeit

---

489 Bei den drei Aspekten handelt es sich um Unerwünschtheit für den Erkrankten, die Notwendigkeit einer speziellen Behandlung und die Entschuldigung für ansonsten kritisierbares Verhalten (vgl. Boorse 1975, S. 61. Siehe auch Kapitel 2.3.2, S. 107 ff).

490 Boorse benutzt zur Erläuterung die Kategorien der intrinsischen und instrumentellen Gesundheit (vgl. Boorse 1977, S. 553).

491 Boorse 1977, S. 553. Boorse diskutiert an dieser Stelle die Differenz von Person und Persönlichkeit in Zusammenhang mit der Verantwortungsübernahme für Handlungen.

492 Vgl. Boorse 1975, S. 62 ff.

später ändert er seine Meinung und behauptet, dass auch die mentale Gesundheit einer normalen Funktion der Spezies entspreche und einer Normalverteilung zuzuordnen sei. Während bei physischen Krankheiten der Körper betroffen sei, sei bei mentalen Erkrankungen die normale Funktionsfähigkeit des Geistes gestört. Aus der Kongruenz Boorses Definitionen physischer und mentaler Krankheiten folgt, dass beide gleichbedeutend sind. Am Ende stellt er jedoch fest, dass die drei Kennzeichen für *illness* (siehe Fußnote 109) auf mentale Krankheiten nicht zuträfen. Dies begründet er mit der notwendigen Bindung mentaler Krankheiten an mentale Funktionen, um von mentaler Gesundheit sprechen zu können. Dafür jedoch müsse der Nachweis mentaler Prozesse für Handlungen erbracht werden und zugleich müssten diese mentalen Prozesse einen speziestypischen Beitrag zu den natürlichen Funktionen leisten. Zugleich weist Boorse auf die Schwierigkeiten der Unterscheidung zwischen mentaler und physischer Krankheit hin: So könnten mentale Erkrankungen durch Krankheiten bzw. Schädigungen von Nerven und Gehirn eintreten. Wenn aber mentale Krankheiten auf Erkrankungen der Nerven oder des Gehirns zurückzuführen wären, wären diese physische Krankheiten. Pathogene Umwelteinflüsse und die Tatsache, dass nicht jede Überzeugung, die von der Norm abweicht, eine Krankheit ist, kennzeichnen die Schwierigkeiten, mentale Krankheiten begrifflich zu fassen.[493] In *Concepts of Health* aus dem Jahre 1987 erweitert Boorse seinen zuvor formulierten Begriff von Krankheit, indem er argumentiert, dass die Psychologie und Physiologie des Menschen nicht gleichzusetzen seien, jedoch das physiologische Modell in das psychologische Konzept integriert sei.

Wakefield versteht Psychosen als mentale Störungen infolge einer leidvollen *mentalen Dysfunktion* („a harmful mental dysfunction").[494] Bei der Analyse des Begriffs „mental" referiert Wakefield das DSM-III, in dem es heißt, dass das Leid oder der Schaden „a manifestation of a behavioral, psychological, or biological dysfunction in the person" sein müsse.[495] In der nachfolgenden Argumentation kommt Wakefield zu dem Schluss, dass mentale Störungen ihre Bezeichnung nicht aufgrund der mentalen Symptome verdienen würden, sondern aufgrund ihrer natürlichen Ursachen. Diese natürliche Ursache müsse eine mentale Dysfunktion sein, die wiederum Folge einer physiologischen Dysfunktion sein könne.[496]

Welche ist aber die mentale Dysfunktion im Falle der Psychose? Diese Frage kann so pauschal nicht beantwortet werden, da der Begriff Psychose, wie eingangs beschrieben, ein allgemeiner Begriff ist, der einen „strukturellen Wandel des Erlebens" beschreibt. Diese Beeinträchtigungen des Erlebens kann Folge einer Hirnverletzung sein, einer Krankheit des Gehirns oder anderweitiger Störungen, welche die Funktion des Gehirns beeinträchtigen. Das ICD-10 führt dazu aus, dass die Funktionsstörung primär sein kann,

> „wie bei Krankheiten, Verletzungen oder Störungen, die das Gehirn direkt oder in besonderem Maße betreffen; oder sekundär wie bei systemischen Krankheiten oder Stö-

[493] Vgl. Boorse 1976b, S. 63 ff., insbesondere S. 63–67, S. 70 und S. 77. Zum Funktionsbegriff bei Boorse siehe Kapitel 2.5.2, S. 143 ff.

[494] Vgl. Wakefield 1992, S. 384.

[495] American Psychiatric Association, DSM-III-R, S. XXII, zitiert nach Wakefield 1992, S. 384.

[496] Vgl. Wakefield 1992, S. 384.

rungen, die das Gehirn als eines von vielen anderen Organen oder Körpersystemen betreffen"[497].

Wenn eine Person selbst (plötzlich, schleichend oder episodisch) eine Veränderung der Wahrnehmung von Farben, Formen oder Tönen, des Denkvermögens oder der bewusstseinsmäßigen Klarheit oder Intelligenz feststellt oder dies von anderen Personen bemerkt wird, kann dies die Folge einer zerebralen Funktionsstörung sein, deren Ursache in direktem Zusammenhang zum Gehirn und dessen Funktionsweise steht. In diesem Falle ist das Urteil, dass es sich um eine Krankheit handelt, in Analogie zum physiologischen Krankheitsbegriff auf Grundlage eines biologischen Funktionsbegriffs leicht getroffen. Zugleich gibt es aber auch Zustände, bei denen diese Analogie nicht so leicht herzustellen ist, weil die Ursachen nicht biologischer Natur bzw. mit den Methoden der Naturwissenschaften nicht nachweisbar sind. Gerade hinsichtlich mentaler Mechanismen, so Wakefield, wissen wir noch viel zu wenig darüber, woraus unsere Probleme mit der Zuschreibung mentaler Störungen resultieren. Unsere Urteile über Dysfunktionen werden erst dann souveräner und sicherer sein, wenn wir mehr über die auf natürlicher Selektion beruhenden Funktionen psychischer Mechanismen wissen.[498]

Das *Erklärungskriterium* wird in der Definition des Begriffs der psychischen Störung also erfüllt – doch wie steht es mit dem *Wertkriterium*? Typisch für psychotische Zustände ist eine veränderte Art und Weise, die Welt und die umgebende „Realität" wahrzunehmen. Betroffen sind Sinneswahrnehmungen, Stimmungen, Antriebe und Kognition. Menschen, die unter Psychosen leiden, hören Stimmen, fühlen sich bedroht, verfolgt oder kontrolliert oder glauben, die Gedanken anderer Menschen lesen zu können oder eine andere Person zu sein. Derartige Überzeugungen bezeichnen wir gemeinhin als irrational, da die beschriebenen Phänomene unseren Erfahrungen widersprechen und wir wissen, dass es Menschen, so jedenfalls der *Common sense*, nicht möglich ist, die Gedanken anderer zu lesen oder die Stimmen, bspw. von Verstorbenen, zu hören. Folgt man der Prämisse, dass aus den beschriebenen Verhaltensweisen und Veränderungen der Psyche personelle und soziale Nachteile erwachsen können, darf das *Wertkriterium* in Wakefields Theorie der *disorder* als erfüllt angesehen werden.

Mit der Theorie der *Malady* von Clouser/Culver/Gert und der holistischen Theorie von Nordenfelt erscheint eine solch klare Kategorisierung von Psychosen als Krankheit auf den ersten Blick nicht möglich. Zur Erklärung soll folgendes Beispiel diskutiert werden:

Stellen wir uns vor, eine erwachsene Person, nennen wir sie Fred, befindet sich in einer wahrhaft ekstatischen Glücksstimmung und sieht einen Fernsehbeitrag, in dem dazu aufgerufen wird, sich politisch für mehr Gerechtigkeit in der Gesellschaft zu engagieren. Als möglichen Weg zu einer gerechteren Gesellschaft wird diskutiert, das Geld der Banken des Landes an alle Bürger gleichmäßig zu verteilen. Fred fühlt sich persönlich angesprochen und auser-

[497] ICD-10-GM, Version 2017.
[498] Vgl. Wakefield 1992, S. 383.

wählt, die Menschen in eine glückliche Zeit zu führen. Zudem hört er eine Stimme: Sie spricht davon, dass sich die Banken auf Kosten der Menschen bereichern und so für die Armut in der Welt verantwortlich sind. Die Stimme ermuntert ihn, gegen die Ungerechtigkeit vorzugehen, die von den Banken ausgeht. Am nächsten Tag stürmt er schwer bewaffnet eine Bank, erbeutet das Geld und lässt es anschließend von den Dächern der Hochhäuser auf die Stadt regnen. Beseelt von einem warmen Glücksgefühl schaut Fred auf die Menschen herab, die lachend die bunten Geldscheine auffangen. In Gedanken plant er schon den nächsten Coup, um die vermeintlich aufgetragene Mission zu erfüllen.[499]

In der Theorie von *Malady* gelten Wünsche dann als irrational, wenn eine Person wissen kann, dass der Wunsch zu einem Übel führt oder die Person keinen adäquaten Grund für einen Wunsch angeben kann. Überzeugungen und Wünsche gelten als Bestandteile einer Person. Als solche können sie Übel hervorrufen oder das Risiko steigern, ein Übel zu erleiden. Wollen wir Freds Verhalten beurteilen, sind zunächst nur die äußerlich sichtbaren Handlungen einer Beurteilung zugänglich: Der bewaffnete Banküberfall und die Verteilung des Geldes. Diese stellen eine Verletzung geltenden Rechts dar. Für den Fall, dass Fred voll zurechnungsfähig ist, drohen ihm ein Gerichtsverfahren und eine entsprechende Strafe.

Doch ist Fred voll zurechnungsfähig oder krank? Seine ekstatischen Glücksgefühle, sein Gefühl des Auserwähltseins und das Hören einer inneren Stimme, die ihn leitet, sind für den Beobachter unsichtbar und nur über Selbstauskünfte von Fred erfahrbar. Der Beobachter ist die Instanz, die entscheidet, ob es sich hierbei um irrationale Wünsche *(Malady)* oder kontraproduktive Ziele *(NOH)* handelt. Stellen wir uns nun vor, Fred wird festgenommen und zu seinen Wünschen und Zielen befragt. Er äußert, die Intention seiner Handlung sei, die Welt zu verbessern und mehr Gerechtigkeit zu schaffen. Ein aus der Handlung resultierendes Übel kann er nicht erkennen, da ja seiner Intention entsprechend die Folgen seiner Handlung gute Folgen, sprich Gerechtigkeit und Glück, sind. Da er sein Handeln für gerecht hält, erwartet er auch keine Bestrafung. Beide Aussagen widersprechen augenscheinlich der Annahme, dass es sich bei Freds Wünschen um irrationale Wünsche handelt. Jedoch qualifiziert die Stimme, die er hört, und die Überzeugung, dass Menschen ab einem bestimmten Alter nicht nur über ein Empfinden von Recht und Gerechtigkeit, sondern auch über Wissen darüber verfügen, die Annahme und Bewertung der geäußerten Wünsche als irrational. Die Gründe von Fred sind damit in der Theorie von *Malady* keine separaten, aufrechterhaltenden Gründe, wodurch die Bezeichnung von Psychosen als *Malady* legitim ist.

Mit der Theorie von Nordenfelt hingegen könnte man schlussfolgern, dass Fred gesund sei. Immerhin ist es ihm unter den gegebenen gesellschaftlichen Bedingungen gelungen, sich selbst Ziele zu setzen und diese sogar umzusetzen. Gesundheit ergibt sich bei Nordenfelt eben aus jener Fähigkeit, *vitale Ziele* erreichen zu können, die zur Realisierung eines Minimums an Glück notwendig sind. Auch bei einer genaueren Analyse des Begriffs *Ziel* behält

[499] Fred könnte nach den beschriebenen Merkmalen an einer Angst-Glück-Psychose leiden. Die individuelle Handlungsrationalität der Person ist eingeschränkt. Eine Beschreibung des Krankheitsbildes findet sich in Bux 2002.

das erste Urteil (Fred ist gesund) seine Gültigkeit. Bei der Bestimmung *vitaler Ziele* unterscheidet Nordenfelt zwischen Zielen im Sinne menschlicher Bedürfnisse und denjenigen Zielen, die der Mensch sich selber setzt. Fred hat wie jeder Mensch ein Bedürfnis nach Anerkennung und Wertschätzung.[500] Die Befriedigung der basalen menschlichen Bedürfnisse ist nach Nordenfelt eine notwendige Voraussetzung für die Gesundheit und das Überleben des Individuums bzw. der Spezies. Die Ziele, die eine Person sich selbst setzt, sind als *individuelle Ziele* von der sozialen Stellung der Person in einer bestimmten Kultur abhängig. Innerhalb des gesellschaftlichen und kulturellen Wertsystems setzt sich das Individuum vitale Ziele und verändert diese im Laufe seines Lebens. Hierin zeigt sich die Gerichtetheit der Ziele des Menschen auf ein langes Leben, auf Glück, Wissen, Selbstverwirklichung, soziale Anerkennung und Gesundheit. Nordenfelt schließt daran an, indem er betont, dass sich holistische Ansätze wie *On the Nature of Health* auf die Lebensqualität und das Wohlergehen des Individuums richten.[501]

Nehmen wir an, dass es zu den wichtigsten Lebenszielen („most essential goals in life"[502]) von Fred gehört, eine gerechte Gesellschaft zu schaffen. Vielleicht ist es sogar *das* wichtigste Ziel. Der Banküberfall trägt seinen Teil zur Erreichung dieses Ziels bei. Somit ist Fred offensichtlich fähig, sich Ziele zu setzen. Jedoch steht das Ziel, eine Bank zum Zwecke der Schaffung einer gerechten Gesellschaft zu überfallen, in gewisser Weise einer eigenständigen Lebensführung entgegen. Immerhin riskiert Fred mit dem Banküberfall eine Gefängnisstrafe, womit seine Handlungsfreiheit entscheidend eingeschränkt würde. Diese Einschränkung der Freiheit gilt als Prämisse einer eigenständigen Lebensführung. Wenn Fred nicht weiß, dass sein Handeln eine Bestrafung nach sich ziehen und ihm so einen Schaden zufügen wird, darf die Idee, eine Bank zu überfallen, als kontraproduktiv bezeichnet werden. Kontraproduktive Ziele gelten in der Theorie von Nordenfelt jedoch nicht als aktive Ziele und Personen, die sich kontraproduktive Ziele setzen oder deren Bestreben zur Umsetzung eigener Ziele gering ausgeprägt ist, gelten als krank. Begründet wird dies damit, dass diese Ziele, ebenso wie Ziele, die aus einem externen oder internen Zwang heraus angestrebt werden, triviale Ziele sind.[503]

Es darf geschlussfolgert werden, dass Psychosen innerhalb der Terminologie der hier vorgestellten Theorien als Krankheit gelten. Gleichwohl bleibt ein schaler Nachgeschmack, wenn man sich an das Beispiel des vermeintlichen Weltverbesserers Fred erinnert. Fred selbst erkennt nicht, dass seine Handlungen im Rahmen unserer Kultur und Gesellschaft verboten sind. Er handelt sozusagen unwissentlich und unbedarft, noch dazu geleitet von einer fremden Stimme. Würde Fred jedoch bedacht und wissentlich handeln in der Weise, dass er sehr wohl die gesellschaftlichen, rechtlichen und politischen Grenzen in seine Überlegungen ein-

500 Nordenfelt bezieht sich v.a. auf Maslow, S. 35–58.

501 Vgl. Nordenfelt 2007, S. 6. Der Aufsatz ist in deutscher Übersetzung von Eva Engels erschienen in Schramme 2012, S. 223–235.

502 Nordenfelt präzisiert den Begriff *Ziel* in seinem Aufsatz von 2007 als die „wichtigsten Lebensziele" (vgl. Nordenfelt 2007, S. 7).

503 Vgl. Nordenfelt 1987, S. 74.

bezieht und ein Übel, sprich: eine Verurteilung, und die daraus resultierenden Nachteile in Kauf nimmt, wäre die Beurteilung seiner Handlung eine andere. Gerade dann, wenn die Rechte von Menschen beschnitten werden oder ihre Freiheit eingeschränkt wird, erscheint uns ein Auflehnen gegen Ungerechtigkeit, auch mit rechtsstaatlich verbotenen Mitteln, geboten. Diese Überlegungen manifestieren die Notwendigkeit, dass sich der (psychologische) Krankheitsbegriff gegen Manipulationen, egal ob ideologischer oder politischer Art, absichern muss. Das Beispiel Homosexualität macht dies besonders deutlich.

2.4.5 Homosexualität

Homosexualität zählt zu denjenigen Phänomenen, die immer wieder Gegenstand kontroverser Debatten sind. Da die Reproduktion der Spezies eine zentrale Bedeutung in der Definition von Krankheit bei Boorse einnimmt, lässt sich die Homosexualität gut in seine Theorie einordnen. Er selbst erwähnt sie in *Concepts of Health* (1987). Darin positioniert er sich gegen die These, Homosexualität könne durch genetische Gründe erklärt und damit auf biologische Funktionen zurückgeführt werden. Er klassifiziert sie als mentale Erkrankung.[504] An dieser Stelle greift eine analoge Argumentation, wie sie weiter vorn zur Erklärung psychischer bzw. mentaler Krankheiten referiert wurde. Nun könnte jedoch vermutet werden, dass eine gesellschaftliche Verurteilung der Homosexualität (und anderer Variationen menschlichen Lebens) durchaus ein hinreichender Grund sein könnte, Homosexualität als Krankheit zu bezeichnen. Dem widerspricht Boorse jedoch und bekräftigt seine Position, die er schon bei der Auseinandersetzung um die Tilgung der Homosexualität als Krankheit aus dem DSM-II formulierte: „Neither the patient's values nor the values oft he patient's society can, I think, adequately define mental health or the goal of treatment."[505] Boorse versteht seinen theoretisch-objektiven Krankheitsbegriff als „wertfrei". In *What a Theory of Mental Health should be* (1976) proklamiert er auch für mentale Krankheiten ein Abweichen von der normalen Funktion der Spezies, abbildbar in einer Normalverteilung. Konsequenterweise müsste für Homosexualität, wenn sie eine mentale Krankheit sein soll, eine mentale Funktion auszumachen sein, unter deren Normalkurve eine Person fällt, deren sexuelle Orientierung sich auf das gleiche Geschlecht richtet. Die Schwierigkeit, solche Funktionen auszumachen, räumt Boorse ein.

Eine Klärung des Störungsbegriffs sowie die Erarbeitung valider Diagnosekriterien sind nach Wakefield von Vorteil, um Störungen *(disorders)* von anderen Zuständen abgrenzen zu können. Um von Störung sprechen zu können, muss auch im Falle der Homosexualität eine Dysfunktion *(Erklärungskriterium)* in der Weise vorliegen, dass ein existierender körperlicher oder psychischer Mechanismus gestört ist. Die Forschungsergebnisse zu den biologischen Ursachen der Homosexualität sind kaum valide und äußerst spekulativ. Magnus Hirschfeld (1868–1935) war einer der Ersten, welche die Homosexualität auf biologische Faktoren zurückführten. Seit Mitte der 1990er Jahre gilt als gesichert, dass es genetische Veranlagungen für die sexuelle Orientierung gibt (Zwillingsstudien). Aber auch neuroanatomische Struktu-

504 Vgl. Boorse 1987, S. 359–393, insbesondere S. 385.

505 Boorse 1982, S. 43.

ren, pränatale, hormonelle oder immunologische Faktoren stehen im Verdacht, mit der Veranlagung für Homosexualität zu korrelieren. Bezieht man außer den biologischen Ursachen sozialbiologische, soziologische und psychologische Aspekte in das Wechselwirkungsgefüge zur Erklärung der Homosexualität ein, so ist unbedingt die These der gestörten Vater-Sohn-Beziehung in der Kindheit zu nennen, die Sigmund Freud, Zeitgenosse von Hirschfeld, als Ursache männlicher Homosexualität ansah. Diese Theorie, obwohl empirisch nicht bestätigt, wird noch heute von den meisten Psychoanalytikern vertreten. Der Einfluss familiärer Bedingungen auf die Homosexualität konnte im Jahre 1981 durch die sog. San-Francisco-Studie des Kinseys-Instituts widerlegt werden.[506] Die Erklärung der Homosexualität aufgrund naturalistisch-biologischer Funktionsstörungen scheint aus der Studienlage daher eher spekulativ denn abgesichert.

Wenn aber entsprechend der Evolutionstheorie, die auch Wakefield zur Absicherung seiner Theorie nutzt, die natürliche Selektion die Zuschreibung von natürlichen Funktionen zu bestimmten Effekten beschreibt, so stellt sich die Frage, warum die genetische Veranlagung für Homosexualität im Laufe der Evolution nicht verschwand *(Darwinsches Paradox)*. Oder anders gefragt: Welches könnten evolutionäre Vorteile der Homosexualität sein? Nach Dean Hamer und Peter Copeland besteht eine Erklärung darin, dass in den meist restriktiven Gesellschaften der Vergangenheit Homosexuelle zu traditionellen Lebensformen mit Heirat und Familiengründung gezwungen waren und so die „gay genes" vererbt wurden.[507] Aus der Beobachtung, dass der, die Homosexualität bestimmende, genetische Faktor ausschließlich über die mütterliche Linie vererbt wird, schlussfolgerten Claudio Capiluppi und Kollegen eine gesteigerte Fruchtbarkeit der weiblichen Verwandten männlicher Homosexueller. Die Studie zeigte, dass die weiblichen Verwandten homosexueller Männer mütterlicherseits mehr Kinder haben als die Verwandten väterlicherseits.[508] Offenbar lassen die Studien von Hamer/Copeland und Capiluppi u.a. den Schluss zu, dass dieselben genetischen Faktoren, die bei Männern zu einer gesteigerten Veranlagung für Homosexualität führen, bei Frauen eine gesteigerte Fruchtbarkeit zur Folge haben. Andere Erklärungen liefern die sozialbiologische Theorie der Verwandtschaftsselektion von Edward Wilson aus dem Jahre 1975, der Big-Brother-Effekt[509] oder die Theorie, dass sexuelle Beziehungen unter Männern deren Zusammenhalt und Kooperationsfähigkeit stärken. Für weibliche Homosexualität gibt es aus sozialbiologischer Sicht eine Reihe von Vorteilen gegenüber ausschließlicher Heterosexualität. Dazu gehören die Stabilisierung der Persönlichkeit der Frau in einer angstfreien lesbischen Beziehung nach traumatisierenden Erlebnissen durch Vergewaltigung oder Unterdrückung,

506 Vgl. dazu Müller 2008, S. 113–140.

507 Vgl. Müller 2008, Fußnote 123, S. 142. Müller bezieht sich auf Dean Hamer/Peter Copeland: *The Science of Desire: The Search for the Gay gene and the Biology of Behavior*, New York: Simon & Schuster 1994, S. 182 ff.

508 Vgl. Müller 2008, S. 142. Müller bezieht sich auf Andrea Camperio-Ciani/Francesca Corna/Claudio Capiluppi: *Evidence for maternally inherited factors favouring male homosexuality and promoting female fecundity, Proceedings of the Royal Society B: Biological Sciences,* Bd. 271 (2004) Nr. 1554, S. 2217–2221.

509 Der Big-Brother-Effekt beschreibt die Zunahme der Wahrscheinlichkeit des Auftretens der Homosexualität eines Mannes mit jedem älteren Bruder derselben Mutter, wodurch der Konkurrenzkampf der Söhne reduziert werde, um in den folgenden Generationen Inzucht vorzubeugen.

der Beistand bei der Aufzucht der Kinder oder die bessere Verarbeitung des Verlustes des männlichen Partners, der sich von der älteren Partnerin ab- und einer jüngeren Partnerin zugewandt hat. Abgesehen vom geringen Bevölkerungswachstum in den entwickelten Industrieländern kann die verringerte Reproduktionsrate lesbischer Frauen für die Spezies durchaus als positiv angesehen werden, da sie sich positiv auf die gesamte demografische Entwicklung auswirkt. Zudem haben Frauen, die keine Kinder gebären, mehr Kapazitäten für andere gesellschaftliche Aufgaben.[510] Nicht zu verachten ist der Einfluss auf das friedliche Zusammenleben einer Spezies, wie das Beispiel der exogamen Bonobogesellschaften beweist.[511] Unter dem Blickwinkel der Evolution scheint es offenbar durchaus sinnvoll, Homosexualität zu selektieren. Auch eine im Dezember 2012 von einem Forscherteam um den Evolutionsbiologen William Rice von der University of California in Santa Barbara im Fachmagazin *The Quarterly Review of Biology* veröffentlichte Studie unterstützt den Verdacht des evolutionären Vorteils der Homosexualität. Die Studie kommt zu dem Ergebnis, dass die Ursache für Homosexualität nicht in den Genen, sondern der Genregulation durch epigenetische Faktoren zu finden ist. Der evolutionäre Vorteil liegt laut den Autoren in der Steigerung der Fitness und Attraktivität der Elterngeneration.[512]

Bisher scheinen weder biologische Ursachen noch evolutionäre Argumente überzeugende Nachweise dafür zu liefern, dass Homosexualität als Krankheit im Sinne der Theorie von Wakefield gelten kann. Doch wie sieht es mit dem *Wertkriterium* aus?

Das Beispiel Homosexualität macht deutlich, wie durch die Bewertung menschlicher Lebensvollzüge Phänomene als krankhaft gedeutet werden und so Krankheiten infolge gesellschaftlicher Wertsetzungen „entstehen". Wurden die sexuelle Orientierung auf das gleiche Geschlecht in der Antike als wertvoll betrachtet, sahen sie sich später moralischer Verurteilung ausgesetzt. Diese fußte in der Regel auf religiösen und theologischen Bewertungen, die festlegten, was als „normal" und „richtig" im menschlichen Sexualverhalten zu gelten hatte. Das Alte Testament und der Talmud verurteilen eindeutig homosexuelle Handlungen von Männern. So ist im 3. Buch Mose 20,13 zu lesen: „Und wenn ein Mann bei einem Manne liegt, wie man bei einer Frau liegt, so haben beide einen Greuel verübt; sie sollen gewißlich getötet werden, ihr Blut ist auf ihnen." Später brandmarkten die Kirchenväter Augustinus und Thomas von Aquin die Homosexualität als schwere Verirrung oder Sünde. Wie das Christentum, verurteilen auch die anderen abrahamitischen Religionen die Homosexualität. Eine Begründung für die moralische Verurteilung (männlicher) Homosexualität als unnatürlich bezieht sich dabei vorrangig auf die Verunmöglichung der Reproduktion. Die moralische Verurteilung manifestierte sich zuerst in drakonischen Strafen: Im europäischen Mittelalter wurden Homosexuelle auf Scheiterhaufen verbrannt, in der Zeit des Nationalsozialismus sperrte man sie in Zuchthäusern ein und noch heute sind Auspeitschungen und selbst Hinrichtungen in einigen Ländern an der Tagesordnung. Die moralische Verurteilung setzte sich in politi-

510 Vgl. Müller 2008, S. 143 ff.

511 Vgl. Müller 2008, Fußnote 133, S. 145. Müller bezieht sich auf Richard Wrangham/Dale Peterson: *Menschenaffen und die Ursprünge menschlicher Gewalt*, München: Kreuzingen 2001, S. 249–284.

512 Vgl. Rice/Friberg/Gavrilets 2012.

scher Einflussnahme und juristischen Sanktionen fort. So stellte bspw. der § 175 des deutschen Strafgesetzbuches (§ 175 dStGB) sexuelle Handlungen zwischen Personen männlichen Geschlechts vom 1. Januar 1872, dem Inkrafttreten des Reichsstrafgesetzbuches, bis zum 11. Juni 1994 unter Strafe. Die im 19. Jh. entstehende Psychiatrie übernahm die vom Christentum vorgenommene Bewertung der Homosexualität als unnatürlich und klassifizierte sie als psychische Störung.[513] So fand diese Bewertung Eingang ins DSM, wo sie von 1952–1973/74 im Katalog psychischer Krankheiten aufgeführt war. Als sich in Amerika zu Beginn der 1970er Jahre die Skepsis gegenüber der Biomedizin in einer Gegenbewegung kanalisierte, protestierten auch Homosexuelle lautstark gegen die Diskriminierung durch das DSM. Die Klassifikation von Homosexualität als Krankheit im DSM hatte entscheidende Konsequenzen für die Betroffenen: Die Anstellung als Lehrer, die amerikanische Staatsbürgerschaft oder das Recht zur Adoption waren davon abhängig. Konfrontationen und Verhandlungen zwischen dem Stiftungsrat der *American Psychiatric Association (APA)* und Aktivisten der Schwulenbewegung folgten. In der Kontroverse ging es darum, ob Homosexualität weiterhin als Störung im *Diagnostic and Statistical Manual (DSM)* aufgeführt werden oder unter der Überschrift „ego-dystonic homosexuality" in das DSM-III (1980) eingehen sollte. Am 15. Dezember 1973 votierte der Stiftungsrat fast einstimmig dafür, die Homosexualität aus der Nomenklatur der Diagnosen zu streichen.[514] Heute wird Homosexualität in westlichen Gesellschaften mehrheitlich als Form sexueller Selbstverwirklichung begriffen. In Deutschland wurde der gesellschaftlichen Veränderung in der Bewertung der Homosexualität mit der juristischen Öffnung der Ehe für Schwule und Lesben (*„Ehe für alle")* am 1.Oktober 2017 Rechnung getragen. Dieser Liberalisierung der Homosexualität in Deutschland und anderen Staaten der westlichen Welt steht noch immer die Gefahr der Todesstrafe in 22 Ländern gegenüber.

Doch inwieweit können derartige (soziale und politische) Wertsetzungen zur Definition von Homosexualität als Krankheit herangezogen werden? Dass Homosexualität mit Schaden für die betroffenen Personen einhergehen kann, ist undiskutabel. Jedoch wird dieser nicht durch die sexuelle Neigung selbst erzeugt, sondern durch das soziale Umfeld. Durch die religiöse Interpretation und spätere Psychologisierung der Homosexualität sahen sich die Betroffenen nicht nur Zwangsmaßnahmen (bspw. Kastrationen und psychotherapeutische Therapien) ausgesetzt, sondern sie wurden sogar verfolgt und zum Tode verurteilt. Unter gesellschaftlichen Umständen, die eine wie auch immer geartete sexuelle Orientierung nicht stigmatisieren, entfallen psychische Momente der Angst und Sorge um die leibliche Integrität, die durch die gesellschaftliche Ächtung, Strafverfolgung und Psychologisierung der Homosexualität entstehen. Dies kann ein Grund dafür sein, warum Wakefield sich zu der Frage, ob

513 Eine differenzierte Begründung der Bewertung von Homosexualität als „Normabweichung" gibt Müller 2008. Sehr lesenswert ist der historische Blick auf den Umgang der Medizin mit Homosexualität in Deutschland von Mildenberg 2008.

514 Vgl. Boorse 1982. Der Artikel ist eine Rezension von Ronald Bayer, *Homosexuality and American Psychiatry*, New York: Basic Books 1981. Laut Boorse sei das Buch eine detaillierte Beschreibung der Debatte um die Tilgung der Homosexualität aus dem DSM-II (1968) und ihrer Folgen. Den Hintergrund dafür bildet ein historischer Abriss der Entstehung des Krankheitskonzepts der Homosexualität. Eine wichtige Quelle ist die Darstellung der Debatte durch den damaligen Vorsitzenden des Stiftungsrates der APA, Robert L. Spitzer, in Spitzer 1981.

Homosexualität eine Krankheit sei, nicht klar positioniert. Er macht aber den Einfluss sozialkulturell tradierter Muster stark, wenn er betont, dass unauflösbare diagnostische Kontroversen wie die, ob Homosexualität pathologisch ist oder nicht, sich nicht an der Uneinigkeit bezüglich der wissenschaftlichen Faktenlage entzündeten, sondern auf unterschiedliche Wertvorstellungen zurückzuführen seien.[515]

Auch bei Nordenfelt spielen gesellschaftliche und kulturelle Wertmaßstäbe eine Rolle; sie gehen in den Begriff der *Standardbedingungen* ein. Der Begriff der *Standardbedingungen* bezieht die soziohistorisch-kulturell geprägte Umwelt der Person in den Begriff der Krankheit ein, also auch die in einer Gesellschaft verankerten Bewertungen der Homosexualität. Wenn Personen entsprechend einer Prämisse der *NOH* bestrebt sind, ihr Leben und ihre Zukunft zu kontrollieren und dafür vertraute soziale Umgebungen benötigen, sind gesellschaftliche Bedingungen, in denen sexuelle Orientierungen welcher Art auch immer diskriminiert werden, schädlich für die Gesundheit der betroffenen Personen. Zugleich muss eine Person aber auch den Willen haben, die Verantwortung für ihre Gesundheit zu übernehmen. Wenn es einer Person unter den gegebenen Standardbedingungen jedoch auch unter Aufbietung ihrer volitionalen und motivationalen Kräfte unmöglich ist, die selbstgesteckten Ziele zur Erlangung eines minimalen Glücks zu erreichen (bspw. eine gleichgeschlechtliche Beziehung zu führen), kann sie entsprechend der *NOH* nicht gesund sein. Dieser Schlussfolgerung würden nach Ansicht der Autorin auch Clouser/Culver/Gert zustimmen. Gegen die Klassifikation von Homosexualität als *Malady* spricht, dass Abnormität kein hinreichender Grund für Krankheit ist und daher unter gesellschaftlichen Bedingungen, in denen Homosexualität als abnorm gilt, ihr kein Krankheitswert zukommt. Für eine Klassifikation als Krankheit hingegen spricht, dass eine nicht ausgelebte sexuelle Orientierung zum Verlust von Freiheit und Vergnügen führt und somit zumindest ein *Risiko* zur Ausprägung eines *Übels* besteht.

2.4.6 Dyskalkulie

Die ICD-10 beschreiben Dyskalkulie als eine Beeinträchtigung von Rechenfertigkeiten,

> „die nicht allein durch eine allgemeine Intelligenzminderung oder eine unangemessene Beschulung erklärbar ist. Das Defizit betrifft vor allem die Beherrschung grundlegender Rechenfertigkeiten, wie Addition, Subtraktion, Multiplikation und Division, weniger die höheren mathematischen Fertigkeiten, die für Algebra, Trigonometrie, Geometrie oder Differential- und Integralrechnung benötigt werden."[516]

Das DSM-IV kategorisiert die Dyskalkulie durch die Diagnosekriterien für die *Mathematics Disorder* (DSM-IV, Section *315.1*) als eine Störung, die sich durch einen Abfall der gemäß dem Alter, der gemessenen Intelligenz und der altersgemäßen Bildung erwartbaren mathematischen Fähigkeiten einer Person auszeichnet. Des Weiteren schließt das DCM-IV die Be-

515 Vgl. Wakefield 1992, S. 386. Wakefield bezieht sich auf Spitzer 1981.
516 ICD-10-GM, Version 2017.

einträchtigung der schulischen Leistungen und die mangelhafte Anwendung mathematischer Fähigkeiten im Alltag als Kriterium ein.[517]

Die Dyskalkulie findet sich meiner Kenntnis nach nicht in den Aufsätzen von Boorse. Die Charakteristik der *Mathematics Disorder* durch ein Absinken der erwartbaren mathematischen Fähigkeiten einer Person lässt jedoch den Schluss zu, dass Boorse das Phänomen der *Mathematics Disorder* als mentale Krankheit klassifizieren würde, da sie durch ein Abweichen von der als Normalverteilung beschreibbaren Rechenfertigkeit der Referenzklasse auszeichnet. Auch wenn die weiter vorn erläuterten Bedingungen für das Vorliegen einer praktischen, subjektiven Krankheit *(illness)* nach Boorse nicht auf mentale Krankheiten anzuwenden sind, seien sie hier zur Analyse herangezogen, um die Schwierigkeiten aufzuzeigen, die sich aus deren Anwendung auf mentale Erkrankungen ergeben. Nehmen wir also an, die Rechenschwäche sei eine Krankheit im Sinne von *illness*. Sie müsste demnach so schwerwiegend sein, dass sie für den Betroffenen unerwünscht ist. Es ist jedoch durchaus denkbar, dass eine Person trotz Rechenschwäche keinen Mangel empfindet, obwohl ihre Handlungsmöglichkeiten eingeschränkt sind. Es müsste zudem unterschieden werden, ob der Betroffene von sich selbst aus, also intrinsisch, einen Mangel in den nicht vorhandenen mathematischen Fähigkeiten sieht oder ob die Bewertung als Mangel vielmehr aus einem sozialen Kontext und dem dort erzeugten Druck, über gewisse mathematische Kenntnisse zu verfügen, resultiert. In einer Gesellschaft, in der mathematische Fähigkeiten im Alltag weniger gefragt wären als in der unsrigen (bspw. in einer Gesellschaft von Jägern und Sammlern), gäbe es weder entsprechende soziale Erwartungen, noch würde eine Person als handlungsunfähig gelten, wenn sie nicht über entsprechende Fähigkeiten verfügt. Demnach ist auch nicht plausibel davon zu sprechen, dass eine Person durch nicht vorhandene Rechenfertigkeiten *per se* handlungsunfähig wäre. Von Handlungsunfähigkeit kann maximal in Bereichen gesprochen werden, in denen im Alltag mathematische Fähigkeiten und Fertigkeiten unerlässlich sind. Hier zeigt sich nicht nur die Problematik, Dyskalkulie als *illness* anhand der drei Bedingungen für eine subjektiv-praktische Krankheit zu identifizieren. Vielmehr wird auch deutlich, dass die „normale Funktion" der Rechenfertigkeit eine gesellschaftlich definierte Funktion ist und nicht per se einer normalen Funktion der Spezies entspricht. Gleichwohl korreliert die Dyskalkulie mit der allgemeinen Intelligenz der Person und damit mit deren psychischen Konstitution. Es müsste also, um von Dyskalkulie als mentaler Krankheit zu sprechen, eine mentale Funktion auszumachen sein, unter deren normales Effizienzmaß eine Person fällt, die eingeschränkte Rechenfähigkeiten hat. Dies ist jedoch mit großen Schwierigkeiten verknüpft. Auch wenn Boorse später für mentale Krankheiten die Zuordnung zu normalen Funktionen der Spezies bzw. zu einer Normalverteilung als Gradmesser[518] benutzt und insbesondere in *Concepts of Health* davon spricht, dass anatomische Strukturen als Basis psychischer Vorgänge dienen und Teilprozesse der psychischen Funktionen auf anatomische

[517] Vgl. American Psychiatric Association: *Diagnostic and Statistical Manual of Mental Disorders* (DSM-IV), Section 315.1.

[518] Der Gradmesser ist hier der menschliche Geist, der zu normalen Funktionen unfähig ist (vgl. Boorse 1976b, S. 63 ff., S. 70 und S. 72).

Strukturen zurückzuführen sind[519], bleibt unsicher, ob Boorse Dyskalkulie als mentale Krankheit bezeichnen würde. Für die Bejahung dieser Frage spricht, dass die Einschränkung einer Fertigkeit wie Lesen oder Rechnen etwas anderes ist als das, was gemeinhin mit einer psychischen Störung verbunden wird. Zudem ist die Dyskalkulie oder Rechenschwäche keine Krankheit im Sinne von *disease*, da sie für das Überleben nicht notwendig ist.[520] Damit liegt die Fähigkeit, zu rechnen, auf einer anderen Ebene als bspw. die Fähigkeit des Organismus, zu atmen. Rechnen oder auch Schreiben können in der Terminologie von Boorse eher als *Merkmale* der menschlichen Spezies beschrieben werden, während sich einzelnen Organen des Organismus bestimmte biologische Funktionen zuordnen lassen, die zum Überleben des Organismus notwendig sind. Merkmale sind ebenso wie biologische Funktionen zielorientiert, jedoch haben sie keinen Einfluss auf die Reproduktion der Spezies und ihr Überleben, sondern sind der Reproduktion und dem Überleben untergeordneten Zielen zuträglich.[521] Der Schluss, dass Rechenschwäche für Boorse ein Zustand ist, der keinen Krankheitswert hat, erscheint aus den dargelegten Gründen plausibel.

Dieser Aspekt findet in den *Diagnostic criteria for Mathematics Disorder* seinen Niederschlag. Die Diagnose Dyskalkulie bzw. *Mathematic Disorder* darf also auf gesellschaftliche Erwartungen zurückzuführen sein. Wird die entsprechende Diagnose gestellt, entschuldigt sie die eingeschränkten Fähigkeiten und das daraus resultierende Verhalten in einer Gesellschaft wie der unsrigen, in der mathematische Fähigkeiten im Alltag eine hohe Relevanz haben und als „normal" gelten.

Nach naturwissenschaftlichen Erklärungen, die eine Dysfunktion im Falle der Dyskalkulie bestätigen, würde auch Wakefield fragen. Wenn die ICD-10 formulieren, dass Dyskalkulie eine Beeinträchtigung von Rechenfertigkeiten ist, „die nicht allein durch eine allgemeine Intelligenzminderung" zu erklären ist, so ist die allgemeine Minderung der Intelligenz *eine* mögliche kausale Erklärung für die Dyskalkulie. Der Intelligenzminderung können wiederum anderweitige Störungen der Kognition oder Psyche zugrunde liegen, die als wissenschaftliche Erklärung für die Rechenschwäche herangezogen werden können. Wenngleich derzeit valide Forschungsergebnisse noch fehlen, so gilt es doch als sehr wahrscheinlich, dass die Dyskalkulie

> „die Folge einer genetisch bedingten, gestörten Entwicklung von größtenteils angeborenen Kernkompetenzen (z.B. das Unterscheiden kleiner Mengen) [ist], die dazu führen, dass bestimmte kognitive Funktionen sich nicht entsprechend den Entwicklungsaufgaben entwickeln."[522]

[519] Vgl. Boorse 1987, insbesondere S. 376.

[520] Denkbar ist aber auch, dass die Fähigkeit, zu rechnen, die Chance auf Überleben deutlich steigert. Der Regisseur Andrew Niccol hat in seinem Film *In Time* die Vision einer Gesellschaft entworfen, in der die Lebenszeit als Währung gehandelt wird. Der Alterungsprozess stoppt in *In Time* mit dem 25. Geburtstag. An diesem Tag erwachen die Menschen mit einem Zahlendisplay am Unterarm. Von nun an kostet jeder Kaffee, jedes Busticket und jeder Schwimmbadbesuch Lebenszeit. Ist die Zeit abgelaufen, stirbt die Person. In einer solchen Gesellschaft ist es überlebenswichtig, rechnen zu können.

[521] Vgl. Boorse 1997, S. 65 f.; Boorse 1975, S. 82.

[522] Bundesverband Legasthenie und Dyskalkulie e.V. 2013, S. 5.

Auch wenn wir, wie Wakefield betont, relativ unwissend sind, was die evolutionäre Entwicklung unserer geistigen Fähigkeiten angeht und unsere Schlüsse im Zusammenhang mit Dysfunktionen äußerst komplex sind,[523] so scheint doch plausibel, dass Dyskalkulie das *Erklärungskriterium* erfüllt. Hier liegt eine mögliche Begründung für die Kategorisierung der Dyskalkulie als Entwicklungsstörungen schulischer Fertigkeiten in den ICD-10 (F81.2).

Aber ist auch Dyskalkulie mit einem persönlichen *Schaden oder Nachteil* in unserer Gesellschaft verbunden – oder darf sie gar in allen Gesellschaften der Erde als ein *Übel* gelten? Eine Person, deren Rechenfähigkeiten in der beschriebenen Weise eingeschränkt sind, kann den Anforderungen unserer modernen Gesellschaft in vielen Bereichen nicht gerecht werden. Die entstehenden Schäden für die Person können ökonomischer, sozialer und infolgedessen auch psychischer Natur sein. Empirisch nachweisbar brechen Schülerinnen und Schüler mit Dyskalkulie früher die Schule ab, finden schwerer einen Beruf, verhalten sich auffallend oft delinquent und zeigen häufiger Symptome einer Depression.[524] In unserer Gesellschaft ist es daher sinnvoll, eine Person zu unterstützen, um ihre Rechenfertigkeiten zu verbessern. Rechtfertigt dies jedoch die Bezeichnung „krank"?

Die Anerkennung eines *Schadens, Nachteils* oder gar *Übels* durch eingeschränkte Rechenfertigen über alle gesellschaftlichen und kulturellen Grenzen hinweg scheint jedoch nicht plausibel. Auch wenn Dyskalkulie in modernen Gesellschaften in gewisser Weise die Freiheit einschränkt (bspw. bei der Berufswahl) und auch mit dem Verlust von Freude einhergehen kann (bspw. der Freude, eine Schule zu besuchen), so sind diese Konsequenzen nicht unter allen gesellschaftlichen Bedingungen relevant. Beispielsweise ist zu vermuten, dass indigenen Minderheiten in der Abgeschiedenheit südamerikanischer Regenwälder kein Nachteil oder Übel durch das Fehlen von Rechenfertigkeiten in unserem Verständnis erwächst und sie sehr wohl ein zufriedenes und glückliches Leben führen können. Analog kann für vergangene Generationen in unserem Kulturraum argumentiert werden. Daraus folgt, dass Dyskalkulie nicht als *Malady* gelten kann, da die Einschränkung von Rechenfertigungen nicht in *allen* (vergangenen und gegenwärtigen) Gesellschaften der Erde ein *Übel* darstellt.[525] Zugleich zeigen diese Beispiele, dass auch das Erreichen der eigenen essentiellen Lebensziele und eines *Minimums an Glück* nur schwerlich mit einer Einschränkung der Rechenfertigkeiten in Übereinstimmung zu bringen sind. Unter den gegebenen Standardbedingungen unserer Gesellschaft mögen sie ein Nachteil sein, jedoch erscheint die Behauptung, Rechenfertigkeiten seien eine notwendige oder gar hinreichende Bedingung für Glück, nicht stichhaltig.

---

[523] Vgl. Wakefield 1992, S. 386. Der evolutionäre Vorteil, rechnen zu können, darf in den Zusammenhang der Entwicklung des menschlichen Gehirns gestellt werden und ist damit in den Kontext von Denken und Gedächtnis, Planen und Sprechen eingebettet. Dadurch ergibt sich eine Schnittstelle zur philosophischen Anthropologie und biologischen Philosophie, namentlich zu Überlegungen von Helmut Plessner, Georg Wilhelm Friedrich Hegel, Edmund Husserl, Maurice Merly-Ponty, Hans-Peter Krüger oder António Rosa Damásio. Eine sehr bereichernde Lektüre ist in diesem Zusammenhang Thomas Fuchs, *Das Gehirn – ein Beziehungsorgan. Eine phänomenologisch-ökologische Konzeption*, Stuttgart: Kohlhammer 2012.

[524] Bundesverband Legasthenie und Dyskalkulie e.V. 2013, S. 5.

[525] Vgl. Clouser/Culver/Gert 1981, S. 32 f.

Die Diskussion der Dyskalkulie lässt erkennen, dass offenbar bestimmte Arten oder Kategorien von Krankheiten erst entstehen, wenn Individuen Erwartungen nicht erfüllen, die eine Gesellschaft an sie stellt. Dementsprechend können Krankheiten dieser Art auch wieder vergehen – genau dann, wenn diese Fähigkeiten gesellschaftlich nicht mehr relevant sind. Sollten zukünftig weder Kenntnisse im Schreiben noch im Rechnen für die Bewältigung des Alltags nötig sein, weil bspw. Sprachfunktionen die computergestützte Ausführung derartiger Operationen an transportablen Ausgabegeräten (Smartphones, Computeruhren wie Apple Watch u.Ä.) ermöglichen, wäre nicht länger sinnvoll, eingeschränkten Fähigkeiten und Fertigkeiten im Schreiben oder Rechnen einen Nachteils- oder Schadenswert zuzuerkennen. Legasthenie und Dyskalkulie müssten dann aus den Klassifikationssystemen für Krankheiten verschwinden, in denen sie als „Entwicklungsstörung schulischer Fähigkeiten" aufgeführt werden.

2.4.6 Antworten und offene Frage – Ein Zwischenresümee

Darüber, dass Phänomene wie die Tuberkulose (schwere) Krankheiten sind, herrscht in der außerwissenschaftlichen Welt, der Medizin und der philosophischen Diskussion Einigkeit. Tuberkulose findet sich seit der Antike im Bewusstsein der Menschen, wenngleich sie damals von Krebs nicht zu unterscheiden war. Sie ist das paradigmatische Beispiel einer schweren, ernsthaften Krankheit, die schweren Schaden und damit Leid und Übel verursacht, die Fähigkeiten, das Leben zu gestalten und selbstgesteckte Ziele zu erreichen, einschränkt oder gar verhindert. Während die normativen Krankheitstheorien den Krankheitsstatus der Tuberkulose eher aus der tradierten und vielfach beschriebenen leidvollen Erfahrung ableiten, gilt die Tuberkulose bei Boorse und Wakefield über den Rekurs auf die Klassifikationssysteme als Krankheit. Auch die sog. Naturalisten beziehen sich damit in den Fällen, in denen es sich ganz unbestreitbar um Zustände handelt, die mit einer Erfahrung von *Krank-Sein* oder *illness* einhergehen, auf ein allgemein geteiltes Verständnis von Krankheiten.

Psychosen und andere mentale Krankheiten sind eher junge nosologische Entitäten; sie haben erst im letzten Jh. ihren Platz in den Klassifikationssystemen gefunden. An ihnen und an Phänomenen wie Schwangerschaft, Homosexualität und Dyskalkulie entbrennt die Diskussion. Ein Grund könnte sein, dass sie historisch erst sehr kurz als Krankheit in Erscheinung getreten sind. Ein anderer Grund könnte darin liegen, dass diese Phänomene offensichtlich nicht als „schwere" Krankheiten gelten.[526] Unsere Intention jedoch erzeugt ein Unbehagen,

[526] Die Art und Weise des Sprechens über Krankheiten geht in die Auffassungen davon ein, welche Phänomene als Krankheiten klassifiziert werden. Diesem Aspekt widmet Georg Agich mit seinem Vorschlag, Krankheit in einem *pragmatischen* Sinne zu verstehen, besondere Aufmerksamkeit. Grundlegend ist dabei die Überzeugung, dass Krankheit besser in Ausdrücken von praktischen Zielen und Resultaten verstanden werden kann als in Konzepten und Theorien. Er argumentiert, dass Krankheit im Wesentlichen ein praktisches Konzept ist, dass im Sprechen von *illness, sickness* und *disease* seinen Ausdruck findet. Das praktische Verständnis von Krankheit hilft nach Agich, die *pragmatische* Natur der Krankheitskonzepte zu würdigen. In seinem Aufsatz diskutiert er vier allgemeine Zugänge zum Krankheitsbegriff, die unser Sprechen von Krankheit begründen: *Care, Cure, Control* und *Communication.* Seine pragmatische Theorie von Krankheit integriert die Rolle der Werte in den Begriff der Krankheit. Er plädiert dafür, dass ein Verständnis von Krankheit nicht ohne den Bezug auf historische und soziale Kontexte in der Entwicklung und Benutzung der Sprache der Krankheit möglich ist. Seine pragmatische Theorie von Krankheit nimmt viele der

ob Schwangerschaft, Homosexualität und Dyskalkulie *überhaupt* Krankheiten sind. Dabei zeigt sich, dass nicht nur empirische Fakten zur Diskussion stehen, sondern ebenso deren Bewertung auf Grundlage sozialer und kultureller Wertsetzungen. Die Diskussion gewinnt ihre Spannung aus dem Widerstreit darüber, ob mit einem Bezug auf natürliche bzw. biologische Normen eine letztgültige Klärung darüber herbeigeführt werden kann, ob eine Person krank oder gesund ist – oder ob dies eine moralische oder politische Frage ist. Für moralische oder politische Fragen sind jedoch die Erkenntnismethoden der Naturwissenschaften nicht angemessen, ohne welche der gegenwärtig gebräuchliche Krankheitsbegriff nicht mehr auskommt. Nicht nur in originär medizinische Fragestellungen, sondern auch in gesundheitspolitische, ökonomische und juristische Entscheidungen gehen demnach Erkenntnisse der Naturwissenschaften ein.[527] Wird die komplexe Ganzheit eines individuellen Zustandes, den wir als krank bezeichnen, durch eine Theorie erklärt, die diese komplexe Ganzheit in ihre basalsten Teile zerlegt, so ist die Rückführung auf diese Theorie selbst ein in diesem Sinne reduktiver Prozess.[528] Der gegenwärtige Krankheitsbegriff als Ergebnis des physikalisch-chemischen Reduktionismus in der Biologie bringt vielleicht wie kein anderer Begriff einen gesamtgesellschaftlichen Reduktionismus als Konsequenz unseres rationalisierten Weltbildes zum Ausdruck. Und jeder Widerstand gegen diese orthodoxe Sichtweise „wird nicht nur als wissenschaftlich, sondern auch als politisch inkorrekt angesehen"[529].

In seinem Artikel *Homosexuality Reclassified* macht Boorse diesen Hiat deutlich. Ausgangspunkt ist der Vorschlag der APA, Homosexualität als Krankheit aufgrund der veränderten Wertvorstellungen in Amerika aus dem DSM zu streichen.[530] Er zitiert die Schlussfolgerung Ronald Bayers auf diesen Vorschlag wie folgt:

> „Unlike heterodox tendencies within the profession, the psychiatric mainstream must ultimately affirm the standards of health and disease of the society within which it works. It cannot hold to discordant views regarding the normal and abnormal, the desirable and undesirable, and continue to perform its socially sanctioned function."[531]

allgemeinen philosophischen Sorgen mit dem Sprechen von Krankheit ernst, lokalisiert sie aber in einem weitreichenderen und detaillierteren Kontext. Eine derartige Theorie stellt nach Agich eine Aufforderung an die Philosophie dar, sich sowohl auf die Analyse von Krankheitskonzepten als auch auf die Argumentation der gegenwärtigen komplexen nosologischen Fragen zu konzentrieren (vgl. Agich 1997).

[527] Es geht dabei bspw. um renten- und arbeitsrechtliche Entscheidungen, Fragen der (gerechten) Verteilung von Gesundheitsleistungen, die Ökonomisierung von Gesundheitsbetrieben usw.

[528] Die Autorin lehnt ihr Begriffsverständnis an das von Thomas Nagels in *Geist und Kosmos* an. Um terminologischen Verwirrungen aus dem Wege zu gehen, unterscheidet Nagel die Termini „reduktiv" und „reduktionistisch" voneinander. Den Begriff „reduktiv" verwendet Nagel für Theorien, „die Eigenschaften komplexer Ganzheiten in die Eigenschaften ihrer basalsten Elemente zerlegen." „Reduktionistisch" hingegen verwendet er „für den speziellen Typ reduktiver Theorie[n] [..], der höherstufige Phänomene ausschließlich unter dem Gesichtspunkt physikalischer Elemente und deren physikalischer Eigenschaften analysiert. Der psychophysische Reduktionismus ist dafür ein Beispiel. Der Punkt, den man dabei nicht außer Acht lassen darf, ist, dass eine antireduktionistische Theorie durchaus reduktiv sein kann, vorausgesetzt, die Elemente, auf die sie höherstufige Phänomene reduziert, sind nicht ausschließlich physikalisch. Das ist eine reduktive Theorie, von der ich hier spreche." (Nagel 2013, S. 83, Fußnote 14).

[529] Nagel 2013, S. 14.

[530] Es war die Zeit zu Beginn der 1970er Jahre, als die Debatte um die Streichung der Homosexualität als Krankheit aus dem DSM-II in vollem Gange war.

[531] Boorse 1982, S. 43.

Bayer fordert die Psychiater auf, nicht an alten Vorstellungen von „normal" und „abnormal" festzuhalten, da diese in Widerspruch zu gesellschaftlichen Vorstellungen von Gesundheit und Krankheit geraten würden. Selbst wenn wissenschaftliche Studien den Nachweis erbrächten, dass Homosexualität eine von der Natur hervorgebrachte Krankheit ist, so ist der Status der Homosexualität für Bayer eine politische Frage, die historisch verwurzelt sei.[532]

Das Beispiel Homosexualität zeigt somit deutlich, wie stark die Vorstellungen von Krankheit durch kulturelle und soziale Wertvorstellungen geprägt sind, während am Beispiel der Tuberkulose die im sozialen Gedächtnis eingetragene Leidhaftigkeit menschlicher Zustände zum Tragen kommt. Zugleich gibt es für beide Phänomene wissenschaftlich-objektive Fakten, die eine Aussage darüber treffen, dass mit den betroffenen Personen offensichtlich „etwas anders ist" als mit Personen, die nicht an Tuberkulose leiden oder homosexuell sind. Zugespitzt steht die Frage im Raum, ob die Natur oder der Mensch festlegt, was eine Krankheit ist.

2.5 Begriffliche Kontroversen und Herausforderungen

Das abschließende Unterkapitel diskutiert zentrale Begriffe der philosophischen Diskussion um den Krankheitsbegriff und stellt das Begriffsverständnis verschiedener Theorien gegeneinander, um so die Differenzen in den Zugängen und Theorien herauszuarbeiten. Margolis, Engelhardt, Clouser/Culver/Gert und Lanzerath stehen exemplarisch für Autoren, die dem *praktischen* Charakter des Krankheitsbegriffs Vorrang vor dessen *theoretischen* Aspekten einräumen. Seine Begründung findet dieser Standpunkt darin, dass praktisches ärztliches Handeln immer an die Konstitution einer Arzt-Patienten-Beziehung gebunden ist. Auch Wakefield macht den praktischen Rahmen seiner Krankheitstheorie deutlich, indem er den Schaden, der durch eine Krankheit hervorgerufen wird, in den Kontext der Diagnose stellt. Deren Grundlage wiederum ist die Arzt-Patienten-Beziehung, die in das jeweils präferierte Verständnis von Krankheit eingeht und somit praktische Auswirkungen hat.[533]

Boorse verteidigt einen naturwissenschaftlich-*theoretischen* Krankheitsbegriff und fundiert ihn mit seiner Biostatistischen Theorie. Dabei macht er immer wieder deutlich, dass er mit seinem Krankheitsbegriff ein praktikables *theoretisches* Gerüst bereitstellen will, worauf Mediziner zurückgreifen könnten, wenn sie praktische Urteile fällen müssen. In vielen Kritiken wurde ihm unterstellt, die ethisch-moralischen Aspekte des Krankheitsbegriffs zu negieren. Dieser Verdacht liegt nahe, da er bei der Bestimmung des Krankheitsbegriffs auf die naturwissenschaftliche Bestimmung des Krankheitsbegriffs rekurriert und diesem eindeutig den Vorrang gegenüber den moralischen Implikationen einräumt.[534] Von einer Negation des moralisch-ethischen Impetus des Krankheitsbegriffs kann jedoch nicht die Rede sein; denn auch für ihn ist unbestritten, dass der theoretische nicht ohne den praktischen Krankheits-

[532] Vgl. Boorse 1982, S. 43.
[533] Vgl. Gelhaus 2008.
[534] Vgl. Boorse 1975, S. 62.

begriff auskommt.[535] Da sich an den Begrifflichkeiten seiner Theorie die Kontroverse entfachte, seien sie hier noch einmal zusammengefasst und in Auswahl nachfolgend diskutiert: Zentraler Bezugspunkt ist in seiner Theorie eine *Referenzklasse*, verstanden als eine Klasse von Organismen einer Spezies mit einem einheitlichen Design.[536] Boorse legt dafür eine *normale Funktion* zugrunde, die *biologisch* bestimmt ist und sich teleologisch in einem statistischen typischen Beitrag zur Reproduktion und zum Überleben des Individuums ausdrückt. Eine *normale Funktionsfähigkeit*, verstanden als Bereitschaft, die normalen Fähigkeiten bei typischen Gegebenheiten mit typischer Effizienz umzusetzen, zeichnet für Boorse Gesundheit aus. Krankheit liege dann vor, wenn die Funktionsfähigkeit so beeinträchtigt werde, dass sie unter die erwartbare Effizienz der Spezies falle.[537] Die Normalität der *biologischen Funktionsfähigkeit* macht Boorse an einer *Normalverteilung* bzw. Normalkurve fest, welche die statistische Verteilung der Effizienz der Spezies abbildet. Sobald der Grad der Effizienz den „Normalbereich" der Kurve verlässt, also darunter oder darüber liegt, markiert dies einen krankhaften, weil nicht mehr „normalen" Zustand.[538]

2.5.1 Der Funktionsbegriff

Naturalistische Krankheitstheorien wie die von Boorse und Wakefield rekurrieren auf einem aus der Natur abgeleiteten biologischen Funktionsbegriff. Funktionalistische Krankheitstheorien fußen auf einem von Aristoteles begründeten Naturverständnis, unterscheiden sich aber in ihrem Verständnis des Funktionsbegriffs.

Wakefield versteht den Begriff der natürlichen Dysfunktion als einen wissenschaftlichen Begriff der Evolutionsbiologie, der sich auf Tatsachen und Fakten bezieht und anzeigt, dass ein innerer Mechanismus seine Funktion, für die er geschaffen wurde, nicht erfüllt.[539] Boorse hingegen knüpft seinen Begriff der natürlichen, biologischen Funktion an eine statistische Norm. Erscheint bei Wakefield die historische Bewertung der biologischen Funktion unverändert, nimmt Boorse den gegenwärtigen Beitrag einer biologischen Funktion zum Überleben in den Blick und gibt dem Einfluss der Evolution auf die Herausbildung biologischer Funktionen nicht die gleiche hohe Bedeutung wie Wakefield. Konkret formuliert er: „Thus, as with biological functions in general, evolutionary history is not needed do define the function, but only to explain is origin."[540] Vielmehr wendet er sich gegen eine ätiologische Funktionsauffassung wenn er argumentiert, dass Funktionen und damit Krankheiten aus der Physiologie ableitbar seien und es in der Physiologie irrelevant sei zu wissen, woher ein Merkmal stamme.[541]

[535] Zum Verhältnis des theoretischen und Krankheitsbegriffs in Bezug auf die moralischen Implikationen siehe Gelhaus 2012.

[536] Boorse entwickelte zunächst den theoretischen Krankheitsbegriff als *disease*, beruhend auf einer statistischen *Norm*, die für alle Organismen einer Spezies gilt (vgl. insbesondere Boorse 1975, 1977, 1997).

[537] Vgl. Boorse, 1977, S. 554 f. und 562.

[538] Vgl. Boorse 1987, S. 370.

[539] Vgl. Wakefield 2012, S. 245.

[540] Boorse 2002, S. 106.

[541] Vgl. Boorse 1977, S. 561.

Beide Funktionsbegriffe werfen Fragen auf: Eine wesentliche Frage lautet, ob Funktionen in der tatsächlichen Natur vorkommen und direkt aus dieser ablesbar oder Konstrukte sind und somit zur gedeuteten Natur gehören. Boorse vertritt in *Rebuttal on Health* die Auffassung, dass Funktionen als Beiträge zur individuellen Fitness direkt in der Natur vorkommen.[542] Wenn Boorse aufgrund dieser Prämisse das Ziel der normalen Funktionsfähigkeit des Organismus mit dem Überleben der Spezies und deren Reproduktion bestimmt, ist zu fragen, ob die biologischen Funktionen, die heute das Überleben sichern und ein wesentliches Konstruktionselement der *BST* sind, dies auch unter veränderten Umweltbedingungen leisten können. Denkbar wäre eine notwendige Veränderung der Spezies, um sich bspw. an zukünftige Veränderungen der Atmosphäre und damit einem umfassenden Wandel der natürlichen Lebensbedingungen anzupassen. Rückblickend erscheint eine historisch unveränderte Bewertung der biologischen Funktionsfähigkeit bei Wakefield ebenso fragwürdig. Gottschalk-Mazouz zieht aus derartigen Überlegungen die Schlussfolgerung, dass keine der gegenwärtigen biologischen Funktionen ohne Selektionsdruck zu erklären und jede Krankheit per se eine genetische Krankheit sei. Des Weiteren erscheint ihm eine Interpretation der Funktionsbegriffe als „eine Abfolge von Stufen zunehmender Theoretisierung“ möglich.[543] Wenn Wakefield natürliche Funktionen und deren Wirken in den Kontext komplexer Wechselwirkungen unter evolutionären Selektionsaspekt stellt, vergrößert sich das Feld, in welchem natürliche Dysfunktionen als Ursache von Krankheiten bzw. Störungen aufgespürt werden können. Der Spielraum für die Definition eines Phänomens als Krankheit vergrößert sich mit dem ätiologischen Funktionsverständnis von Wakefield gegenüber dem teleologischen von Boorse. Eine Konsequenz ist, dass der weitere, weniger theoretische Begriff von Wakefield ermöglicht, auch psychische Phänomene als Krankheiten zu bestimmen.

Eine vielfach geäußerte Kritik an naturalistischen Theorien ist, dass ein biologisch-theoretischer Krankheitsbegriff dem praktischen Charakter von Krankheit nicht gerecht werde.[544] So kritisiert bspw. Nordenfelt die starre und unflexible Konstruktion der Theorie, die sich aus dem Funktionsbegriff und dem damit korrelierenden Begriffen ergäben. Nordenfelt wirft Boorse vor, die dynamischen Aspekte des Lebens zu ignorieren und kritisiert die Enge der Theorie, die sich aus der Fokussierung auf die Ziele Überleben und Reproduktion des teleologischen Funktionsbegriffs ergebe.[545] Boorse und Wakefield stimmen der Kritik zu, dass der naturalistische, sich auf einen biologischen Funktionsbegriff stützende theoretische Krankheitsbegriff die in ihn gesetzten Erwartungen nicht erfülle. Boorse räumt ein, dass in der Klinik, also im praktischen Handlungskontext, der Krankheitsbegriff durch andere Kriterien, zu denen auch der Wert oder die Schwere einer Krankheit gehörten, aufgeladen werde.

---

542 Vgl. Boorse 2002, S. 63 und S. 69.

543 Vgl. Gottschalk-Mazouz 2008.

544 Vgl. u.a. Lanzerath 2000; Engelhardt Jr. 1986; Margolis 1976; Nordenfelt 2003.

545 „It is significant that the BST says very little about the dynamic aspects of life – for instance about changes in the environment and changes in the activity of the body – in is characterization of health.“ (Nordenfelt 1987, S. 29). „The BST has restricted itself, at least so far as somatic health is concerned, to the two single goals of survival and reproduction. But it seems clear that there are other goals involved in health, in particular the goal of having abilities. [...] this goal cannot be recognized solely on the basis of a biological inspection of the functional network of the bodily organs.“ (Nordenfelt 1987, S. 33).

Als Konsequenz daraus eröffnen sich neue Fragen, die den Begriff der biologischen Funktion und seine Verwendungsweise betreffen. Dies erklärt auch, warum Boorse später den Begriff der Pathologie für Krankheiten benutzte und den theoretischen, objektiven Krankheitsbegriff *(diesease)* diesem unterordnete. Wenn er betont, dass der Begriff *disease* in seiner Theorie kein klinisches Konzept beschreibt, verweist er auf den Unterschied zwischen einem theoretischen und einem praktischen Krankheitsbegriff.[546]

Der Rekurs des Krankheitsbegriffs auf einen natürlich-biologischen Funktionsbegriff wirft ganz grundsätzlich die Frage auf, ob diese Herangehensweise dem Krankheitsbegriff umfassend gerecht wird. Begriffsanalytisch gilt es, die in naturalistischen Theorien gebrauchten Funktionsauffassungen dahingehend zu analysieren, was in der jeweiligen Theorie unter einer Funktion verstanden wird und welche Relevanz sich daraus für die Begriffe Krankheit und Gesundheit ergibt.[547]

2.5.2. Referenzklasse

Um einen Zustand mit der Theorie von Boorse als krank zu identifizieren, kann dieser nicht auf die gesamte menschliche Spezies bezogen werden, sondern es kommt entscheidend darauf an, die geeignete Referenzklasse auszuwählen. Für Elselijn Kingma ist die Referenzklasse ein entscheidender Angriffspunkt, um zu zeigen, dass die Behauptung, die *BST* würde auf empirischen, objektiven Fakten beruhen, nicht haltbar sei. Sein Einwand bezieht sich darauf, dass sich Gesundheit bzw. der Zustand des Gesund-*Seins* nicht auf irgendeine beliebige Referenzklasse bezögen, sondern auf die Auswahl einer geeigneten („appropriate") Referenzklasse. Wenn Boorse postuliert, dass seine Unterscheidung von Gesundheit und Krankheit auf empirischen Fakten beruhe und nicht auf Werteaspekten, dann muss er zeigen, dass auch die Unterscheidung zwischen geeigneten und ungeeigneten Referenzklassen auf empirischen Fakten beruht. Das jedoch zweifelt Kingma an und vermutet eine Zirkularität in der Weise, dass der Unterscheidung in geeignete und ungeeignet Referenzklassen schon eine ältere oder vorgeordnete („some prior") Unterscheidung von gesund und krank vorausgegangen sei.[548] Hier wiederholt sich ein Argument: Zustände und Phänomene, die Menschen seit jeher als krank bezeichnen, gehen in den Diskurs ein, ohne explizit genannt zu werden. So konnte weiter oben gezeigt werden, dass auch in die *BST* von Boorse und die Theorie der *disorder* von Wakefield tradierte Erfahrungen mit krankhaften Zuständen über den Rekurs auf Klassifikationssysteme von Krankheiten in die Konstruktion der Theorien eingegangen sind. Für die Theorie der *Malady* konnten analoge Beeinflussungen demonstriert werden. Bakterien, Viren und andere Erreger erfüllen zwar die Kriterien separater, aufrechterhaltender Gründe, gelten aber in der Theorie der *Malady* als nicht krankheitsauslösend. Da jedoch diese Klassifikation sowohl der *menschlichen Erfahrung* als auch dem wissenschaftlichen Nachweis der krankheitsauslösenden Wirkung widerspricht, konnte die Klassifikation von

[546] Vgl. Boorse 1997, S. 48 ff.

[547] Diese Frage kann an dieser Stelle nicht weiterverfolgt werden. Eine ausführliche Entfaltung der Problematik findet sich bei Hornbergs-Schwetzel 2012. Zu Übereinstimmungen und Unterschieden des Funktionsbegriffs in Medizin und Biologie siehe Hucklenbroich 2013a.

[548] Vgl. Kigma 2007.

Bakterien und Viren als separater, aufrechterhaltender Gründe nicht aufrechterhalten werden.

Überraschend, neu oder gar originell ist die Erkenntnis, dass unserem Sprechen unbewusste Unterscheidungen von gesund und krank vorausgehen, nicht.[549] Jedoch ist es ein wesentliches Anliegen der Philosophie, das Implizite explizit zu machen – und daher ist die Botschaft von Kingma im weiteren philosophischen Diskurs ernst zu nehmen.

2.5.3 Normalität und Norm

Gesundheit, so wird gemeinhin angenommen, sei das vermeintlich Normale. [550] Patienten haben für gewöhnlich die Hoffnung, dass es Ärzten gelingt, diesen „Normalzustand" wiederherzustellen. „Das Prinzip des Heilens ist es", so formuliert es George Canguilhem, „eine Funktion oder einen Organismus zu einer Norm zurückzubringen, von der sie sich entfernt hat".[551]

Individuelle Norm

Ein Verständnis des Normalen besagt, dass das Normale keine Tatsache sei, sondern ein Werturteil in Abhängigkeit vom Individuum – „ein Grenzbegriff, der das Maximum an psychischer Leistungsfähigkeit eines Lebewesens bezeichnet"[552]. Canguilhem führt weiter aus, dass genau dann, wenn man „psychische Leistungsfähigkeit" durch die „physische" ersetzen würde, eine ziemlich genaue Begriffsdefinition dessen vorliegen würde, was in der Medizin tagtäglich als das Normale verstanden wird.[553] Dies würde bedeuten, dass jeder Organismus seine eigene Norm besäße, die für ihn „richtig" wäre, und es Arzt und Patient gemeinsam obläge, das Normale des Patienten nach dessen *individueller Norm* zu bestimmen. Die Aufgabe des Arztes bestünde dann darin, sein Wissen so einzusetzen, dass der Patient die „dynamische Polarität" (Canguilhem) des Lebens erkennen, einen bestimmten Zustand des Or-

[549] Dies zeigt auch das folgende Zitat: „So sei die Medizin entstanden, indem sie wiederholt an der Genesung der einen, dem Tod der anderen das Verderbliche vom Heilsamen unterscheiden lernten. Erst als die Heilmittel schon gefunden waren, hätten die Menschen über ihre Begründung zu sprechen angefangen. Denn nicht nach der Aufstellung der Theorie sei die Medizin gefunden, sondern nach der Entdeckung der Medizin sei die Theorie gesucht worden. Man habe sich auch zu fragen, ob die Theorie dasselbe oder etwas anderes lehre als die Erfahrung; wenn dasselbe, so sei die Theorie überflüssig, wenn etwas anderes, sogar von Übel. Zuerst habe man allerdings mit größter Sorgfalt die Heilmittel suchen müssen; jetzt habe man sie erkannt; nun würden keine neuen Arten von Krankheiten mehr gefunden, und so bedürfe man auch keiner neuen Medizin. Wenn eine bis dahin unbekannte Art von Krankheit auftrete, so müsse der Arzt nicht über unbekannte Dinge nachdenken, sondern er werde sofort prüfen, welcher Krankheit sie am nächsten komme, und werde Heilmittel versuchen, denjenigen ähnlich, welche gegen eine ähnliche Krankheit oft geholfen hätten, und so werde er auf Grund der Ähnlichkeit Hilfe finden. [...]: die Vermutungen über die verborgene Ursache gehörten nicht zur Sache, weil es nicht darauf ankomme, was die Krankheit erzeuge, sondern was von ihr befreie [...]. Das aber erkenne man aus Erfahrungen. [...] Wenn ein in der Rede Ungewandter das in der Praxis Beobachtete genau kenne, werde er ein merkbar größerer Arzt sein, als wenn er ohne Praxis nur seine Zungenfertigkeit ausgebildet habe." (Celsus, *de medivina: prooemium*, zitiert nach Müri 1986, S. 131–133).

[550] Einen Einblick in die Schwerpunkte wissenschaftlicher Normalitätsforschung im Bereich der Philosophie gibt Rolf 1999.

[551] Canguilhem 1977, S. 80.

[552] Canguilhem 1977, S. 78. Er bezieht sich auf Ey.

[553] Vgl. Canguilhem 1977, S. 78.

ganismus als Anpassungsleistung an die gegebenen Umweltbedingungen akzeptieren würde und selbst entscheiden könnte, wo der pathologische, vermeidungswürdige Zustand beginnt. Nur dann hätte der Patient die Möglichkeit, den diagnostischen Prozess selbstbestimmt unterbrechen zu können.

Symptome wie Übelkeit, Fieber oder Schmerzen sind Zeichen dafür, dass das Leben gegenüber den Bedingungen seiner Umwelt nicht indifferent bleibt, „dass es vielmehr eine Polarität und damit unbewusste Wertsetzung enthält, mit anderen Worten, daß das Leben letztlich eine normative Aktivität ist“[554]. Canguilhem spricht von einer biologischen Normativität, die selbst die Norm setzt und unabhängig von einem anthropomorphen Gehalt gilt. Diese biologische Normativität liegt in der „dynamischen Polarität des Lebens“ und entspricht wiederum der Norm, die der Tätigkeit des Organismus selbst eingeschrieben ist. Die biologische Norm ist demnach eine individuelle Norm und biologische Normativität abhängig von einem natürlichen, genetisch bedingten Potenzial, welches angeboren ist und durch akute und chronische Krankheiten, Unfälle usw. immer wieder herausgefordert werden kann. Der Gedanke, dass Gesundheit die Herstellung einer neuen Ordnung ist, die jedoch nicht notwendigerweise identisch mit der alten Ordnung ist, beschreibt diese Anpassungsleistung des Organismus.[555]

Die individuelle biologische Normalität als individuelle Norm ist eine *dynamische Normalität*. Als solche muss die biologische Norm des Patienten gemeinsam mit dem Arzt eruiert werden, wodurch sie deskriptiv aufgeladen wird. Normativ ist die sich aus der individuellen biologischen Normalität ergebende biologische Norm der Person, da es gilt, diejenige individuelle biologische Normalität zu finden, in der sich die Abwesenheit von Krankheit für diese Person ausdrückt. Vereinfacht könnte man sagen, dass jeder organische Lebensumstand normal ist, sofern er eine Anpassung an Umweltbedingungen leistet und mit dem Leben in Übereinstimmung zu bringen ist. Nach dem *Meikirch-Modell* ist

> „Gesundheit ein dynamischer Zustand von Wohlbefinden, bestehend aus einem biopsychosozialen Potential, das genügt, um die alters-und kulturspezifischen Ansprüche des Lebens in Eigenverantwortung zu befriedigen. Krankheit ist der Zustand, bei dem das Potential diesen Ansprüchen nicht genügt.“[556]

Das Konzept der Salutogonese von Antonowsky ist anwendbar auf die dynamische Vorstellung der individuellen Norm und auf die persönlichen Potenziale.[557]

554 Canguilhem 1977, S. 82.

555 Vgl. Goldstein 1934, S. 272.

556 Bircher 2007, S. 50, im Original Bircher/Wehkamp 2006.

557 Vgl. Antonovsky 1979; Antonowsky 1987. Die Fragen, warum Menschen trotz potenziell gesundheitsgefährdender Einflüsse gesund bleiben, trotz extremer Belastungen nicht erkranken und es schaffen, sich von Krankheiten wieder zu erholen, stellt er in den Mittelpunkt seiner Überlegungen. Grundlegend in den drei Komponenten des Kohärenzgefühls ist dabei die motivationale Komponente des Gefühls der Sinnhaftigkeit und Bedeutsamkeit. Ohne die Erfahrung von Sinnhaftigkeit und ohne positive Erwartungen an das Leben kann es nicht zum Gefühl der Kohärenz (gemeint als Zusammenhang bzw. Stimmigkeit) kommen. Weiterführend sei die Expertise zur Rezeption der Theorie der Salutogenese im Gesundheitswesen und abzuleitenden Implikationen empfohlen. Siehe dazu Bundezentrale für gesundheitliche Aufklärung (BZgA)

Statistische Norm

Die Norm in der naturalistischen Theorie von Christopher Boorse hingegen ist eine *statistische Norm*. Wir erinnern uns: *Natürlichkeit* und *normale Funktionsfähigkeit* können bei Boorse nicht getrennt voneinander verstanden werden. Sie bilden eine definierte Einheit, die wiederum in engem Zusammenhang zum *Speziesdesign* steht. Die *Normalkurve* bildet die *statistische Verteilung* ab, mit der ein Organismus biologisch normal, d.h. mit der typischen Effizienz seiner Teile, funktioniert.[558] Kurz gesagt: Die Norm ist in einer Normalkurve ablesbar und damit statistisch. Boorse bindet somit das Normale direkt an das Natürliche, das er in den Rang des Wünschenswerten erhebt.[559] Boorse schließt also an den Gedanken an, dass Gesundheit das Normale und Natürliche ist. Genau dann, wenn ein Organismus frei von Krankheit und in der Lage ist, nach seinem natürlichen Speziesdesign zu arbeiten, ist er gesund. Nach der Boorse'schen Definition ist Gesundheit die Voraussetzung für das normale Funktionieren eines Organismus, ausgerichtet am teleologisch ausgerichteten Zweck des Überlebens und der Reproduktion der Spezies. Normalität zeigt sich demnach in der Bereitschaft jedes Körperteils, mit mindestens typischer Effizienz normal zu funktionieren;[560] oder anders: Normalität ist diejenige Bereitschaft der Teile eines Körpers, bei jeder Gelegenheit alles zu tun, was im Rahmen des für die Spezies Typischen dem Überleben und der Reproduktion dient.[561] Damit eröffnet Boorse einen Spielraum für das Normale des Organismus und erkennt an, dass es einen Bereich der Normalität gibt, in welchem individuelle Unterschiede existieren. Erinnert sei hier an den Begriff der *intrinsischen Gesundheit*, die als körpereigene, jeweils individuelle Gesundheit mit einer speziellen Normalität im Sinne einer jeweils individuellen normalen Funktionsfähigkeit verstanden werden kann. Auch wenn deren Feststellung in den praktischen Handlungskontexten der Medizin nicht immer leicht ist, so ist sie doch Voraussetzung, um einen Zustand als Krankheit zu bestimmen. Normalität darf im Verständnis von Boorse daher nicht als Begriff missverstanden werden, der explizit für bestimmte Funktionen gilt. Vielmehr bestimmt der Begriff der Normalität einen Bereich normalen Funktionierens oder normaler Funktionen.[562] Wenn ein Organismus genau dann gesund ist, wenn er entsprechend dem Speziesdesign zu funktionieren imstande ist, es aber zugleich eine Bandbreite der Normalität gibt, liegt der Schluss nahe, dass es verschiedene Grade der Normalität geben kann. Dies gilt gerade deshalb, weil unterschieden werden muss zwischen Veränderungen des Organismus, welche die normale Funktionstüchtigkeit nicht beeinträchtigen, und solchen, die zum Tode führen. Die in *Concepts of health* (1987) einge-

2001. Erläuterungen zum zentralen Kohärenzgefühl *(Sense of Coherence)* finden sich ebenda auf den S. 24–31.

558 Vgl. Boorse 1987, S. 370.

559 Der Frage nach der Natur und der Bedeutung des Naturbegriffs für die Diskussion um die Begriffe Gesundheit und Krankheit wird an dieser Stelle nicht weiter nachgegangen; stattdessen sei verwiesen auf Giovanni Maio et al., *Mensch ohne Maß? Reichweite und Grenzen anthropologischer Argumente in der biomedizinischen Ethik*, Freiburg/München: Karl Alber 2008.

560 Vgl. Boorse 2002, S. 90.

561 Vgl. Boorse 2002, S. 93.

562 Vgl. Boorse 1977, S. 553 und S. 563.

führten *„grades of health"* stellen eine graduelle Abstufung von der „positiven Gesundheit" bis zum Tode dar.[563]

Funktionale Norm

Auch wenn in der normativistischen Theorie der *Malady* von Clouser/Culver/Gert ebenso wie in der *BST* ein Bezug zu einer *speziestypischen Normalität* bzw. *Abnormalität* hergestellt wird, ist die Norm, an welcher sich ein Zustand als krankhaft oder gesund erweist, keine statistische. Vielmehr handelt es sich hierbei um eine *dynamische* und zugleich *funktionale Norm*. Diese bindet das Urteil, ob eine Person gesund oder krank ist, an deren Fähigkeit, die durch ihre sozialen Rollen bestimmten Aufgaben zu erfüllen, wodurch die Wertsetzungen innerhalb der sozialen Umwelt in den Gesundheits- bzw. Krankheitsbegriff eingehen. Bei Wakefield wie auch in der Theorie der *Malady* (Clouser/Culver/Gert) und in *Nature of Health* (Nordenfelt) wird die Gültigkeit und Anerkennung übergeordneter Werte vorausgesetzt. Ist nach Wakefield für die Zuschreibung einer *disorder* zu einer Person ein Zustand notwendig, der für diese Person in der Weise schädlich ist, dass ihr entsprechend den kulturellen Maßstäben ein Vorteil genommen wird, so erfüllt der Begriff des *Übels* in der Theorie der *Malady* eine ähnliche Funktion. Gesundheit zeichnet sich bei Wakefield und Clouser/Culver/Gert dadurch aus, einen Schaden bzw. ein Übel zu vermeiden. Bei Nordenfelt hingegen besteht sie gerade darin, selbstgesteckte Ziele und damit ein Minimum an Glück *(happiness)* zu erreichen. Die Begriffe des Schadens, Übels oder Glücks sind *normative* Begriffe, wodurch sich die hier aufgeführten Theorien als normative Krankheitstheorien qualifizieren.

Auch die Weltgesundheitsorganisation vertritt eine normative Gesundheitsdefinition. Sie bezieht zusätzlich zur Abwesenheit von Krankheit auch die Abwesenheit von Gebrechen in die Definition ein. Der Begriff *„infirmity"*, wie er im englischen Originaltext[564] verwendet wird, versteht Gebrechen als Schwäche, Gebrechlichkeit oder Versehrtheit, womit begrifflich auch Altersgebrechen und verschiedene Formen von Invalidität und Behinderungen vom Gesundheitsbegriff ausgeschlossen werden. Die zusätzliche Verbindung mit dem positiven Idealzustand des Wohlergehens schafft einen Gesundheitsbegriff, dessen politische, ethische und soziale Implikationen unerwünschte Folgen haben und im schlimmsten Falle missbraucht werden könnten. So stellt die WHO-Definition den Gesundheitsbegriff in die begriffliche Nähe zum Glück, wodurch Medizinern die Last aufgebürdet werden könnte, für das Glück der Menschen zuständig zu sein. Ist aber der Arzt nicht nur für den Gesundheitszustand der Patienten, sondern darüber hinaus auch für deren Glück zuständig, kommt es zu einer einseitigen Verantwortungsverschiebung zu Lasten des Arztes. Gemäß einer solchen normativen Interpretation inkludiert der Gesundheitsbegriff der WHO die Überwindung allen Leides, eingeschlossen des Leides, welches Kriege, Umweltveränderungen, Rassismus, Frauenfeindlichkeit und andere soziale Diskriminierungen mit sich bringen, aber auch Unfruchtbarkeit, eine nicht wahrgenommene Chance auf der Karriereleiter oder der ausgeblie-

563 Vgl. Boorse 1987, S. 365. Eine Abbildung der *Grades of health* findet sich in Boorse 1997, S. 13.

564 „Health is a state of complete physical, mental and social well-being and not merely the absence of disease or infirmity." World Health Organisation (WHO): Präambel of the World Health Organisation, 7. April 1948.

bene Lottogewinn. Ohne den vagen Begriff des Leides weiter strapazieren zu wollen, wird deutlich, dass der Gesundheitsbegriff durch diese weite Definition zu einem moralischen Begriff wird. Mit der Definition von Gesundheit als Zustand des *vollkommenen* psychischen und physischen Wohlbefindens, was mehr als die Abwesenheit von Krankheit meint, beschreibt die Gesundheitsdefinition der WHO ein *Ideal*, welches die Definition zugleich angreifbar macht.[565] Dieses Ideal verleiht der Definition eine funktionale Norm, deren Wirkbereich auf die gesamte Welt gerichtet und daher als *ideale Norm* zu verstehen ist. So, wie sich bei Nordenfelt Gesundheit darin zeigt, ein Minimum an Glück unter den jeweiligen Standardbedingungen der Person zu erlangen, sieht die Gesundheitsdefinition der WHO in der Gesundheit aller Völker eine Grundbedingung für den Frieden und die Sicherheit in der Welt. Die WHO instrumentalisiert damit den Gesundheitsbegriff, um Frieden und Sicherheit als die Grundbedingungen menschlicher Existenz auf der Welt politisch zu ermöglichen. Somit wird der Gesundheitsbegriff nicht nur in den Bereich der Moral verschoben, wie es schon Szasz analysiert hat, sondern der Gesundheitsbegriff wird auch zu einem politischen Begriff.

Die hier vorgenommene Analyse hat deutliche Überschneidungen und Mehrdeutigkeiten aufgedeckt. Auch die statistische Norm der *BST* ist eine funktionale Norm, da sie das Überleben und die Reproduktion der Spezies ermöglichen soll. Die Unterscheidung einer *statistischen*, an einer Normalkurve abzulesenden (und bei Boorse in ihrer historischen und evolutionären Genese nicht gewürdigten), von einer *dynamischen* Norm macht vielmehr deutlich, dass Krankheit (und auch Gesundheit) zum einen als Zustand, zum anderen aber auch als Prozess verstanden werden können. Die Verwendung der normativen Begriffe Übel, Glück oder Schaden, aber auch Wohlergehen und Sicherheit in den Gesundheits- und Krankheitsdefinitionen qualifizieren diese Begriffe bzw. Theorien als normativ. Ob das Normale ein Tatsachen- oder Werturteil sei, war und ist eine der umstrittensten Fragen in der philosophischen Debatte um den Krankheitsbegriff.

2.5.4 Norm und Wert

Ein Verständnis von Krankheit, welches mit objektiven, wertfreien Kriterien einen Zustand als krank oder gesund empirisch und deskriptiv als statistische Abweichung von einer biologischen Norm zu definieren versucht, wurde vielfach abgelehnt. Dagegen spricht, dass in den Krankheitsbegriff mannigfaltige individuelle sowie kulturell-gesellschaftliche Wertsetzungen eingehen. Wie weiter oben erläutert, basiert sein negativer Gesundheitsbegriff auf den Konzepten der „biologischen Funktion" und der „statistischen Normalität", die beide den Eindruck der Wertneutralität vermitteln. Boorse verteidigt die postulierte Wertneutralität seines Krankheitsbegriffs u.a. damit, dass er ihn für die theoretische Medizin entwickelt habe. Die theoretische Medizin vertritt, wie die Naturwissenschaften insgesamt, ein positivistisches Wissensverständnis. Demzufolge geht es der Wissenschaft um die Klarheit von Erkenntnissen über unsere Welt, die auf Grundlage wissenschaftlicher Methoden erworben werden.[566] Mit der *BST* von Boorse und der postulierten Wertfreiheit des Krankheitsbegriffs

565 Vgl. Callahan 1973. In deutscher Übersetzung in Schramme 2012, S. 41–62.
566 Vgl. Weber 1995, S. 35–40.

kann die Diskussion um den Krankheitsbegriff als exemplarische Neuauflage des „Werturteilsstreits" gesehen werden, der zu Beginn des 20. Jhs. in der Soziologie und Philosophie geführt wurde. Wissenschaft beschäftigt sich mit dem *Sein* oder mit dem, was *ist*; und die wertfreien Erkenntnisse, so der positivistische Standpunkt, haben Vorrang vor der Wertbestimmtheit der Kultur-und Geschichtswissenschaften. Wissenschaft beschäftigt sich demzufolge nicht mit dem Sollen. Wenn man unter Werten bewusste oder unbewusste Orientierungen oder Vorstellungen versteht, von denen Individuen oder Gruppen von Menschen ihr Handeln leiten lassen[567], sind in diesem Sinne Werte keine Anliegen der Wissenschaft. Hält man nun, wie Boorse, weiter daran fest, dass der Krankheitsbegriff ein Begriff der theoretischen Medizin sein soll und nicht der praktischen, ergibt sich folglich die Frage nach dem Status der Medizin.

Während sich der theoretische Krankheitsbegriff aus den quantifizierbaren Normalparametern einer Spezies ergibt, stehen für die Ärzte individuelle Krankheiten von individuellen Patienten im Vordergrund. Die Tätigkeit des praktischen Arztes ist am Patienten orientiert. Der Patient ist kein wissenschaftliches Neutrum und reduziertes Objekt wissenschaftlicher Betrachtung, sondern ein Subjekt unter konkreten situativen Bedingungen. Der praktisch tätige Arzt muss den immer größer werdenden Spagat zwischen theoretischer und praktischer Medizin überbrücken und beide im Dienste des Patienten zusammenführen. Ihm ist der kritische Blick aufgetragen, nicht nur auf die empirischen Daten zu schauen, sondern auch die auf dieser Basis eingeleiteten Therapien zu prüfen und daraus abgeleitete Bewertungen zu hinterfragen. Die Medizin als theoretische Wissenschaft liefert dem Arzt physiologische Normen, die er seinem praktischen Handeln zugrunde legt. In Bezug auf die Organfunktionen sowie auf allgemein verbindliche Vorstellungen von einer Norm wird in Verbindung mit dem Erfahrungswissen des Arztes die Norm eruiert, die zu einem bestimmten Zeitpunkt in der sozialen Umwelt für einen bestimmten Patienten nachweisbar ist. Somit bezieht sich die biologische Normalität des Patienten auf physiologische (Normal-)Funktionen, die durchschnittliche Merkmale von in der Praxis am häufigsten beobachteten Fällen wiedergibt. Gleichzeitig gehen kulturell-soziale Prägungen in die Norm ein, ebenso die Wertsetzungen der beteiligten Mediziner und Wissenschaftler.[568] Ärzte und Patienten benutzen die Begriffe Krankheit und Gesundheit als werthaltige Begriffe, wobei Krankheit im allgemeinen Verständnis nach wie vor ein „allgemeiner Unwertbegriff [ist], der alle möglichen Unwerte umfasst"[569]. Gleichwohl hat der Krankheitsbegriff durch die Vergütungspraxis im Gesundheitswesen eine Umwertung erfahren, durch welche Krankheiten unterschiedlich monetär wertvoll geworden sind. Trotz dieses Hiats, dem später nachgegangen werden soll, und trotz der (vermeintlichen) Wertfreiheit empirischer Daten, haftet Krankheiten der Makel von un-

567 Vgl. Höffe 2008, Artikel Wert, S. 344.

568 Sehr anschaulich beschreibt Theo Sundermeier das Problem, Menschen aus uns fremden Kulturkreisen in ihrer Selbstauskunft in Bezug auf Gesundheit und Krankheit zu verstehen (vgl. Sundermeier 1996, S. 174–197).

569 Jaspers, zitiert nach Canguilhem 1977, S. 80.

werten, nicht erwünschten Zuständen an. Die Normalität der Norm ist daher sowohl deskriptiv als auch normativ zu sehen[570] und kann nicht wertneutral oder wertfrei sein.

Gerade in der Philosophie der Wissenschaften findet eine Rezeption des Wissens aus der Soziologie statt, da kulturelle Werte und soziale Konstrukte mit der Herausbildung empirischer Tatsachen untrennbar verbunden sind. Diese Erkenntnisse sind zum einen eine Herausforderung für die moderne Medizin; gleichzeitig sind sie zum anderen nach Khusuf auch implizit in der Theorie von Boorse enthalten. Die Wahrheit und das Wissen in der Medizin kommen auf Grundlage verschiedener Fragerichtungen zustande. In den Begriff der Krankheit gehen somit beschreibende, bewertende und performative Dimensionen ein. Eine Vernachlässigung dieser Zusammenhänge kommt der Negation des Gesetzes der „natürlichen Künstlichkeit“ gleich und verkennt den Einfluss von Wertsetzungen auf die Herausbildung von Normen.[571]

Den Gedanken, den menschlichen Organismus und die Umgebung als Ganzes und in Wechselwirkung miteinander zu sehen, macht u.a. Kovács unter dem Blickwinkel der Evolution stark.[572] Somit gelangen inhärent werthaltige Begriffe in den Fokus der Diskussion um die Begriffe Krankheit und Gesundheit.[573] Eine Begriffsbestimmung von Gesundheit bzw. Krankheit ist demnach unbedingt wert-haltig.[574]

2.6 Offene Fragen

Den Leser, der eine klare Antwort auf die Frage, was Krankheit ist, erwartet hat, wird das vorliegende Kapitel ratlos zurücklassen. Verwunderlich ist dies nicht, erweist sich der Krankheitsbegriff doch als wahrhaft philosophisch. Eine Vielzahl von Begriffen im Umfeld des Krankheitsbegriffs spannen ein Netz auf, in welchem die Begriffe Gesundheit und Krankheit scheinbar als komplementäre Pole ruhen. Doch die Begriffsanalyse bringt nicht nur ein Geflecht von evaluativen und normativen Aspekten zum Vorschein, die den Krankheitsbegriff immer komplexer werden lassen, sondern macht auch Überlappungen deutlich und lässt zugleich die Grenzen zwischen beiden Begriffen brüchig werden. Angesichts der Vielzahl neuer Fragen, die sich aus der philosophischen Debatte ergeben, kann sich nicht nur Ratlosigkeit, sondern auch Unbehagen und Ungeduld einstellen – gerade dann, wenn der Leser eine schnelle Antwort erwartet. Doch warum stellt sich die Philosophie überhaupt die Frage, was Krankheit ist? Der Autorin scheint die Antwort auf diese Frage der zentrale Ankerpunkt zu sein, um sich im Labyrinth des philosophischen Diskurses nicht zu verlaufen.

570 Vgl. Canguilhem 1977, S. 78–81.

571 Vgl. Khusuf 1995, S. 463.

572 Vgl. Kovács 1998, S. 32.

573 Zur Diskussion der Wertgeladenheit vs. Wertfreiheit des Krankheitsbegriffs existiert eine unübersichtliche Fülle an Diskussionsbeiträgen. Gottschalk-Mazouz systematisiert auf der Grundlage der Arbeit von Mazouz 2004 die negativen Bewertungen, die in den Krankheitsbegriff über relativistische, universalistische, normative oder deskriptive Ethiken eingehen. So kommt er zur Unterscheidung eines individuell-subjektiven Ansatzes, in welchem die Bewertung des Zustandes dem Einzelnen überlassen wird (bspw. Lennart Nordenfelt), von einem kulturell-intersubjektiven und einem universell-objektiven Ansatz (vgl. Gottschalk-Mazouz 2008).

574 Vgl. u.a. Kovács 1998, S. 35.

Neben einem allgemeinen Erkenntnisinteresse ergibt sich die zwingende Antwort aus der medizinhistorischen Einbettung des philosophischen Diskurses. Erst seit gut hundert Jahren beschäftigt diese Frage nach dem, was Krankheit ist, die Medizin. Die philosophische Diskussion ist nicht zu trennen vom Charakter der Epoche – einer Epoche, die medizinhistorisch von der Autorin als das „Zeitalter der Krankheit" beschrieben wird und die durch rasante, die Medizin grundlegend verändernde Entdeckungen und Entwicklungen gekennzeichnet ist. Infolge der sich so ausweitenden Möglichkeiten und Machbarkeiten medizinischen Handelns stellt sich, auch unter medizinökonomischer Perspektive, immer dringlicher die Frage, was Krankheit eigentlich ist.

Jedoch hat es den Anschein, dass der allgemeine Krankheitsbegriff als Oberbegriff der mit den Naturwissenschaften entstandenen Krankheitsbegriffe als ontologischen Entitäten durch die zunehmende begriffliche Differenzierung in eine „Sackgasse" führt. Der Begriff „Sackgasse" hat hier eine doppelte Bedeutung: Zum einen steht er für einen bestimmten Weg, der gewählt wird, auf dem es (scheinbar) kein Zurück gibt, und zum anderen dafür, dass alternative Wege ungenutzt und unbeachtet bleiben. Die Bewertung, die der Entscheidung für den einen oder anderen Weg vorausgeht, ist beeinflusst von Erfahrungen und „objektivistischen Vorurteilen, die von den modernen positiven Wissenschaften herkommen"[575]. Die Orientierung der Medizin und der Gesundheitspolitik an einem naturwissenschaftlich-naturalistischen, verobjektivierten Krankheitsbegriff wird dann zur Sackgasse, wenn es zu einer einseitig-reduktiven Orientierung an einem von seinen „Sinnstellen" gesäuberten, anthropologisch defizitären Krankheitsbegriff kommt. Integrierten die Begriffe Gesundheit und Krankheit bis zum Aufblühen der Naturwissenschaften ein transzendentes, sinnstiftendes „Mehr" und waren damit zukunftsoffen interpretierbarere Begriffe, führt das biomedizinisch fundierte Charakteristikum des Krankheitsbegriffs durch seine zunehmende Differenzierung zu einer Engführung im Begriffsverständnis und zu einer anthropologischen Verarmung. Dieses „enge" und von „objektivistischen Vorurteilen" geprägte Begriffsverständnis findet sich auch in den philosophischen Antworten entlang der Schnittstelle von evaluativ-naturalistischen und normativen Interpretationen des Krankheitsbegriffs. Wie in früheren medizinhistorischen Epochen auch, stehen heute zahlreiche Krankheitskonzepte nebeneinander, von denen eines – gegenwärtig das biomedizinische Konzept – durch seine Überzeugungskraft die anderen „in den Schatten stellt". Im Unterschied zu den vorangegangenen Epochen jedoch wird heutzutage die Frage, was Krankheit ist, intensiv diskutiert.

Die Überlegungen münden in die Vermutung, dass die begriffliche Klärung des allgemeinen Krankheitsbegriffs *keinen* wirkungsvollen Beitrag dazu leistet, kranke Menschen effizienter zu behandeln. Vielmehr scheint die Diskussion um den Krankheitsbegriff nicht nur Ausdruck einer „Krise der Medizin" zu sein, sondern diese sogar zu befördern. Ein Krankheitsbegriff, explizit für die theoretische Medizin formuliert, bedroht genau dann die Einheit der Medizin, wenn sich durch seinen Einfluss das komplementäre Verständnis von theoretischer und praktischer Medizin auflöst. Gelingt es aber, die auch in der Diskussion auseinandertriften-

575 Soldinger 2010, S. 182.

den Begrifflichkeiten von theoretischer und praktischer Krankheit sowie die naturalistischen und normativen Aspekte von Gesundheit und Krankheit in einem neuen Verständnis zusammenzuführen und nutzbar zu machen, könnte die „Einheit der Medizin“ neu gedacht werden. Unter dieser Prämisse wäre ein Paradigmenwechsel denkbar, der eine Abkehr vom „Zeitalter der Krankheit“ und den Beginn eines „Zeitalters der Gesundheit“ ermöglichen würde. Ein solches „Zeitalter der Gesundheit“ ist vorstellbar als eines, das sich mehr als gegenwärtig an den Bedürfnissen der Menschen orientiert und nicht an einem religiösen Heil oder der Ökonomie. Das von der WHO beschriebene Ideal würde dann in greifbare Nähe rücken. Eine veränderte Perspektive, die den Gesundheits- und nicht den Krankheitsbegriff in das Zentrum der Aufmerksamkeit rückt, scheint angebracht.

3. Die gegenwärtige Krise der Medizin

Der medizinhistorische Abriss des ersten Kapitels endet mit der These, dass sich die Medizin in einer Krise befindet. Doch ist es tatsächlich gerechtfertigt, von einem Vertrauensverlust in die Medizin zu sprechen? Verlust von Vertrauen setzt voraus, dass es eine Zeit gegeben haben muss, in der die Menschen der Medizin mehr Vertrauen schenkten als heute. Doch wäre ein solches einstiges Vertrauen überhaupt mit dem heutigen vergleichbar? Immerhin hat sich nicht nur die Medizin tiefgreifend verändert, sondern auch das, was wir für „wahr" und „richtig" halten. Um die These von der Krise zu belegen, die sich im Vertrauensverlust zeigt, stellt sich nicht nur die Frage, was wir unter Krise und Vertrauen verstehen, sondern auch nach deren Kennzeichen und Ursachen. Als Letztere werden in der Regel Veränderungen im System der Medizin genannt, die mit den Schlagworten Rationalisierung, Priorisierung und Ökonomisierung beschrieben werden. Jedoch ist zu vermuten, dass diese Prozesse lediglich die sichtbare Ausprägung einer Tiefenstruktur abbilden. Diese Tiefenstruktur vermutet die Autorin in dem, was Max Weber als Rationalisierung der Gesellschaft beschrieben hat. In der Medizin münden die gesellschaftlichen Rationalisierungsprozesse in einen Wertekonflikt zwischen den auf die Gesundheit des Menschen gerichteten Zielen und ökonomisch-marktwirtschaftlichen Interessen. Der Krankheitsbegriff ist längst in dieses Spannungsfeld geraten und in seiner reduktionistischen Verarmung für politisch-ökonomische Zwecke instrumentalisierbar. Mit der Orientierung der Medizin am theoretischen Krankheitsbegriff wird, so die These, zwischen den ursprünglichen Zielsetzungen der Medizin und den Interessen der Patienten eine Lücke gerissen, die sich im Vertrauensverlust manifestiert. Daher scheint es ethisch geboten, sich in der Medizin eben nicht primär am theoretischen Krankheitsbegriff zu orientieren. Vielmehr ist zu überlegen, wie die Potenziale eines biomedizinisch-theoretischen Krankheitsbegriffs so genutzt werden können, dass es nicht zu einer Abwendung von den lebensbedeutenden Fragen der Menschen kommt und der proklamierten Krise der Medizin Einhalt geboten werden kann.

3.1 Der Begriff der Krise

Das Wort Krise ist dem lateinischen *crisis* entlehnt, welches vom griechischen *krísis* abstammt und ursprünglich für „Scheidung" bzw. „Entscheidung" stand.[576] Die heute übliche Trennung einer objektiven Krise, bspw. im Bereich der Politik oder Sozialwissenschaften, von einer subjektiven Krise ist im *krísis*-Begriff noch nicht angelegt.[577] Umgangssprachlich kann unter einer Krise ein Prozess oder eine Situation verstanden werden, die durch eine Verschärfung oder Zuspitzung eines Problems gekennzeichnet ist und einer Klärung bedarf. Die Zuspitzung eines problemhaften Geschehens als Verlust eines als normal, mit Gewissheiten verbundenen Zustandes geht in der Regel mit Sorgen und Unbehagen einher, zugleich aber auch mit Anstrengungen zu seiner Überwindung. Der Ausgang einer Krise ist stets ungewiss, was wiederum Spannungen, Sorgen und Ängste erzeugt. Zugleich besteht aber auch die Hoffnung auf eine Verbesserung des gegenwärtigen Zustandes. Diese Beschreibung zeigt,

[576] Vgl. Kluge 2002, S. 540.
[577] Vgl. Koselleck 1976, Spalte 1235.

P. Lenz, *Der theoretische Krankheitsbegriff und die Krise der Medizin*,
https://doi.org/10.1007/978-3-658-21539-2_4

dass jedes Geschehen und auch dessen Veränderung der Bewertung unterschiedlicher Akteure mit verschiedenen Interessen und Intentionen unterliegt. Dies gilt auch für Krisen: Die Einschätzung eines Prozesses oder einer Situation als Krise, aber auch die daraus resultierenden Konsequenzen, werden von unterschiedlichen Akteuren verschieden bewertet. Daraus resultieren unterschiedliche Interpretationen, Konsequenzen und Schlussfolgerungen für ein mögliches Handeln.

3.1.1 Die Krise der Medizin

Medizinhistorisch veränderte sich der Bedeutungsgehalt des Begriffs *Krise* parallel zur Trennung der Medizin von Philosophie und Theologie und der zunehmenden Orientierung an den modernen Naturwissenschaften.[578] Bis ins 18. Jh. hinein war der Begriff der *Krise* in der Medizin durch das *Corpus Hippocraticum* geprägt. Im medizinischen Verständnis bezeichnet die *Krise* diejenigen Tage, in denen ein Umschwung des Gesundheitszustandes stattfindet und sich die Waage hin zu Leben oder Tod neigt. In den Schriften des Hippokrates werden sie als „kritische Tage" bezeichnet, der entscheidende Wendepunkt selbst als *crisis*. Celsus bezeichnete die Lehre von der *crisis* und den „kritischen Tagen" als die „Lehre der Alten". Über Galen tradierte sich dieses Begriffsverständnis und erlangte auch in der arabischen Welt hohes Ansehen, wo es bis ins 16. Jh. unverändert bestehen blieb. Die korrekte Bestimmung der „kritischen Tage" bildete die Basis der Einteilung von Krankheiten in akute und chronische. Galens Interesse an der Lehre der *crisis* und der „kritischen Tage" galt deren prognostischem Gehalt für den weiteren Krankheitsverlauf. Bis das Interesse an beiden Lehren im 17. Jh. erlosch, diskutierten medizinische Gelehrte rege über mögliche Ursachen dieser beobachteten Gesetzmäßigkeiten im Krankheitsverlauf und deren Periodizität.[579]

Über die Allgemeinmedizin ging der Begriff der *Krise* im 18. Jh. in die Psychologie und Psychiatrie ein, verstanden als Zeitspanne, in der sich eine psychische Krankheit zu einem bestimmten Zeitpunkt bessert oder verschlechtert.[580] Heute ist der Begriff der *Krise* ein prominenter Begriff im Bereich der Psychologie und Psychiatrie. Im Bereich der naturwissenschaftlich orientierten Schulmedizin hat der Begriff jedoch seit dem Ende des 18. Jhs. an Popularität verloren. Zeitgleich kam es zu einer Übertragung des Begriffsverständnisses vom individuellen Krankheitsgeschehen auf gesellschaftliche Entwicklungen; seitdem dient der Begriff zur Legitimation politischer Handlungen. Geprägt durch das wirtschaftliche Auf und Ab seit dem 19. Jh., wird eine Krise mehr und mehr in zeitlich längere Epoche eingeordnet und als Übergangsphase verstanden.[581]

Seit dem 19. Jh. findet sich der Krisenbegriff in allen Wissenschaftsbereichen; spätestens im 20. Jh. wird er zur Metapher für Unsicherheit und Ungewissheit und in seiner Verwendung

---

[578] Vgl. Kapitel 1, insbesondere Abschnitt 1.3.2, S. 52 ff.
[579] Vgl. Koselleck 1976, Spalte 1241.
[580] Vgl. Koselleck 1976, Spalte 1242–1245.
[581] Vgl. Koselleck 1976, Spalte 1235–1238. Die Übertragung des Krisenbegriffs auf die Gesellschaft ist insbesondere Auguste Comte (1798–1857) zu verdanken (vgl. Repplinger 1999, S. 9–19). Roger Repplinger zeichnet in seinem lesenswerten Buch den Weg des Krisis-Begriffs von der Antike bis ins Heute nach.

beliebig. „Die europäischen Nationen sind krank, Europa selbst, sagt man, in einer Krisis"[582], formulierte Husserl 1936 in seiner *Krisis*-Schrift. Seine Analyse bestätigt den Befund aus Kapitel 1, dass sich in ebenjener Zeit das „Zeitalter der Krankheit" dem Ende zuneigte. Wenn wir davon ausgehen, dass unter einer *Krise* eine Übergangszeit zu etwas Neuem, was auch etwas schon einmal Dagewesenes sein kann, zu verstehen ist und Husserl die Krise Europas als den Zerfall der Einheit von Wissenschaft, Philosophie und dem Dasein des Menschen beschrieb[583], stellt sich die Frage, wie sich diese Krise seitdem in der Medizin gezeigt hat bzw. zeigt. Wenn sich die Medizin in einem krisenhaften Umbruch befindet, sind Veränderungen der Medizin unausweichlich. Im besten Fall kann die Offenlegung der Ursachen dieser Krise eine Entwicklung in Gang setzen, die nicht nur die Krise selbst beendet, sondern auch zu einer Zunahme der „Lebensbedeutsamkeit" der Medizin führt. Jedoch ist auch das Gegenteil möglich: eine Entwicklung der Medizin, die sich immer weiter vom Menschen entfernt und in eine Dystopie mündet.

Husserl analysierte einen „verirrenden Rationalismus"[584], der sich im Naturalismus und der „Naturalisierung des Geistes" als naiver Objektivismus zeige[585], als ursächlich für die europäische Krise. Die Krise selbst identifizierte er als das *„scheinbare Scheitern des Rationalismus"*, wobei der Grund des Scheiterns nicht im Rationalismus selbst bestehe, sondern in der *„Veräußerlichung*, in seiner Versponnenheit in ‚Naturalismus' und ‚Objektivismus'" zu suchen sei.[586] Husserl kritisierte den Objektivismus und mit ihm das psychophysische Verständnis der Welt als „naive Einseitigkeit". Das Verständnis des Geistes als Anhängsel des Körpers bezeichnete er als widersinnig und unterstellte den modernen Wissenschaften ein Methodenproblem, welches den Kern der Krise ausmache.[587] Wenn weiter oben ausgeführt wurde, dass der theoretische Krankheitsbegriff in das Spannungsfeld von Politik, Ökonomie und Ethik geraten ist, besteht der Kern des Problems in der Medizin darin, dass mit naturwissenschaftlichen Methoden nach Antworten auf medizinische Fragen gesucht wird, diese jedoch nicht *ausschließlich* durch naturwissenschaftliche Methoden zu eruieren sind. Da Gesundheit und Krankheit den ganzen Menschen in seiner Lebensführung betreffen und der Mensch mehr als ein „Körperding" ist, bedarf es auch eines *Mehrs* an Erkenntniszugängen, um beide Begriffe zu fassen. Der Fokus auf die naturwissenschaftlichen Methoden der Biomedizin führt unausweichlich dazu, zentrale Bestandteile des Krankheitsbegriffs aus dem Blick zu verlieren. Der Gewinn liegt zweifelsohne in der Fülle der durch die naturwissenschaftlichen Methoden zutage geförderten Wissensbestände und deren Eintrag in Diagnostik und Therapie. Zugleich wird dieser Gewinn dadurch geschmälert, dass das, was aus dem Krankheitsbegriff aus methodischen Gründen verdrängt wird, an Aufmerksamkeit und Bedeutsamkeit verliert: die Arzt-Patienten-Kommunikation, die individuellen Bedürfnisse von Patienten und Heilberuflern, ethische, soziale, emotionale, volitionale Aspekte usw. Das Ringen um das

[582] Husserl 1954b, S. 315.
[583] Ströker 1982, Einleitung, S. XIV.
[584] Husserl 1954b, S. 337.
[585] Vgl. Husserl 1954b, S. 339.
[586] Husserl 1954b, S. 347 (*Kursivstellung* im Original).
[587] Vgl. Husserl 1954b, S. 342; vgl. Husserl 1954a, S. I, 1.

Informierte Einverständnis *(informed consent)* und um die Rechte von Patienten – in Deutschland wurde im Jahre 2013 das Patientenrechtegesetz (PatRG) erlassen – sind deutliche Anstrengungen, dieser Tendenz entgegenzuwirken.

Auch wenn wir heute bspw. durch die Neurobiologie sehr viel über die Zusammenhänge von Körper und Geist wissen, gibt es nach wie vor Zustände, Erfahrungen oder Symptome von Krankheiten, die durch die *gegenwärtigen* Methoden der Naturwissenschaften nicht erklärt werden können. Der Standardeinwand hiergegen lautet, dass *zukünftige naturwissenschaftliche* Methoden Erklärungen für diese Phänomene ans Licht befördern werden. Was aber, wenn der Schlüssel zu solchen Erkenntnissen in *grundsätzlich anderen* methodischen Zugängen liegt als jenen der Naturwissenschaften? Dieser Gedanke ist schon deshalb relevant, weil Medizin ohne Ethik nicht denkbar ist. Der *Hippokratische Eid*, das *Genfer Ärztegelöbnis* oder der *Nürnberger Kodex* stellen Selbstverpflichtungen von Ärzten dar, die Medizin zum Wohle der Menschen auszuüben. Sittliche Normen können ebenso wenig durch die Naturwissenschaften entdeckt werden wie Antworten auf metaphysische Fragen nach dem Sinn von Krankheit oder Tod. Um zu vermeiden, dass die Medizin die lebensbedeutenden Fragen der Menschen, die mit den Begriffen Gesundheit und Krankheit unzweifelhaft einhergehen, nicht durch den Fokus auf naturwissenschaftliche Kausalzusammenhänge aus dem Blick verliert, erscheint im philosophischen Diskurs eine Weitung des (methodischen) Blicks durch Anerkennung der Reichhaltigkeit philosophischer Erkenntnismethoden angebracht. Für Husserl waren metaphysische Fragen die eigentlich philosophischen Fragen, da sie eine aus bloßen Fakten und Tatsachen bestehende Welt übersteigen. Metaphysische Fragen jedoch sind nicht mit dem Methodenrepertoire der positiven Wissenschaften zu klären.[588] Für Husserl bestand der Ausweg aus dem „verirrenden Rationalismus" in der Rückführung des Geistes zu sich selbst und in der Ausbildung einer transzendentalen Philosophie. Welchen Beitrag die transzendentale Philosophie zur Frage, was Krankheit ist, leisten kann, soll hier nicht diskutiert werden. Wesentlich sind jedoch zwei Gedanken: Die Frage, an welchem Krankheitsbegriff sich die Medizin orientieren soll, ist untrennbar mit dem erkenntnistheoretischen Methodenproblem verbunden. Dies gilt ebenso für das Problem des Geistes bzw. dessen Verbindung zum Körper. Wenn davon ausgegangen werden darf, dass der Krankheitsbegriff seit der Neuzeit zum Grundbegriff der Medizin geworden ist und sich in ihm die Krise der europäischen Wissenschaften exemplarisch zeigt, lässt sich daraus schlussfolgern, dass das Methodenproblem der Wissenschaften auch zur proklamierten Krise der Medizin geführt hat. Wenn es stimmt, dass die „Krise der Medizin" exemplarisch für die „Krisis der europäischen Wissenschaften" steht, muss sich in der Krise der Verlust der „Lebensbedeutsamkeit" (Husserl) der Medizin für den Menschen zeigen. Dieser Verlust wäre dann eingetreten, wenn sich die Medizin anderen Fragen als denen zuwenden würde, „die für ein echtes Menschentum die entscheidenden sind"[589]. Doch welche Fragen sind das? Dazu Husserl:

> „In unserer Lebensnot – so hören wir – hat diese Wissenschaft [gemeint sind die ‚positiven Wissenschaften', Anm. P. L.] uns nichts zu sagen. Gerade die Fragen schließt sie

[588] Vgl. Husserl 1954a, I, §4 und §5.
[589] Husserl 1954a, I, §2.

> prinzipiell aus, die für den in unseren unseligen Zeiten den schicksalsvollsten Umwälzungen preisgegebenen Menschen die brennenden sind: die Fragen nach Sinn und Sinnlosigkeit dieses ganzen menschlichen Daseins. Fordern sie nicht in ihrer Allgemeinheit und Notwendigkeit für alle Menschen auch allgemeine Besinnung und ihre Beantwortung aus vernünftiger Einsicht? Sie betreffen schließlich den Menschen als in seinem Verhalten zur menschlichen und außermenschlichen Umwelt frei sich entscheidenden, als frei in seinen Möglichkeiten, sich und seine Umwelt vernünftig zu gestalten. Was hat über Vernunft und Unvernunft, was hat über uns Menschen als Subjekte dieser Freiheit die Wissenschaft zu sagen? Die bloße Körperwissenschaft selbstverständlich nichts, sie abstrahiert ja von allem Subjektiven."[590]

Die Abstraktion vom Subjekt beklagt auch Victor von Weizsäcker. Er kritisiert, dass „Versachlichung und Objektivierung" dazu führten, dass der Arzt dem Kranken etwas schuldig bleibe, indem er weniger dabei helfen könne, ein Leben entsprechend seiner Bestimmung zu führen.[591]

Gesundheit und Krankheit gehören unzweifelhaft zu den Fragen, die uns zum Nachdenken über den Sinn des Daseins herausfordern und mitunter auch an ihm zweifeln lassen. Genau dann, wenn diese Fragen am drängendsten werden – bei ernsthaften, schwerwiegenden, das Leben bedrohenden Krankheiten und am Lebensende – zeigt sich die moderne Biomedizin hilf- und antwortlos auf die Fragen nach dem Sinn des Lebens, nach dem Tod und nach einem guten Leben. Gerade weil die moderne Medizin große Erfolge bei der Bekämpfung von Krankheiten feiern konnte und ihr darüber hinaus gelang, den Menschen ein (mehr oder weniger gutes) Leben auch mit chronischen und schweren Krankheiten zu ermöglichen, scheint es, als habe die biomedizinische Schulmedizin auch Antworten auf diese drängenden Fragen parat. Organtransplantationen, Präimplantationsdiagnostik, Anti-Aging-Präparate, ästhetische Chirurgie, Brustimplantate oder Hormone zur Bekämpfung von Altersbeschwerden erscheinen als eine mögliche Antwort – versprechen sie doch die Erfüllung der menschlichen Wünsche auf ein Leben ohne Leid und Leiden. Die immensen technischen Möglichkeiten verführen dazu, auch dann noch zu intervenieren, wenn der Tod längst angeklopft hat. Die Anerkennung des unweigerlichen Scheiterns der naturwissenschaftlich-medizinischen Möglichkeiten am Lebensende scheint unaussprechlich geworden, weil es dem Eingeständnis der medizinischen Hilflosigkeit an der Grenze von Leben und Tod gleichkäme. Dies würde die geschürten Hoffnungen der Menschen auf ein Leben frei von Krankheiten und Leid zerstören. Gleichwohl das Illusionäre und Idealistische dieses Gedankens offensichtlich auf der Hand liegen, scheint die (irrationale) Hoffnung stärker als die (rationale) Gewissheit zu sein. Eine Medizin, die sich zunehmend als „bloße Körperwissenschaft" versteht, kann auf die subjektiven Sinnfragen an den Grenzen menschlichen Seins keine Antworten geben. Das Nichteingeständnis dieser Grenze medizinischer Möglichkeiten und Machbarkeiten kommt einer Abkehr von dem gleich, was Husserl als ein „Sichabkehren von den Fragen, die für ein echtes Menschentum die entscheidenden sind", bezeichnet hatte und was für Giovanni Maio die

[590] Husserl 1954a, I, §3.
[591] Vgl. Weizsäcker 1987, S. 279.

Krise der modernen Medizin charakterisiert.[592]

3.1.2 Merkmale der Krise der Medizin

Husserl beschrieb die Krise Europas in den 1930er Jahren und damit in einer Zeit, in welcher Mediziner wie Rudolf Virchow, Karl Jaspers oder Victor von Weizsäcker die Entwicklungen in der Medizin kritisierten. In der Wahrnehmung der Bevölkerung nahmen die Erfolge der modernen Biomedizin bei der Heilung von Krankheiten seit Mitte des 20.Jhs. ab. Zwar gelang der Medizin, die Leiden der Menschen immer besser zu lindern, jedoch nicht zu heilen. Die Erfolgsgeschichte der Medizin schien zeitlich limitiert. Zusätzlich entstanden neue und bislang unbekannte ethische Fragestellungen, die eine Veränderung des paternalistischen Professionsverständnisses der Ärzte notwendig machte. [593] Die zunehmende Technisierung der Medizin trieb gemeinsam mit der Entwicklung hochwirksamer Medikamente die Ausgaben der Gesundheitssysteme in die Höhe – eine Entwicklung, die sich durch den demografischen Wandel in den entwickelten Ländern der westlichen Welt noch beschleunigte. Mit Beginn des rasanten Anstiegs der Gesundheitskosten in den 1970er Jahren begann die Suche nach einer adäquaten Finanzierung der explodierenden Kosten. Infolge der Ökonomisierung aller Bereiche der Gesellschaft wurde auch das Gesundheitssystem immer mehr nach ökonomischen Parametern organisiert und strukturiert. Die Entwicklung der Medizin zum Konsumgut durch die Unterwerfung der Medizin unter die Ökonomie, die Ivan Illich in den 1990er Jahren polemisch prophezeite und kritisierte[594] und Niklas Luhmann soziologisch analysierte[595], ist heute längst Realität geworden. Der wunscherfüllende, dienstleistende Charakter der Medizin findet seinen Ausdruck in der Anti-Aging-Medizin, in der Reproduktionsmedizin oder auch in IGeL-Leistungen.[596] Die Entwicklungen der letzten dreißig Jahre bestätigen die von Luhmann publizierte These, dass das Gesundheitssystem zu einem Subsystem des Wirtschaftssystems geworden sei. Im „System der Krankenbehandlung", dessen binäre Codierung eine Unterscheidung zwischen gesund und krank ermöglicht, ist nach Luhmann Krankheit der positive Reflexionswert und nicht Gesundheit.

> „Nur Krankheiten sind für den Arzt instruktiv, nur mit Krankheiten kann er etwas anfangen. Die Gesundheit gibt nichts zu tun, sie reflektiert allenfalls das, was fehlt, wenn jemand krank ist. Entsprechend gibt es viele Krankheiten und nur eine Gesundheit. Die Krankheitsterminologien wachsen mit der Medizin, und der Begriff der Gesundheit wird zugleich problematisch und inhaltsleer. Gesunde sind, medizinisch gesehen, noch nicht oder nicht mehr krank oder sie leiden an noch unentdeckten Krankheiten."[597]

[592] Vgl. Maio 2014, S. 129.

[593] Siehe ausführlich Kapitel 1.3.3, S. 65 ff.

[594] Vgl. Illich 1995.

[595] Vgl. Luhmann 1990, S. 183–195.

[596] IGeL steht für Individuelle Gesundheitsleistungen. „IGeL sind demnach zum einen Leistungen, die per Gesetz nicht zu den Aufgaben der GKV gehören, wie Atteste und Reiseimpfungen. Zum weitaus größeren Teil sind IGeL jedoch medizinische Maßnahmen zur Vorsorge, Früherkennung und Therapie von Krankheiten, die nicht zeigen können oder nicht gezeigt haben, dass sie, wie es das Gesetz fordert, ‚ausreichend, zweckmäßig und wirtschaftlich sind und das Maß des Notwendigen nicht überschreiten'". http://www.igel-monitor.de/94.htm [letzter Zugriff 26.02.2017].

[597] Luhmann 1990, S. 187.

Zielt medizinisches Handeln auf den Reflektionswert Gesundheit, gibt es nichts zu reflektieren, so Luhmanns Schlussfolgerung. Und:

> „Dem entsprechen bemerkenswerte Strukturen im Überschneidungsbereich von Medizin und Wirtschaft, das heißt überall dort, wo Krankenbehandlung unter dem Gesichtspunkt von Knappheit und Kosten beurteilt wird. Hier zeigt sich: im System der Krankenbehandlung sind nicht die Geldmittel knapp, sondern die Kranken."[598]

Oder anders: Ein sich an den Gesetzen des Marktes und der Ökonomie orientierendes Medizinsystem ist nur dann erfolgreich, wenn es Krankheiten und damit Patienten gibt. In einem wirtschaftlich effektiven Gesundheitssystem ist nicht nur ein beständiger, sondern sogar ein gesteigerter Nachschub von Patienten nötig. Die binäre Differenzierung greift nach Luhmann nicht mehr nur in Krankheitsfälle ein, sondern betrifft die gesamte Lebensführung. Praktisch ist „jeder [...] krank, weil jeder sterben wird"[599]. Aus ökonomischer Warte sind demnach behandlungsbedürftige Zustände erstrebenswert und Krankheiten erwünschte Zustände. Somit ist es nur eine logische Folge, dass sich „die Reizbarkeit und die Resonanzfähigkeit des Systems der Krankenbehandlung in einer Weise, die wissensmäßige, kommunikationspraktische, organisatorische und nicht zuletzt finanzielle Folgen nach sich zieht"[600], verändert.

Drei Jahre nach Erscheinen des Luhmann'schen Aufsatzes *Der medizinische Code* im Jahre 1990 wurde am 1. Januar 1993 das Gesundheitsstrukturgesetz der Bundesrepublik Deutschland verabschiedet. Die Politik unternahm damit den Versuch, die Ausgaben der gesetzlichen Krankenkassen durch die Begrenzung der Steigerungsraten der Krankenhausbudgets zu deckeln. Die Umstellung des Entgeltsystems war ein politisches Steuerungsinstrument zur politisch gewollten Umstrukturierung des Gesundheitswesens. Zu Abrechnungszwecken wurden in den Krankenhäusern zunächst Fallpauschalen eingeführt und schließlich im Jahre 2003 die *Diagnosis Related Groups (DRGs).* Diese regulieren seit 2004 die Vergütung von Krankheitsfällen in deutschen Krankenhäusern, um die sog. Kostenexplosion im Gesundheitswesen einzudämmen. Die Ökonomie gewann seitdem nicht nur auf allen Ebenen des medizinischen Systems an Einfluss, sondern provozierte auch Zielkonflikte im medizinischen Handeln. Ärzte und andere Heilberufler gerieten in Gewissenskonflikte, die an Aktualität nichts eingebüßt haben. Ein Assistenzarzt der Chirurgie beschreibt dies wie folgt:

> „Das Problem, das ich sehe, ist nicht so, dass ich jetzt sage, wir machen eine Katastrophenmedizin, und wir machen eine schlechte Medizin, wir operieren die Leute nicht richtig, oder wir haben dafür keine Ressourcen. Das ist es nicht! Aber es ist eben so, dass ich bei der Aufnahme mir überlegen muss: ... Wo wird die mittlere Verweildauer für Herrn Meyer liegen? Oder ich bekomme jemanden, wo ich im Prinzip sagen muss, der ist kostenmäßig schon, nehmen wir mal das böse Wort ‚verbrannt', da ist so viel an Diagnostik gelaufen, dass man den eigentlich ökonomisch gar nicht mehr operieren kann. Dann hat man natürlich nicht viel Spielraum."[601]

---

[598] Luhmann 1990, S. 188.
[599] Luhmann 1990, S. 190.
[600] Luhmann 1990, S. 190.
[601] Maio 2014, S.25 f.

Giovanni Maio beschreibt, wie ärztliche Entscheidungen unter der Order ökonomischer Effizienz zu mehr Bürokratie im Klinikalltag, zur Einschränkung ärztlicher Freiheit, zum Nebeneinander von zu viel oder zu wenig Diagnostik und zur Fraktionierung der Behandlungen führen.[602] Wenn die Steuerungsmacht der Kostenträger dazu führt, dass manchmal „sinnvolle Leistungen unterlassen [werden], wenn nicht klar ist, ob die Krankenkasse sie auch tatsächlich übernimmt"[603], entfernt sich die Medizin von ihrem originären Ziel und Auftrag: den kranken Menschen in seiner Not anzunehmen und ärztlich zu versorgen. Dies beklagen und kritisieren die im medizinischen Bereich Beschäftigten seit Langem als Instrumentalisierung durch die Ökonomie. Das Problem der Medizin besteht demnach im Aufeinanderprallen zweier Wertsetzungen: der Orientierung am ökonomischen Gewinn des Medizinsystems als Wirtschaftssystem und der Orientierung ärztlichen Handelns zum Wohle des Menschen, wie es die ärztliche Standesethik formuliert. Am *Hippokratischen Eid*, einem der ältesten Moralkodizes der Welt, orientierte sich das Handeln der Ärzte seit der Antike. Er verpflichtete die Ärzte, ihr Tun am Wohle der Patienten und dem Gebot der Schadensvermeidung auszurichten, ihre ärztliche Macht nicht zu missbrauchen, die Situation der Kranken nicht zum eigenen Vorteil auszunutzen und zur Verschwiegenheit in allen Angelegenheiten, welche die Behandlung der Patienten betreffen. Auch wenn der *Hippokratische Eid* heute als ergänzungsbedürftig gilt und sicher kein zeitgemäßes Ärzteethos wiedergibt, ist seine Bedeutung unbestritten. Seine Intentionen finden sich heute im *Genfer Ärztegelöbnis* (1948) und in der *Berufsordnung der Ärzte in Deutschland.*[604] Wenn Maios Diagnose zutrifft und sich Ärzte zunehmend und ohne fremden Einfluss der ökonomischen Logik unterwerfen, wäre die primäre Orientierung medizinischer Entscheidungen am Gewinn eine logische Konsequenz. Folglich hätte die Orientierung am Wohle des Patienten nicht mehr oberste Priorität. Patienten jedoch befinden sich in einer Ausnahmesituation. Der Verlust der Gesundheit kann eine Krise hervorrufen: im schlimmsten Falle zu einer *krísis,* die zum Tode führt. In vielen Fällen führt sie zu einer lebensweltlichen Krise, gekennzeichnet durch umfassende Verunsicherungen in Bezug auf den eigenen Körper, das Selbst und soziale Beziehungen. In einer solchen Situation brauchen Menschen andere, helfende Menschen an ihrer Seite, denen sie vertrauen können. Im Gefüge der sich auf Basis der Hilfsbedürftigkeit des Patienten konstituierenden Beziehungen zeichnet sich die asymmetrische Arzt-Patienten-Beziehung durch ein besonderes Vertrauensverhältnis aus und bedarf eines besonderen Schutzes.[605] Dieses Vertrauensverhältnis wird jedoch angegriffen, wenn sich das Selbstverständnis der Ärzte verändert und zur Normalität gehört, dass die Wirtschaftlichkeit eines „medizinischen Falls" über der Heilung des Patienten steht.[606] Das Vertrauen des Patienten in den Arzt und das Gesundheitssystem ist durch nichts zu ersetzen. Ein möglicher Vertrauensverlust in die Medizin scheint daher der stärkste Indikator für eine Krise der Medizin zu sein. Wie jedoch lässt sich ein möglicher Vertrauensverlust belegen?

---

602 Vgl. Maio 2014, S. 25 ff.

603 Maio 2014, S. 47.

604 Vgl. Wiesing 2004, S. 36–42 und S. 77–90.

605 Vgl. u.a. Gahl 2009, S. 61–76.

606 Vgl. Maio 2014, S. 47 ff.

3.1.3 Der Verlust von Vertrauen

Die Anzahl der Veröffentlichungen zum Thema *Vertrauen*, insbesondere in den angelsächsischen Ländern, lässt auf ein gestiegenes Interesse an diesem Sujet schließen. Da krisenhafte Veränderungen mit dem Verlust von Sicherheit und dem Anstieg von Ängsten und Sorgen verbunden sind und diese Begriffe mit dem Begriff des Vertrauens korrespondieren, darf das sprunghaft gestiegene Interesse am Vertrauensbegriff als Indiz verstanden werden, dass der Begriff des Vertrauens zum Indikator für die angenommene Krise taugt und sich die westlichen Gesellschaften – und mit ihnen die Medizin – in einer Krise befinden.

Methodisch erscheint sinnvoll, sich zunächst die Frage zu stellen, was Vertrauen ist, um in einem späteren Schritt Indikatoren für ein bestimmtes Verständnis des Begriffs zu finden. Dem positivistischen Wissenschaftsideal folgend, wären empirische Methoden für eine Untersuchung der Veränderung von Vertrauen denkbar. Empirische Untersuchungen gehören nach dem Verständnis der Autorin zwar nicht zum genuinen Methodenrepertoire der Philosophie, gleichwohl können sie in philosophische Untersuchungen sinnvoll eingebunden werden. Da mittlerweile eine Reihe empirischer Studien vorliegen, die eine vermutete Veränderung des Patientenvertrauens in das (deutsche) Gesundheitssystem untersuchen, wird sich die folgende Argumentation dieser Studien bedienen. Eine Begriffsuntersuchung des Vertrauensbegriffs sei vorangestellt, um die Relevanz und Stringenz der empirischen Argumente prüfen zu können.

Zum Begriff des Vertrauens in der Arzt-Patienten-Beziehung

Vertrauen, so darf vorausgesetzt werden, ist das wichtigste Bindeglied der Arzt-Patienten-Beziehung und verleiht dieser sozialen Beziehung eine ganz besondere Exklusivität. Dies könnte man auch über das Vertrauen in einer Freundschafts- oder Liebesbeziehung sagen. So schreibt Michael Hartmann: Vertrauen ist kein „ [...] beiläufiger Bestandteil von Freundschaft, sondern in Freundschaften geht es wesentlich um Vertrauen; Vertrauen und gegenseitige Vertraulichkeit machen Freundschaften zu Freundschaften“[607]. Eine Arzt-Patienten-Beziehung ist jedoch keine symmetrische Beziehung wie eine Freundschaftsbeziehung, in der sich Freunde intime Dinge anvertrauen und sich um des anderen willen um dessen Wohl sorgen.[608] Vielmehr ist die Arzt-Patienten-Beziehung asymmetrischer Natur. Der Wissensvorsprung des Arztes macht diesen als Beziehungspartner für den Patienten genau dann interessant, wenn er ein bestimmtes gesundheitliches Problem ohne die Hilfe des Arztes nicht lösen kann. Im Medizinsystem der Gegenwart ergänzt der Wunsch nach Verbesserung oder Optimierung der Gesundheit die Gründe für die Aufnahme einer Arzt-Patienten-Beziehung. Demnach ist es eine *rationale Erwartung* (Rational Choice), die den Patienten zur Aufnahme der Beziehung veranlasst.

---

607 Hartmann 2011, S. 434.

608 Vgl. Hartmann 2011, S. 434. Der klassische Bezug, den auch Hartmann wählt, ist die *Nikomachische Ethik* von Aristoteles (vgl. Aristoteles: *Nikomachische Ethik*, VIII, 1–4).

> „Wir vertrauen einer anderen Person [hier dem Arzt, Anm. P. L.], wenn wir über genügend Gründe verfügen, um zu glauben, dass es im Interesse dieser Person liegen wird, zum relevanten Zeitpunkt in den relevanten Hinsichten vertrauenswürdig zu sein."[609]

Vertrauenswürdig ist ein Arzt unter dieser *rationalen Erwartungshaltung* genau dann, wenn er über eine entsprechende Expertise für das gesundheitliche Problem des Patienten verfügt oder aber von anderen Patienten empfohlen wird. Der Arzt steht als Vertrauensnehmer unter besonderer Beobachtung – muss er sich doch als vertrauenswürdig gegenüber dem Patienten, der ihm das Vertrauen schenkt, beweisen. Vertrauenswürdig wird er genau dann, wenn er den Interessen und Wünschen des Patienten entspricht und diese befriedigen kann. Medizinhistorisch ist dies ein relativ neues Moment. Einleuchtend ist, dass im Spannungsfeld gesteigerter (idealer) Patientenerwartungen und den durch die Natur gesetzten Grenzen ärztlichen Handelns diese rationalen Erwartungen enttäuscht werden (können). Gerade dann, wenn die ärztliche Kunst an ihre Grenzen stoßen muss, ist eine gemeinsame, kommunikative Entscheidungsfindung von Arzt und Patient nicht nur besonders dringlich, sondern zur Herstellung von Vertrauen unbedingt geboten. Zugleich ist fraglich, ob eine Reduktion von Vertrauen auf rein kognitive Aspekte dem Phänomen Vertrauen gerecht wird. Martin Endress wendet ein, dass gerade das beständige Überprüfen der Vertrauenswürdigkeit unseres Gegenübers zur Zerstörung von Vertrauen führen kann.[610] Die Praxis des beständigen Monitorings durch Ärzte und Kliniken durch Bewertungsportale im Internet erscheint unter diesem Blickwinkel bspw. nicht zwangsläufig als geeignete vertrauensbildende Maßnahme.

Vertrauen ist aber mehr als eine kognitive Erwartung. Bernd Lahno, der Vertrauen als *emotionale Einstellung* begreift, kritisiert die *Rational Choice Theory* als unvollständiges Erklärungsmodell, würdigt aber ihre Klarheit in Bezug darauf, dass sich Vertrauen auf Erwartungen und Präferenzen eines Vertrauensgebers gründet.[611] Der Patient als Vertrauensgeber ist mit dem Arzt als Vertrauensnehmer emotional verbunden. Wenn Lahno als Grundvoraussetzung für ein vertrauensvolles Handeln geteilte Werte, Überzeugungen, Normen und Ziele nennt, geht daraus die Notwendigkeit hervor, der Arzt-Patienten-Beziehung genügend Zeit einzuräumen, damit sich nicht nur Arzt und Patient miteinander vertraut machen können, sondern auch, um die Beziehung als Vertrauensbeziehung zu analysieren. Auch wenn Lahno dem Vertrauen rationale Aspekte zuschreibt, bestimmen diese das Vertrauen nicht. Fast jeder kennt Beispiele, in denen Vertrauen einfach „da" war und rationale Erwartungen erst retrospektiv formuliert werden konnten. Umgekehrt gibt es auch Fälle, in denen vertraut wird, gleichwohl es der Vertrauenspartner nicht „verdient" hat, oder Fälle, in denen sich Vertrauen zu einer Person nicht einstellen mag, ohne dass es dafür explizite Gründe gibt. Vertrauen hat immer mit einem gewissen Risiko zu tun und wer vertraut, handelt so, als ob dieses Risiko nicht existiere. Die Erwartung ist dabei zweitrangig, so Lahno, und Vertrauen eine *emotionale Einstellung*.[612] Es entspricht also durchaus unserer Erfahrung, dass die Emp-

609 Hardin 2001, S. 295. Ausführlich siehe Hardin 1991.
610 Vgl. Endress 2002, S. 39.
611 Vgl. Lahno 2002, S. 125 f.
612 Vgl. Lahno 2002, S. 209–221.

fehlung eines Arztes durch eine andere Person nicht zwangsläufig Bestätigung finden muss, gleichwohl sich der Arzt durch einen besonderen Sachverstand auszeichnet und von anderen Personen als sympathisch und vertrauenswürdig beschrieben wird. Ob der Arzt zu einem „passt", ist eben auch abhängig von seiner persönlichen Wirkung auf jeden einzelnen Patienten.

Vertrauen ist ohne Emotion und Kognition nicht zu denken, immer aber auch abhängig von der Persönlichkeit der Vertrauenspartner, ihrer gegenseitigen Beziehung und der Situation.[613] Persönliche Erfahrungen beeinflussen die Erwartungshaltungen von Personen und bilden u.a. die Voraussetzung, jemandem vertrauen zu können. In den Wartezimmern der Arztpraxen finden sich Patienten mit unterschiedlichen Voraussetzungen, dem Arzt vertrauen zu können. Nicht wenige von ihnen können dies wahrscheinlich nur schwerlich: Manche sind in ihrem Vertrauen enttäuscht worden, andere sind vielleicht sogar generell misstrauisch gegenüber anderen Personen. Diese individuellen Voraussetzungen einer Arzt-Patienten-Beziehung können sich manifestieren. Macht, Druck und Stress erschweren die Entstehung von Vertrauen, während ausgeglichene Machtverhältnisse, Angstfreiheit und Sicherheit es begünstigen. Für eine gelingende Arzt-Patienten-Beziehung ist das Einfühlungsvermögen von besonderer Wichtigkeit. Petermann beschreibt das Einfühlungsvermögen als das *konstituierende Element* für den Beginn von Vertrauensbeziehungen; denn nur jemand, der die Bedürfnisse seines Gegenübers wahrnehmen kann, ist auch in der Lage, auf diese einzugehen.[614] Da die Asymmetrie der Arzt-Patienten-Beziehung durch den Wissensvorsprung des Arztes entsteht, befindet sich der Arzt in einer Machtposition gegenüber dem Patienten. Es liegt an ihm, die Bedürfnisse des Patienten zu erkennen, sich in dessen Lage einzufühlen und die Asymmetrie durch eine Atmosphäre der Zugewandtheit zu nivellieren. Zwar mag der Anstoß zur Beziehungsaufnahme beim Patienten liegen – dem Arzt kommt der größere Anteil dabei zu, eine vertrauensvolle Beziehung zum Patienten herzustellen. Diese Überlegung stellt den Begriff des Vertrauens in den geteilten Handlungskontext von Arzt und Patient. Michael Hartmann spricht von der *Praxis des Vertrauens* und erörtert in seiner Theorie die Formen von Verantwortung,

> „die Bestandteil einer Praxis des Vertrauens werden und damit von einer sozialen Rationalität und Normativität profitieren, durch die einzelne Akte des Vertrauens ihrerseits rational normativ werden"[615].

Er unterscheidet dabei intakte Vertrauenspraktiken von guten Vertrauenspraktiken.

> „Intakte Vertrauenspraktiken sorgen dafür, dass Handlungen, die unter sie fallen, rationale sind. Und: Gute Vertrauenspraktiken sorgen dafür, dass Handlungen, die unter sie fallen, gut sind. Intakte Vertrauenspraktiken sind nicht zwangsläufig auch gute Vertrauenspraktiken. Das heißt, ich kann (rationale) Gründe haben, einer anderen Person zu vertrauen, ohne dass das Vertrauensverhältnis selbst in einem normativen Sinne gut

613 Vgl. Petermann 1992, S. 54 ff.
614 Vgl. Petermann 1992, S. 54 ff und S. 105 ff.
615 Hartmann 2011, S. 22.

> sein muss. Gute Vertrauenspraktiken dagegen liefern in der Regel Gründe für Vertrauen, die dazu beitragen, dass das Vertrauen rational wird."[616]

Was heißt das nun für die Arzt-Patienten-Beziehung? Verstehen wir eine gute Arzt-Patienten-Beziehung als eine solche, die sich an den Bedürfnissen des sich in einer hilfsbedürftigen Situation oder Notlage befindlichen Patienten orientiert und in welcher der Arzt seine Machtposition nicht ausnutzt. In einer guten Arzt-Patienten-Beziehung wird der Arzt den Patienten nicht für seine Zwecke instrumentalisieren, missbrauchen oder belügen, bspw. in Bezug auf den Gesundheitszustand, den Nutzen oder die Gefahren therapeutischer Maßnahmen oder die eigene ärztliche Expertise. Sollte früher die Orientierung am *Hippokratischen Eid* einen solchen Machtmissbrauch verhindern, stellen heute die von Beauchamp und Childress formulierten ethisch-moralischen Prinzipien die Norm dar. Das erste Prinzip stellt mit dem Respekt vor der Autonomie des Patienten diesen in den Mittelpunkt. Daraus, dass die subjektiven, den eigenen Wertvorstellungen entsprechenden Überzeugungen und Handlungswünsche des Patienten Eingang in die medizinische Entscheidungsfindung finden sollen, resultiert nicht nur die Verpflichtung des Arztes, die Entscheidungen des Patienten zu respektieren, sondern auch die Forderung nach Unterstützung des Patienten bei der Entscheidungsfindung. Seinen Ausdruck findet das Autonomieprinzip im *informed consent*, dem informierten Einverständnis. Dieses liegt genau dann vor, wenn der entscheidungskompetente Patient ausreichend über die medizinischen Maßnahmen aufgeklärt wurde, diese Aufklärung verstanden hat und sich freiwillig für oder gegen eine Maßnahme entscheidet. Der *informed consent* ist das Gegenteil eines paternalistischen, auf eine machtbezogene Asymmetrie abhebenden Arztverständnisses. Eine Voraussetzung einer solcherart guten Beziehung zwischen Arzt und Patient ist zweifelsohne eine gegenseitig respektierende und wertschätzende Kommunikation, aus der ein Vertrauensklima bzw. eine gute Vertrauenspraxis entstehen kann.[617] Steht im Mittelpunkt der Arzt-Patienten-Beziehung die Gesundheit des hilfesuchenden Patienten, ist die Hoffnung berechtigt, dass aus dieser Beziehung rationale Gründe erwachsen (können), dem Arzt zu vertrauen. Was aber, wenn die Arzt-Patienten-Beziehung sich nicht um das *Gut* Gesundheit dreht?[618]

Ivan Illich kritisierte polemisch die Veränderungen in der Medizin und prophezeite, dass das Gesundheitswesen aus Patienten Verbraucher mache und die Medizin zum Konsumgut werde. Luhmann analysierte eine Unterordnung des Gesundheitssystems unter das Wirtschaftssystem und Maio bekräftigt diese Analyse aktuell. Indizien gibt es also genug dafür, dass nicht immer das *Gut* Gesundheit und damit der einzelne Patient im Fokus der Medizin und damit des Arzt-Patienten-Verhältnisses steht. Wenn diese Vermutung in der Wahrnehmung der Patienten Bestätigung findet, liegt nahe, dass sich Patienten von der Schulmedizin ab- und alternativen bzw. komplementären Heilsystemen zuwenden. Der Nachweis eines solchen Vertrauensverlusts findet sich in zahlreichen Studien. Zugleich ist aber auch denkbar,

---

616 Hartmann 2011, S. 23. Hartmann schränkt ein, dass die Begriffe „gut" oder „rational" klärungsbedürftig seien und diskutiert sie beispielhaft.

617 Zur Abgrenzung der Begriffe Vertrauensklima und Vertrauenspraxis siehe Hartmann 2011, S. 296 ff.

618 Im Zentrum jeder Vertrauenspraxis steht nach Hartmann ein Gut (vgl. Hartmann 2011, S. 300).

dass die Menschen weiterhin intakte, d.h. beständige Vertrauensbeziehungen zur Schulmedizin pflegen. Dies wäre genau dann der Fall, wenn sie trotz der oben angeführten Analysen, Indizien oder auch Erfahrungsberichte rationale Gründe haben, nach wie vor dem Gesundheitssystem zu vertrauen bzw. die rationalen Gründe, die das Vertrauen in das Gesundheitssystem legitimieren, jene überwiegen, die Anlass für schwindendes Vertrauen, Unvertrauen oder gar Misstrauen geben. Im Kontext solcher, auf rationalen Gründen beruhenden stabilen oder intakten Vertrauenspraktiken vermutet Hartmann einen graduellen Unterschied,

> „der damit zu tun hat, das [sic] manche Praktiken einen institutionell-rechtlichen Rahmen besitzen, der gleichsam wie eine äußere Stütze Stabilität gewährleistet und den Subjekten damit einen Teil der Stabilisierungsarbeit abnimmt“[619].

Institutionell-rechtliche bzw. systeminterne Gründen können solche rationalen Gründe sein, einem Arzt zu vertrauen und eine Vertrauenspraxis aufrechtzuerhalten, die „weitgehend stabil“[620] ist, ohne dass die Arzt-Patienten-Beziehung normativ gut ist. Auch wenn also die Prämisse stimmen sollte, dass sich das Gesundheitssystem zu einem ökonomisch orientierten System verändert hat und marktwirtschaftliche Interessen die gesundheitlichen Anliegen der Patienten überlagern, müsste dies nicht zwangsläufig zum Verlust von Vertrauen ins Gesundheitssystem und die Arzt-Patienten-Beziehung allgemein führen.

Eine Erklärung dafür liefert abermals Niklas Luhmann. Für ihn ist Vertrauen ein Mechanismus zur Reduktion sozialer Komplexität und Vertrautheit die Voraussetzung für Vertrauen (und Misstrauen).[621] Die Medizin als Heilsystem ist den Menschen seit der Antike vertraut, die moderne, naturwissenschaftliche Schulmedizin begann ihren Siegeszug im 18. Jh. Seit über 150 Jahren feiert sie grandiose Erfolge und hat sich dadurch ein Vertrauensfundament geschaffen, das nur schwer zu erschüttern sein dürfte. Luhmann schreibt:

> „In vertrauten Welten dominiert die Vergangenheit über Gegenwart und Zukunft. In der Vergangenheit gibt es keine ‚anderen Möglichkeiten‘ mehr, sie ist stets schon reduzierte Komplexität. Die Orientierung am Gewesenen kann daher die Welt vereinfachen und verharmlosen. Man unterstellt, daß das Vertraute bleiben, das Bewährte sich wiederholen, die bekannte Welt sich in die Zukunft hinein fortsetzen wird. Und diese Unterstellung hat im großen und ganzen Erfolg, da alle Menschen auf sie angewiesen sind und niemand in der Lage ist, alles auf einmal anders zu machen. Die Menschheit kann das, was sie durchlebt hat, nicht der Vergangenheit überlassen. Sie muß es in wesentlichen Zügen sich als ihre Geschichte laufend vergegenwärtigen, weil Geschichte ihr wichtigstes Mittel der Reduktion von Komplexität ist. Auf diese Weise löst die Zeitdimension in ihrem Vergangenheitsaspekt ein Problem, das eigentlich in die Sozialdimension gehört: unerwartetes Handeln auszuschließen.“[622]

Umgekehrt darf davon ausgegangen werden, dass verschiedene Akteure bestimmte Erwartungen an das Handeln medizinischer Akteure haben. Patienten erwarten in der Regel, dass sie mit Respekt und Würde behandelt werden und ihre Autonomie geachtet wird. Im Ver-

[619] Hartmann 2011, S. 302.
[620] Hartmann 2011, S. 22.
[621] Vgl. Luhmann 1989, S. 19.
[622] Luhmann 1989, S. 20.

trauen in die Medizin und deren Ethik gehen Patienten ganz selbstverständlich davon aus, dass der Arzt alles Nötige zum Wohle des Patienten unternimmt und dabei sorgsam darauf bedacht ist, ihm nicht zu schaden. Demzufolge darf ein gegen die Interessen des Patienten gerichtetes, die leiblich-seelische Integrität schädigendes medizinisches Handeln als im höchsten Maße unerwartet gelten. Auch wenn die Folgen der Ökonomisierung in der Medizin allgegenwärtig und gesundheitspolitische Diskussionen um Priorisierung, Budgetierung, Rationalisierung und Rationierung in den Wohnzimmern angekommen, die Menschen über Ungleichbehandlungen im Medizinsystem enttäuscht sind und sich Berichte mehren, in denen Patienten nicht nur Unrecht bei ihrer medizinischen Behandlung widerfuhr, sondern sie darüber hinaus auch Schaden nahmen – das Vertrauen in das Medizinsystem scheint nach wie vor stark.

Das, was Luhmann „Systemvertrauen" nennt, bietet eine mögliche Erklärung für das scheinbar unerschütterliche Vertrauen ins Medizinsystem. Luhmann versteht darunter ein Vertrauen in das Funktionieren eines Systems, nicht in einzelne Personen.[623] Patienten, die ein intaktes und weitestgehend stabiles Vertrauen ins Medizinsystem haben, müssen demnach kein gutes Vertrauensverhältnis zu ihrem Arzt haben, wie es Hartmann beschreibt. Ein hochkomplexes System wie das der Medizin ist, obwohl grundsätzlich durchschaubar, für den einzelnen Patienten nicht zu durchdringen. Eine Umstellung von Arzt- auf Systemvertrauen erleichtert dem Patienten zwar das Erlernen des Systems und das Zurechtfinden im selbigen, geht jedoch mit Kontrollverlust einher. Weil der Patient das System nicht kontrollieren kann, fühlt er sich ausgeliefert. Er hat schlicht und einfach keine andere Wahl, als zu vertrauen.[624] Wenn es stimmt, dass Vertrauen ein Indikator für die Krise im Gesundheitswesen ist, dann ist das zeitlich beständige, stabile Systemvertrauen in die Medizin ein starkes Gegenargument zur Annahme, dass sich das Gesundheitswesen in einer Krise befinde. Dagegen spricht jedoch die subjektive Wahrnehmung von Ungerechtigkeiten im Gesundheitssystem, die zum Vertrauensverlust in das gesamte System führen können. Wenn Patienten die Erfahrung machen, ungleich oder unter der Maßgabe ökonomischer u.a. Interessen behandelt zu werden, mehren sich die rationalen Gründe, das traditionelle Vertrauen in das Gesundheitssystem infrage zu stellen. Schreitet dieser Prozess voran, würde die Basis für ein intaktes Vertrauensverhältnis brüchig und die Krise in der Medizin ihren Höhepunkt erreichen. Die empirische Gesundheitsforschung untersucht Fragestellungen in diesem Kontext seit vielen Jahren. Der Grund scheint trivial: Politisch motiviert gilt es Lösungen zu finden, den Vertrauensverlust in das Medizinsystem einzudämmen.

Empirische Belege des Vertrauensverlustes in die Medizin

Zahlreiche Studien zum Thema Vertrauen im und in das Gesundheitswesen findet man auf den Seiten des Gesundheitsmonitors. Seit 2001 engagiert sich die gemeinnützige Bertelsmann Stiftung im Projekt des Gesundheitsmonitors, seit 2011 ist die BARMER GEK Kooperationspartner. Die Erhebungen stehen im Kontext der evidenzbasierten Medizin. Der Gesund-

---

623 Vgl. Luhmann 1989, S. 54.
624 Vgl. Luhmann 1989, S. 54.

heitsmonitor veröffentlicht die Methodik der Umfragen und die Auswertungen offen, ebenso die Fragebögen und Ergebnisse. Die Autoren der Studien sind unabhängig und anerkannte Experten auf ihrem Gebiet.[625]

Dem Systemvertrauen in die Medizin erscheint unter den obigen Überlegungen eine besondere Aufmerksamkeit zu gebühren. Unter der Überschrift *Vertrauen in die Gesundheitsversorgung* untersuchte Melanie Schnee von der Universität Frankfurt am Main bereits vor zehn Jahren, welchen Einfluss persönliche Erfahrungen mit der medizinischen Versorgung auf das Vertrauen in das Gesundheitssystem haben. Dem Hausarzt, so die leitende These, komme dabei eine besondere Bedeutung zu. Die Studie erforscht, welche Bedeutung die Kommunikation von Arzt und Patient, die Koordination der Behandlung und der Umgang mit Ressourcenknappheit auf das Arzt-Patienten-Verhältnis und das Vertrauen in die Medizin haben. Nicht verwunderlich ist das Ergebnis: Je besser und vertrauensvoller die Kommunikation von Arzt und Patient, desto größer das Vertrauen in die Medizin.[626]

Den Zusammenhang von geringem Systemvertrauen und großem Ungerechtigkeitsempfinden untersuchten im Jahre 2011 Bernard J. M. Braun und Gerd Marstedt. Auch diese Studien teilen die Prämisse, dass der Umbau des Gesundheitswesens durch die Gesundheitsreformen seit den 1990er Jahren den Kostendruck im Gesundheitswesen erhöhen und gemeinsam mit demografischen Veränderungen sowohl das Gerechtigkeitsempfinden als auch das Vertrauen in das Gesundheitssystem beeinflussen würden. Besonders schwach ausgeprägt zeigt sich das Vertrauen in das Gesundheitssystem bei chronisch Kranken, älteren Patienten und Menschen mit niedrigem Schulabschluss und geringem Einkommen. 73,6 Prozent der Befragten attestieren dem derzeitigen Gesundheitssystem ein mittleres Systemvertrauen, 12,7 Prozent haben großes Vertrauen in das Gesundheitswesen. Wenn jedoch 13,8 Prozent der Befragten ein sehr geringes oder gar kein Vertrauen in das Gesundheitssystem angeben, darf hieraus zumindest geschlussfolgert werden, dass etwas getan werden muss, um das Systemvertrauen in die Medizin zu stärken.[627]

Die Studie von Braun und Marstedt aus dem Jahre 2011 stellt fest, dass insbesondere Kassenpatienten dem Gesundheitswesen nur wenig Vertrauen entgegenbringen. Hier bestätigt sich, was dieselben Autoren schon ein Jahr zuvor festgestellt hatten: „Vertrauen ins Gesundheitssystem: bei Kassenpatienten Fehlanzeige"[628]. Anders jedoch als die Studie aus dem Jahre 2011 untersuchten die Autoren in ihrer Studie 2010 nicht das Systemvertrauen, sondern die Vertrauenspraxis von Arzt und Patient. Diese Studie bestätigte die These, dass eine vertrauensvolle Handlungspraxis systemische Vertrauensverluste abfedern könne. Wenn diese Effektminderung zeitlichen Spielraum bedeutet, erwächst daraus die Chance für ein Gegenlenken oder Umsteuern durch gesundheitspolitische Reformen. Die Autoren schreiben:

625 Vgl. Bertelsmann-Stiftung (Hrsg.): Gesundheitsmonitor.

626 Vgl. Schnee 2006.

627 Braun/Marstedt 2011. Längsschnittstudien, welche die Veränderung des Systemvertrauens seit Ende des „Golden Age of Medicine" oder seit Beginn der politisch gesteuerten Umstrukturierungen untersuchen, sind der Autorin nicht bekannt.

628 Braun/Marstedt 2010.

> „Im Zeitraum von 2001 bis 2009 zeigt sich ein sehr hohes Niveau an Befürchtungen und Pessimismus, was zukünftige Entwicklungen im Gesundheitssystem betrifft. Allerdings zeigt das Niveau mangelnden Vertrauens nur sehr geringfügige Änderungen und bleibt weitgehend unempfindlich gegenüber Gesundheitsreformen in diesem Zeitraum – so, als hätten sie gar nicht stattgefunden. Im Vergleich dazu fällt die Rezeption gesellschaftlicher Veränderungen wie wirtschaftliche Lage oder Friedensbedrohungen wesentlich deutlicher aus. Mangelndes Vertrauen in die zukünftige Entwicklung des Gesundheitssystems bedeutet nicht, dass ein völliger System-Kollaps befürchtet würde. Vor allem zwei Aspekte sind es, die nicht mehr nur zukünftig, sondern bereits in der gegenwärtigen Versorgungsrealität als problematisch wahrgenommen werden: Die Dauer des Arzt-Patient-Gesprächs und die Wartezeiten auf Praxistermine."[629]

Die zitierten Bertelsmann-Studien unterstützen die Analyse, dass die ökonomische Logik im Gesundheitssystem zum Vertrauensverlust in selbiges führen kann. Wenn Vertrauen ein Indikator für eine Krise ist, darf geschlussfolgert werden, dass diese im Zusammenhang mit der Ökonomisierung in der Medizin steht. Darüber hinaus benennen die Autoren der Studien systemimmanente Faktoren, an denen sich schwindendes Vertrauen festmachen lässt. Die Arzt-Patienten-Beziehung und mit ihr die kommunikative Praxis erweist sich dabei als besonders bedeutsam. Die Studien bieten folglich Ansatzpunkte für politische Interventionen, um dem Vertrauensverlaust zu begegnen.[630]

Nicht verschwiegen werden soll an dieser Stelle, dass sich auch zahlreiche Studien finden, die in polemischen Publikationen an die Öffentlichkeit treten und den Vertrauensverlust in der Medizin undifferenziert darstellen. Exemplarisch sei ein Artikel aus der *Ärzte Zeitung Online* vom März 2013 zitiert. Der Autor titelt *Schwindendes Vertrauen in Hausärzte*[631] und resümiert einen Vertrauensverlust in Hausärzte insbesondere bei jüngeren Patienten. Dabei beruft er sich auf das *Healthcare-Barometer 2015*[632] der Unternehmensberatung PricewaterhouseCoopers (PwC). Diese Studie basiert auf einer elf Fragen umfassenden Online-Befragung vom Dezember 2014. Die Schlussfolgerung, dass insbesondere bei jüngeren Patienten das Vertrauen in die Hausärzte schwinde, resultiert offensichtlich aus den Antworten auf die Frage, woher Patienten ihre Informationen bei einem bevorstehenden Klinikaufenthalt beziehen. Die Antworten ergeben, dass sich die Patienten zu über 60% von ihrem Hausarzt beraten lassen, gefolgt von Freunden und Bekannten. Die Überschrift des Artikels rekurriert lediglich darauf, dass nur 23% der Patienten zwischen 18 und 34 Jahren den Rat des Hausarztes präferieren. Ein schwindendes Vertrauen in die Hausärzte kann aus der Studie sicherlich nicht geschlussfolgert werden. Zugleich resümiert die Studie einen Vertrauensbonus in das deutsche Gesundheitssystem aus der Beantwortung der Frage, ob das „[...] deutsche Gesundheitssystem zu den besten drei Gesundheitssystemen der Welt zählt"[633]. Ein

629 Braun/Marstedt 2010, S. 6.

630 Den Zusammenhang von Selbstbestimmung und Autonomie untersuchte im Zeitraum von 2010–2014 die interdisziplinäre Forschergruppe um Prof. Claudia Wissmann im Forschungsprojekt „Autonomie und Vertrauen in der modernen Medizin" an der Universität Göttingen (vgl. www.autonomie-und-vertrauen.uni-goettingen.de [letzter Zugriff 28.02.2017]).

631 Vgl. Wallenfels 2015.

632 PwC: Healthcare-Barometer 2015.

633 PwC: Healthcare-Barometer 2015, S. 13.

Schluss, der viele Fragen offenlässt, auch, da die weiteren Fragen sehr eindringlich die Intentionen eines auf Wirtschaftsprüfung und -beratung ausgerichteten Unternehmens erkennen lassen.

Vertrauen, so viel scheint deutlich geworden, ist ein reichhaltiger philosophischer Begriff, der sich einer empirischen Untersuchung weitestgehend entzieht. Dies bedeutet wiederum nicht, dass es keine Indikatoren für Vertrauen gibt, die operationalisiert empirischen Untersuchungen zugänglich gemacht werden können. Wenn gezeigt wurde, dass Vertrauen als Indikator für die Krise in der Medizin taugt, stellt sich die Frage, ob sich nicht systeminterne, in der Medizin selbst liegende Faktoren identifizieren lassen, welche den Vertrauensverlust in die Medizin und damit deren Krise befeuern. Manipulationsvorwürfe bei Organtransplantationen stehen dafür exemplarisch. Rainer Hess, damaliges Vorstandsmitglied der *Deutschen Stiftung Organtransplantation*, mahnte in diesem Zusammenhang im Februar des Jahres 2013: „Wir dürfen Ärzten keine Vorgaben auferlegen, die sich vorwiegend an ökonomischen Zielen orientieren und mit Medizin nicht mehr viel zu tun haben.“[634] Ökonomische und medizinische Ziele, so darf man Hess verstehen, schließen sich nicht per se aus. Vielmehr gelte es dafür zu sorgen, dass Ärzte ihr Handeln nicht primär an ökonomischen Zielen ausrichten und Patienten ins Hintertreffen geraten. Würde das geschehen, hätte sich das Medizinsystem dem Wirtschaftssystem vollkommen untergeordnet. Beobachtet man die Entwicklungen im Gesundheitswesen der letzten Jahre, bekommt man den Eindruck, dass den Medizinern eine Orientierung ihres Handelns an den ethischen Normen des Berufsstandes aufgrund des ökonomischen Drucks immer schwerer fällt. Wenn sich die ärztliche Ethik als „zu schwach“ gegenüber dem ökonomischen Druck erweist, ist zu fragen, ob es nicht „etwas“ gibt, was primär mit der Medizin zu tun hat und Widerstand leisten könnte. Oder negativ formuliert: Gibt es „etwas“, was nur dem Medizinsystem inhärent ist und die Übernahme durch das Wirtschaftssystem erleichtert? Diese Frage zielt auf die Grenze medizinischen Handelns. Wenn der Grundbegriff der Medizin in der gegenwärtigen Epoche der Krankheitsbegriff ist, muss sich auch der Handlungsspielraum der Medizin vom Begriff der Krankheit her denken und begrenzen lassen. Dies führt den Gedankengang zurück zum Diskurs um den Krankheitsbegriff in Kapitel 2.

Eine Lösung, die überzogenen Hoffnungen an die moderne Medizin und damit ihren Handlungsspielraum einzuschränken, bietet Dirk Lanzerath mit dem Vorschlag, sich an einem *praktischen Krankheitsbegriff* zu orientieren. Der *praktische Krankheitsbegriff*, so Lanzerath, habe den Vorteil, Medizin und ärztliches Handeln eng zu fassen und berechenbar zu machen.

> „Der so entwickelte Krankheitsbegriff orientiert sich daran, Kranksein als eine Weise des Menschseins so zu fassen, dass die kommunikative Komponente des seine Befindlichkeit mitteilenden Menschen wesentlich zur Konstitution von Krankheit gehört. [...] Ein solcher praktischer Krankheitsbegriff kann dazu beitragen, dass Medizin weiterhin berechenbar bleibt, das Vertrauen zwischen Arzt und Patient stabilisiert wird und die innovativen Möglichkeiten moderner biomedizinischer Forschung im Rahmen von Diagnosen und Therapie genutzt werden können, ohne dass die mit ihr verbunden Risiken eskalie-

[634] Ludwig/Windmann 2013.

ren, die Medizin zur ‚Anthropotechnik' wird und die Medizinethik nur noch Technikfolgenabschätzung sein würde."[635]

Ein solch kommunikativer, handlungspraktischer Krankheitsbegriff bietet die Voraussetzungen für eine gute Vertrauenspraxis im Verständnis der referierten Theorien. Das Primat des theoretischen Krankheitsbegriffs vor einem praktischen Krankheitsbegriff verteidigt Thomas Schramme. Auch er geht davon aus, dass die erweiterten Möglichkeiten und Machbarkeiten der Medizin die Tendenz in sich trügen, den Krankheitsbegriff auf Zustände auszuweiten, die nicht in das Aufgabenfeld der Medizin fallen. Patienten und Ärzten, so Schramme, hätten ein Interesse daran, „möglichst viele unangenehme Zustände als Krankheiten zu bezeichnen"[636], wodurch es zur Expansion des Krankheitsbegriffs komme. Sein Anliegen zielt darauf, die Pathologisierungen und Medikalisierungen in verschiedenen Lebensbereichen einzudämmen.[637] Dem theoretisch-naturwissenschaftlichen Krankheitsbegriff schreibt er die Zuständigkeit für die Unterscheidung von Gesundheit und Krankheit zu, um so gesellschaftlichen Interessen an der Expansion des Krankheitsbegriffs entgegenzuwirken.[638] Lanzerath formuliert eine gegenteilige Position:

> „Der naturwissenschaftliche Einfluss auf die Medizin-der in seiner positiven Wirkung nicht in Frage gestellt werden soll, aber zu der Annahme verleitet, Medizin sei lediglich angewandte (Natur-)Wissenschaft-löst die traditionelle ärztliche Teleologie auf und verwandelt Medizin von einer *Techne* zu einer Technik. Eine solche Technik kann dann prinzipiell jedermann zu beliebigen Zwecken zur Verfügung stehen. Als Ziele einer so konstituierten modernen „Dienstleistungsmedizin" werden die Verbesserung der Lebensqualität, das Erreichen eines „perfekten" Gesundheitszustandes u. a. diskutiert. Der Wunsch nach „Steigerung" und „Verbesserung" (Enhancement) der menschlichen Natur wird beflügelt durch die Utopie einer leidensfreien Gesellschaft."[639]

Während Schramme den theoretischen Krankheitsbegriff präferiert und ihm die Eindämmung von Medikalisierungstendenzen zutraut, macht Lanzerath gerade diesen Krankheitsbegriff dafür mitverantwortlich. Wenn gezeigt werden kann, dass Lanzerath mit dieser These Recht hat, könnte ein Schritt hin zu einer Lösung der Krise der Medizin darin liegen, sich vorrangig an einem anderen als dem theoretischen Krankheitsbegriff zu orientieren. Ob dies der von Lanzerath vorgeschlagene sein sollte, wird nicht Gegenstand der folgenden Überlegungen sein. Vielmehr geht es darum, der Vermutung nachzugehen, dass gerade die Orientierung an einem naturwissenschaftlich-theoretischen Krankheitsbegriff eine große Mitverantwortung an der Krise der Medizin trägt.[640]

---

635 Lanzerath 2008, S. 212.

636 Schramme 2013, S. 86.

637 Vgl. Schramme 2013, S. 87.

638 Vgl. Schramme 2013, S. 102.

639 Lanzerath 2008, S. 210.

640 Einige Autoren sprechen dem Krankheitsbegriff insgesamt eine wichtige Rolle in der Medizin ab (vgl. bspw. Hasslow 1993; Wiesing 1998). Sollte sich als zutreffend erweisen, dass der theoretische Krankheitsbegriff mitverantwortlich ist für einen Vertrauensverlust und damit die Krise der Medizin, wäre dieser Standpunkt nicht mehr haltbar.

3.2 Die Krise der Medizin als Zeichen der Krise der Wissenschaften

Die Entwicklung der Medizin ist aufs Engste mit der Entstehung der modernen Wissenschaften verbunden; das naturwissenschaftliche Denken begründete den Erfolg die Medizin. Daher scheint es geradezu widersprüchlich, dass gerade dieses naturwissenschaftlich-aufgeklärte Denken die Medizin in die Krise geführt haben soll. Erst mit dem Aufstieg der modernen Wissenschaften und deren Ziel, alle Wirklichkeitsbereiche auf eine mathematisch-physikalisch basierte, einheitswissenschaftliche Erklärung zurückzuführen, wurden die Welt und die anderen menschlichen Subjekte zu naturwissenschaftlichen Tatbeständen. Das auf Bacon zurückgehende Wort „Wissen ist Macht" zeigt sich heute in der Allmacht naturwissenschaftlicher Kausalerklärungen für alle Praxen menschlichen Handelns.[641] Popper formulierte einst die moderne Forschungslogik wie folgt:

> „Die Theorie ist das Netz, das wir auswerfen, um ‚die Welt' einzufangen, – sie zu rationalisieren, zu erklären und zu beherrschen. Wir arbeiten daran, die Maschen des Netzes immer enger zu machen."[642]

Es überrascht also nicht, dass gleichzeitig mit der Ausbreitung des naturwissenschaftlichen Denkens ein Begriff Eingang in den europäischen und deutschen Sprachraum fand, der heute überaus prominent ist: der Begriff der *Rationalität* bzw. der *Rationalisierung*.[643]

3.2.1 Evidenz, Rationalität und Medizin

Ohne die „okzidentale Rationalität" (Max Weber) ist die europäische Kultur- und Medizingeschichte nicht zu verstehen. Im Verständnis des anthropologisch schwer zu fassenden, instinktunabhängigen, aber von der Welt abhängigen Wesens Mensch als „vernunftbegabtes Wesen" gilt Rationalität als Kern dessen Wesensbestimmung. Als (vermeintliches) Synonym zum Begriff der Vernunft oder Vernünftigkeit wird der Begriff der *Rationalität* insbesondere in der analytischen Philosophie diskutiert, die von der Idee ausgeht, dass sich Handeln am besten über Rationalitätsvorstellungen modellieren lasse.[644] Rationales Handeln, Verstehen und Erkennen setzt, so die gewöhnliche Verwendung des Begriffs in der analytischen Philosophie, Intentionalität voraus. Demnach sind Handlungen genau dann rational, wenn sie im Bezug zu den rationalen Meinungen und Wünschen der handelnden Akteure stehen. Handlungen, Wünsche, Normen sind rational, wenn sie wohlbegründet sind; anderenfalls gelten sie als irrational.[645]

Doch nicht nur in der analytischen Philosophie, auch in der Erkenntnistheorie, der Philosophie des Geistes und in den modernen Sozialwissenschaften ist der Begriff der Rationalität ein zentraler und zugleich vieldeutiger Begriff. Da die Medizin und mit ihr die zentralen Begriffe Gesundheit und Krankheit im Überschneidungsbereich von angewandter Naturwissen-

641 Vgl. Benner 2010, S. 47.
642 Zitiert nach Benner 2010, S. 47. Im Original Popper 1973, S. 31.
643 Vgl. Kluge 2002, S. 745.
644 Das Verhältnis von Vernunft und Rationalität soll an dieser Stelle nicht diskutiert werden. Einen erhellenden Einblick bietet Hans-Peter Schütt mit der These, dass die Aufmerksamkeitsverlagerung der Forschung weg vom Gegenstand der Vernunft hin zur Rationalität sinnvoll sei (vgl. Schütt 2011).
645 Vgl. Gosepath 1992, Spalte 62 f.

schaft und sozialer Praxis angesiedelt sind, drängt sich der Begriff der Rationalität geradezu auf, um die Frage zu klären, ob, und wenn ja in welcher Weise, der theoretische Krankheitsbegriff die Krise der Medizin befördert. Aus den Fragestellungen der philosophischen Ethik kommend, führt uns der Pfad der Rationalität im Krankheitsbegriff hinein in die theoretische Philosophie, genauer in die Philosophie des Geistes und die Erklärungslücke zwischen Geist und Gehirn (oder zwischen Mentalem und Physischem). Krankheiten als leiblich-seelische Phänomene fördern eine Reihe von Beobachtungen zutage, die das Problem der Erklärungslücke und die Begrenzung reduktionistischer Antwortversuche deutlich machen. Medizinisch-praktisches Handeln war und ist jedoch zuerst eine soziale Praxis, in der sich die rationale Handlungsrationalität der handelnden Akteure, von Arzt und Patient, begegnen. Dies legitimiert den methodischen Gang dieses Unterkapitels, welches sich am Weber'schen Verständnis von Handlungsrationalität orientiert und seinem Grundsatz folgt, dass das Handeln von Akteuren umso verständlicher ist, je rationaler es ist.[646]

Max Weber, Soziologe und Zeitgenosse Husserls, prägt noch heute maßgeblich das Verständnis der Begriffe *Rationalität* und *Rationalismus*. Mit seinen Vorarbeiten zur 1904/05 publizierten Studie *Die Protestantische Ethik und der Geist des Kapitalismus* begann Webers Klärung beider Begriffe. In seinen späten Werken wurde der Rationalisierungsprozess zentrales Anliegen. Besonders im zeitlichen Umfeld seiner Münchner Rede *Wissenschaft als Beruf* im Jahre 1919 widmete er sich diesem Thema. *Rationalisierung* war bei Weber zunächst ein Ordnen und Systematisieren von Elementen nach bestimmten Kriterien. Später verstand er Rationalisierung sowohl als Prozess als auch als Ergebnis eines Prozesses. Als historischer Prozess verläuft Rationalisierung in verschiedenen Bereichen zeitlich versetzt. Ökonomie, Lebensweise und Religion sind die Bereiche, die Weber in der *Protestantischen Ethik* hinsichtlich der Rationalisierung untersuchte. Jedoch fanden parallel dazu und in Abhängigkeit von diesen Rationalisierungen analoge Veränderungen in Wissenschaft und Staatswesen, in Sport und Kultur statt. Der Grad der Rationalisierung, der sich im Grad der Bewusstheit, der logischen Geordnetheit sowie der Anerkanntheit der institutionellen Ordnung zeigt[647], kann in einzelnen Bereichen unserer im hohen Maße ausdifferenzierten und dadurch den Rationalitätsdruck steigernden westlichen Gesellschaften unterschiedlich ausgeprägt sein.

Die Antwort auf die Frage, welche Art der *Rationalität* die Medizin prägt, kann nur in Abhängigkeit vom Verständnis der Medizin in der jeweiligen medizinhistorischen Epoche beantwortet werden, im Weber'schen Begriffsverständnis also in Abhängigkeit vom Rationalismus der Weltbilder (Makroebene). Waren das Verständnis von Gesundheit und Krankheit zunächst durch das kosmologische und kosmogenische Weltverständnis geprägt, wurden beide Begriffe später religiös-theologisch gedeutet und gerieten durch die entstehenden Naturwissenschaften und den Einfluss der Aufklärung unter Zugzwang.[648] Das (neue) Verständnis der Medizin, welches nun dem Paradigma der Naturwissenschaften folgte, wurde von vielen Medizinern abgelehnt. Andere sahen die Medizin zugleich als Wissenschaft und Kunst –

[646] Vgl. Müller 2011, S. 43.
[647] Vgl. Maurer 2011, S. 21; Müller 2011, S. 50.
[648] Die Debatten um das Selbstverständnis der Medizin im 19. Jahrhundert skizziert das Kapitel 1.3.2, S. 52 ff.

wobei der Verlust der „ärztlichen Kunst" vielfach beklagt wurde. Die Kritik richtete sich gegen eine „Verobjektivierung" des Patienten durch die medizinische Wissenschaft und den damit einhergehenden Verlust ganzheitlicher Konzeptionen. In den Kategorien Webers gesprochen, ist der Rationalismus der Institutionen, hier des Gesundheitswesens, und die Rationalität des Einzelnen nicht ohne Rückbindung an den Rationalismus der Epoche zu denken. Der gemeinsame, kulturbestimmende Kern und die Triebkraft dieser Prozesse hingegen ist die Rationalität als

> „ein spezifischer Typus des menschlichen Denkens in der Form einer kausallogischen, möglichst linear-zielführenden Zweck-Mittel-Relation, in welcher ein Objekt unter dem Zweck der Nutzbarmachung mit den Mitteln der Kalkulation gedanklich und/oder praktisch bearbeitet wird. Anders als die primäre aisthetische Wahrnehmung, die ihren Gegenstand in dessen sinnlich-emotionalen Anmutungsqualitäten aufnimmt, abstrahiert die Rationalität davon und fokussiert das Objekt auf dessen berechenbare Quantitäten. Das sind in der Wissenschaft skalierte Messwerte, in der ökonomischen Rationalität taxierbare Geldwerte, in den anwendungsbezogenen Techniken beherrschbare Mittel zur effektiven Handhabung von Objekten."[649]

Unverändert vom Verständnis des Weltbildes steht der Krankheitsbegriff im sozialen Beziehungsgeflecht von Arzt und Patient.[650] Ohne, dass sich Menschen anderen Menschen in ihrem durch Krankheit hervorgerufen Leid anvertrauen und Hilfe suchen, wäre die Erforschung von Krankheiten reiner Selbstzweck, die Beschäftigung mit einem theoretischen Gegenstand ohne Anbindung an und Wirkung in die Lebenswelt. Die Medizin und erst recht die theoretische Medizin als Wissenschaft stellen Fragen, die sich aus der Lebenspraxis ergeben. Menschen machen in der Lebenswelt die Erfahrung, *gesund* oder *krank zu sein* oder eine *Krankheit zu haben*.[651] In der kommunikativen Praxis der Arzt-Patienten-Beziehung trifft diese vorwissenschaftliche *Erfahrungsevidenz* des Patienten auf die wissenschaftliche, „mathematisierte" *Evidenz* des Arztes.[652] Oder anders: Der Arzt trifft in der Begegnung mit dem Kranken auf alle Grundbestimmungen des Seins: den Körper als ein Ding der materiellen Natur im Raume, die animalische (beseelte, lebendige) menschliche Natur und die geistig-personale Welt des Patienten.[653]

Genauer als Husserl fasste Weber den Begriff der Evidenz: „Alle Deutungen strebt, wie alle Wissenschaft überhaupt, nach ‚Evidenz'."[654] Jegliches Streben nach Erkenntnis verortete er zunächst in der Lebenswelt. Weber differenzierte die Evidenz des Verstehens in eine rationa-

[649] Vietta 2012, S. 13 (im Original gesamtes Zitat in *Kursivstellung*).

[650] Siehe Kapitel 1.2.4 Systematisierung des mittelalterlichen Krankheitsverständnisses, S. 40 ff. Vgl. Rothschuh 1975, insbesondere S. 414; Parsons 1970.

[651] Siehe Kapitel 2.2, S. 88 ff.

[652] Der Gedanke schließt an Husserls Überlegungen zu den *Problemen der Lebenswelt* aus dem Jahre 1913 an. Husserl unterscheidet darin die „naive Erfahrungsevidenz" (Husserl 1986, S. 268) der „vage-unbestimmten Erkenntnisweise der Erfahrungsdinge" (Husserl 1986, S. 270) der Lebenswelt von den „evidenten Begründungen der objektiven Wissenschaften" (Husserl 1986, S. 278). „Die Lebenswelt ist ein Reich ursprünglicher Evidenzen." (Husserl 1986, S. 283).

[653] Die Gliederung der „regionalen Ontologien" ist im Gesamtaufbau der *Ideen II* in der Husserliana, Band IV ersichtlich. Mit Plessner kann die Evidenz der Eindrücke vom Krankheitsgeschehen des Patienten auf die Dinge in den Sphären der Außenwelt, Innenwelt und Mitwelt beschrieben werden (vgl. Lenz 2012).

[654] Weber 2013, S. 150.

le und eine „einfühlend-nacherlebende" Evidenz aus. Rational evident ist ein Verstehen dann, wenn es logischen oder mathematischen Charakters ist. Von „einfühlend-nacherlebender" Evidenz sprach Weber bei emotionalen und künstlerisch-rezeptiven [oder aisthetischen, Anm. P. L.] Verstehensprozessen.[655] Die moderne Medizin ist ohne die Methoden und Ergebnisse der theoretischen Medizin nicht denkbar. Der Arzt muss in seinem *praktischen Handeln* in einer besonderen, auf den Patienten gerichteten Aufmerksamkeit beide Arten von Evidenz verbinden. In Anlehnung an Weber kann formuliert werden, dass sich praktisch-medizinisches Handeln als rational evident zeigt, wenn es sich im „gemeinsamen Sinnzusammenhang" rationaler und „einfühlend-nacherlebender" Evidenz als restlos und völlig klar „intellektuell Verstandene[s]" zeigt. Der Arzt handelt entsprechend der Weber'schen Terminologie praktisch evident, wenn er sich mitfühlend und nachempfindend in den Patienten hineinversetzen kann und zugleich in der Lage ist, die Symptome des Leidens rational zu deuten.[656] Mit dem Weber'schen Begriff der Evidenz korreliert der Begriff der *„evidence based medicine"*, der Mitte des 18. Jhs. Eingang in das britische Gesundheitswesen fand und sicherstellen sollte, dass sich medizinisches Handeln auf wissenschaftliche Begründungen stützte und nicht auf die persönlichen Überzeugungen des Arztes. Der heute in der modernen Medizin etablierte Begriff der *Evidenzbasierten Medizin (EbM)* geht auf David Sackett zurück:

> „EbM ist der gewissenhafte, ausdrückliche und *vernünftige* Gebrauch der gegenwärtig besten externen, wissenschaftlichen Evidenz für Entscheidungen in der medizinischen Versorgung individueller Patienten. Die Praxis der EbM bedeutet die Integration individueller klinischer Expertise mit der bestmöglichen externen Evidenz aus systematischer Forschung."[657]

Evidenzbasierte Medizin basiert auf den aktuellen Ergebnissen medizinischer Grundlagenforschung und der individuellen, aus Erfahrung gewonnenen Expertise des Arztes, die zur bestmöglichen Versorgung der Patienten, entsprechend seiner Wünsche und Wertvorstellungen, in die Behandlung Eingang finden sollen.[658]

Wenn die evidenzbasierte Medizin zu einer Leitidee in der Medizin geworden ist und der Grundbegriff der Medizin gegenwärtig der Krankheitsbegriff ist, stellt sich nicht nur die Frage, an welchem Krankheitsbegriff sich die Medizin orientieren sollte, sondern auch, was unter vernünftigem Gebrauch wissenschaftlicher Evidenz zu verstehen ist.

3.2.2 Die Rationalität im praktischen Krankheitsbegriff

Systematisierungsversuche von Krankheitskonzepten beziehen sich oft auf die Unterscheidung zwischen theoretischer und praktischer Medizin und damit auf einen theoretischen bzw. praktischen Charakter des Krankheitsbegriffs. Was aber genau unter einem *praktischen*

---

655 Vgl. Weber 2013, S. 150.

656 Vgl. Weber 2013, S. 150.

657 Zitiert nach Deutscher Bundestag 2010 (*Kursivstellung* durch die Autorin). Im Original David L. Sackett et al.: *Evidende based medicine: what it is and what it isn't,* British Medical Journal, Bd.312/Nr.7023 (1996), S. 71-72.

658 Vgl. Deutscher Bundestag 2010.

Charakter des Krankheitsbegriffs verstanden werden kann, scheint in den unterschiedlichen Krankheitstheorien verschieden zu sein. Zugleich wird das Praktische des Krankheitsbegriffs verstellt von einem, alle Lebensbereiche durchdringenden, (natur-) wissenschaftlichen Weltverständnis. Verstand Gadamer das solidarische Handeln einer Gemeinschaft als Ausdruck eines „echten Begriff[s] von Praxis“[659], sei, so seine Kritik, der moderne Praxisbegriff wissenschaftlich überformt und infiltriert von Technisierung und Expertise. Diese Beobachtung war für Gadamer Anlass für eine hermeneutische Aktualisierung des aristotelischen Praxis-Begriffs.[660]

Das erste Buch der *Nikomachische Ethik* beginnt mit dem Satz: „Jedes praktische Können und jedes wissenschaftliche Untersuchen, ebenso alles Handeln und Wählen strebt nach einem Gut, wie allgemein angenommen wird.“[661] *Praxis* ist damit zunächst ein Oberbegriff für sämtliche Formen menschlichen Tuns: für die theoretischen Wissenschaften, die poietische Kunst und die Handlungspraxis im engeren Sinne. Die daraus folgende Einteilung der Wissenschaften in Theorie, Poiesis und Praxis ist konstitutiv für die Philosophie des Aristoteles und die Entwicklung des europäischen Wissenschaftsverständnisses.

Günter Biens Auseinandersetzung mit dem aristotelischen Verständnis von Praxis folgend, ist menschliche *praxis* zu verstehen als sittliches Handeln.[662] Handeln konstituiert sich aus dem angestrebten Ziel und den dafür einzusetzenden Mitteln. Lebensweise und Praxis sind im aristotelischen Denken eng miteinander verbunden. In der *Ethik* des Aristoteles avancierte die Praxis zur anthropologischen Grundkategorie, da der Mensch als einziges Lebewesen zu Handlungen fähig sei. In der *Metaphysik* unterschied Aristoteles zwei Praxisformen, die für die Untersuchung des Charakters der Praxis im Kontext von Gesundheit und Krankheit interessant sind: die Praxis, die auf die Realisierung bestimmter Ziele gerichtet ist (bspw. Bauen oder Lernen), und eine Praxis, die das Ziel in sich selbst hat, bspw. das Glücklichsein, das Denken oder den Lebensvollzug.[663]

Doch welches Ziel hat die Medizin? Bei Aristoteles ist zu lesen: „Da es aber viele Formen des Handelns, des praktischen Könnens und des Wissens gibt, ergibt sich eine Vielzahl von Zielen: Ziel der Heilkunst ist die Gesundheit [...].“[664] Wenn aber heute, mehr als 2.000 Jahre nach Aristoteles, Krankheit als positiver Referenzwert des Gesundheitswesens erscheint,

659 Gadamer 1976, S. 67.

660 Vgl. Kleger 1989, Spalte 1304 und Gadamer 1976, S. 54–77. Wie aktuell diese Bestandsaufnahme ist, zeigen der Vertrauensverlust in die Medizin und die gesellschaftlich geführten Diskussionen um die Entsolidarisierung im Gesundheitssystem. Das Solidaritätsprinzip als zentrales Funktionsprinzip des Systems der Gesetzlichen Krankenversicherungen gerät durch die Ökonomisierung des Gesundheitswesens zunehmend in Gefahr. Ein guter Einblick in diese hochaktuelle Diskussion bietet sich mit Brandenburg/Kohlen 2012.

661 Aristoteles: *Nikomachische Ethik*, I, 1094a1.

662 Aristoteles versteht menschliche Handlungen als äußere Handlungen. Auch Gott und der Kosmos vollzögen Handlungen, jedoch keine nach außen gerichteten. Deren Handlungen seien auf sich selbst bezogen und verblieben in ihnen. Siehe dazu Bien 1989, Spalte 1278. Bien bezieht sich hier auf die aristotelischen Schriften *Politea* und *Nikomachische Ethik*.

663 Vgl. Bien 1989, Spalte 1278–1287.

664 Aristoteles: *Nikomachische Ethik*, I, 1094a1.

darf dies als verändertes Verständnis medizinischer Praxis interpretiert werden. Die aristotelische Unterscheidung zwischen Handeln als einem Machen bzw. Herstellen und einem Handeln im engeren Sinne erhellt diese Verschiebung unter der Perspektive der Zielsetzungen des Handelns – wobei die Unterscheidung zweckgerichteter Prozesse von Vollzügen mit einem Selbstzweck nicht gleichzusetzen ist mit der Unterscheidung von Machen/Herstellen und dem Handeln im engeren Sinne[665]. Entscheidend ist die Betrachtung der Ziele des Handelns:

> „Wenn es für die verschiedenen Formen des Handelns ein Endziel gibt, das wir um seiner selbst willen erstreben, während das übrige nur in Richtung auf dieses Endziel gewollt wird, und wir nicht jede Wahl im Hinblick auf ein weiteres Ziel treffen [...], dann ist offenbar dieses Endziel „das Gut" und zwar das oberste Gut."[666]

Daraus folgt: Wenn die Gesundheit das Ziel medizinischen Handelns ist, kann von einer Praxis im engeren (aristotelischen) Sinne gesprochen werden, weil der Gesundheitsbegriff sittliches Handeln im Sinne eines ethischen Handelns intendiert. Ethisches Handeln unterschied Weber als wertrationales Handeln vom zweckorientierten Handeln. Auf der Ebene der Handlungen individueller und kollektiver Akteure, auf der Weber primär die Rationalität ansiedelte, differenzierte er die materiale (wertrationale oder material zweckrationale) von der formalen (im Sinne von Rechenhaftigkeit) Handlungsrationalität. Mit dieser Unterscheidung kann, adressiert sowohl an den Arzt als individuellen Akteur als auch an die medizinischen Institutionen, gefragt werden, ob mit Herstellung von Gesundheit (gesund machen) ein Zustand gemeint ist, der sich einstellt, wenn eine bestimmte Krankheit behandelt, gebessert oder überwunden wird und eine Therapie ihren Zweck erfüllt – oder ob Gesundheit im Sinne der Ermöglichungsbedingungen für ein gesundes Leben einer bestimmten Person (heil sein) zu verstehen ist. Im letzteren Fall wäre das Handeln zweckhaft wertorientiert. Dass ein Zusammenhang zwischen institutioneller und individueller Rationalität besteht bzw. der Rationalisierung auf der Meso- und der Rationalität auf der Mikroebene, ist einsichtig. Auch im Medizinsystem besteht ein enger Zusammenhang zwischen dem System von Ideen, welches die Akteure im Medizinsystem leitet, und dem intentionalen Handeln der medizinischen Akteure. Weber beschrieb diesen Zusammenhang als Sammlung und Bereitstellung objektiven Wissens zum Zwecke der Überführung subjektiver Erwartungen in objektiv richtige und der Überführung nicht-rationaler Orientierungen wie affektueller und gewohnheitsmäßiger Handlungen in „bewusstes, logisches und zweckorientiertes Handeln"[667]. Ein im höchsten Maße formal rationalisiertes Gesundheitssystem zeichnet sich, dem Verständnis Webers folgend, durch die Verbindung einer zweckrational gesetzten Ordnung mit bürokratischer Verwaltung aus. Weber verstand dabei zweckrational nicht als ein richtiges Handeln in Bezug auf ein „objektives Kriterium", sondern

[665] Siehe weiterführend dazu Arendt 2006.
[666] Aristoteles: *Nikomachische Ethik*, I, 1094a5.
[667] Maurer 2011, S. 21.

> „ob und inwiefern die individuellen Zwecksetzungen (Interessen und Werte) *bewusst* an den letzten subjektiven Urteilen – die sowohl durch Interessen als auch durch ethisch-ästhetische Einstellungen bestimmt sein können – orientiert erfolgt"[668].

Dass unser modernes Gesundheitswesen in diesem Verständnis ein im Höchstmaß rationalisiertes System ist, steht außer Frage. Wenn Weber die Entwicklung der westlichen Welt als durch vielfältige Rationalisierungsprozesse bestimmt beschrieben hat, durch welche individuelle Handlungen und soziale Beziehungen planbar, vorhersehbar und berechenbar würden, so ist zu vermuten, dass ebendiese Attribute in einem rationalen Sinne Vertrauen in das Gesundheitswesen schaffen. Dieses Vertrauen ist an wechselseitig adressierte, verständliche und sichere rationale Erwartungen von Arzt und Patient gekoppelt. Dass das persönliche Vertrauensverhältnis von Arzt und Patient in ein Systemvertrauen mündet, ist weiter oben thematisiert worden; daher soll die Frage nach dem praktischen Charakter des Krankheitsbegriffs nicht auf Ebene der systemischen, sondern der Handlungsebene der individuellen Akteure gestellt werden, von wo aus er in das Gesundheitssystem hineinwirkt.

Margolis, Engelhardt, Clouser/Culver/Gert und Lanzerath stehen exemplarisch für Autoren, die den *praktischen Charakter* des Krankheitsbegriffs stark machen. Lanzerath vertritt bspw. einen *praktischen Krankheitsbegriff*, der an den Praxisbegriff Aristoteles' anschließt und das ethische, am Wohl des Patienten orientierte Handeln des Arztes auf der Basis medizinischen Grundlagenwissens an die individuellen Lebensumstände und Wertvorstellungen des Patienten bindet.[669] Der kommunikative Aspekt, der in der Arzt-Patienten-Beziehung zum Ausdruck kommt, gehört wesentlich zur Konstitution von Krankheit.[670] Innerhalb dieser Kommunikation werden zwangsläufig die verschiedenen Intentionen, Erwartungen und Wünsche von Arzt und Patient zur Sprache gebracht, wenn es darum geht, gemeinsam einen für den Patienten geeigneten Therapieweg zu finden.[671] Der Krankheitsbegriff ist diesem Verständnis nach ein Handlungsbegriff, in dessen Zentrum die Hilfs- und Behandlungsbedürftigkeit des Patienten steht.[672]

> „Der Krankheitsbegriff bestimmt also sowohl die *Bewertung des subjektiven Zustandes durch den Patienten* wie durch den *Arzt*: Er *steuert* die Erwartungen des Patienten, *reguliert* das ärztliche Handeln und formuliert somit die normative Vorstellung, die die Anerkennung der Hilfsbedürftigkeit des Patienten und die vom Patienten ausgehende Aufforderung zum ärztlichen Handeln bestimmt; freilich stößt man hier an Grenzen des Wissens und der praktischen Umsetzung."[673]

---

668 Maurer 2011, S. 21.

669 Vgl. Kapitel 2.3.1, S. 103 ff. und Kapitel 2.5.1, S. 141 ff.

670 Vgl. Lanzerath 2008, S. 212. Auch Georg Agich versteht den Krankheitsbegriff primär als praktisches Konzept, da in seinem Verständnis die praktischen Ziele und Resultate ärztlichen Handelns den theoretischen Konzepten und Theorien vorangehen. Die vier allgemeinen Zugänge zu seinem *pragmatischen Krankheitsbegriff* (Care, Cure, Control und Communication) tragen praktischen Charakter (vgl. Agich 1997).

671 Wie Max Weber und Niklas Luhmann nimmt auch Jürgen Habermas Rationalisierungsprozesse in den Blick. Er verortet in den Strukturen einer an Verständigung orientierten Kommunikation ein Element, um die auseinanderstrebenden systemischen Teilrationalitäten der Gesellschaft zu integrieren und so die Überlebensfähigkeit der Gesellschaft sicherzustellen (vgl. Habermas 1981).

672 Vgl. Lanzerath 2004, S. 33.

673 Lanzerath 2004, S. 33.

Normative Krankheitstheorien schenken den Wertvorstellungen, Bedürfnissen und Wünschen der Patienten besondere Aufmerksamkeit. Diese Theorien sind nicht primär als Handlungsbegriffe formuliert, jedoch im gleichen, ethischen Sinne *praktisch* rational, da diese Normsetzungen das Handeln der Ärzte steuern (sollen). In der Theorie von Clouser/Culver/Gert sind Krankheiten Zustände, die das Risiko erhöhen, ein Übel zu erleiden.[674] Die Definition von Krankheit als Abweichung von einer *speziestypischen Normalität bzw. Abnormalität,* wie sie bspw. zentral im theoretischen Krankheitsbegriff von Boorse ist, greift nach Ansicht genannten Autoren zu kurz. Um einen Zustand als Krankheit zu identifizieren, obliegt es dem Arzt, die Ursachen für eine Krankheit zu finden. Er muss einschätzen, ob die Person die Krankheit bzw. das Leid oder Übel vermeiden will oder evtl. sogar herbeiwünscht. Würde die Krankheit gewollt, widerspräche dies der Prämisse von Clouser/Culver/Gert, dass alle Menschen Übel und Krankheiten vermeiden wollten und demzufolge so handelten, dass leidvolle bzw. krankmachende Zustände vermieden würden.

Will der Arzt die Handlungsbegründung eines Patienten beurteilen, bedarf dies einer sehr genauen Kenntnis der Lebenslage des Patienten, seiner kulturellen, religiösen und familiären Herkunft, seiner Denk- und Lebensweise, seines beruflichen und sozialen Umfeldes usw. Nur dann kann ein Arzt erkennen, ob sich der Patient rational zu seiner Gesundheit äußern kann und entsprechend handelt. Spätestens bei der Beurteilung der Handlungen des Patienten wird der Arzt für gewöhnlich an seine Grenzen stoßen; denn eine Beobachtung des Patientenhandelns entzieht sich in der Regel dem Arzt und damit auch der Einschätzung seiner, wie auch immer gearteten, Rationalität. Entsprechend der Theorie rationalen Handelns ist das menschliche Handeln von Intentionen motiviert und dadurch charakterisiert, die besten Möglichkeiten zur Erreichung der Ziele zu finden. Eine Person handelt demnach rational, wenn sie zur Realisierung ihrer materiellen wie ideellen Interessen bzw. Werte jeweils die besten Mittel findet und nutzt. Diese individuelle Rationalität ist jedoch von Person zu Person unterschiedlich ausgeprägt und kann durchaus beschränkt sein. Gleichwohl Menschen zur bewussten und logisch konsistenten Bestimmung von Handlungszwecken und deren Verfolgung in der Lage sind, kann die Erreichung dieser gewollten und angestrebten Zwecke aufgrund eingeschränkter Fähigkeiten zur Situationsanalyse beschränkt sein. Die Bestimmung der Mittel zur Erreichung der Zwecke erfolgt dann lückenhaft oder gar falsch.[675] Die Begriffe „lückenhaft" und „falsch" zeigen, dass die Einschätzung, etwas sei „irrational", immer vom (rationalen) Standpunkt des Betrachters abhängig ist. Damit dient die Bezeichnung „rational" gleichzeitig auch als Erklärungsmuster und „irrational" ist in dieser Leseweise etwas, was sich der Betrachter nicht erklären kann, was ihm unverständlich und verschlossen bleibt.[676] Dass etwas „rational" oder „irrational" sei, ist – dies sei noch einmal betont – im-

674 Siehe Kapitel 2.3.4, S. 115 ff.

675 Vgl. Maurer 2011, S. 25.

676 Silvio Vietta zeichnet die historische Ausprägung des Begriffs der Irrationalität und seine Bindung an den Begriff der Rationalität nach. Historisch taucht der Begriff im 18. Jahrhundert im Kontext des Problems mathematischer Proportionen auf. In der deutschen Aufklärung wird der Begriff der Irrationalität zur Charakteristik rational nicht zu lösender Probleme gebraucht. Später, zu Beginn des 20. Jahrhunderts, avanciert der Begriff der „Irrationalität" zum Modewort für Probleme, Haltungen oder Bewusstseins-

mer auch eine Bewertung eines Zustandes oder einer Handlung bzw. der zugrundeliegenden Entscheidungen oder Handlungsintensionen als primäre Gegenstände der Rationalitätsbeurteilung.[677]

Analog kann für die prominente Theorie der *Nature of Health* argumentiert werden. Eine Person ist entsprechend *NOH* dann gesund, wenn sie über die Fähigkeit verfügt, ihre *vitalen Ziele* zur Realisierung eines Minimums an Glück (theoretisch) zu verwirklichen. Wenn Nordenfelt *vitale Ziele* in Ziele im Sinne menschlicher Bedürfnisse und selbstgesetzte Ziele unterscheidet, stellt sich auch hier die Frage, ob diese Ziele wohlüberlegt und rational abgewogen oder irrational sind. Die Bewertung, ob die selbstgesteckten Ziele kontraproduktiv sind oder nicht, obliegt auch der (rationalen) Begründung des ärztlichen Urteils.

Ein „echter praktischer Krankheitsbegriff", verstanden als das auf die Gesundheit des Patienten gerichtete sittliche Tun des Arztes, ist ein praktischer Begriff, in dem medizinische Entscheidungen zu treffen und rational zu begründen sind. Man könnte sagen, dass jeder medizinische Akteur seine eigene Entscheidungstheorie entwickelt, indem er sich überlegen muss, welche Entscheidung welche medizinische Wirkung entfaltet. Eine Entscheidung, deren zu erwartender Nutzen maximal ist, wäre bspw. als rational gegenüber einer Entscheidung, deren Nutzen oder deren Wirksamkeit nicht zu prognostizieren ist, einzustufen. Grenzen sind den rationalen ärztlichen Entscheidungen durch die Beschränkung des Wissens über Krankheiten, deren Entstehung, Therapie und Prävention gesetzt. Aber auch die Begrenztheit gemeinsamer Erfahrungen, die zur Verfügung stehende Zeit, räumliche und örtliche Beschränkungen des Sich-Begegnens usw. setzen Grenzen. Das individuelle Vermögen der handelnden medizinischen Akteure sowie die institutionellen Rahmenbedingungen des Gesundheitswesens bestimmen wesentlich die Flexibilität dieser Grenzsetzungen. Da medizinische Entscheidungen durch die Bindung der handelnden Subjekte an die institutionalisierte Wert- oder Lebenssphäre des Gesundheitswesens bestimmt sind, wirkt die (praktische) Handlungsrationalität des Gesundheitswesens über die einzelnen Einheiten (Kliniken, Ambulanzen usw.) auf die Entscheidungen der Akteure im Gesundheitswesen zurück und geht von dort wiederum in die Institutionen ein. So darf von einer gewissen Vereinheitlichung des medizinischen Handelns gesprochen werden, indem bestimmte, wenig erfolgreiche, kaum erfolgversprechende oder gar für die Behandlung von Krankheiten sich als schädlich erweisende Handlungen rational begründet aus dem Handlungsrepertoire als unerwünscht oder verboten ausgeschlossen werden. Systematisierungen und Handlungsempfehlungen, bspw. formuliert in medizinischen Leitlinien, werden ebenso möglich wie die intersubjektive Kontrolle der Handlungspraxis.

---

zuständen, die sich von der Rationalität abgrenzen und sich ihr verweigern. Vietta begründet den Begriff des Irrationalen von zwei Seiten: Zum einen sei das Irrationale das von der Rationalität ausgegrenzte. Dieses Ausgegrenzte ist bei den Philosophen der griechischen Antike mit dem Begriff der *Aisthesis* assoziiert, womit Sinneswahrnehmungen und Emotionen verbunden werden. Als „irrational" gilt diesen all das, was „lediglich" mit den Sinnen oder gefühlsmäßig wahrgenommen wird. Eine zweite Begründung sieht Vietta in der Engführung der Rationalität selbst. Diese Engführung meint eine Übersteigerung des Quantitativen, woraus wiederum „irrationale Handlungen" resultierten (vgl. Vietta 2012, S. 14–16).

[677] Vgl. Spohn 2011, S. 138–159, insbesondere S. 139 und S. 142 f.

Beispielhaft sei dieser Gedanke am Bedeutungsverlust der als Urform der Medizin geltenden Diätetik illustriert. Von der Antike bis zur Aufklärung galt sie als umfassende Kunst des Lebens und integrierte Prophylaxe und Therapie. Ihre kosmologisch-anthropologische Orientierung büßte sie im frühen Mittelalter ein; im 17./18. Jh. wurde sie bedeutungslos. Parallel dazu verlor die Humoralpathologie ihre Vormachtstellung bei der Erklärung der Ursachen von Krankheiten an die naturwissenschaftlich orientierte Medizin. Die kosmologisch-anthropologische Weltdeutung, aus der sich die Diätetik ableitete, wurde abgelöst durch die Erklärungshoheit der Naturwissenschaften, die nun die überzeugenderen Theorien und Modelle für die Erklärung von Krankheiten bereitstellte und in der Gemeinschaft der Mediziner mehrheitlich immer größere Anerkennung fand.[678] Dies bedeutet freilich nicht, dass nun alle Krankheiten erklärbar wurden oder gar sind. Jedoch wurden diejenigen, die sich nicht den neuen Erklärungsmodi anschlossen, nicht mehr zur Riege der (modernen) Medizin gezählt:

> „Es gibt aber immer einige, die sich an die eine oder andere alte Ansicht klammern; sie werden einfach nicht mehr zur Fachwissenschaft gezählt, die ihre Arbeit daraufhin ignoriert. Das neue Paradigma impliziert eine neue und strengere Definition des Gebietes. Jene, die ihre Arbeit nicht anpassen wollen oder können, müssen allein weitermachen oder sich einer anderen Gruppe anschließen."[679]

Das naturwissenschaftlich geprägte Denken, welches die Herausbildung der modernen, naturwissenschaftlich orientierten Schulmedizin mit ihrem Feld von Bereichsmedizinen wie bspw. Kardiologie, Nephrologie, Gastroenterologie, Urologie oder Onkologie katalysierte, exkludierte diejenigen, die den neuen medizinischen *common sense* nicht teilten. Eine Nischenposition nahmen fortan jene Mediziner ein, die „sich an die eine oder andere alte Ansicht" klammerten oder „ihre Arbeit nicht anpassen" wollten. Sie als irrational zu bezeichnen, nur, weil sie die Methoden des wissenschaftlich-technisch-ökonomischen Fortschritts nicht in gleicher Weise wie die Mehrzahl der Mediziner in ihr praktisches Handeln einbeziehen wollten, wäre falsch.

Die Rationalisierung der Naturwissenschaften und Gesellschaft prägt die Rationalität sämtlicher Mitglieder moderner westlicher Gesellschaften des 21. Jhs. Seine Tradierung erfährt dieses Denken durch Bildung und Erziehung, aber auch im Alltag.[680] Wissenschaftliche Theorien und empirische Studien finden sich heute nicht ausschließlich in wissenschaftlichen Publikationen und Lehrbüchern. Die Lebenswelt des Menschen des 21. Jhs. ist längst vollständig rationalisiert, ökonomisiert oder „kolonialisiert" (Habermas).

Die weiter oben zitierte Wahrnehmung Giovanni Maios, dass sich Ärzte zunehmend und ohne fremden Einfluss einer ökonomischen Logik unterwürfen und damit die Gefahr bestehe,

[678] Vgl. Kapitel 1.3, S. 48 ff.

[679] Kuhn 1976, S. 33.

[680] Thomas S. Kuhn entfaltet den Gedanken, dass wissenschaftliche Revolutionen (er benennt als Beispiele u.a. die Newton'sche Physik oder die Einstein'sche Relativitätstheorie) nicht nur die allgemeine wissenschaftliche Praxis verändern, sondern das gesamte Weltbild (vgl. Kuhn 1976, Postskriptum – 1969, S. 186 ff.). Sein Buch *Die Struktur wissenschaftlicher Revolutionen* gilt als Ausgangspunkt des Vorwurfes der Irrationalität der Wissenschaften. Eine Untersuchung der Kuhn'schen Theorie hinsichtlich dieses Vorwurfes findet sich bei Hoyningen-Huene 2011.

dass sich ärztliche Entscheidungen primär am Gewinn orientierten[681], ist eine Folge gesamtgesellschaftlicher Rationalisierungsprozesse. Medizinisches Handeln unterliegt heute einer ökonomischen Rationalität, die sich im Streben nach Gewinn und immer mehr Gewinn zeigt. Dieses berufsmäßig organisierte, systematische und rational legitimierte Streben unterwirft auch das Gesundheitswesen dem *Geist des Kapitalismus.*[682] Kliniken, die erfolgreich sind, sind in diesem Verständnis die wirtschaftlich gesunden. Wenn also das praktische Handeln der Ärzte den Debatten um Ökonomisierung, Priorisierung und Budgetierung ausgesetzt ist, darf dies schlussendlich als Resultat des Rationalisierungsprozesses in der Medizin verstanden werden.[683] Für das Erwirtschaften von Geld und Gewinn bedarf es im ökonomisierten Gesundheitssystem des kranken Menschen. Das durch Säkularisierung und „Entzauberung" von Kultur und Wissenschaft entstandene Weltbild verspricht grenzenlose Machbarkeit, auch im Bereich der Medizin. Nichts scheint unmöglich. Selbst die Befreiung der Menschheit von der Geißel der Krankheit und die Optimierung des Menschen scheinen in greifbare Nähe gerückt. Wenn jedoch Krankheiten zum positiven Reflexionswert des Gesundheitssystems werden und alles machbar erscheint, ist die Versuchung, Gesunde zu Kranken zu erklären, nur noch einen Wimpernschlag entfernt. Voraussetzung dafür ist jedoch, dass sich der Arzt dem Diktat der Ökonomie unterwirft und die Standesethik vernachlässigt. Die Rationalisierungsprozesse setzen das praktische Tun des Arztes der Spannung von „Gesund-Machen" und „Heilen" aus.[684] Dieses Spanungsfeld ist es, welches den praktischen Krankheitsbegriff an seine Grenzen bringt. Letztendlich entscheidet die normative Orientierung des Arztes, ob sich sein praktisches Tun als ein technisches Herstellen oder ein echtes, weil sittliches Handeln erweist.[685]

Der Logik der Rationalisierung unterliegen wir alle. Jeder Angehörige unserer Kultur ist in diesen komplexen Kosmos von Rationalität, Rationalisierung und Rationalismus hineingeboren, durch den sich moderne postkapitalistische Gesellschaften auszeichnen. Die Rationalisierung zwingt dem einzelnen Individuum nicht nur die „Methoden der überredenden Argumentation"[686] des alles beherrschenden Paradigmas auf, sondern auch ökonomische Handlungsnormen.[687] In vielen Kontexten werden diese unhinterfragt akzeptiert; geht es jedoch um die Gesundheit, werden Zweifel laut, die andernorts schnell über Bord geworfen werden. Gerade im sensiblen Bereich der Medizin werden moralische und ethische Bedenken geäußert, die in anderen ökonomischen Bereichen eher akzeptiert oder dem Protest einzelner, engagierter Akteure oder Interessengruppen überlassen werden. Es scheint, als ob

681 Vgl. Maio 2014, S. 25 ff.

682 Vgl. Weber 2014, S. 140 ff., insbesondere S. 149 und S. 164 f. Siehe auch Luhmann 1990, S. 183–195.

683 Siehe auch Deutscher Ethikrat 2011.

684 „Gesund-Machen" wird hier verstanden als ein Beseitigen singulärer Krankheitszustände, die den Bereichsmedizinen zuzuordnen sind. Unter „Heilen" ist hier nicht das Verständnis von „Heil" zu verstehen, wie es religiös im „Zeitalter der Gesundheit" (Kapitel 1.2) verstanden wurde.

685 Siehe dazu auch Kapitel 2.5.4, S. 148 ff.

686 Kuhn 1976, S.106. Kuhn beschreibt hier einen Denkzirkel innerhalb solcher Gemeinschaften, die ein bestimmtes Paradigma teilen. Mit der Übernahme des Zitats will die Autorin deutlich machen, dass die wissenschaftlichen Argumentationsmuster auf niederer Ebene in das allgemein- und populärwissenschaftliche Verständnis der breiten Massen eingehen.

687 Vgl. Weber 2014, S. 151.

im praktischen Krankheitsbegriff das Rationale und das vermeintlich Irrationale in besonderer Weise aufeinander Bezug nehmen, in einer Art und Weise und Dringlichkeit wie in sonst keinem Bereich. Der praktisch tätige Arzt steckt in einer Rationalisierungsfalle, denn *„eine* wesentliche Komponente der ‚Rationalisierung' des Handelns ist der Ersatz der inneren Einfügung in eingelebte Sitten durch die planmäßige Anpassung der Interessenlagen"[688].

Medizinhistorisch ist ein am Wohl und Nutzen des Patienten orientiertes ärztliches Handeln tradiert, gleichwohl Ärzte und andere Heilberufler mit ihrem Tun schon immer auch ökonomische Interessen verbanden und verbinden mussten. Diese Tradition findet sich auch in der *(Muster-)Berufsordnung für die in Deutschland tätigen Ärztinnen und Ärzte* in der aktuellen Fassung von 2015. Demnach verpflichten sich die Ärzte, ihr Handeln in den Dienst der Gesundheit der Patientinnen und Patienten zu stellen und die Ehre des ärztlichen Berufs in seiner Überlieferung aufrechtzuerhalten.[689] Die Bewahrung der Traditionen ärztlichen Handelns erscheint als möglicher Antagonist gegenüber den übergriffigen Ökonomisierungsbestrebungen in der Medizin. Wenn sich die Patienten darauf verlassen können, dass sich die Ärztinnen und Ärzte an ihren Moralkodex halten und dieser ihr Handeln steuert, ist das Vertrauen in die Medizin gesichert. Offensichtlich aber scheint die Bindung der Ärzteschaft an die ethisch-normativen Vorgaben der Standesordnung fragil. Die ethischen Traditionen ärztlichen Handelns erscheinen gegenüber den harten ökonomischen Zwängen nicht zugkräftig genug zu sein. Eine Erklärung könnte darin liegen, dass sich Ärzte, wenn sie sich an ihren Standestugenden orientieren, als *Traditionalisten* erweisen. Als *Traditionalismus* beschrieb Weber ein Verhalten, welches sich am Althergebrachten, gewohnten Leben orientiere und daran festhalte.[690] In diesem Sinne, und ohne die weitere Attribuierung Webers zu übernehmen, kann unter einem *ärztlichen Traditionalisten* ein Mediziner verstanden werden, der sich den ethischen Normen, wie sie seit der Antike tradiert worden sind, verpflichtet fühlt. Entsprechend der Berufsordnung sollen sich Ärztinnen und Ärzte bei der Ausübung ihres Berufs an „ihrem Gewissen, den Geboten der ärztlichen Ethik und der Menschlichkeit" orientieren.

---

[688] Weber 2013, S. 182 Weber differenziert zwischen Brauch und Sitte und schärft in diesem Zusammenhang den Begriff der Interessenlage: „Eine tastächlich bestehende Chance einer *Regelmäßigkeit* der Einstellung sozialen Handelns soll heißen *Brauch*, wenn und soweit die Chance ihres Bestehens innerhalb eines Kreises von Menschen *lediglich* durch tatsächliche Übung gegeben ist. Brauch soll heißen *Sitte*, wenn die tatsächliche Übung auf langer *Eingelebtheit* beruht. Sie soll dagegen bezeichnet werden als ‚bedingt durch die *Interessenlage*' (‚*interessenbedingt*'), wenn und soweit die Chance ihres empirischen Bestandes *lediglich* durch rein zweckrationale Orienierung des Handelns der einzelnen an gleichartigen *Erwartungen* bedingt ist." Weber 2013, S. 180 (*Kursivstellung* im Original).

[689] Bundesärztekammer 2015.

[690] Vgl. Weber 2014, S. 155 ff. Traditionalisten im Wortgebrauch Webers zeigen sich nicht an Anreizen zur Steigerung der Produktivität und Intensität der Arbeit interessiert. Vielmehr wollen sie am Status quo festhalten. Die Kalkulationen des Traditionalisten entsprechen einer Kosten-Nutzen-Rechnung von Anstrengung und Lohn, die nicht auf Gewinn ausgerichtet ist. Typische Merkmale traditionalistischer Orientierung sind nach Weber ein Mangel an Leistungsbereitschaft und Lernwillen – besonders wenn es darum geht, sich neue, produktivere Arbeitsmethoden anzueignen und dafür alte aufzugeben. Maßnahmen zur Arbeitserleichterung oder die Einführung von Akkordarbeit stoßen auf Widerstand.

> „Sie dürfen keine Grundsätze anerkennen und keine Vorschriften oder Anweisungen beachten, die mit ihren Aufgaben nicht vereinbar sind oder deren Befolgung sie nicht verantworten können."[691]

Genau an dieser Schnittstelle von Vorschriften und Anweisungen geraten Ärzte in einen Gewissenskonflikt, wenn die ökonomische Justierung des medizinischen Alltags die Behandlung von Patienten zu dominieren droht. Der alte Konkurrenzkampf, den Max Weber zwischen dem nach Kapitalmaximierung strebenden *Geist des Kapitalismus* und dem nicht an Kapitalvermehrung interessierten *Traditionalismus* verortete, zeigt sich in der modernen Medizin als Konflikt zwischen dem Streben nach Profit und der am Wohle des Patienten und dem menschlichen Leben verpflichteten ärztlichen Standesethik. Der praktisch tätige Arzt steht mitten im Spannungsfeld von zweck- und wertrationalem Handeln. Genau hierin liegen auch die Probleme des praktischen Handlungsbegriffs, wie ihn Dirk Lanzerath als Steuerungsinstrument ärztlicher Praxis vorschlägt. Denn eine Rationalisierung des Handelns kann

> „[...] positiv in der Richtung der bewußten Wertrationalisierung, negativ aber außer auf Kosten der Sitte auch auf Kosten affektuellen Handelns, und endlich auch zu Gunsten eines wertungläubigen[,] rein zweckrationalen auf Kosten von wertrational gebunden Handeln verlaufen"[692].

Unter einem *zweckrationalen Handeln* verstand Weber ein Handeln

> „durch Erwartungen des Verhaltens von Gegenständen der Außenwelt und andren [sic] Menschen und unter Benutzung dieser Erwartungen als ‚Bedingungen' oder als ‚Mittel' für rational, als Erfolg, erstrebte oder eigene *Zwecke*"[693].

Wertrationales Handeln hingegen sei bestimmt

> „durch bewußten Glauben an den – ethischen, ästhetischen, religiösen oder wie auch immer sonst zu deutenden – unbedingten *Eigen*wert eines bestimmten Sichverhaltens rein als solchen und unabhängig vom Erfolg [...]"[694].

Ein Arzt, der rein wertrational handelt, würde sein Handeln, ohne Rücksicht auf die Folgen, in den Dienst seiner Überzeugungen stellen. Wertrationales Handeln im Sinne der Terminologie Webers ist ein Handeln, das sich an Geboten oder Erfordernissen orientiert, die der Handelnde, hier der Arzt, an sich selbst gestellt sieht.[695] Begreift der Arzt die Gesundheit des Patienten als handlungssteuernden Wert und versteht er unter Gesundheit nicht nur das Freisein von Krankheiten, sondern einen Ermöglichungszustand für ein leidfreies und gestaltbares Leben, wäre das wertrationale Handeln dieses Arztes zugleich ein sittlich-praktisches Handeln im Sinne Aristoteles'.

---

691 Bundesärztekammer 2015.
692 Weber 2013, S. 182.
693 Weber 2013, S. 175 (*Kursivstellung* im Original).
694 Weber 2013, S. 175 (*Kursivstellung* im Original).
695 Vgl. Weber 2013, S. 176.

Das Spannungsverhältnis zwischen wert- und zweckrationalem[696] Handeln unterliegt jedem ärztlichen Handeln und macht noch einmal sichtbar, wie stark die Rationalisierung des (ärztlichen oder medizinischen) Handelns mit Bewertungen und Begründungen verbunden ist. Dies ist nicht weiter verwunderlich, denn wenn sich etwas gerade dadurch als rational erweist, dass es sich hinlänglich begründen lässt, ist der Begriff der Rationalität eng mit dem Begriff der Bewertung verbunden.[697] Rationale Entscheidungen bzw. Bewertungen beziehen sich zum einen primär auf Meinungen, Urteile und Überzeugungen. Letztere sind als „empirische Überzeugungen über die Beschaffenheit der Welt" zu verstehen, die „unterschiedlich stark sein können, also z.B. subjektive Wahrscheinlichkeiten".[698] Zum anderen beziehen sie sich auf „einen Gemischtwarenladen aus Wünschen, Zielen, Zwecken, Interessen, Normen, Nutzen oder Nutzenfunktionen, Intentionen und ähnlichem mehr"[699]. Wie in jedem beliebigen anderen Kontext ist auch medizinisches Handeln durch die Abwägung von Entscheidungs- und Handlungsoptionen gekennzeichnet, wodurch der graduelle und abwägende Charakter des Bewertens deutlich wird.

> „Insbesondere fallen auch Handlungsabsichten darunter; die Absicht, eine bestimmte Handlung auszuführen, ist die zusammenfassende und abschließende Bewertung dieser Handlung als besser oder mindestens gleich gut im Vergleich zu den möglichen Alternativen."[700]

Aus dieser Überlegung heraus entwickelt Spohn die Unterscheidung zwischen *theoretischer* und *praktischer Rationalität*. Im Zusammenhang mit der weiter vorn beschriebenen instrumentellen Rationalität handelt es sich bei Letzterer um eine Rationalität, aus der sich mit einer bestimmten Wahrscheinlichkeit ergibt, aufgrund welcher Bewertungen und Überzeugungen wir welche Werte realisieren. Allgemein gesprochen ist so die praktische Rationalität eine Wertrationalität.[701] Nach Weber orientiert sich wertrationales Handeln am Eigenwert bestimmter Überzeugungen. Das Verständnis von Überzeugungen als „empirische Überzeugungen über die Beschaffenheit der Welt" (Spohn) konkretisiert den bisherigen Gedankengang im Lichte der Rationalitätstheorie in der Weise, dass die praktische Rationalität die theoretische Rationalität einschließt bzw., wie von Spohn vertreten, voraussetzt. Beide Theoriebildungen sind dabei offensichtlich von unterschiedlicher Art.[702] Doch wie muss man sich eine Theoriebildung im Bereich der praktischen Rationalität vorstellen, die für den praktischen Krankheitsbegriff als relevant angenommen wird?

---

[696] „Zweckrational handelt, wer sein Handeln nach Zweck, Mitteln und Nebenfolgen orientiert und dabei sowohl die Mittel gegen die Zwecke, wie die Zwecke gegen die Nebenfolgen, wie endlich auch die verschiedenen möglichen Zwecke gegeneinander rational abwägt: also jedenfalls weder affektuell (und insbesondere nicht emotional) noch *traditional* handelt." (Weber 2013, S. 176 [*Kursivstellung* im Original]).

[697] Vgl. Spohn 2011, S. 140.

[698] Spohn 2011, S. 143.

[699] Spohn 2011, S. 143.

[700] Spohn 2011, S. 143.

[701] Vgl. Spohn 2011, S. 143. Weber versteht unter „praktischem ‚Rationalismus' jene Art Lebensführung, welche die Welt bewußt auf die diesseitigen Interessen des *einzelnen Ich* bezieht und von hier aus beurteilt [...]." (Weber 2014, S. 177 [*Kursivstellung* im Original]).

[702] Vgl. Spohn 2011, S. 146.

Spohn versteht die Beurteilung von Bewertungen immer relativ zu anderen Bewertungen, womit sich die Beurteilung der Rationalität sozusagen absteigend von Bewertung zu Bewertung hin zu intrinsischen Bewertungen im Sinne letzter Begründungen als Endziele, Zwecke oder Werte verschiebe. Diese subjektiven Wertsetzungen sind jedoch nicht mit objektiven Wertsetzungen zu verwechseln, wofür beispielhaft oft die menschliche Würde oder das Leben genannt werden. Es ist einsichtig, dass wir so zum Problem der rationalen Begründung intrinsischer Werte und der Frage nach den letzten moralischen Werten kommen.[703] Damit stellt sich (wieder) die Frage, an welchen subjektiven oder objektiven Werten sich das praktische Handeln des Arztes ausrichtet und welche Wertorientierung mit der Orientierung an einem bestimmten Krankheitsbegriff vorgegeben wird. Wenn Wertrationales vom Standpunkt der Zweckrationalität aus gesehen umso mehr *irrational* wird, je weniger es auf die Folgen abstellt und je stärker es sich an einem Eigenwert des Handelns orientiert (Weber), ist zu vermuten, dass sich die Wertorientierung medizinischen Handelns von den ursprünglichen Zielen der Medizin entfernt, wenn der Eigenwert des Handelns aus Überzeugungen im Sinne wissenschaftlicher Erkenntnisse besteht. Vom Standpunkt eines zweckrationalen, d.h. auf die Herstellung von Gesundheit im Sinne der Beseitigung von Krankheit abgestellten Denkens, wären dann medizinische Entscheidungen und Handlungen, die sich am Glück und der Vermeidung von Leid orientieren, als weniger rational zu qualifizieren und stünden im Verdacht der Irrationalität. Der Rationalisierung, auch im Bereich der Medizin, wohnt folglich das Potenzial zu nüchternem, emotionslosem und pflichtbewusstem Handeln inne. Sollten zudem die Rationalisierungsprozesse im Gesundheitswesen auf ein rein zweckorientiertes medizinisches Handeln hinauslaufen, das sich am materiellen Gewinn des Gesundheitsunternehmens orientiert, wäre Maio zuzustimmen: Ärzte, die als ihre Pflicht ansehen, ihr Handeln an einer ökonomischen Logik auszurichten, ohne die Folgen des Handelns für die Gesundheit des Patienten zu beachten, würden das Gesundheitssystem in seinen Grundfesten erschüttern. Zugleich, und hier liegt ein Widerspruch, wären diese Ärzte die am rationalsten handelnden Ärzte, denn: „Streng rationales Handeln, – so kann man es auch ausdrücken, – wäre glatte und restlose ‚Anpassung' an die gegebene ‚Situation'."[704] Zugleich bestünde die Gefahr, dass Ärzte, die ihr Handeln an den ethischen Traditionen des Berufsstandes orientieren, immer mehr in den Verruf geraten würden, irrational zu handeln.

So, wie sich der Mensch der Gegenwart der Rationalisierung aller Bereiche der Lebensführung nicht entziehen kann, können sich auch Arzt und Patient der Rationalisierung in der Medizin nicht entziehen. Beide können sich aber dazu verhalten. Ein praktischer Krankheitsbegriff wie bspw. der von Lanzerath hat das Potenzial, das Vertrauen der Patienten in die Medizin zu erhalten. Weniger als die normativen Begriffe von Clouser/Culver/Gert oder Nordenfelt ist der praktische Krankheitsbegriff dem möglichen Verdacht der Irrationalität ausgesetzt, da er auf weite, evaluative Begriffe wie Glück, Unglück oder Leid verzichtet. Allgemeiner darf geschlussfolgert werden, dass die Wahrscheinlichkeit einer Bewertung einer

[703] Vgl. Spohn 2011, S. 146 f.

[704] Weber, zitiert nach Müller 2011, S. 48. Müller bezieht sich auf Weber, *Gesammelte Aufsätze zur Religionssoziologie*.

Krankheitstheorie als irrational zunimmt, je stärker sie den Wertbezug heraushebt oder an nicht-naturwissenschaftlichen Begründungen festhält. Um noch einmal Kuhn zu zitieren:

> „Wenn in der Entwicklung einer Naturwissenschaft ein einzelner oder eine Gruppe erstmalig eine Synthese hervorbringt, die in der Lage ist, die meisten Fachleute der nächsten Generation anzuziehen, verschwinden allmählich die alten Schulen. Zum Teil wird ihr Verschwinden durch den Übertritt ihrer Mitglieder zum neuen Paradigma verursacht. Es gibt aber immer einige, die sich an die eine oder andere alte Ansicht klammern; sie werden einfach nicht mehr zur Fachwissenschaft gezählt, die ihre Arbeit daraufhin ignoriert."[705]

Die Krise der Medizin scheint darin begründet, dass die Orientierung des praktischen Handelns im medizinischen Kontext einer praktischen Rationalität folgt, die immer mehr den Charakter einer instrumentellen Rationalität annimmt, wie sie Bayertz beschreibt: einer Rationalität, die sich als wissenschaftliche Erkenntnisse aus Experimenten generiert und instrumentell verwendet werden kann, indem Ziele aus Zweck-Mittel-Beziehungen abgeleitet und zu Handlungsanweisungen umformuliert werden.[706]

Im 21. Jh. muss sich eine Krankheitstheorie, die ernst genommen werden will, auf das wissenschaftlich-theoretische Verständnis von Krankheit beziehen. Damit liegt der Kern des Krankheitsverständnisses der gegenwärtigen Schulmedizin im theoretischen Krankheitsbegriff, der als externe, wissenschaftliche Evidenz in das praktische Handeln der Ärzte und in einen, wie auch immer gefassten, praktischen Krankheitsbegriff eingeht. Wenn der Begriff der Evidenz im Zentrum der *Evidenzbasierten Medizin* steht, ist der biomedizinisch-theoretische Krankheitsbegriff ein wesentlicher, vielleicht sogar *der wesentlichste* Bestandteil der evidenzbasierten Medizin. Die wissenschaftliche Evidenz der EbM wiederum basiert auf der medizinischen Grundlagenforschung, die als theoretische Medizin verstanden wird. Wenn der theoretische, im (natur-)wissenschaftlich Weltbild verankerte Rationalismus einen praktischen Rationalismus hervorgebracht hat, der mit der Orientierung an einem wie auch immer gearteten „Fortschritt" die Welt unter der Maßgabe wissenschaftlich-technisch-ökonomischer Standards stets und ständig verändert, darf die im theoretischen Krankheitsbegriff enthaltene theoretische Rationalität, verstanden als die Überzeugung von der Überlegenheit der naturwissenschaftlichen Weltanschauung, als Schlüssel zur Krise der Medizin verstanden werden. Dieser Fortschritt ist eng an ein Weltbild gekoppelt, das grenzenlose Machbarkeit verspricht. In der Medizin findet die Kopplung von Verfügbarkeit, Denkbarkeit, Machbarkeit und Wünschbarkeit in besonders eindrucksvoller Weise ihren Ausdruck, wenn nichts, was medizinisch wünschenswert ist, unmöglich scheint.[707] Die menschliche Hoffnung auf ein Leben, das von Krankheiten weniger leidvoll gezeichnet oder gar ohne die Erfahrung von Krankheit vorstellbar ist, erscheint erfüllbar und erzeugt gierig neue, utopische Wünsche der Leidfreiheit und Unsterblichkeit.

[705] Kuhn 1976, S. 33.
[706] Vgl. Bayertz 2011, S. 160.
[707] Vgl. Müller 2011, S. 53.

3.2.3 Die Rationalität im theoretischen Krankheitsbegriff

Zwischen der EbM, einem theoretisch-naturwissenschaftlichen Krankheitsbegriff und dem Krankheitsbegriff als *disease*, wie ihn Boorse definiert, besteht eine enge Korrelation, die im Kern in der Orientierung an wissenschaftlicher Erkenntnis und – hier liegt das besondere Augenmerk – deren hervorgehobener Priorität vor allen anderen kulturbestimmten und historisch gewachsenen Wertsetzungen besteht. Der Bewertung der Leistungsfähigkeit der Medizin und deren Fortschritts ist unzweifelhaft gekoppelt an einen Fortschritt, der als Annäherung an eine fest vorgegebene Wahrheit verstanden wird. Die Rationalität, die dieser „teleologischen" Vorstellung von Fortschritt (Kuhn) zugrunde liegt, findet sich bspw. bei Boorse, wenn er seine BST am Überleben und der Reproduktion der Spezies ausrichtet.[708] Erkenntnisse der Naturwissenschaften leisten dazu den entscheidenden Beitrag. Versteht man Krankheit wie Boorse als statistische Abweichungen von einem speziellen biologischen Design, welches seinen Ausdruck in einer natürlichen Funktion findet, gehören *diseases* in den Aufgabenbereich der Naturwissenschaften. Der Schritt zur Abstraktion vom Problem individueller Krankheiten ist nur folgerichtig. Wenn Wakefield dem *Erklärungskriterium* in seiner Theorie ein *Wertkriterium* hinzufügt, die beide gemeinsam eine Störung *(disorder)* kennzeichnen, erkennt er die Werthaltigkeit des Krankheitsbegriffs an, ohne jedoch der zunehmenden Theoretisierung (Gottschalk-Mazouz) bei der Interpretation der Funktionsbegriffe entgegenzuwirken. Zusammenfassend kann festgestellt werden, dass in keiner der Theorien die kulturhistorisch tradierten und individuellen Wertsetzungen von Krankheit negiert werden. Jedoch werden sie mit zunehmendem Fokus auf die naturwissenschaftlich-theoretischen Aspekte von Krankheit in ihrer Bedeutung für den Krankheitsbegriff beschnitten. Die wertfreie Erkenntnis der Wissenschaften und deren Rationalität verdrängt die im Krankheitsbegriff enthaltenen, andersgearteten Spielarten von Rationalität nicht nur graduell, sondern dominiert sie. Unter Rationalität wird für gewöhnlich ein im weitesten Sinne zweckrationales Denken verstanden. Wenn Zweckrationalität dann vorliegt, wenn die zur Erreichung bestimmter Zwecke eingesetzten Mittel angemessen und zweckmäßig gewählt und die gesetzten Ziele mit möglichst geringem Aufwand erreicht werden, ist zu fragen, welchen Kriterien die Beurteilung dieses Verhältnisses im Bereich der Wissenschaften unterliegt.

Ziel und Zweck der Wissenschaften ist Erkenntnisgewinn. Die wissenschaftliche Arbeit, so Weber, ist in den „Ablauf des Fortschritts" eingebunden. Zwangsläufig geht damit ein Veralten wissenschaftlicher Erkenntnisse einher.[709] Ohne die Haltung von kognitiver Offenheit und Revisionsbereitschaft ist wissenschaftliches Arbeiten undenkbar. Dogmatismus und Fanatismus charakterisieren das Gegenteil einer wissenschaftlichen Haltung. Unabhängig von

[708] Den teleologischen Fortschrittsaspekt der Wissenschaft beschreibt Weber wie folgt: „Die zunehmende Intellektualisierung und Rationalisierung bedeutet also nicht eine zunehmende allgemeine Kenntnis der Lebensbedingungen, unter denen man steht. Sondern sie bedeutet etwas anders: das Wissen davon oder den Glauben daran: daß man, wenn man nur wollte, es jederzeit erfahren könnte, daß es also prinzipiell keine geheimnisvollen unberechenbaren Mächte gebe, die da hineinspielen, daß man vielmehr alle Dinge – im Prinzip – durch Berechnen beherrschen könne. Das aber bedeutet die ‚Entzauberung der Welt'." (Weber 1995, S. 19).

[709] Vgl. Weber 1995, S. 17.

individuellen Wünschen, Intentionen oder Vorlieben, die mitunter zu einem verbohrten Festhalten an liebgewonnenen Theorien führen, ermöglichen wissenschaftliche Parameter einen Theorievergleich. Dazu gehören bspw. die Vorhersagekraft der Theorie und deren Genauigkeit, die Plausibilität der Erklärungen, Problemlösekraft, Vereinheitlichung oder Wirksamkeit und Anwendbarkeit.[710] Die theoretische Rationalität findet ihren Ausdruck in den maßgeblichen Einflussgrößen wissenschaftlichen Arbeitens (bspw. Erkenntnisziele, Beurteilungskriterien für die Ansprüche an das wissenschaftliche Wissen, Methoden und Theorien), die in ihrer Vernetzung einen rationalen Nachvollzug wissenschaftlicher Erkenntnis und deren Veränderung erlauben.[711] Wissenschaftliches Arbeiten ist also in anderer Weise begründbar und überprüfbar, als es die subjektiven Bewertungen aufgrund individueller Wertvorstellungen sind. Während die Kriterien wissenschaftlichen Arbeitens standardisierbar sind und öffentlich zugänglich gemacht werden können, sind die Kriterien, die subjektiven Bewertungen unterliegen, nur schwer zu ergründen. Erweist sich eine Theorie gegenüber anderen als überzeugender und überlegen, wird sie sich entgegen jedem Zweifel und jeder Skepsis früher oder später durchsetzen. Wissenschaftliche Rationalität ist demnach eine theoretische Rationalität, die sich als rationales Urteil in Relation zu anderen Überzeugungen aufgrund klar gefasster Kriterien versteht. Hierin unterscheidet sich die theoretische Rationalität von der praktischen Rationalität. Geht man davon aus, dass die praktische Rationalität die theoretische Rationalität voraussetzt, kann dies leicht übersehen werden.

Als epistemische Rationalität unterliegt die theoretische Rationalität einer statistischen und einer dynamischen Beurteilung. Geht es bei der statistischen Beurteilung darum, eine Theorie oder wissenschaftliche Überzeugung auf ihre Konsistenz und Kohärenz zu prüfen, ist unter einer dynamischen Beurteilung die Bewertung einer gegenwärtigen Überzeugung oder Theorie im Vergleich zu früheren und unter Bezug auf zwischenzeitliche Erfahrungen zu verstehen.[712] Diese Unterscheidung bringt uns der Antwort auf die Frage, ob der theoretische Krankheitsbegriff für die Krise der Medizin verantwortlich ist, näher.

3.3 Theoretischer Krankheitsbegriff, Reduktion und Reduktionismus

Wissenschaftliche Theorien beanspruchen, konsistent bzw. widerspruchsfrei zu sein. Werden im wissenschaftlichen Diskurs Widersprüche in einer Theorie deutlich, folgt daraus die Revisionsbedürftigkeit selbiger. Zusätzlich müssen Theorien wissenschaftlich gerechtfertigt sein. Dies bedeutet, dass sie aus Wissensbeständen und Theorien ableit- bzw. erklärbar sein müssen, die als gesichert gelten. Im Laufe der wissenschaftshistorischen Entwicklung kam es zur Entstehung von Reduktionsbeziehungen zwischen Theorien. Das Aufstellen neuer und umfassenderer Theorien führte dazu, dass ältere Theorien auf die neueren reduziert werden konnten. Diese Theoriereduktion darf als Kern des wissenschaftlichen Fortschritts gelten,

[710] Vgl. Hoyningen-Huene 2011, insbesondere S. 42 ff.
[711] Vgl. auch Carrier 2011, S. 105 und S. 107.
[712] Vgl. Spohn 2011, S. 145 f.

denn sie vereinfacht den Theoriekörper der modernen Wissenschaften und führt zu dessen Vereinheitlichung.[713]

3.3.1 Reduktion und theoretischer Krankheitsbegriff

Die wechselseitige Durchdringung von Rationalität und Rationalisierung hat eine Engführung der theoretischen Rationalisierung in den Wissenschaften zur Folge, die sich als Reduktion zeigt:

> „The term ‚reduction' as used in philosophy expresses the idea that if an entity *x* reduces to an entity *y* then *y* is in a sense *prior to x*, is *more basic than x*, is such that *x fully depends upon* it or is *constituted by it*. Saying that *x* reduces to *y* typically implies that *x* is *nothing more than y* or *nothing over and above y*."[714]

Für das Verständnis der reduktiven Theoriebildung sind die Arbeiten von Ernest Nagel wegweisend. Vereinfacht kann sein Schema so beschrieben werden, dass eine Theorie T1 auf eine, in der Regel umfassendere, Theorie T2 reduziert wird, sodass T1 durch T2 erklärt wird.[715] Nagels Schema basiert auf einer Reduktion von Begriffen und Gesetzen. Im Idealfall bedeutet eine Begriffsreduktion, dass die Begriffe aus T1 mit den Begriffen aus T2 identifiziert werden können. Dabei besteht die Möglichkeit, die Begriffe aus T1 zugunsten der Begriffe in T2 zu eliminieren. Da diese Forderung in der Regel zu stark ist, werden Brückenfunktionen gesucht, um den Zusammenhang zwischen den Begriffen aus T1 und T2 herzustellen.[716] Doch nicht immer gelingt es, solche begrifflichen Brücken zu schlagen, denn jede wissenschaftliche Revolution bringt eigene, neue Begrifflichkeiten hervor, die mit dem Vokabular der alten Theorie nicht ausgedrückt werden können. Die neuen Begriffe werden ja gerade deswegen eingeführt, weil das Vokabular der alten Theorie nicht mehr genügt, um die neue Theorie adäquat auszudrücken. So sind bspw. Prione, die sowohl physiologisch als auch pathologisch im tierischen Organismus vorkommen können und mit der Theorie der Infektionskrankheiten neu eingeführt wurden, mit dem Vokabular der Humoralpathologie oder Iatromechanik nicht beschreibbar. Der Begriff des Pneumas hingegen wird in der heutigen Medizin kaum noch benutzt. Gleichsam einer Fremdsprache zeigt sich die kulturell-wissenschaftlich-historische Verschiedenheit der Theorien. Thomas S. Kuhn beschreibt diese

[713] Vgl. Schwegler 2001, S. 62.

[714] Van Riel/Van Gulick 2014.

[715] Van Riel/Van Gulick zitieren Ernest Nagel wie folgt: „A reduction is effected when the experimental laws of the secondary science (and if it has an adequate theory, its theory as well) are shown to be the logical consequences of the theoretical assumptions (inclusive of the coordinating definitions) of the primary science." Zitiert nach van Riel/Van Gulick 2014, im Original Ernest Nagel: *The Structure of Science. Problems in the Logic of Explanation*, New York: Harcourt, Brace & World 1961, S. 352. Sie geben dazu folgende Erläuterung: „Adding Nagel's idea of reduction as a kind of explanation, the so called ‚Nagel model of reduction' can be fully specified as follows: Reduction is (i) a kind of explanation relation, which (ii) holds between two theories iff (iii) one of these theories is derivable from the other, (iv) with the help of bridge laws under some conditions. The basic model covers two sorts of reduction, one in which bridge laws are not required (homogeneous cases) and one in which they are (nonhomogeneous cases; for a presentation of homogeneous cases of reductions and the question of whether or not alleged cases of reductions really should count as reductions in the Nagelian sense, see the entry on intertheory relations in physics)." (van Riel/Van Gulick 2014).

[716] Vgl. Schwegler 2001, S. 59–62.

Nichtübersetzbarkeit von Begriffen einer Theorie T1 in Begriffe der Theorie T2 als „Inkommensurabilität" und versteht darunter u.a., dass nicht jedes Element der alten Theorie mit der neuen verglichen werden könne. Trifft bspw. die Bakteriologie Vorhersagen über Infektionskrankheiten oder die Genetik über Erbkrankheiten, dann kommen solche Krankheiten in der Humoralpathologie gar nicht vor. Beide Theorien T1 und T2 sind sozusagen nicht übersetzbar, was jedoch nicht bedeutet, dass die neue Theorie T2 nicht erlernbar ist. [717]

Die Begriffsreduktion in Nagels Schema steht in engem Zusammenhang mit der Gesetzesreduktion, die wiederum durch die Stärke der Brückenprinzipien erzwungen wird. Die Begriffsreduktion findet ihre Bestätigung in der Gesetzesreduktion, da sich die Anwendbarkeit von Begriffen mit Bezug zu empirischen Phänomenen erst durch die Gültigkeit von Gesetzen ergibt. Auch in den diskutierten Krankheitstheorien sind derartige Reduktionen zu erkennen. So ist der Funktionsbegriff bei Boorse und Wakefield ein den Naturwissenschaften entnommener Begriff, der zentral für die BST bzw. für den Begriff der Störung *(disorder)* ist. Normativistische Krankheitstheorien stellen einen starken Bezug zu Wertdispositionen her und beziehen sich zum Teil auf psychologische Theorien und deren Vokabular, bspw. Nordenfelt auf die *„subject-goal"*-Theorie von Whitebeck und Pörn. Nicht zu übersehen ist jedoch: Der theoretische Brückenschlag von den Naturwissenschaften zu einer naturalistischen Krankheitstheorie ist enger, da die Begriffe aus der naturwissenschaftlichen Theorie identisch in der Krankheitstheorie Verwendung finden. Dies ist verlockend, eröffnet doch die Integration definitorisch distinkter naturwissenschaftlicher Begriffe die Chance auf eine logisch konsistente Argumentation, ohne sich der Gefahr philosophisch weiter und evaluativer Begriffe auszusetzen. Zurückzuführen ist eine solche Begriffs- und Theoriebildung auf die Mathematik. Ihre Begriffe sorgen nicht nur für Eindeutigkeit und logische Stringenz bei Begründungen, sondern inspirieren auch zu neuen Begriffen und Theorien. Die Dichte und Belastbarkeit mathematischer Begründungen ist seit der Frühen Neuzeit prägend für unser europäisches Denken und hat die Sprache der Naturwissenschaften, insbesondere der Physik, bestimmt. Die Eindeutigkeit begrifflicher Abstrakta durch Definitionen und Theoreme unterscheidet mathematisch-naturwissenschaftliche Begriffe von philosophischen Begriffen, die schwer zu fassen sind und ein großes Begriffsnetz umspannen. Einen Weg aus der definitorischen Zwickmühle könnte der Gedanke Poppers weisen, dass Begriffe nur so exakt sein müssen, „wie es die Problemsituation erfordert". Sie entscheidet, ob ein Begriff der Herausforderung standhält oder nicht, ob er Bestand hat oder revidiert werden muss.[718] Die Brauchbarkeit eines wie auch immer gefassten Krankheitsbegriffs entscheidet sich demnach genau dann, wenn der Gesundheitszustand einer Person zu einem Problem für sie oder andere wird. Ob der theoretische Krankheitsbegriff genau für diesen Fall brauchbar ist, wird mit dem Vorwurf des Naturalismus und Reduktionismus oft bezweifelt.

717 Vgl. Hoyningen-Huene 2011, insbesondere S. 42 ff.

718 Honerkamp 2015, S. 31 ff. Hornerkamp zitiert Popper auf S. 35. Das Original findet sich bei Karl Popper, *Ausgangspunkte – meine intellektuelle Entwicklung* aus dem Jahre 1997 in Kapitel 7: Ein langer Exkurs über den Essentialismus.

3.3.2 Theoretischer Krankheitsbegriff und Reduktionismus

Positionen, die alle Bereiche der Wirklichkeit auf die Natur zurückführen, werden im Allgemeinen als naturalistisch bezeichnet. Charakteristisch für naturalistische Positionen ist die enge Bindung an die neuzeitlichen Naturwissenschaften und deren Methoden, wobei der Physik und auch der Biologie ein besonderer Stellenwert zukommt. In diesem Sinne kann eine Krankheitstheorie, die den Begriff von Krankheit mit den Theorien und Methoden der Naturwissenschaften, insbesondere der Physik und Biologie, erklärt, als naturalistisch und reduktiv bezeichnet werden. Von Reduktionismus würden wir erst dann sprechen, wenn die Rückführung der wissenschaftlichen Erklärungen nicht nur auf bestimmte Basistheorien erfolgen würde, sondern diese Basistheorien auch einer bestimmten Basisdisziplin, bspw. der Physik, entstammen.[719] Ein solcher, als ontologischer Reduktionismus zu verstehender Physikalismus bildete sich im Zuge der Wissenschaftsentwicklung im 19. Jh. heraus und wurde zu deren Grundüberzeugung. Der Materialismus avancierte als Physikalismus zum fundamentalen Konstitut der Wirklichkeit. Der Gedanke von der Einheit der Wissenschaften, den Carnap und Neurath in den 1930er Jahren entwickelten und dessen Basis ein deduktives Erklärungsmodell ist, motiviert auch in der Gegenwart zur Suche nach den letzten Wahrheiten:

> „Wir können beobachten, dass sich die Pfeile der Erklärungen in diesem Jh. auf einen Punkt konzentrieren, so wie die Meridiane auf den Nordpol zulaufen. Wir sind auf der Suche nach universalen Wahrheiten, indem wir zeigen, dass sie aus tieferen Wahrheiten abgeleitet werden können."[720]

Die Physik repräsentiert den Reduktionismus am deutlichsten, was Jan C. Schmidt zu der Aussage verleitet, die Physik sei das „klassisch-moderne nomologische Vereinheitlichungsprojekt physikalischer Theorien"[721]. Wird der Krankheitsbegriff, der medizinhistorisch und kulturell in einem breiten Netz von Synonymen und Verständnisweisen ruht, unter der Maß-

[719] Nach Jan C. Schmidt gibt es in der neurophilosophisch-anthropologischen Debatte keine Einigung auf einen einheitlichen Reduktionsbegriff. Die Arbeiten von Nagel, Putnam, Hempel, Oppenheimer, Popper und Scheibe waren grundlegend für ein genaueres Verständnis der Begriffe Reduktion und Reduktionismus. Gemäß der wissenschaftsphilosophischen Unterteilung in Ontologie, Epistemologie und Methodologie unterscheidet Schmidt ein dementsprechend unterschiedliches Verständnis des Begriffs Reduktionismus. Der ontologische Reduktionismus nimmt primär Bezug auf die Natur und die Wirklichkeit und „geht von einer einheitlichen Wirklichkeit, einem gemeinsamen Substrat oder einer grundlegenden Entität aus. Die Wirklichkeit besteht aus den gleichen fundamentalen Konstituenten. In diesem Sinne ist er ein Monismus, welcher entweder in materialistisch-physikalischer, idealistischer oder neutraler Spielart daherkommt." (Schmidt 2003, S. 195). Andere derartige die Welt konstituierende Substanzen oder Elemente sind nach Schmidt der „Logos" bei Heraklit, die „Gott-Natur" Spinozas oder die „Energie" bei Ostwald (vgl. Schmidt 2003, S. 197). Tim Crane und D. H. Mellor beschreiben in ihrem Aufsatz *There is no question of physicalism* aus dem Jahre 1990 den Physikalismus als modernen Materialismus unter Aufgabe der mechanistischen Auffassungen des 17. Jhs. Tobias Schlicht gibt in seiner philosophischen Dissertationsschrift einen sehr lesenswerten Überblick über den Physikalismus und den neurobiologischen Reduktionismus (vgl. Schlicht 2007).

[720] Zitiert nach Schmidt 2003, S. 198. Im Original Steven Weinberg: *Der Traum von der Einheit des Universums*, München: Goldmann 1995, S. 241.

[721] Schmidt 2003, S. 198. Schmidt ist Physiker und Philosoph. Da seine Forschungsinteressen interdisziplinär zwischen beiden Bereichen angelegt sind, haben sie besondere Relevanz für die hier behandelte Fragestellung. Im Jahre 2015 erschien von ihm *Das Andere der Natur. Neue Wege zur Naturphilosophie*, Stuttgart: Hirzel.

gabe betrachtet, dass es für jedes Phänomen eine hinreichende physikalische Ursache gibt, unterliegt der Krankheitsbegriff einem methodischen Physikalismus.

> „Dieser methodische Physikalismus besagt, daß sich die Ursachenkette eines jeden physischen Ereignisses wird lückenlos zurückverfolgen lassen, ohne daß man den Bereich des Physischen verlassen muß: Es herrscht lückenlose Naturkausalität."[722]

Diese holzschnittartige Skizze des Reduktionismusbegriffs soll nicht darüber hinwegtäuschen, dass in der Wissenschaftstheorie der Begriff Reduktionismus nach wie vor umstritten ist und auf unterschiedlichen Ebenen verstanden wird.[723] Um zu zeigen, dass unser Verständnis von Gesundheit und Krankheit nicht ohne einen Bezug zum Reduktionismus auskommt, sollte der kurze Exkurs jedoch genügen. Doch wird dieser Physikalismus dem Phänomen Krankheit auch gerecht?

Am Beispiel einer Krankheit wie der Tuberkulose lässt sich sehr leicht eine Naturkausalität nachweisen: Die Tuberkuloseerreger, dringen sie durch die Lunge ein, führen zur Bildung und Ausbreitung von Tuberkeln. Über die Blutbahn können sich die Erreger im Körper verteilen, weitere Organe befallen (bspw. Hirnhaut, Knochen, Harnwege, Verdauungstrakt, Haut und Geschlechtsorgane) und Entzündungen hervorrufen. Symptome wie Husten, Fieber, Schwäche, Gewichtsverlust oder Müdigkeit können so als in direkter Kausalbeziehung zum Erreger stehend erklärt werden. Neben diesen körperlichen Symptomen können sich jedoch auch die Wahrnehmung von Geruch, Geschmack oder Lautstärke, Stimmungen und Gefühlen, Gedanken, Wünschen oder Zielsetzungen verändern. Dass diese mentalen Zustände mit Krankheiten korrelieren, steht außer Frage. Doch können sie auch durch physikalische Ursachen hervorgerufen werden?[724] Wäre dies der Fall, wären Krankheiten in Gänze durch das naturwissenschaftliche Weltbild erklärbar. Psychische oder mentale Krankheiten hätten dann, ebenso wie physische, Ursachen, die auf biologische und im weiteren Sinne auf physikalische reduziert werden könnten. Die Frage nach der Existenz psychischer Krankheiten wäre dann beantwortet. Ein Ende der Diskussion ist jedoch nicht in Sicht! Das verwundert nicht, denn die grundlegende Frage, ob mentale Krankheiten auf Veränderungen im natürlich-biologischen Design der Spezies zurückzuführen sind, ist noch lange nicht geklärt.

3.4 Der Zweifel an der reduktionistischen Erklärung von Krankheiten

Innerhalb der in Kapitel 2 vorgestellten Krankheitstheorien nimmt der theoretisch-naturwissenschaftliche Krankheitsbegriff jeweils einen unterschiedlichen Stellenwert ein. Boorse stellt seinen wertneutralen Krankheitsbegriff völlig in den Dienst der theoretischen Medizin und eines positivistischen Wissenschaftsverständnisses, womit sich die Charakteristik seines Krankheitsbegriffs als naturalistisch und reduktionistisch als gerechtfertigt erweist. Nicht minder reduktionistisch erscheint das *Erklärungskriterium* bei Wakefield, wohingegen

[722] Schlicht 2007, S. 19.

[723] Sehr erhellend sind die Ausführungen von Jan C. Schmidt zum Reduktionismus und dessen Beschränkungen in Schmidt 2003, S. 194–227. Siehe auch Schwegler 2001, S. 59–82; van Riel 2014; van Riel/Van Gulick 2014.

[724] Zur Unterscheidung mentaler Zustände in Empfindungen und intentionale Zustände siehe Beckermann 2008, S. 13 ff.

ein solcher Vorwurf gegen seine Theorie der Störung *(disorder)* nicht gerechtfertigt ist. Seine Begründung findet diese Aussage in der zweiten tragenden Säule der Theorie, die mit dem Wertkriterium die im Krankheitsbegriff enthaltenen Wertsetzungen anerkennt. Ein ähnlicher Befund ergibt sich für die normativen Krankheitstheorien. In der Theorie der *Malady* beziehen sich die Begriffe Risiko und Behinderung auf eine wie auch immer geartete *speziestypische Normalität bzw. Abnormität* und sind von dieser abhängig. Wenn *Malady* als Oberbegriff für Phänomene wie Krankheit, Erkrankung, Verletzung, Übelkeit oder Funktionsstörung gilt, ist auch in der Theorie der *Malady* der reduktionistische, theoretische Krankheitsbegriff konstruktives Element. Nordenfelt versteht Krankheit in seiner Theorie *Nature of Health* als einen Zustand oder Prozess, der an die körperlichen Organe gebunden ist und die Gesundheit der ganzen Person beeinträchtigt. Auch hier ist der Bezug zum theoretischen Krankheitsbegriff deutlich. Der entscheidende Unterschied zu den Theorien von Boorse und Wakefield besteht jedoch darin, dass gesellschaftliche und kulturelle Wertmaßstäbe und damit die soziohistorisch-kulturell geprägte Umwelt der Person über den Begriff der *Standardbedingungen* in die Theorien nicht nur eingehen, sondern diese die Theorien in dem Maße bestimmen, wie es bei Boorse der theoretische Krankheitsbegriff tut. Reduktionistische Elemente beinhalten demnach alle Krankheitstheorien, ihre Stellung innerhalb der Hierarchie der konstruktiven Elemente führt jedoch zu einer unterschiedlichen Dominanz. Die Orientierung an einem theoretisch-reduktionistischen Krankheitsbegriff ist verlockend: Die Begriffsreduktion auf naturwissenschaftlich definierte Begriffe ermöglicht eine Klarheit, die durch philosophisch-gehaltvolle Begriffe nicht gegeben ist. Die Theoriereduktion auf naturwissenschaftlich-physikalische Theorien führte dazu, die Entstehung von Krankheiten besser erklären und wirksame Therapien entwickeln zu können, die sich am besten verfügbaren Wissen orientieren, an einer durch Empirie, Studien und Metaanalysen abgesicherten Evidenz. So unbestritten die Leistungsfähigkeit des Reduktionismus bei der Erklärung von Krankheiten ist, so zweifelhaft ist zugleich dessen Tauglichkeit für die Erhellung eines *allgemeinen Krankheitsbegriffs.* Neben der Skepsis und dem Unbehagen, die aus einer Vernachlässigung werthaltiger Aspekte des Krankheitsbegriffs resultieren, nährt eine erkenntnistheoretische Lücke diesen Zweifel: Können wir uns sicher sein, dass der physikalische Reduktionismus wirklich dazu verhilft, die Geheimnisse um die Beschaffenheit unserer Welt zu lüften? Die Kontroverse um den Status mentaler Krankheiten lässt uns daran zweifeln! Zugleich *wissen* wir, dass physische Krankheiten und psychisches Geschehen korrelieren. Wenn dies vorausgesetzt werden darf, führt der Zweifel an der reduktionistischen Erklärung psychischer Krankheiten auch zu einem Zweifel an der *Richtigkeit* reduktionistischer Erklärungsversuche für physische Krankheiten.

4. Die Erklärungslücke am Beispiel der Migräne

Der Zweifel an der Plausibilität reduktionistischer Erklärungen physischer Krankheiten nährt sich daraus, dass wir uns nicht sicher sein können, dass eine reduktionistische Erklärung mentaler Krankheiten durch physische Vorgänge überhaupt möglich ist. Dies macht nötig, sich noch einmal hinein in die klinische Praxis zu begeben. Die Migräne[725], eines der weltweit am meisten verbreiteten Leiden, erscheint für die Erläuterung dieses Zweifels besonders geeignet, weil sie die Verbindung physischer (bspw. Veränderungen des Sehvermögens und der Darmtätigkeit) und psychischer Symptome (bspw. Stimmungsschwankungen, Affektstörungen usw.) besonders eindrücklich zeigt und zusätzlich Phänomene auftreten, die sich kaum mit Worten beschreiben lassen (Aura-Phänomene der Halluzinationen). William James nannte diese flüchtigen, schwer fassbaren Zustände gar mystisch.[726] Diese Beschreibung lässt die Schwierigkeiten erahnen, Migräne als biologische Funktionsstörung zu verstehen. Migräne ist, folgt man dem erfahrenen Praktiker und neurophysiologischen Forscher Oliver Sacks, ein körperliches Geschehen, welches jedoch auch ein emotionales und symbolisches Geschehen sein kann und sich sowohl in physiologischen als auch in emotionalen Bedürfnissen ausdrückt. Damit avanciert die Migräne zum Prototyp einer psychophysiologischen Reaktion. Um die Migräne in ihrer Komplexität verstehen zu können, fordert Sacks eine „Konvergenz des Denkens", die sich gleichermaßen auf die Neurologie und Psychiatrie bezieht und ausschließt, sie alleinig als menschliche Reaktion zu betrachten. Vielmehr „muß sie als eine spezifisch auf menschliche Bedürfnisse und das menschliche Nervensystem zugeschnittene Form einer allgemeineren biologischen Reaktion"[727] verstanden werden.

Im medizinischen Verständnis der Migräne zeigt sich die Wirkmächtigkeit medizinischer Leitvorstellungen seit der Antike, finden doch noch heute, wenngleich vielfach überformt und verändert, humoralpathologische und sympathetische Erklärungen ihrer Symptome breite öffentliche Zustimmung. Nach humoralpathologischem Verständnis verursachte ein Zuviel an gelber oder schwarzer Galle Erbrechen und Magenschmerzen bei heftigen Kopfschmerzen. Zugleich glaubte man, dass Verstopfung und eine damit verbundene fehlende Ableitung von Gallenflüssigkeit aus dem Darm zu Migräne führen könne. Sacks deutet moderne biochemische Herleitungen der Migräne als „intellektuelle Ableger des alten Humoralmo-

[725] Ich stütze mich bei den Ausführungen zur Migräne auf das gleichnamige Buch von Oliver Sacks. Der ehemalige Professor für klinische Neurologie am *Albert Einstein College of Medicine* in New York hat über 1.000 Patienten mit Migräne behandelt und gibt in seinem Buch eine komplexe Sicht auf die Erkrankung: „Natürlich ist *‚Migräne'* nicht nur eine Beschreibung, sondern auch ein Nachdenken über das Wesen von Gesundheit und Krankheit und darüber, wie Menschen es vielleicht gelegentlich *brauchen*, eine Zeitlang krank zu sein; ein Nachdenken zudem über die Einheit von Körper und Geist, über Migräne als ein exemplarisches Beispiel unserer psychophysischen Transparenz; und schließlich ist das Buch eine Betrachtung über Migräne als biologische Reaktion, analog jener, die wir bei vielen Tieren finden. Ich glaube, daß die umfassendere Sicht dieser Erkrankung als fester Bestandteil der *conditio humana* ihre Bedeutsamkeit bewahrt – konstituiert sie doch die konstante *Taxonomie* der Migräne." Sacks 2013, S. 15 f. (*Kursivstellung* im Original).

[726] Vgl. Sacks 2013, S. 123.

[727] Sacks 2013, S. 33.

P. Lenz, *Der theoretische Krankheitsbegriff und die Krise der Medizin*,
https://doi.org/10.1007/978-3-658-21539-2_5

dells“[728]. Die parallel entstandenen, sympathetischen Theorien gingen von der Behauptung aus, dass Migräne in einem oder verschiedenen Bauchorganen, bspw. dem Magen oder Darm, entstehe und sich von dort im Körper durch eine innere und verborgene Kommunikation unterhalb der Bewusstseinsebene ausbreite.[729]

Nähert man sich medizinhistorisch der Migräne, kommt der Arbeit von Thomas Willis eine besondere Bedeutung zu. In seinem Buch *De anima brutorum* aus dem Jahre 1672 gibt er nicht nur einen Überblick über den Bereich der nervösen Störungen, sondern stellt im Abschnitt *De Cephalalgia* auch die erste neuzeitliche Theorie (Gefäßtheorie) der Migräne vor. Die Relevanz des Buches ergibt sich daraus, dass Willis darin unzählige, zum großen Teil aus dem Mittelalter stammende Beobachtungen und Spekulationen über Migräne, Epilepsie und andere Anfallsstörungen sammelt, ordnet und durch eigene klinischen Beobachtungen ergänzt. Sacks schlussfolgert, dass Willis „die zahlreichen prädisponierenden, erregenden und untergeordneten Ursachen derartiger Attacken“[730] genau kannte. Im 18. Jh. galt den sympathetischen Theorien ein besonderes Interesse und scharfe klinische Beobachter wie Tissot, Cullen und Sydenham unterschieden nicht willkürlich zwischen physischen und emotionalen Symptomen der Migräne, sondern verstanden sie vielmehr als integralen Bestandteil „nervöser Störungen“. Dies basiert auf der Vorstellung der untrennbaren Einheit psychophysiologischer Reaktionen, mit der zu Beginn des 19. Jhs. gebrochen wurde. Fortan unterteilte man die „nervösen Störungen“ in organische vs. funktionelle Störungen und unterschied zwischen Neurologen und Irrenärzten. Die Erfolge der Medizin im 20. Jh. führten auch für Migränepatienten zu enorm verbesserten Diagnose- und Behandlungsmöglichkeiten.[731] Die mit diesem Fortschritt einhergehende Zergliederung und Fragmentierung des Forschungsgegenstandes und die daraus folgende Spezialisierung des Wissens bewertet Sacks allerdings als Rückschritt, wobei er das entscheidende Argument für diese Bewertung als den „realen Verlust allgemeinen Verständnisses“ formuliert.[732]

Ganz offensichtlich ist es der theoretischen Medizin und ihrer naturwissenschaftlichen Fundierung bislang nicht gelungen, das komplexe Phänomen der Migräne zu erklären. Als ein Indiz dafür darf die oft recht beiläufige Beschreibung der Migräne in medizinischen bzw. neurologischen Lehrbüchern gelten, die meist im Zusammenhang mit anderen Störungen wie Epilepsie und Neuralgien erfolgt. Das fehlende Verständnis der Komplexität und Vielfalt der Migräne führt leider auch heute noch oft dazu, dass Ärzte dem Leiden der Patienten hilflos gegenüberstehen. Nicht wenige Patienten suchen dann Hilfe abseits der Schulmedizin, in alternativen Heilmethoden.[733] Der methodische und epistemische Reduktionismus der theoretischen Medizin und des theoretischen Krankheitsbegriffs scheint bei der Suche nach

[728] Sacks 2013, S. 27.

[729] Die Griechen bezeichneten diese unterschwellige Kommunikation als „sympathia“ und schrieben ihr bei der Verbindung von Kopf und Eingeweiden eine bedeutende Rolle zu.

[730] Sacks 2013, S.28.

[731] Den Fortschritten in der Migränetherapie widmet Sacks in seinem Buch ein ganzes Kapitel (siehe Sacks 2013, Kapitel 16, S. 381–401).

[732] Vgl. Sacks 2013, S. 24–34. Das Zitat findet sich auf S. 33.

[733] Vgl. Sacks S. 21–23.

geeigneten Therapieansätzen nur begrenzt erfolgversprechend zu sein und der Weg, der im allgemeinen Verständnis zu Fortschritt führt, scheint bei der Migräne zu versagen. Was ist das Spezifische der Migräne, das zur Herausforderung und zum Prüfstein einer dem naturwissenschaftlichen Paradigma folgenden Medizin wird?

4.1 Symptome zwischen physischen Körperfunktionen und „mystischen" Zuständen

Weiter oben wurde nur kurz angerissen, dass die Symptome der Migräne extrem vielfältig sind und sich zum Teil klaren Beschreibungen entziehen. Das Problem des Krankheitsbegriffs zeigt sich auch hier zuerst im Gebrauch der Bezeichnung *Migräne* für ein hochkomplexes Phänomen. Das Wort Migräne ist irreführend, impliziert es doch den (halbseitigen) Kopfschmerz als Charakteristikum der Migräne und reduziert selbige darauf.

> „Doch von Anfang an muß klar sein, daß Kopfschmerzen *niemals* das einzige Symptom, ja nicht einmal eine notwendige Begleiterscheinung von Migräneanfällen sind. Wir werden im Verlauf dieses Buches auf Anfalltypen treffen, die klinisch, physiologisch, pharmakologisch und in jeder anderen Hinsicht die ganze Palette der Migränemerkmale aufweisen – mit Ausnahme der Kopfschmerzen. Angesichts seines langen und allgemein üblichen Gebrauchs können wir nicht umhin, das Wort *Migräne* beizubehalten, müssen allerdings seine Bedeutung weit über die Grenzen jedweder Wörterbuchdefinition hinaus erweitern."[734]

Die Migräne bildet vielmehr einen Komplex vielfältiger Syndrome, die wiederum Überschneidungen haben, sich ineinander verwandeln können oder auch miteinander verschmelzen. Eine Klassifikation von Migränetypen findet sich in *The International Classification of Headache Disorders* der *International Headache Society.*[735]

Zu den Symptomen der einfachen Migräne zählen Kopfschmerzen in unterschiedlicher Lokalisation und Art, aber auch Übelkeit, Aufstoßen, Würgen und Erbrechen. Typisch sind Veränderungen der Gesichtsfarbe, Ödeme im Gesicht und auf dem Kopf, das Anschwellen von Gesicht, Zunge und Lippen. Die Augen zeigen häufig Veränderungen der Größe, weisen Rötungen der Blutgefäße im Auge auf, neigen zu vermehrtem Tränenfluss, zu Glanzlosigkeit und Einsinken, zu Jucken, Brennen und Lichtempfindlichkeit, wodurch das Sehen beeinträchtigt wird. Die nasalen Symptome erinnern an eine Nasennebenhöhlenentzündung oder auch an eine Erkältung. Symptome des Abdomens wie bspw. Oberbauchschmerzen erinnern an eine Gallenblasenentzündung, ein Geschwür oder eine Pankreatitis, kolikartige Bauchschmerzen an eine Blinddarmentzündung. Auch Blähungen, fehlende Darmgeräusche oder Verstopfungen und Durchfall können eine einfache Migräne begleiten. Typisch sind Lethargie und unwiderstehliche Schläfrigkeit, die häufig mit sehr lebhaften und wirren Träumen einhergehen und einem „Zustand an der Grenze zum Delirium"[736] gleichen. Andere Patienten wiederum fallen in eine Art „Heilschlaf", der ein Fortschreiten der Attacke verhindert. Benommenheit und das Gefühl von Schwindel und Schwäche begleiten Migräneattacken, oft kommt es zur

---

[734] Sacks 2013, S. 37 (*Kursivstellung* im Original).

[735] Vgl. International Headache Society 2016.

[736] Sacks 2013, S. 51.

Trübung des Bewusstseins. Veränderungen des Flüssigkeitshaushaltes führen zur Gewichtszunahme und zum Anschwellen von Gliedmaßen. Viele Patienten klagen über ein Gefühl von Fieber, andere haben tatsächlich eine erhöhte Körpertemperatur. Es kommt zu Veränderungen der Pulsfrequenz und des Blutdrucks, kurze Ohnmachten sind nicht ungewöhnlich. Licht und Geräusche rufen organische Überempfindlichkeiten hervor, oft kommt es zu einem übersteigerten Geruchsempfinden. Stimmungsschwankungen zeigen sich in gesteigerter Aktivität, Gereiztheit, Verstimmung, Ruhelosigkeit, aber auch in Resignation, Niedergeschlagenheit, Hoffnungslosigkeit, Zorn, Ärger, Verzweiflung, Wut und Ekel vor allem und jedem, auch der eigenen Person. Das Erleben subjektiver Passivität kann in Depressionen münden, in Einzelfällen sind suizidale Gedanken die Folge.[737]

Die vielfältigen Symptome zeigen deutlich, dass sich der Begriff Migräne nicht auf ein einzelnes Symptom reduzieren lässt:

> „Eine Migräne ist ein Konglomerat zahlloser Komponenten mit gegliederter Struktur. Innerhalb der Grenzen eines allgemeinen Musters ist der Stellenwert der einzelnen Komponenten äußerst variabel. Kopfschmerzen können das Hauptsyndrom sein, spielen möglicherweise aber auch nur eine untergeordnete Rolle oder fehlen sogar ganz. Als ‚Migräne-Äquivalente' bezeichnen wir Symptomkomplexe, die die charakteristischen Merkmale einer Migräne aufweisen, denen aber eine spezifische Kopfschmerzkomponente fehlt."[738]

Doch mehr als diese „Migräne-Äquivalente" ist für die Frage nach der Erklärungsmöglichkeit mentaler Erkrankungen durch physische Vorgänge das von Interesse, was bei der gezeigten Vielfalt der Symptome den inneren Kern, das Wesen der Migräne ausmacht: die Migräne-Aura! Aus diesem Grund müsste sie, so Sacks, im Zentrum jeden Buches über Migräne stehen. Jedoch: Je moderner ein Buch, umso weniger findet man darüber. Vielmehr ist eine historische Dichotomie festzustellen: Über Jh.e hinweg wurden Berichte über die Migräne-Aura und den Migränekopfschmerz voneinander getrennt veröffentlicht, ohne sie zueinander in Bezug zu setzen.[739] Seit der Veröffentlichung von Edward Liveigns Buch *On Megrim, Sick-Headache, and Some Allied Disorders* im Jahre 1873, der den gesamten Erfahrungsbereich der Migräne und seine Stellung im Bereich verwandter Störungen ordnete, hat sich niemand wirklich ernsthaft der Migräne-Aura gewidmet. Stattdessen ist sie oft vom Nimbus des Nebulösen, Ungewöhnlichen und Geheimnisvollen umgeben. Für Sacks ist dies „die Folge von Forschungsarbeiten, die ihren Gegenstand weit verfehlten, und einfältiger Hypothesen, die es unmöglich *machen*, den Gegenstand zu erfassen"[740]. Das scheint zunächst plausibel, ist es doch offenbar überaus schwierig, die Aura präzise zu beschreiben. Der Grund liegt darin, dass Auraphänomene von unseren üblichen Wahrnehmungsmustern abweichen. Sie sind so seltsam,

---

737 Vgl. Sacks 2013, S. 39–68. Sacks illustriert seine Beschreibung der Migräne eindrücklich mit Schilderungen von Patienten/innen aus der Geschichte und Gegenwart. Somit wird nicht nur die Vielfalt der Symptome sichtbar, sondern diese auch der phänomenologischen Betrachtungsweise zugänglich.

738 Sacks 2013, S. 69.

739 Vgl. Sacks 2013, S. 96.

740 Sacks 2013, S. 94 f. (*Kursivstellung* im Original).

> „daß es die Möglichkeiten der Sprache übersteigt, sie zu erfassen. Zudem geht von der Aura etwas Unheimliches und Furchteinflößendes aus, das den Geist schon beim bloßen Gedanken zurückscheuen lässt."[741]

Seit fast zweitausend Jahren werden die bestimmten epileptischen Anfällen unmittelbar vorausgehenden Halluzinationen als Aura bezeichnet. Unter Halluzinationen versteht Sacks diejenigen sensorischen Erfahrungen, die während einer Migräne-Aura gemacht werden. Dazu gehören

> „intensive affektiv getönte Zustände, Defizite und Störungen von Sprache und Ideation, Verzerrungen der räumlich-zeitlichen Wahrnehmung und eine Vielzahl traum-und tranceartiger sowie deliranter Zustände"[742].

Die Natur der in der medizinischen und religiösen Literatur geschilderten Visionen, Transzustände oder Verzückungen bleibt uns bis heute unerschlossen. Der Ursprung dieser Phänomene kann in der Migräne, aber auch in hysterischen, psychotischen, oneiroiden[743], epileptischen oder apoplektischen Gründen liegen. Die optischen, taktilen und anderen Halluzinationen zeigen sich allgemein in Veränderungen der Wahrnehmungsschwellen und Erregbarkeit. Dazu gehören Wandlungen von Bewusstsein, Muskeltonus, Stimmung und Affekt. Aber auch höhere integrative Funktionen wie Wahrnehmung, Ideation, Gedächtnis und Sprache können gestört sein.[744] Zu den wohl seltsamsten und auch am intensivsten erlebten Symptomen der Migräne-Aura zählen Gefühle plötzlicher Vertrautheit und Gewissheit, aber auch deren Gegenteil: plötzliche Fremdheit und Unvertrautheit. Diese Gefühle sind nicht flüchtiger Natur, wie wir sie alle hin und wieder erleben, sondern sie sind von enormer Intensität und relativ langandauernd. Sie gehen einher mit Veränderungen der Zeitwahrnehmung: Alles scheint stillzustehen oder sich zu wiederholen. Aber auch das Gefühl, in eine andere Zeit versetzt worden zu sein oder die Empfindung eines *Déjà-vu* gehören dazu. Zugleich sind diese Phänomene am schwersten zu beschreiben und zu analysieren. Das Gefühl, dass sich das Bewusstsein verdopple, ist typisch für derartige Zustände.[745] Die Migräne-Aura, kaum in Worte zu fassen, bleibt unverständlich. Somit ist sie das eigentliche Zentrum der Migräne, ihr „innerstes Wesen."[746]

Es scheint ganz offensichtlich, dass mit den seltenen Beschreibungen der Migräne-Aura die „elementarsten und fundamentalsten Hirn-Geist-Mechanismen"[747] in den Fokus des Interesses rücken. Genau jene sind für die Frage interessant, ob mentale Zustände nicht nur mit physischen korrelieren, sondern gleichsam durch sie hervorgerufen werden. Eine Suche nach der Antwort führt hinein in die neurophilosophisch-anthropologische Debatte in der Philo-

[741] Sacks 2013, S. 95. Vgl. auch S. 32 und S. 94 f.
[742] Sacks 2013, S. 96.
[743] Als oneiroid bezeichnet man solche Zustände, in denen Wach- und Schlafzustand für den Betroffenen nicht zu unterscheiden sind.
[744] Sacks 2013, S. 96–99.
[745] Vgl. Sacks 2013, S. 131.
[746] Vgl. Sacks 2013, S. 95.
[747] Sacks 2013, S. 95.

sophie des Geistes. Deren zentrales Thema, das Problem des psychophysischen Reduktionismus, beschreibt Levine wie folgt:

> „Thus only if mental phenomena are somehow constructible from, or constituted by, the physical phenomena that serve as the ultimate basis for all changes in the distribution of matter and energy, does it seem possible to make sense out of mental-physical causal interaction."[748]

Zur Möglichkeit der Rückführung mentaler Zustände auf physische Ursachen

> „Es war an einem Nachmittag im Spätsommer, und ich gondelte mit meinem Motorrad eine Landstraße entlang. Mich überkam eine große Ruhe, das Gefühl, als hätte ich diesen Augenblick schon einmal erlebt, am selben Ort – obwohl ich auf dieser Straße noch nie gefahren war. Ich hatte das Gefühl, daß dieser Sommernachmittag seit ewigen Zeiten andauerte und ich in einem endlosen Augenblick gefangen war. Als ich nach einigen Minuten vom Motorrad stieg, spürte ich ein starkes Prickeln in Händen, Nase, Lippen und Zunge. Es war, als setzten sich die Motorvibrationen fort, und ich hielt es zunächst für eine einfache Nebenwirkung. Aber diese Erklärung war nicht haltbar, denn das Vibrieren wurde immer stärker und breitete sich sehr langsam von den Fingerspitzen auf die Handflächen und weiter nach oben aus. Dann geschah etwas mit meinem Gesichtssinn. Ein Gefühl von Bewegung übertrug sich auf alles, was ich sah, so daß Bäume, Gras, Wolken etc. in lautlosem Brodeln und Beben in einer Art Ekstase nach oben zu strömen schienen. Um mich herum zirpten Grillen, und wenn ich die Augen schloß, wurde daraus das Zirpen von Farben, als würden die Laute, die ich hörte, ins Visuelle übersetzt. Nach etwas zwanzig Minuten wanderten die Parästhesien, die inzwischen die Ellbogen erreicht hatten, auf gleichem Weg zurück und lösten sich auf; die Welt gewann ihr normales Aussehen zurück, und auch das Gefühl der Ekstase verschwand. Ich fühlte mich ernüchtert und spürte die Kopfschmerzen nahen."[749]

Diese Fallgeschichte eines Migränepatienten beschreibt eine Reihe mentaler Zustände während einer Migräne-Aura. Dazu gehören *Empfindungen* wie das „Prickeln in den Händen" oder „das Zirpen von Farben", aber auch das Gefühl der Ruhe, der Endlosigkeit des Augenblicks und das Gefühl der Ekstase. Der Patient ist sich der beschriebenen Wahrnehmung *bewusst* und nur er selbst kann beschreiben, wie sich das „Prickeln in Händen, Nase, Lippen und Zunge" anfühlt oder die Farbe Rot klingt. Diesen körperlichen Empfindungen und Wahrnehmungseindrücken ist zu eigen, sich auf eine bestimmte, *subjektive* Weise anzufühlen. Der Patient beobachtet diese Wahrnehmungen aufmerksam, sucht Erklärungen und bewertet diese. Schließlich ist er überzeugt, dass das Prickeln in Händen, Lippen, Zunge und Nase nicht von den Vibrationen des Motorrads stammen kann. Ein Merkmal derartiger *intentionaler Zustände* ist, dass sie immer einen *semantischen Inhalt* haben. Die Überzeugung, dass die körperliche Wahrnehmung der prickelnden Hände keine Nebenwirkung der Motorradvibrationen sein kann, verweist auf eine rationale Beurteilung der Wahrnehmung: Da das Prickeln stärker wird, obwohl der Patient mittlerweile vom Motorrad gestiegen ist, kann es sich nicht um die Weiterleitung der Vibrationen des Motorrads handeln. Darunter liegen die Erfahrung und das Wissen, dass zwischen den Vibrationen des Motorrads und Körperempfindungen

[748] Levine 2001, S. 5.

[749] Sacks 2013, S. 143 f. Als Parästhesien werden unangenehme, mitunter auch schmerzhafte Fehl- oder Missempfindungen bezeichnet. Sie äußern sich in Kribbeln, Brennen, Kälte- oder Hitzegefühl, dem Einschlafen von Gliedern usw.

sehr wohl ein Zusammenhang bestehen kann. Offensichtlich unterliegen die Kausalbeziehungen zwischen intentionalen Zuständen oft Rationalitätsprinzipien zwischen deren Inhalten.

Empfindungen und *intentionale Zustände* gelten als die zwei Haupttypen mentaler Zustände. Zu den *Empfindungen* gehören körperliche Empfindungen (bspw. das Prickeln der Hände, Schmerzen oder Übelkeit) und Wahrnehmungsempfindungen (bspw. das Gefühl der Ruhe, der Unendlichkeit, der Ekstase, der Klang eines Tones oder der Eindruck einer Farbe). Ein Charakteristikum der Empfindungen ist, dass sie auf eine bestimmte Weise erlebt werden, sie also einen qualitativen Charakter haben. *Intentionale Zustände* (bspw. Überzeugungen, Wünsche, Absichten oder Befürchtungen) hingegen sind durch den Inhalt charakterisiert, auf den sie sich beziehen. Mentale Zustände haben Eigenschaften, die man in der Physik nicht kennt. Im allgemeinen Begriffsverständnis der Philosophie des Geistes unterscheiden sich mentale Zustände von den physischen u.a. durch

- die Bewusstheit mentaler Zustände. (Der Patient in unserem Beispiel *weiß*, dass er das Prickeln in den Händen spürt und dass es sich auf eine bestimmte Weise anfühlt.)
- das Wissen um die Unkorrigierbarkeit mentaler Zustände. (Aus dem „Zirpen von Farben" würde für den Patienten aus dem obigen Beispiel folgen, dass er wirklich Geräusche hörte, die durch Farben hervorgerufen wurden. Jedoch kann sich der Patient nicht sicher sein, dass er Farben hört. Es darf also angezweifelt werden, ob sich der Patient in diesem Moment wirklich sicher sein kann, Farben zu hören.)
- die Intentionalität mentaler Zustände, verstanden als Bezug auf *etwas*, auf einen Gegenstand oder Inhalt. (In unserem Beispiel vernimmt der Patient Geräusche, die von Farben auszugehen scheinen. Demnach stehen die Geräusche in Relation zu den Farben, die das *etwas*, also der Inhalt der Geräusche, sind.)
- die Privatheit mentaler Zustände, verstanden als eine exklusive, einmalige Beziehung zwischen einer Person und einem Gegenstand oder Inhalt. (In unserem Beispiel darf das Zirpen der Farben als einmalig in dem Sinne verstanden werden, dass nur die Person im obigen Beispiel diese in ebenjener Art und Weise vernimmt. Eine andere Person würde diese Geräusche, wenn überhaupt, anders wahrnehmen.) [750]

Die Korrelation mentaler und physischer Anteile der Migräne, die Sacks als „exemplarische Erscheinungsform einer psychophysischen und biologischen Reaktion"[751] beschreibt, liegt auf der Hand und darf bei jeder Krankheit als sicher angenommen werden. Doch ist es auch plausibel anzunehmen, dass mentale Zustände auf physische zurückgeführt werden können?

4.2 Versuche, die Rückführung mentaler auf physische Zustände zu erklären

Unsere Intention bejaht zunächst die Annahme, dass mentale auf physische Zustände zurückgeführt werden können: Gerade Krankheiten scheinen diese These ganz offensichtlich zu

[750] Vgl. Beckermann 2008, S. 9–18. Von den genannten Merkmalen des Mentalen ist die Privatheit das umstrittenste.

[751] Sacks 2013, S. 131.

belegen. Ein entzündeter Magen bereitet Schmerzen, eine Schädigung der Netzhaut des Auges führt zu Veränderungen im Sehvermögen allgemein und der Farbwahrnehmung im Speziellen, Schädigungen von Nervenbahnen können Missempfindungen wie Taubheitsgefühle oder Kribbeln hervorrufen usw. Doch unsere Intentionen können uns täuschen. Eine überzeugendere Antwort als die der Intuition suchten im „Golden Age of Medicine" die Mitglieder des sog. Wiener Kreises (1924–1936). Die hier vereinten Philosophen, Natur- und Sozialwissenschaftler wurden stark vom Denken Karl Poppers und Ludwig Wittgensteins beeinflusst. Letzterer diskutierte in seinen *Philosophischen Untersuchungen*[752] den Zusammenhang zwischen mentalen Zuständen und dem Verhalten von Personen, ausgehend von Beobachtungen, um diese anschließend theoretisch zu untermauern. Angelehnt an die obige Fallgeschichte bedarf es nicht viel Phantasie, um sich vorzustellen, wie die nahenden Kopfschmerzen das Verhalten des Patienten möglicherweise beeinflussen könnten. Vielleicht legt er sich unter einen Baum und wartet im Schatten ab, dass die Schmerzen abklingen. Oder er versucht, die Schmerzintensität mit Tabletten zu bekämpfen. Vielleicht setzt er sich auch auf das Motorrad und fährt möglichst schnell nach Hause, um dann, wenn die Schmerzen unerträglich werden, schon in den eigenen vier Wänden zu sein. Wie auch immer sich der Patient verhalten wird: Sein Verhalten wird von den Kopfschmerzen beeinflusst sein und auch von der Erfahrung, die er mit Kopfschmerzen zuvor gemacht hat. Hingegen scheint es äußerst unwahrscheinlich, dass er sich, geplagt von Migränekopfschmerzen, so verhalten wird, wie er es normalerweise tut, wenn er keine Migräneattacke hat. Zentral in der Wittgenstein'schen Argumentation ist die Möglichkeit einer *Privatsprache*. Eine solche anzunehmen, scheint zunächst trivial. Stellen wir uns dazu vor, wie der Patient seinem Arzt Oliver Sacks gegenüber das Prickeln seiner Hände und Lippen beschreibt, das „Zirpen der Farben" oder auch seinen Migränekopfschmerz. Wenn der Patient seine Empfindungen mit Worten wie „Prickeln", „Zirpen" oder „Schmerzen" beschreibt, kann der Arzt die Bedeutung der Worte erfassen, weil auch er derartige Empfindungen kennt. Jedoch weiß nur der Patient selbst, wie sich *dieses* „Prickeln" oder *diese* „Schmerzen" anfühlen, von denen er dem Arzt Auskunft gibt. Der Arzt kann diese Beschreibungen zwar hören, aber kann den Worten nicht dieselbe *Bedeutung* geben wie der Patient, denn nur der Patient kennt *seine* Empfindungen. Diese Überlegungen scheinen zu belegen, dass der Patient in einer Art Privatsprache über seine mentalen Zustände Auskunft gibt, die nur er selbst verstehen kann und die keine andere Person, auch nicht der Arzt, lernen kann. Das Argument für diese Annahme liegt darin, dass nur der Patient die Zustände kennt, von denen er dem Arzt berichtet, und nur der Sprecher selbst weiß, ob es diese Zustände gibt oder nicht.

Doch kann der Sprecher, hier der Patient, seinen eigenen Schilderungen trauen? Zum einen können wir uns selbst über unsere Wahrnehmungen täuschen. Bei Schmerzen sind wir uns in der Regel sicher, dass wir sie spüren. Ob wir aber verliebt sind oder nicht, ist oft schon schwieriger zu beantworten. So manch einer möchte gern verliebt sein und der Wunsch, den Zustand des Verliebtseins zu erleben, führt dann dazu, den erlebten Zustand auf ebenjene Weise zu interpretieren. Auch unser Urteil, ob wir aufgrund eines erlebten Zustandes krank

[752] Wittgenstein, *Philosophische Untersuchungen*, insbesondere § 258, § 259, § 265 und § 293.

sind oder nicht, ist nicht immer klar und eindeutig. Zusätzlich ist fraglich, ob wir unsere mentalen Zustände mit einem zeitlichen Abstand zum Erleben korrekt wiedergeben. Der Patient in unserer Fallgeschichte berichtet seinem Arzt in zeitlichem Abstand vom Prickeln der Hände und seinem Kopfschmerz am Tage des Motorradausflugs. Erinnert er sich richtig? Genau an dieser Frage setzt Wittgensteins Argument an, denn womit, aufgrund welcher Kriterien oder Regeln, können wir sicher beurteilen, ob wir uns richtig oder falsch erinnern? Das Hauptargument Wittgensteins gegen die Möglichkeit einer Privatsprache besteht denn auch in der Überzeugung, dass es keine unabhängig überprüfbaren Regeln oder Maßstäbe für das Sprechen über private Empfindungen gibt. Daraus schlussfolgert Wittgenstein, dass es keine Privatsprachen geben könne. Die privaten mentalen Zustände spielen demnach für die Bedeutung von Wörtern, die Empfindungen beschreiben, keine Rolle. Dies bedeutet jedoch nicht, dass Wörter, die Empfindungen wiedergeben und damit mentale Zustände, keine Bedeutung haben. Wenn aber solche Empfindungswörter bedeutsam sind, dann muss die Verwendung dieser Wörter auf Kriterien oder Regeln beruhen, die mit anderen geteilt werden und demnach nicht privat in dem Sinne sein können, dass nur die Person, die diese Regeln benutzt, durch die Benutzung der Regeln auf die Bedeutung der Wörter schließen kann. Daraus folgt zum einen, dass Empfindungswörter keine privaten Zustände bezeichnen können, und zum anderen, dass die Bedeutung dieser Wörter an öffentliche Regeln gebunden ist, die eine Beurteilung ihres korrekten Gebrauchs zulassen. Wittgensteins Argumentation bestärkt nicht nur unsere Intuition, dass ein enger Zusammenhang zwischen physischen und mentalen Zuständen besteht, sondern hatte lange Zeit auch einen großen Einfluss auf die Philosophie des Geistes und die Diskussion des Zusammenhangs von Körper und Geist. Seine Argumentation bestätigt die Grundidee des *semantischen Physikalismus,* die darin besteht, dass es einen *begrifflichen Zusammenhang* zwischen mentalen und beobachtbaren physischen Zuständen gibt.[753]

Die Standardantwort auf die Frage, wie man sich diese Rückführung mentaler auf physische Eigenschaften vorstellen muss, besteht in der Identität beider Eigenschaften. Rudolf Carnap, ebenfalls Mitglied des Wiener Kreises, beschreibt dieses Verständnis von Identität in § 4 von *Meaning and Necessity* aus dem Jahre 1956 wie folgt: „Zwei Prädikate drücken genau dann dieselbe Eigenschaft aus, wenn sie *synonym* sind."[754] Darunter liegt die im Wiener Kreis vertretene und in zahlreiche Arbeiten unter dem Titel *Die physikalische Sprache als Universalsprache der Wissenschaft* veröffentlichte Auffassung, „dass es zu jedem mentalen Prädikat ein synonymes Prädikat der physikalischen Sprache gibt"[755]. Folgt man den Ausführungen Carnaps, muss demnach zu jedem psychologischen Satz ein bedeutungsgleicher Satz in physikalischer Sprache existieren. Zusätzlich gilt, dass sich jedes mentale Prädikat durch Ausdrücke der physikalischen Sprache definieren lässt.[756]

---

753 Vgl. Beckermann 2008, S. 63–75.

754 Zitiert nach Beckermann 2008, S. 63 f. (*Kursivstellung* im Original).

755 Beckermann 2008, S. 64.

756 Vgl. Beckermann 2008, S. 64. Beckermann bezieht sich auf Rudolf Carnap: *Meaning and Necessity,* 2. Auflage, Chicago: Chicago University Press 1956, § 4.

Die obige Schilderung des Migränepatienten erlaubt uns, die Grundidee des semantischen Physikalismus an einem Beispiel zu konkretisieren. Der Patient berichtet seinem Arzt davon, dass Hände, Nase, Lippen und Zunge prickelten. Die Fallbeschreibung belässt es dabei. Aber es ist vorstellbar, dass der Arzt genauer wissen will, wie sich dieses Prickeln anfühlte. Der Patient könnte dann das Prickeln wie folgt beschreiben:

> „Zuerst hatte ich das Gefühl, Ameisen liefen über meine Lippen. Dort, wo sie die Lippen berührten, hatte ich das Gefühl kleiner elektrischer Reize. Auf der Zunge entsprach das Prickeln dem Gefühl was sich einstellt, wenn man Brausepulver auf der Zunge hat. Es war ein kaum zu ertragendes Kitzeln, Knispern und Schäumen, welches von winzigen Geräuschen begleitet war. So, als wenn kleinste Teilchen von Bonbons zerbersten. Zugleich fühlte sich meine Zunge ganz heiß an ..."

Der Arzt kann diese mögliche Selbstauskunft über die Parästhesien während des Gesprächs protokollieren. Vorstellbar ist auch, dass der Arzt selbst anwesend ist, wenn sich ein solches Prickeln einstellt. In diesem Fall kann er seine eigenen Beobachtungen notieren. Im Wiener Kreis nannte man solche Sätze Protokollsätze. Folgt man Carnap in der Annahme, dass es für jeden psychologischen Satz einen bedeutungsgleichen Satz in physikalischer Sprache gebe, müssten die Sätze der Selbstauskunft des Patienten oder die Beobachtungssätze des Arztes in physikalische Sprache umgewandelt werden können, ohne die Bedeutung zu verändern oder zu verlieren.[757] Der psychologische Satz „Meine Zunge prickelt" muss durch physikalische Testsätze verifiziert werden. Konkret bedeutet dies, dass alle physikalischen Testsätze wahr sein müssen, um den gleichen Bedeutungsinhalt zu haben wie der Satz: „Meine Zunge prickelt." Mögliche Testsätze könnten sein: „Der Patient beschreibt ein Prickeln der Zunge." Auch die Frage danach, ob die Zunge prickelt, und die mögliche Antwort „Ja" stellen einen Testsatz dar. Noch deutlicher wird der physikalische Charakter der Testsätze, wenn formuliert wird, dass bestimmte Reaktionen im Gehirn ein Prickeln der Zunge der Lippen auslösen.[758]

Ohne weiter auf die Fragen einzugehen, die sich aus den Grundannahmen des semantischen Physikalismus ergeben, scheint deutlich geworden zu sein, dass nicht nur problematisch ist, mentale Begriffe in physikalische zu überführen, sondern dass dieser Versuch scheitern muss.[759] Die Probleme des semantischen Physikalismus, die zu diesem Urteil führen, liegen nach Beckermann darin begründet, dass es nicht ohne Weiteres möglich ist, mentale Prädikate durch physikalische Bedingungen zu definieren. Er begründet dies damit, dass mentale Begriffe in der Regel Cluster-Begriffe[760] seien. Zusätzlich scheint äußerst schwierig zu sein, die physikalischen Bedingungen so zu formulieren, dass sie nicht durch Gegenbeispiele an-

---

757 Vgl. Beckermann 2008, S. 65.

758 Vgl. Beckermann 2008, S. 68 f. Beckermann bezieht sich hier auf den Aufsatz *The Logical Analysis of Psychology* von Carl Gustav Hempel aus dem Jahre 1935.

759 Vgl. ausführlich dazu Beckermann 2008, Kapitel II.

760 Von Clusterbegriffen spricht man, wenn für den Begriff eine Vielzahl von Merkmalen oder Kriterien zutreffend sind, jedoch keines davon notwendig ist.

greifbar sind. Nach Beckermann ist es unmöglich, mentale Ausdrücke in physikalischer Sprache zu definieren, ohne in einen Zirkel zu geraten.[761]

Auch wenn es unmöglich erscheint, mentale Begriffe in physikalischer Sprache hinreichend abzubilden, so kann ein begrifflicher Zusammenhang zwischen mentalen Zuständen und beobachtbarem Verhalten trotzdem nicht bestritten werden. Folgte man Carnaps Auffassung der Identität von Eigenschaften, müsste man eingestehen, dass aus dem Scheitern der Möglichkeit, mentale Begriffe in physikalischer Sprache zu definieren, die Nicht-Identität mentaler und physischer Zustände folgt. Wenn jedoch der Migräne-Patient aus der Fallgeschichte seine Migräneattacken als sein größtes Leid bezeichnen würde, dann würden die Prädikate „Migräneattacke" und „das größte Leid des Patienten" dieselbe Eigenschaft ausdrücken, ohne synonym zu sein – das heißt, ohne aufeinander zurückgeführt werden zu können und damit identisch zu sein. Daraus ist zu schlussfolgern, dass dieselbe Eigenschaft auch durch nicht-synonyme Prädikate ausgedrückt werden kann. Somit ist ein Zweifel an Carnaps Theorie angezeigt, der durch die Entwicklung in den Naturwissenschaften gestützt wird.[762]

Einen Ausweg weist die sog. *Identitätstheorie*, die mentalistische und neuronale Beschreibungen als grundsätzlich gleichrangig versteht. Mentale Zustände sind demnach mit physischen Zuständen in einem bestimmten Verständnis identisch. Beckermann gibt für die Identitätstheorie zwei äquivalente Formulierungen an:

1) „Jede mentale Eigenschaft bzw. jeder mentale Zustand ist *a posteriori identisch* mit einer physischen Eigenschaft bzw. einem physischen Zustand."
2) „Jedes mentale Prädikat drückt *de facto* eine physische Eigenschaft aus. Oder: Zu jedem mentalen Prädikat *‚M'* gibt es ein physisches Prädikat *‚P'*, so dass *‚M'* und *‚P'* dieselbe Eigenschaft ausdrücken, obwohl sie nicht synonym sind."[763]

Die Argumente für die *Identität* dieser Zustände liegt in einer erfolgreichen Theoriereduktion. Dem zugrunde liegt, wie weiter vorn beschrieben, eine Reduktion von Begriffen und Gesetzen. Bei dem Versuch, mentale auf physische Zustände zurückzuführen, geht es genauer um die Rückführung oder Reduktion mentaler Gehirnzustände auf ihre neuronalen Ursachen. Auf das Beispiel des Migränekopfschmerzes angewandt, bedeutet dies, dass die Kopfschmerzen auf eine bestimmte Aktivität von Nervenfasern zurückgeführt werden. Einen starken Einwand gegen die Theoriereduktion formulierte Jerry Fodor im Jahre 1974. Er ver-

761 Beckermann 2008, S. 90. An dieser Stelle sei auf den Einfluss unserer Sprechgewohnheiten auf die philosophische Diskussion verwiesen, insbesondere auf die Unterscheidung zwischen physisch und physikalisch. Das Physische ist traditionell der Gegenstandsbereich der Physik. Dabei stellt sich jedoch die Frage, welche Art von Physik gemeint ist. Oft wird das Physikalische als die Disziplin der Physik gebraucht, einschließlich der Chemie und der Physiologie. Unterscheidet man nun das Physische vom Geist, wird dies schnell als Physikalisches verstanden. Fassen wir das Mentale als das Nichtphysische auf, dann ist es auch nicht auf Physisches (oder Physikalisches) reduzierbar. Ohne diese Unterscheidung wäre alles physikalisch. Damit stellt sich die Frage, ob das Mentale ohne Rückgriff auf das Physische definiert werden kann (vgl. u.a. Beckermann 2008; Schwegler 2001, S. 74 ff.).

762 Vgl. Beckermann S. 98.

763 Beckermann 2008, S. 101.

trat die These, dass Wissenschaften wie die Psychologie, Soziologie, die Wirtschaftswissenschaften oder auch die Geologie nicht auf die Physik reduziert werden könnten, weil die Begriffe dieser Wissenschaften nicht in eindeutiger Weise den Begriffen der Physik entsprächen, woraus sich unschwer auf die Nichtentsprechung der Gültigkeit der Gesetze schließen lasse. Beckermann beschreibt das Verhältnis von Gesetzen der Einzelwissenschaften und der Physik nach Fodor wie folgt:

> „Wenn auf der einzelwissenschaftlichen Ebene das Ereignis *Fa* das Ereignis *F'a* verursacht und wenn *Fa* durch das physikalische Ereignis $P_j a$ realisiert ist, dann wird es in der Regel ein physikalisches Ereignis $P'_j a$ geben, dass durch $P_j a$ verursacht wird und das zugleich eine Realisierung von *F'a* ist: Allerdings sind dabei auch Ausnahmen möglich; d.h., es kann Realisierungen von *Fa* geben, die keine Realisierungen von *F'a* verursachen. Und dies ist der systematische Grund dafür, dass einzelwissenschaftliche Gesetze in der Regel nicht ausnahmslos gelten."[764]

Das Wissen um die vielfachen Möglichkeiten der Realisierbarkeit mentaler Zustände und Eigenschaften gilt heute nach Beckermann als der stärkste Einwand gegen die Identitätstheorie.

Jan C. Schmidt, der sich als Physiker und Philosoph intensiv den Diskursen zwischen Philosophie und Naturwissenschaft widmet, kritisiert den Gebrauch des Reduktionsbegriffs in der Neurophilosophie:

> „Aus Perspektive der Physik und der sukzessiven Vereinheitlichung physikalischer Theorien ist diese neurophilosophische These kontraintuitiv. Eine erfolgreiche Reduktion meint in der Physik, dass die Fundamente tiefergelegt werden durch Gesetzes- bzw. Theoriereduktionen. Die reduzierte Theorie ist in ihrem Geltungsanspruch limitiert, relativiert oder sogar falsifiziert. Die Klassische Mechanik oder die Phänomenologische Thermodynamik treten hinter die Quantenmechanik bzw. die Statistische Thermodynamik zurück. Die neurophilosophischen Argumente kehren hier merkwürdigerweise die Argumentationsrichtung um: Nur eine erfolgreiche Reduktion ermögliche die Erhaltung des reduzierten Partners."[765]

Das Beispiel des Schmerzes nutzend, argumentierte Saul Aaron Kripke in den 1970er Jahren gegen die Identitätstheorie. Sein Hauptargument gegen die Identität der mentalen Eigenschaft Schmerz mit dem Feuern von Nervenfasern ist die Kontingenz der beiden Ausdrücke. Seine Kritik gegen die Identitätstheorie besteht darin, dass die Tatsache, dass aufgrund der geltenden Naturgesetze in unserer Welt jedem mentalen Zustand X genau ein Gehirnzustand Y zugeordnet werden könne, eine kontingente Tatsache sei. Also sei grundsätzlich vorstellbar, dass der Kopfschmerz X des motorradfahrenden Migränepatienten auf einen anderen Gehirnzustand Y zurückzuführen sei als der Kopfschmerz eines anderen Migränepatienten. Um den Nachweis zu erbringen, dass mentale und physische Zustände eben nicht identisch sind, genügt genau diese metaphysische Möglichkeit. In Untersuchungen mittels der Positronen-Emissions-Tomographie konnte mittlerweile auch der empirische Nachweis er-

---

764 Beckermann 2008, S. 141 (*Kursivstellung* im Original).
765 Schmidt 2003, S. 203 f.

bracht werden, dass mentale Zustände durchaus mit unterschiedlichen neuronalen Aktivitäten zusammenhängen. Doch nicht nur das – auch bei ein und derselben Person kann sich dieser Zusammenhang aufgrund der Plastizität des Gehirns verändern.[766]
Die neurophilosophische Position des Funktionalismus hingegen macht keine Aussagen über die Wirklichkeit zu ihrer Voraussetzung und scheint mit einem monistischen und dualistischen Verständnis von Wirklichkeit vereinbar. Mentale Zustände

> „werden als abstrakte, funktionale Zustände verstanden, die über kausale Beziehungen und Informationsverarbeitung zu kennzeichnen sind. Schmerzen beispielsweise sind über kausale Rollen charakterisierbar, durch äußere Ursachen (Verletzungen), Verhaltenskonsequenzen (Schreien) und Einwirkungen auf andere kognitive Prozesse (Wunsch der Schmerzstillung)“[767].

Jedoch können auch Tieren und, dies ist nicht ausgeschlossen, komplexen Maschinen derartige mentale Zustände zugeschrieben werden, womit auch hier das Argument der Multirealisierbarkeit mentaler Zustände greift. Konzeptionell liegen dem Funktionalismus Computer-Analogien und behavioristische Positionen zugrunde, die eine Gleichsetzung von Gehirn und Geist mit einem Computer erlauben. Eine Reduktion ist im Sinne des Funktionalismus dann erfolgreich, „wenn das komplexe System ‚Gehirn' auf ein kausales Output-Verfahrensschema zurückgeführt werden kann“[768].

Die Diskussion in der Philosophie des Geistes ist wesentlich differenzierter, als sie hier dargestellt werden kann. Jedoch ist nicht von der Hand zu weisen, das nicht nur ernsthafte Zweifel an der Möglichkeit der Reduktion mentaler auf physische Zustände bestehen, sondern darüber hinaus zum jetzigen Zeitpunkt auch der empirische Nachweis eines reduktiven Zusammenhangs fehlt. Levine prägte dafür den Begriff der „Erklärungslücke“. Diese besteht intuitiv zwischen der neurophysiologischen Ebene und geistigen Phänomenen.

> „Es scheint sich immer die Frage zu stellen, *warum* denn gerade dieser oder jener Gehirnvorgang überhaupt von einem Subjekt erlebt werden sollte, warum ein Gehirnvorgang gar Bewußtsein oder Selbstbewußtsein *sein* soll. Wenn aber Bewußtsein und Selbstbewußtsein wirklich nichts weiter sind als bestimmte physische Phänomene, dann *sollte* es dafür eine Erklärung geben, so Levine. Aufgabe des Materialisten sei es daher, in einer *reduktiven* Erklärung verständlich zu machen, daß der Geist nichts weiter ist als das Gehirn.“[769]

Da bisher nicht klar ist, wie dieses *„explanatory gap“* zu schließen ist, stellt das bewusste Erleben mentaler Zustände ein großes Problem für den Physikalismus dar, welches auch in die Medizin hineingetragen wird. Der Neurologe Sacks beantwortet die Frage, ob zerebrale Störungen der Migräne auf die fundamentalen Funktionsebenen des Gehirns beschränkt

---

[766] Vgl. Beckermann 2008, S. 98–141. Die Argumentation Kripkes ist in diesem Abschnitt ausführlich und gut verständlich enthalten.

[767] Schmidt 2003, S. 204.

[768] Schmidt 2003, S. 204. Auch Beckermann widmet dem Funktionalismus einen eigenen Abschnitt (vgl. Beckermann 2008, S. 141–180).

[769] Schlicht 2007, S. 21.

seien, eindeutig mit „Nein". Seine Erfahrung lehrt ihn, dass auch subtilere Störungen zur Migräne gehören.

> „Tatsächlich steht zu vermuten, daß an den meisten Migräne-Auren Veränderungen höherer zerebraler Funktionen beteiligt sind, die allerdings der Aufmerksamkeit leicht entgehen, weil sie sehr subtil oder seltsam sind oder weil sich der Patient während der Aura jeder anspruchsvollen intellektuellen oder motorischen Aktivität enthält."[770]

Aus den Fallgeschichten und Auskünften vieler Patienten geht hervor, dass das Erleben einer Migräne-Aura mit seltsamen und verwirrenden Gefühlen einhergeht.

> „Kurz, sie sind sich dessen bewußt, daß da außer Flimmerskotom, Parästhesien etc. *noch irgend etwas ist*, das so außerhalb ihrer herkömmlichen Erfahrung liegt, so schwer zu beschreiben ist, daß sie oft wissentlich oder unwissentlich vermeiden, bei der Schilderung ihrer Beschwerden auch darüber zu berichten."[771]

Obwohl das Erleben von Krankheit untrennbar mit mentalen Zuständen korreliert, *muss* eine Orientierung an einem theoretisch-naturwissenschaftlichen Krankheitsbegriff mentale Zustände – obwohl die Korrelation mit Krankheiten unbestritten ist – aus dem Begriff der Krankheit ausschließen, weil weder physikalische noch neurophysiologische Theorien die Subjektivität des Bewusstseins und damit des Krankheitserlebens erklären können.

Physikalisten gehen von der kausalen Geschlossenheit des Physischen aus. Wenn jedoch keine Theorie Bewusstsein und Selbstbewusstsein erklären kann, scheint es gerechtfertigt, wie Tobias Schlicht in der Erklärungslücke ein Argument gegen den Physikalismus zu sehen.[772] Analog ist aus den angeführten Argumenten zu schlussfolgern, dass die Erklärungslücke zwischen Geist und Gehirn das entscheidende Argument gegen eine Orientierung an einem theoretischen Krankheitsbegriff liefert: Wir können nicht einfach davon ausgehen, dass es richtig ist, *ausschließlich* einem naturwissenschaftlichen Verständnis von Krankheit zu folgen, weil wir nicht *notwendig* und davon ausgehen können, dass der biopsychische Reduktionismus in der Biologie und Medizin *wahr* ist.

Der Nutzen der Orientierung an einem „fragmentierten", theoretischen Krankheitsbegriff liegt in verbesserten diagnostischen und therapeutischen Möglichkeiten. Dies ist unbestritten und auch Migränepatienten profitieren davon. Zwei Problemkreise scheinen jedoch daraus zu folgen: Zum einen darf gefragt werden, ob es eine Art Grenze gibt, ab welcher der Erfolg der „Fragmentierung" in einen Misserfolg umschlägt, bspw. im Sinne von (mitunter unkalkulierbaren) Nebenwirkungen, wie sie seit den 1970er Jahren beklagt und thematisiert werden. Zum anderen geht es direkt um die Frage nach der Sinnhaftigkeit der Suche nach einem Verständnis von Krankheit in einem allgemeinen Sinne. Vielleicht ist diese Frage je-

---

[770] Sacks 2013, S. 123.
[771] Sacks 2013, S. 124 (*Kursivstellung* durch die Autorin).
[772] Vgl. Schlicht 2007, S. 22.

doch auch nur ein Anachronismus und entstammt einer (medizinhistorisch) überlebten Epoche?

4.3 Reduktionsbarrieren

> „Die Argumentation, die vom Scheitern des psychophysikalischen Reduktionismus ausgeht, ist eine philosophische Argumentation, doch ich meine, es gibt unabhängig davon empirische Gründe dafür, die Wahrheit des Reduktionismus in der Biologie skeptisch zu betrachten. Der physikalisch-chemische Reduktionismus in der Biologie ist die orthodoxe Sicht, und jeder Widerstand dagegen wird nicht nur als wissenschaftlich, sondern auch als politisch inkorrekt angesehen. Mir fällt es allerdings schon seit langem schwer, die materialistische Erklärung dafür, wie wir und andere Organismen entstanden sind, zu glauben, die maßgebliche Version, wie der Evolutionsprozess funktioniert, eingeschlossen. Je mehr Einzelheiten wir über die chemische Basis des Lebens und die Vertracktheit des genetischen Codes erfahren, desto unglaubwürdiger wird die gängige historische Erklärung. Das ist lediglich die Meinung eines Laien, der sich ausgiebig mit der Literatur befasst, die den Nichtspezialisten die zeitgenössische Naturwissenschaft erklärt."[773]

Das Zitat stammt von dem US-amerikanischen Philosophen Thomas Nagel, der 1974 in seinem Aufsatz *What is it like to be a bat?* auf epistemologische Erklärungslücken in den Neurowissenschaften hinwies und damit in der Philosophie des Geistes bekannt wurde. Ohne seine berühmte Frage: „Wie ist es, eine Fledermaus zu sein?", zumindest zu erwähnen, kommt nach wie vor kein Lehrbuch der Philosophie des Geistes aus. Die Kritik am Reduktionismus zeigt sich in der Debatte um den Krankheitsbegriff vielleicht am deutlichsten im Reduktionismusvorwurf an die BST von Boorse. Folgt man Jan C. Schmidt, kommt auch ein kritischer Blick auf die hier vertretene Kritik am naturwissenschaftlich-physikalischen Reduktionismus in der Medizin nicht ohne Bezug zu den empirischen Neurowissenschaften aus:

> „Für einen interdisziplinären Dialog erscheinen diese Argumente des Denkmöglichen allein ebenso unzureichend wie für eine kritische Wissenschaftsphilosophie der Neurowissenschaften. Nicht selten sind die Argumente zudem zirkulär, weil sie, wie in Spielarten der Supervenienz- und der Emergenzthesen, explizit Nichtreduzierbarkeit fordern. Der inner-neurowissenschaftliche Reduktionismus ist nicht ihr Thema. Produktiver erscheint es demgegenüber, näher an die Neurowissenschaften heranzutreten und aus wissenschaftsphilosophischer Perspektive nach Reduktionsbarrieren innerhalb der Neurowissenschaften zu fragen."[774]

Für das Verständnis von Krankheit sind die neurowissenschaftlichen Reduktionsbarrieren, die sich in Chaos- und Komplexitätstheorien finden, von großer Bedeutung. Schließlich ist unbestritten, dass das Gehirn mit seiner neuronalen Aktivität an jeglichem Krankheitsgeschehen beteiligt ist – mehr oder minder spürbar für den Patienten. Das Beispiel der Migräne macht dies besonders eindrucksvoll sichtbar. Phänomene, die mit der Migräne-Aura ein-

[773] Nagel 2013, S. 14. Als historische Erklärung von größtmöglicher Überzeugungskraft, die für ihn an Glaubwürdigkeit verliert, verweist Nagel in einer Fußnote auf Richard Dawkins: *Der blinde Uhrmacher. Warum die Erkenntnisse der Evolutionsbiiologie zeigen, daß das Universum nicht durch Design entstanden ist,* 4. Auflage, München: DTV 2010.

[774] Schmidt 2003, S. 209. Auf die Diskussion eines „Physikalismus ohne Reduktionismus", wie er bspw. von Donald Davidson oder Richard Rorty geführt wird, soll hier verzichtet werden.

hergehen, verdringlichen exemplarisch die Frage, ob diese mentalen Empfindungen auf neuronale Strukturen zurückzuführen sind.

Entscheidend für die neurowissenschaftlichen Reduktionsbarrieren ist das Verständnis des Gehirns als chaotisches, komplexes und hochdynamisches System.

> „Chaos meint dabei *keine* wirre Unordnung, sondern Regelmäßigkeiten mit Schwankungen. Man spricht von regelbehafteten oder auch von deterministischem Chaos. Dieses Chaos liegt phänomenologisch zwischen starrer Periodizität und wirrem Zufall, zwischen Erstarrung und Willkür. Oder anders: Rhythmus mit Variabilität, Fluktuation mit Regelmäßigkeiten, gesetzmäßige Schwankungen, deterministischer ‚Zufall'."[775]

Der Begriff des *Zufalls* bezieht sich in der Chaos- und Komplexitätsforschung auf die Nichtauffindbarkeit von Redundanzen, bspw. in Mess- oder Datenreihen.[776] Belege, dass es sich bei Hirnprozessen um nichtlinear-chaotische Abläufe handelt, finden sich in den Neurowissenschaften mehrfach: Die Gehirnstruktur ist durch einen synaptischen Aufbau charakterisiert. Die Neuronenaktivität wird als hochgradig nichtlinear beschrieben. Das Gehirn bildet mit über 100 Milliarden Nervenzellen, die in Neuronenverbänden organisiert sind, ein vernetztes und zur Rückkopplung fähiges System. Die Hirnaktivität ist hochdynamisch, wodurch aufgrund der schnellen Interaktionen Zustände von Instabilität erzeugt werden. Und letztlich ermöglicht das Gehirn in ständiger Interaktion mit der Umwelt die Erzeugung und den Austausch von Informationen.[777]

Empirisch charakteristisch ist für neuronale Prozesse, dass sehr kleine und von uns unbemerkt bleibende Ursachen beträchtliche Effekte hervorrufen können. Diese Effekte bemerken wir; und da wir keine Ursachen angeben können, nutzen wir dafür den Ausdruck „Zufall"; Struktur, Ordnung und Regelmäßigkeit des ablaufenden Prozesses bleiben uns jedoch verborgen. Mittels der Elektroenzephalografie (EEG), mit der in den Neurowissenschaften die elektrischen Aktivitäten des Gehirns gemessen werden, sind dann keine Redundanzen in den Datenreihen nachweisbar – sie verlaufen genau in diesem Verständnis „zufällig". Die gewonnenen Daten können nicht in einer mathematischen Formel oder in einem Algorithmus dargestellt werden, wodurch wiederum der Nachweis von Gesetzmäßigkeiten verunmöglicht wird. Bei diesen zufälligen Prozessen ist demnach unmöglich, eine reduktive Erklärung zu finden: weder nomologisch- noch ontologisch-reduktiv, auch nicht kausal oder funktional. Der epistemische Reduktionismus sieht sich durch diese „zufälligen" Ereignisse beschränkt.[778]

---

[775] Schmidt 2003, S. 210 (*Kursivstellung* im Original). Schmidt verweist in Fußnote 55 auf „Klassiker" der Nichtlinearen Dynamik und Chaostheorie. Dazu zählen J. Guckenheimer/P. Holmes: *Nonlinear oscillations, dynamical systems, and bifurcations of vector fields*, New York: Springer 1983; S. Wiggins: *Global Bifurcations and Chaos*, New York: Springer 1988 und *R. Devaney: An Introduction to Chaotic Dynamical Systems*, Redwood City: Addison-Wesley 1989.

[776] Vgl. Schmidt 2003, S. 214.

[777] Vgl. Schmidt 2003, S. 210–213.

[778] Vgl. Schmidt 2003, S. 215.

Wenn die zerebralen Störungen der Migräne durch klinische Beobachter ausschließlich auf fundamentale Funktionsebenen des Gehirns zurückgeführt werden und differenziertere neurologische Störungen als Zeichen von Epilepsie oder organischen Leiden gedeutet werden[779], darf dies in Anerkennung der neurowissenschaftlichen Reduktionsbarrieren als eine Vernachlässigung selbiger gedeutet werden. Zugleich ist jedoch die diagnostische Unterscheidung der Migräne-Aura von anderen paroxysmalen Zuständen, insbesondere der Epilepsie, eine wichtige Aufgabe des Arztes. Abgesehen von wenigen Ausnahmen ist es in der klinischen Praxis nach Sacks kein Problem, Migräne von Epilepsie zu unterscheiden. Zur Unterscheidung führt er die auftretenden visuellen Symptome, Parästhesien, Krämpfe, Bewusstseinsverlust, Veränderungen von höheren integrativen Funktionen und Affekten als Kriterien an, die den Ärzten diagnostische Sicherheit geben. Der praktisch tätige Arzt stößt aber immer wieder auf Fälle, bei denen verschiedene klinische Symptome miteinander (scheinbar) verschmelzen und eine Abgrenzung der Symptome voneinander unmöglich wird.

> „Vielleicht handelt es sich letztlich gar nicht mehr um ein Problem der klinischen oder physiologischen Differenzierung, sondern vielmehr um eine Frage der semantischen Entscheidung: Wir können nicht benennen, was wir nicht als Einzelnes identifizieren.“[780]

Deduktiv-nomologische Erklärungen funktionieren für gewöhnlich durch die Ableitung von Gesetzen und Anfangsbedingungen auf das zu erklärende Phänomen. Eine solche Theorie- und Gesetzesreduktion stößt jedoch bei Testreihen am Gehirn an empirische Grenzen. So ist problematisch, den Anfangszustand des Gehirns zu bemessen. Messtheoretisch gibt es eine prinzipielle Grenze bei der Erfassung der räumlichen und zeitlichen Auflösung.[781] Die Zerlegbarkeit der Systeme in einzeln zu lokalisierende Komponenten hat, wie die Erklärung der Systemeigenschaften und -prozesse aus solchen lokalen Komponenten unter Nutzung der Gesetze der lokalen Zusammensetzung, in der Quantentheorie ihre Grenzen gefunden. Experimente, wie sie von Albert Einstein, Boris Podolsky und Nathan Rosen 1935 gedanklich durchgespielt wurden, konnten erst in den 1970er Jahren durch Versuchsanordnungen ausgeführt werden. Dabei laufen zwei Teilchen auseinander und Messungen werden im Abstand von mehreren Kilometern durchgeführt. Die Messergebnisse zeigen Korrelationen an diesen Teilchen, die keinerlei Folge lokaler Korrelationen sein können, sondern die ihren Ursprung zu einem Zeitpunkt nahmen, an dem die Teilchen noch gemeinsam an einem Ort waren. Dieser Komplex von Ereignissen, die räumlich weit voneinander getrennt stattfinden und nicht als Abfolge lokaler Ereignisse zu rekonstruieren sind, wird als „Nichtlokalität“ beschrieben.[782] Damit liegt die Schlussfolgerung auf der Hand, dass die Physik mit ihren Me-

[779] Vgl. Sacks 2013, S.123.

[780] Sacks 2013, S. 152. Er bezieht sich auf Wittgenstein: „Entweder ein Ding hat Eigenschaften, die kein anderes hat, dann kann man es ohneweiteres [sic]durch eine Beschreibung aus den anderen herausheben, und darauf hinweisen; oder aber, es gibt mehrere Dinge, die ihre sämtlichen Eigenschaften gemeinsam haben, dann ist es überhaupt unmöglich auf eines von ihnen zu zeigen. Denn, ist das Ding durch nichts hervorgehoben, so kann ich es nicht hervorheben, denn sonst ist es eben hervorgehoben“ (L. Wittgenstein, *Tractatus Logico-Philosophicus*, Frankfurt/Main: Suhrkamp 2003, 2.02331).

[781] Vgl. Schmidt 2003, S. 215. Siehe auch Schmidt: *Die physikalische Grenze. Eine modelltheoretische Studie zur Chaostheorie und Nichtlinearen Dynamik*, St. Augustin: Gardez! 2000.

[782] Vgl. Schwegler 2001, S. 69.

thoden zumindest zum gegenwärtigen Zeitpunkt nicht in der Lage ist, einen Nachweis zu erbringen, dass alle Erklärungen von Phänomenen auf elementarste Objekte zurückzuführen sind. Schwegler bezeichnet derartige Reduktionsversuche sogar als „wissenschaftlich kontraproduktiv“[783]. Von den vielfältigen Symptomen der Migräne scheinen die sog. Mosaik- und Filmillusionen noch stärker als das Gefühl der Bewusstseinsverdopplung auf die „Nichtlokalität“ und damit auf die Reduktionsgrenzen zu verweisen. Gerade sie geben Zeugnis davon, „wie das „Hirn-Geist-System ‚Raum‘ und ‚Zeit‘ konstruiert, indem sie uns demonstrieren, was geschieht, wenn Raum- und Zeitkontinuen zerbrechen oder *nicht hergestellt* werden“[784]. Besonders die Mosaik- und Filmillusionen erscheinen als Ausdruck eines Zwischenzustandes von „anorganischer, kristalliner Natur“, „ohne organischen, persönlichen Charakter, ohne ‚Leben‘“.[785]

Aus der Unterbestimmtheit der Anfangs- und Randbedingungen ergeben sich nach Schmidt zwei Konsequenzen: Empirisch-experimentell ist der Ablauf neuronaler Prozesse nur eingeschränkt wiederholbar, da neuronale Prozesse einmalige, einzigartige Abläufe sind. Kleinste mikroskopische Ungenauigkeiten können sich dadurch, dass kaum wahrnehmbare ähnliche Ursachen sehr unterschiedliche Wirkungen hervorrufen können, auf der sichtbaren Makroebene phänomenologisch ganz anders darstellen. Die zweite Konsequenz besteht in der mathematischen Modellierung. Unterschiedliche Anfangs- und Randbedingungen ziehen verschiedene zeitliche Entwicklungen der Gesetzeszustände nach sich. Weder die neuronalen Prozesse noch deren mathematische Modellierung sind wiederholbar. Mathematisch-statistische Untersuchungsmethoden, wie sie in der Physik üblich sind, können in den nichtlinearen und Chaostheorien keine Anwendung finden. Vielmehr steht das Gehirn mit der gesamten Welt in Verbindung. Dieser Sachverhalt verunmöglicht einen ontologischen Reduktionismus, womit das Gehirn von der Gesamtheit des Kosmos nicht hinreichend zu dekontextualisieren ist.[786] Vor dem Hintergrund dieser Überlegungen rückt die Verdrängung klassischer Beobachtungen und Datensammlungen durch experimentelle Methoden in ein neues Licht:

> „Durch das Bestreben, einheitliche Versuchsbedingungen herzustellen und alle Variablen bis auf die eine, die man beobachten will, auszuschließen, reißt das Experiment den Gegenstand aus einem Zusammenhang und reduziert Komplexität. Bei der Migräne war das experimentelle Vorgehen weniger erfolgreich als auf vielen anderen Gebieten. Gleichwohl hofft man immer noch auf den großen technischen ‚Durchbruch‘, der die ‚Ursache‘ der Migräne zutage fördern soll.“[787]

Infolge dieser methodologischen Engführung bei der Suche nach dem einen die Migräne verursachenden Faktor wurden viele Fehlschlüsse generiert. So wurde bspw. behauptet, Migräne entstehe durch eine akute Störung der Mikrozirkulation, durch Sauerstoffmangel im

[783] Schwegler 2001, S. 70.
[784] Sacks 2013, S. 127 (*Kursivstellung* im Original).
[785] Sacks 2013, S. 127.
[786] Vgl. Schmidt 2003, S. 215–217.
[787] Sacks 2013, S. 267.

Gehirn oder durch eine Störung des Serotoninspiegels im Blut. Die Suche nach dem einzigen auslösenden Faktor ist jedoch nur sinnvoll und erfolgversprechend, wenn der untersuchte Gegenstand oder das untersuchte Geschehen fest umrissen und eindeutig determiniert ist.[788]

An dieser Stelle könnte man einen Zirkel in der Argumentation vermuten, schließlich handelt es sich bei der Migräne um ein komplexes Syndrom. Dieser steht nach Gross/Löffler über dem Krankheitsbegriff und zeichnet sich dadurch aus, dass die Ursachen noch unbekannt bzw. so vielfältig sind, dass eine Unterscheidung von anderen Krankheiten noch nicht möglich ist. Die Ursache der Migräne ist jedoch zum jetzigen Zeitpunkt, so scheint deutlich geworden, nicht eindeutig bestimmbar. Unstrittig ist jedoch, dass an der Entstehung der Migräne zahlreiche zerebrale Funktionen beteiligt sind, die zum Erleben äußerst ungewöhnlicher mentaler Zustände führen. Vielleicht zeigt uns die Migräne gerade das, was für alle Krankheiten gilt, aber bei vielen und insbesondere gut erforschten Krankheiten aufgrund der mehr oder minder deutlich auszumachenden Kausalzusammenhänge bei deren Entstehung weniger zum Tragen kommt: Gehirnprozesse, die an allen Krankheitsprozessen beteiligt sind, sind als Untersuchungsgegenstand unterkomplex darstellbar und nicht eindeutig determiniert.

Die Probleme der mathematisch-theoretischen Modellierung sensitiv neurologischer Aktivitäten führen uns vor Augen, dass die Nichtlinearität unseres Gehirns die Grenzen der gegenwärtig verfügbaren mathematischen Möglichkeiten sprengt. Der dem methodologischen Reduktionismus folgende Weg, Naturgesetze über Differentialgleichungen zu erfassen, ist bei nichtlinearen und nichtlinear-chaotischen Modellbeschreibungen bisher nicht möglich. Die Berechenbarkeit von neuronalen Abläufen ist zumindest bislang limitiert und kann auch computertechnisch (noch) nicht gelöst werden. Schwegler sieht in der Begrenztheit der Mathematik den Grund dafür, warum sich die nichtlinearen, dynamischen Systeme wie das Gehirn einer (Theorie-)Reduktion entziehen:

> „Die makroskopischen Phänomene von der Mikrophysik aus zu erfassen, würde die (einigermaßen) strenge Bearbeitung von nichtlinearen Differentialgleichungssystemen mit 10^{23} Variablen verlangen. Die Chaosphysik tut sich schon schwer mit 3-4 Variablen."[789]

Um derartige Systeme zu berechnen, müssten unzählige Variablen in unzählbar vielen Theorien bekannt sein, was in naher und ferner Zukunft eher ausgeschlossen ist. Neben dem Problem, reelle Zahlen zur Darstellung chaotischer Dynamiken zu digitalisieren, stellt der Computer selbst als eine den Gesetzen der Thermodynamik, der Relativitätstheorie und Quantenmechanik unterworfene „endliche physikalische Maschine" (Schmidt) selbst ein Problem dar; auch Quantencomputer vermögen das Problem nicht zu lösen.[790]

[788] Vgl. Sacks 2013, S. 267 f.
[789] Schwegler 2001, S. 67.
[790] Vgl. Schmidt 2003, S. 217–219.

Es zeigt sich deutlich, dass die neurowissenschaftlichen Reduktionsbarrieren einem epistemologischen, ontologischen und auch methodologischen Reduktionismus deutliche Grenzen aufzeigen. Die Welt auf die Gesetze der klassischen Physik zurückzuführen, scheint ein Denkmodell der Vergangenheit zu sein.

> „Neurophysiologische Modelle sind von einem ganz anderen Typ als die hinreichend empirisch testbaren Naturgesetze der klassisch-modernen Physik: Stärkere Subjektivitäten und hermeneutische Aspekte treten in die (Neuro-)Wissenschaft ein, qualitativ anders als dies in der klassisch-modernen Physik der Fall ist. Damit relativiert sich der an die klassisch-moderne Physik angelehnte Geltungsanspruch neurowissenschaftlicher Modelle. Neurowissenschaftliche Objektivität scheint von einem andern Typ zu sein als die Objektivität von Aussagen, ‚Gesetzmäßigkeiten' und Theorien der klassischen Physik."[791]

Aus dem Wissen um die Sensitivität der Prozesse im Gehirn ergeben sich Argumente, welche verschiedene Spielarten der Supervenienzthese stärken. So ist bekannt, dass durch ähnliche neuronale Prozesse, die physische Prozesse sind, Mentales oder Psychisches entstehen kann, aber nicht muss.

In der philosophischen Argumentation trifft der Versuch, die Reduktion des Mentalen auf das Psychische zu klären, auf zahlreiche Hindernisse, die hinlänglich diskutiert wurden. Begrifflich-semantisch scheint die Erklärungslücke nicht zu schließen zu sein. Dafür spricht, dass die inhaltlichen Argumentationen in Begriffsdiskursen stecken, die selbst wieder Cluster-Begriffe sind und der Klärung bedürfen. Dazu zählen bspw. Begriffe wie Personalität, Subjektivität und Bewusstsein, Qualia oder Willensfreiheit. Wenn im interdisziplinären Diskurs um die Erklärungslücke von Geist und Gehirn neurowissenschaftliche Reduktionsbarrieren argumentativ an Gewicht gewinnen und das Gehirn an jedem Krankheitsprozess beteiligt ist, dann scheint nur folgerichtig, dieser Argumentation bei der Diskussion des Krankheitsbegriffs eine gebührende Aufmerksamkeit zu schenken.

4.4.1 Reduktionsbarrieren, Chaos und der Begriff der Dynamischen Krankheit

Sacks vergleicht die Migräne mit dem Geschehen anderer komplexer Systeme und stellt die These auf, dass zum Verständnis der Migräne auch eine Theorie „komplexer, dynamischer Systeme (Chaostheorie)" und der Begriff des Chaos nötig seien.[792] Sacks' Patienten beschreiben ihre Migräneattacke „als ein einzelnes Symptom oder eine ganze Ansammlung von Symptomen"[793], nicht fragmentiert, und erleben sie „als Ganzes". Offensichtlich braut sich die Migräne langsam und bedrohlich zusammen, wobei von Beginn an alles da ist und sich lediglich graduell verändert.[794] Sacks schlussfolgert daraus:

> „Dieses allmähliche Hervortreten gewaltiger quantitativer Veränderungen vermittelt uns ein ganz anderes Bild von der, so könnte man sagen, Migränelandschaft; wir sehen sie in

791 Schmidt 2003, S. 220.
792 Vgl. Sacks 2013, S. 68.
793 Sacks 2013, S. 60.
794 Vgl. Sacks 2013, Fußnote S. 60 f.

einem zeitlich-dynamischen Rahmen – dem der Chaostheorie – und nicht in dem statistischen Rahmen der klassischen Schule."[795]

Einige Seiten weiter formuliert er:

> „Wir müßten die Migräne dann als komplexe, dynamische Störung des neuralen Verhaltens und der neuralen Regulation betrachten. Die Feinkontrolle (und, unter normalen Umständen, der Spielraum) dessen, was wir ‚Gesundheit' nennen, könnte paradoxerweise auf Chaos basieren."[796]

Diese Aussage von Sacks findet Unterstützung in den Ergebnissen von EEG-Untersuchungen. So wissen wir bspw., dass der Schlafrhythmus von mehreren Parametern gesteuert wird und beim gesunden Erwachsenen als eine Art deterministisches Chaos[797] beschrieben werden kann. Gerade die Übergangsphasen vom Schlaf- zum Wachrhythmus sind kritisch und stehen offensichtlich im Zusammenhang mit Migräne, Aufwach-Epilepsie und morgendlichen Herzinfarkten. Auch der Herzschlag ist nicht vollkommen periodisch, wie wir aus den bestens untersuchten Puls- und Blutdruckschwankungen wissen, sondern mehr oder weniger chaotisch. Begründet wird diese Chaozität durch die Wechselwirkung mit anderen oszillatorischen Systemen wie bspw. dem Tag-Nacht-Rhythmus oder der Atmung.[798] Auch Psychosen gelten seit Langem als „Veränderungen in einem nicht-linearen System von hoher Komplexität"[799]. Zur Beschreibung solcher neurophysiologischen Prozesse wird das aus EEG-Untersuchungen stammende Bild eines „chaotischen neuronalen Attraktors" verwendet.[800]

> „Attraktoren sind geometrisch-dynamische Strukturen, die ihre Umgebung wie ein Magnet anziehen, ganz so wie ein tieferliegendes Loch eine rollende Murmel anzieht. Chaotische Attraktoren haben jedoch keine so einfache Struktur wie das anziehende Loch im Falle der Murmel. Vielmehr sind sie komplex ineinander verschlungen, eher wie ein Wollknäuel. Das, was einen chaotischen neuronalen Attraktor kennzeichnet, ist zunächst metaphysisch plausibel: Hinreichende Regelhaftigkeit und Ähnlichkeit der Zustände, jedoch phänomenologisch niemals die exakte Wiederkehr des Gleichen. Die neuronalen Aktivitätsmuster sind über lange Zeitskalen hinweg ähnlich, jedoch mit kleinen Schwankungen. Das Bekannte wird ab und zu von etwas Neuem abgelöst. Neues wird auf Bekanntes bezogen, es wird in bisherige neuronale Aktivitätsmuster des Gehirns integriert. Der neuronale Attraktor modifiziert dadurch jeweils geringfügig seine eigene Attraktorenstruktur. Er ist flexibel, sensitiv, form- und prägbar."[801]

---

[795] Sacks 2013, Fußnote S. 61.

[796] Sacks 2013, S. 68.

[797] „Deterministisches Chaos bedeutet langfristige Unvorhersehbarkeit bei kurzfristiger Vorhersehbarkeit [...]. Mit anderen Worten, eine wesentliche Eigenschaft dieser Systeme ist, dass sie aufgrund ihres Determinismus über kurze Zeit gut vorhersagbar sind, diese Vorhersagbarkeit jedoch mit wachsender Zeitspanne exponentiell abnimmt." (Tschacher 1997, S. 40).

[798] Vgl. Gross/Löffler 1998, S. 49–51.

[799] Gross/Löffler 1998, S. 51.

[800] Zum Nachweis des regelbehafteten oder deterministischen Chaos wird die EEG-Datenanalyse eingesetzt, bspw. um das Zentrum von Epilepsie zu erforschen, Prognosen für das Auftreten von Epilepsie zu stellen oder die Erkrankung zu diagnostizieren.

[801] Schmidt 2003, S. 212.

Bei der Untersuchung von Epilepsiepatienten konnte festgestellt werden, dass die fraktale Dimension, eine gängige Kenngröße zur Beschreibung der Attraktoren, während eines epileptischen Anfalls stark absinkt. Schmidt schlussfolgert:

> „Entgegen der alltäglichen Abwertung von Chaos ist die allzu einfache Ordnung in neurophysiologischen Prozessen, die starre Periodizität und Regularität gerade kein Indikator für Gesundheit. Zugespitzt könnte man sagen: Menschen mit zu wenig Chaos im Kopf sind krank!“[802]

Die Erläuterungen zeigen, dass der menschliche Organismus als Ganzes als ein nichtlineares biologisches System von hoher Komplexität verstanden werden kann. Als solches nutzt er Chaos zur Regulation des Systems und als Abwehrmechanismus.

Aus dem Verständnis von Organismen als selbsterhaltenden und selbsterzeugenden dynamischen Systemen entstand das Konzept der *dynamischen Krankheiten.*[803] Ursprünglich wurden in der Annahme, dass sich Körper und Psyche in Systeme zergliedern lassen, Krankheiten im kybernetischen Sinne als Veränderungen der Regelung gedeutet, wodurch der Begriff des Regelkreises in die Psychologie einging. Diese kybernetische Perspektive wurde seit den 1990er Jahren von der Theorie dynamischer Systeme abgelöst. Die Grundlage bildet das Systemverständnis des Organismus als ein aus verschiedenen Komponenten (Organe, Zellen, Moleküle usw.) zusammengesetztes Ganzes, zwischen dessen Komponenten wechselseitige, vom System selbst erzeugte (dynamische) Beziehungen bestehen.[804] Selbstorganisation, Komplexität respektive Reduktion von Komplexität und deterministisches Chaos bilden demnach die Voraussetzungen für den Organismus als dynamisches System und das Verständnis von Krankheit als dynamisches Krankheitsgeschehen:

> „The dynamical disease approach is a direct application of dynamical system theory to disorder of mental functioning, as well as to the wider context of somatic disorders and medical conditions [...]. The concept *dynamical disease* implies that underlying overt symptoms we may find the processing of a dynamical system. Disease is thus equivalent to a significant change of a system's dynamical regime, such that pathological behavior evolves out of healthy behavior by way of a phase transition between two dynamical regimes. The expectation is that rather than the system per se, it is only the dynamics which is pathologically altered.“[805]

802 Schmidt 2003, S. 212.

803 Der Begriff geht zurück auf Mackey und Glass, wie sie ihn u.a. in M. C. Mackey/L. Glass: *Oszillation and chaos in physiological control systems, Science,* Bd. 197 (1977), S. 287–289 vorgestellt haben.

804 „The study of systems which respond disproportionately (non-linear) to initial conditions or perturbing stimuli. Non-linear systems may exhibit ‚chaos‘ which is classically characterized as sensitive dependence on initial conditions. Chaotic systems, while distinguished from more ordered periodical systems, are not random. When their behavior over time is appropriately displayed (in ‚phase space‘), constraints are evident which are described by ‚strange attractors‘.“ (Zitiert nach Holm 2002, S. 79.) Holm bezieht sich auf das Begriffsverständnis von MEDLARS thesaurus (https://www.ncbi.nlm.nih.gov/pubmed/ [letzter Zugriff 25.11.2016]; Tschacher differenziert die Dynamik in dynamischen Systemen. Sie kann als Punktattraktor vorliegen, aber auch als periodisches, zufälliges oder turbulentes Verhalten (vgl. Tschacher 1997, S. 132).

805 Tschacher/Junghans 2009, S. 308 f. An der Heiden versteht unter einer dynamischen Krankheit eine solche, „deren Ursprung und Verlauf verstanden werden kann im Kontext eines dynamischen Systems, das

Systemisch gedacht ist der Organismus gefordert, zwischen verschiedenen Organsystemen und Organen physiologische Gleichgewichte auszubalancieren und zu koordinieren. Herzschlag, Atemfrequenz, Verdauung, Hormonzyklus oder auch der Wach-Schlaf-Rhythmus, der durch eine durchfeierte Nacht schnell aus dem Takt geraten kann, seien beispielhaft genannt. Erzeugt werden diese Rhythmen jedoch auf der Mikroebene durch zahlreiche biochemische Reaktionen, deren chemische Reaktionsgeschwindigkeiten wiederum aufeinander abgestimmt sind. Von der Ebene des Organismus über die organischen Subsysteme bis in die kleinste Zelle ist der menschliche Organismus durch immer kleinere Zeiteinheiten bestimmt. Eine Störung auf der Mikroebene kann Veränderungen auf der Makroebene des ganzen Organismus nach sich ziehen. Der Organismus wiederum ist in die Zeitrhythmen der umgebenden Natur und des gesamten Kosmos eingebettet.[806]

Selbsterhaltung und Kausalität gelten als Eigenschaften dynamischer Systeme. Die Selbsterhaltung bezieht sich darauf, dass der Organismus in der Lage ist, Teile seiner selbst, bspw. Zellen oder Moleküle, selbst zu ersetzen. Da diese Reproduktion von Teilen des Organismus nicht in vollkommener Weise möglich ist, ist die Selbsterhaltung eingeschränkt. Die Kausalität des Organsystems versteht An der Heiden einerseits so, dass die Teile des Organismus nicht ohne die Vorbedingung der Ganzheit des Organismus hergestellt werden können (globale oder *top down*-Kausalität). Die Tatsache, dass ein Organismus nicht ohne seine Teile und deren Beziehungen untereinander existieren kann, bezeichnet er als lokale oder *bottom up*-Kausalität. Aus dem Zusammenwirken dieser beiden Bedingungen ergibt sich nach An der Heiden die zirkuläre Kausalität innerhalb des Organismus bzw. die Rückkopplungs- resp. Netzwerkkausalität.[807] Die Wechselwirkung von lebendigen Organismen mit ihrer Umwelt nimmt Thomas Fuchs, u.a. in Anknüpfung an An der Heiden, genauer in den Blick, wenn er eigens für organische autopoietische Systeme den Begriff der „zirkulären Kausalität" entwirft. Er verknüpft in diesem Begriff eine vertikale und eine horizontale Kausalität zu einer „integralen Kausalität des Lebendigen"[808]. Der Begriff der vertikalen Kausalität ergibt sich bei Fuchs aus der Verbindung der oben beschriebenen globalen *top down*-Kausalität mit der lokalen *bottom up*-Kausalität zu Regelkreisen. Die vertikale Kausalität ist bspw. dafür zuständig, an der Peripherie des Körpers stattfindende Schmerzreize durch deren Verarbeitung im Gehirn zu Schmerzempfindungen werden zu lassen. Umgekehrt kann das Gehirn Signale aussenden, die zur Unterdrückung oder gesteigerten Wahrnehmung des Schmerzes führen können. Die horizontale Kausalität verortet Fuchs auf Ebene der zirkulären Kausalität von An der Heiden, bezieht sie aber nicht nur auf die Rückkopplungseffekte innerhalb des Organismus, sondern auch auf jene zwischen Organismus und Umwelt. Innerhalb der „Kausalität des Lebendigen" wirkt das Gehirn als Transformator in den Rückkopplungsschleifen.[809] Diese Ver-

Teil des Organismus ist" (An der Heiden 1999, S. 261). Er entwickelt den Begriff der dynamischen Krankheit von Mackey und Glass weiter.

806 Vgl. Mainzer 1999, S. 22.

807 Vgl. an der Heiden 1999, S. 247–249. An der Heiden stellt auf S. 255–261 die Epilepsie als dynamische Krankheit vor. Allein in der Neurologie und Psychiatrie konnten bis in die 1990er Jahre über dreißig klinische Störungen als dynamische Krankheiten identifiziert werden (vgl. Milton/Black 1995).

808 Fuchs 2012, S. 121.

809 Fuchs 2012, S. 121–131.

ortung des Gehirns in der Beziehung von Organismus und Umwelt fußt auf einem zirkulären Verständnis des Lebendigen und ist damit anschlussfähig an die Theorie nichtlinearer, dynamischer Systeme und an den Begriff der dynamischen Krankheit. Sowohl systeminterne Veränderungen von Parametern als auch Anfangsbedingungen (in der Theorie dynamischer Systeme) können als Auslöser dynamischer Krankheiten infrage kommen. Die dynamischen Beziehungen innerhalb des Organismus gelten als Ermöglichungsbedingungen für das dynamische Verständnis von Krankheiten. Die veränderte Dynamik in der Interaktion von Systemkomponenten macht damit das Wesentliche einer Krankheit oder Störung aus.

> „Der Unterschied zu einem herkömmlichen Krankheitsbegriff liegt also letztendlich darin, dass für (eine Untergruppe von) Störungen behauptet wird, dass ‚Krankheit' eher im selbstinitiierten *Verhalten* als in der *Eigenschaft* oder der Struktur der betreffenden Person zu suchen ist."[810]

Über eine Bifurkation[811] wird aus gesundem Verhalten pathologisches. Die dichotome Unterscheidung von „gesund" und „krank" ist mit dem Systemverständnis des Organismus nicht mehr haltbar. Vielmehr kann lediglich festgestellt werden, dass, wenn eine Person krank ist, deren lebendiger, systemischer Organismus einfach *anders* funktioniert. Sowohl Krankheit als auch Gesundheit sind daher als Zustände innerhalb eines dynamischen Systems zu verstehen. Mit Fuchs könnte man formulieren, dass sowohl Gesundheit als auch Krankheit Erscheinungsformen der „Kausalität des Lebendigen" sind.

4.4.2 Der Reduktionismus im dynamischen Begriff von Krankheit

Auch die Theorie dynamischer Krankheiten, die auf den theoretischen Annahmen der Theorie nichtlinearer, chaotischer Systeme basiert, folgt einem reduktionistischen Kausalansatz. Auch im deterministischen Chaos bleibt die „lückenlose Naturkausalität" (Schlicht) bewahrt, indem der gegenwärtige Zustand eines Systems deren zukünftige Zustände bestimmt.[812] Determinismus bezieht sich im deterministischen Chaos auf die Verletzung der starken Kausalität. Diese besagt, dass ähnliche Ursachen ähnliche Wirkungen haben.[813] Theoretisch kann dieses Verhalten so beschrieben werden, dass sich bei wiederholter Durchführung eines Ex-

810 Tschacher 1997, S. 132 (*Kursivstellung* im Original).

811 Unter einer Bifurkation wird der Übergang von einer Phase in eine andere in einem dynamischen System verstanden: „A *bifurcation* is a pattern of instability in which a system attains greater complexity by accessing new types of dynamical states." (Guastello/Liebovich 2009, S. 14 [*Kursivstellung* im Original]). Erzeugt werden diese Bifurkationen durch biochemische Strukturen und dynamische Kontrollprozesse: „Importantly, *novel* biochemical patterns and dynamical control processes may arise at a point of instability; that is, at a *bifurcation* point. The recognition of bifurcations, at which point the evolution of a biodynamical system may take different paths, has thus revealed the instabilities are an indispensable *source* of biological function and order." (Walleczek 2000, S. 411 [*Kursivstellung* im Original]). Auch „wenn ein komplexes System aus einem ungeordneten Zustand heraus einen geordneten Gleichgewichtszustand emergent erzeugt", liegt eine Bifurkation vor. Das emergente Erzeugen einer „plötzlich auftauchenden selbstinitiierten Muster- oder Ordnungsbildung (also Prozessgestalt) ist der Anknüpfungspunkt der Psychopathologie an die hier vertretene Selbstorganisationsperspektive" (Tschacher 1997, S. 132; ausführlicher siehe Tschacher/Junghan 2009).

812 Tschacher/Junghan 2009.

813 Schwache Kausalität bedeutet, dass gleiche Ursachen gleiche Wirkungen haben. Die schwache Kausalität ist in die starke Kausalität eingeschlossen (vgl. Gross/Löffler 1998, S. 49 und S. 51).

periments gut reproduzierbare Ergebnisse feststellen lassen, auch wenn die Anfangsbedingungen in einer Versuchsanordnung nicht völlig identisch sind. Da die auf der Mikroebene angesiedelten Anfangsbedingungen deterministischen Gesetzen unterliegen, kann das Chaos in Systemen, die sich fernab eines thermodynamischen Gleichgewichts befinden, welches sich für kurze Zeit oder auch auf Dauer aufschaukeln kann, als deterministisches Chaos beschrieben werden. Auf den Organismus übertragen bedeutet das, dass das Ausbalancieren des physiologischen Gleichgewichts und die Koordination von Herzschlag, Verdauung, Atemrhythmus oder Menstruationszyklus durch biochemische Veränderungen auf der Mikroebene so beeinflusst werden können, dass dieses Gleichgewicht nicht mehr in Balance zu halten ist. Auf der Makroebene kann dadurch eine neue Ordnung entstehen, die hierarchisch der alten übergeordnet ist. Dieses Aufschaukeln des Chaos ist nicht vorhersagbar, obwohl die Anfangsbedingungen biochemisch determiniert sind. Die biochemische Determiniertheit der Bifurkationen und die Rückführung der Reaktionsgeschwindigkeiten der biochemischen Abläufe auf Mikroebene auf Zeitkonstanten der Physik und Chemie machen die Verankerung der Theorie dynamischer Krankheiten im naturwissenschaftlich-reduktionistischen Paradigma transparent.[814] Die Begrifflichkeiten, die zur Beschreibung der Phänomene Gesundheit und Krankheit benutzt werden, stehen folglich in einem engen Sinnzusammenhang mit deren Verwendung in den naturalistischen Krankheitstheorien und der theoretischen Medizin. So formuliert Tschacher: „Krankheit ist mithin keine ontologische Qualität, sondern ist ein von der Norm abweichender Prozess."[815] Wenn weiter vorn mit Bezug auf das Erfahrungswissen des Arztes und die naturalistische Krankheitstheorie von Boorse unter Norm ein Wert verstanden wurde, der sich auf eine biologische Normalität bezieht, so bestätigen Rudolf Gross und Markus Löffler dieses Verständnis in der Medizin in ihrem Buch *Prinzipien der Medizin.* Dieses Buch ist deshalb interessant, weil es nicht nur eine Übersicht über die Grundlagen und Methoden der Medizin bietet, sondern darüber hinaus die theoretischen Ausführungen mit dem reichen Schatz an klinischem Erfahrungswissen der Autoren ergänzt. Darin ist zu lesen:

> „Normal bezieht sich auf einen Idealzustand um den sich anlage-, alters-, umweltabhängig eine Zahl von Variablen gruppiert. Die Zuordnung ist damit eine Ermessensfrage. Normalität und Gesundheit decken sich weitgehend, aber nicht völlig."[816]

Wenn unter Normalität eine „Oszillation um einen Mittelwert, sowie gelegentliches, sich selbst begrenzendes Chaos"[817] verstanden werden, ist auch hier der Mittelwert die statistische Repräsentanz einer biologischen Normalität. Integriert in die theoretischen Grundannahmen der Theorie nichtlinearer, chaotischer Systeme können chaotische Rhythmen

> „in einem physiologischen Regulationssystem entstehen[.], und zwar einfach dadurch, daß eine oder mehrere Konstanten des physiologischen Kontrollsystems nicht mehr den

[814] Vgl. Mainzer 1999, S. 22.
[815] Tschacher 1997, S. 132.
[816] Gross/Löffler 1998, S. 76.
[817] Gross/Löffler 1998, S. 50

normalen Wert haben, sondern zu einem anderen, pathologischen Wert verschoben sind"[818].

Daraus folgt, dass chaotische Zustände nicht ohne Weiteres als pathologisch (ab-)qualifiziert werden dürfen, auch wenn einzelne physiologische Parameter nicht mehr den normalen Wert haben, und dass regelhafte Zustände nicht zwangsläufig normal sind.[819] Systemisch interpretiert, ist Krankheit das pathologische Verhalten bzw. eine pathologische Dynamik eines physiologischen Regelsystems innerhalb eines „im wesentlich intakten Kontrollsystems"[820] und Chaos nicht gleichzusetzen mit Krankheit und Tod. Gesundheit, verstanden als medizinischer Ordnungsparameter[821], ist nicht gleichzusetzen mit Regularität, sondern vielmehr eine Balance zwischen Chaos und Ordnung.

Dieses Verständnis von Gesundheit und Krankheit scheint anschlussfähig an die *dynamische Normalität*, wie sie in den normativen Ansätzen von Krankheit bei Canguilhem, im *Meikirch-Modell* oder im Konzept der *Salutogonese* von Antonowsky vertreten wird, zugleich aber auch an das *dynamische und funktionale* Verständnis von Norm bei Nordenfelt *(Nature of Health) oder* Clouser/Culver/Gert *(Malady).* Doch auch, wenn die Naturalisten bzw. Funktionalisten die statistische Analyse von Normalität, wie sie Boorse vertritt, kritisieren und/oder soziale Faktoren in den Krankheitsbegriff integrieren, ist die Basis aller Krankheitstheorien die Überzeugung, dass Krankheit eine Abweichung von einem objektiven Zustand, einer Funktion oder Fähigkeit ist, um bestimmte Ziele zu erreichen (Überleben, Reproduktion). Ob damit das Ziel erreicht werden kann, mit einer solchen normativen Bestimmung der Instrumentalisierung des Krankheitsbegriffs durch soziale Bewertungen, ökonomische Interessen oder politische Überzeugungen entgegenzuwirken, ist zumindest fragwürdig, da durch die Einbeziehung von Umgebungsbedingungen in den Krankheitsbegriff verschiedene Normen und Werte Eingang finden. Die konzeptionell-reduktionistische Basis der Konzepte bleibt davon unbeeinflusst: Krankheit ist eine Abweichung von einer Funktion.[822]

4.4.3 Der Krankheitsbegriff im Klammergriff der Rationalitäten

Ärztliche Entscheidungen sind immer risikobehaftete Entscheidungen, die mit moralischen Verpflichtungen gegenüber dem Wohlergehen der Patienten einhergehen.[823] Externe, wissenschaftlich-theoretische Evidenz verspricht, die Unsicherheit medizinischer Entscheidun-

818 An der Heiden 1999, S. 248.

819 Vgl. Gross/Löffler 1997, S. 50.

820 An der Heiden 1999, S. 248.

821 Das Prinzip der Ordnungsparameter ist eng mit dem Physiker Hermann Haken verbunden, der in den 1960er Jahren die Lasertheorie entwickelte; diese gilt als eine Theorie komplexer Systeme und der Selbstorganisation. Nach dem Prinzip der Ordnungsparameter kann das Verhalten bzw. die Dynamik der Teile eines komplexen Systems durch wenige Ordnungsparameter bestimmt werden. Sie stellen sozusagen die Basis der Strukturen einer bestehenden Ordnung dar, aus denen eine neue Ordnung entstehen kann. Wenn systemische Ordnung durch das Zusammenwirken von vielen einzelnen Parametern durch Selbstorganisation entsteht, kommt es zu einer „Versklavung" (Hermann Haken) schwächerer Ordnungsparameter durch stärkere.

822 Vgl. Holm 2002, insbesondere S. 79.

823 Eine gute Einführung in das Problem des Risikos in der Medizinethik gibt Sass 1992.

gen zu verringern und damit den moralischen Verpflichtungen der Ärzte gegenüber den Patienten besser Rechnung tragen zu können. Wiesing formuliert dies so:

> „Indem man glaubte, vom Wissen direkt auf Handlung schließen zu können und erst viel später die Wirkungen von Handlungen auf einen Menschen systematisch untersuchte, hat man vielen Menschen sinnvolle Behandlungen vorenthalten und zudem vielen Menschen sinnlose Behandlungen angedeihen lassen. Retrospektive muss man festhalten, dass Leid hätte vermieden werden können, wenn die systematische Überprüfung ärztlicher Interventionen und die Integration dieser Ergebnisse in die ärztliche Entscheidung früher und konsequenter in der Medizin umgesetzt worden wäre – oder gegenwärtig zielstrebiger umgesetzt würde. Die externe evidence zu verbessern und sinnvoll zu integrieren, kann die Anwendung unwirksamer Maßnahmen verhindern und die wirksamen Maßnahmen erhöhen, kann also Leid hindern. Das ist zumeist ein gutes ethisches Argument, insbesondere in der Medizin."[824]

Auf der theoretischen Rationalität der wissenschaftlichen Evidenz ruht unter der Bedingung der „sinnvollen Integration" die Hoffnung, die Orientierung ärztlichen Handelns am Wohlergehen der Patienten nicht aus den Augen zu verlieren.

Ein Zweifel an dieser Hoffnung scheint angebracht. Auf der ärztlichen Handlungsebene erweist sich die Orientierung an den EbM als „Zwangsjacke" (Wiesing), da die externe Evidenz retrospektives, überindividuelles Wissen ist und die Wahrscheinlichkeitsaussagen im Einzelfall nur von begrenztem Wert sind. In der Unterscheidung zwischen wissenschaftlichem Wissen und ärztlichem Handeln erweist sich für den Arzt als schwierig, aus der Fülle des medizinischen Wissens die richtigen Handlungsregeln abzuleiten. Die Ableitung der richtigen, in Leitlinien vorgegebenen Handlungsregeln ist wiederum abhängig von der überhaupt zur Verfügung stehenden externen Evidenz. Wenn jedoch vorwiegend kommerziell verwertbare Therapien untersucht und weniger kommerziell interessante Therapien nicht erforscht werden, kann es sein, dass wirksame, aber nichtuntersuchte Therapien nicht in den Blickwinkel des Arztes geraten und dem Patienten nicht einmal im Möglichkeitssinn als Therapie zur Verfügung stehen. Zusätzlich unterliegt der ärztliche Entscheidungsprozess Unzulänglichkeiten, die nicht direkt im Zusammenhang mit der Ausrichtung der Medizin auf das Wohlergehen des Patienten stehen. Wiesing nennt hier u.a. monetäre Anreize im Vergütungssystem und schlechte Kommunikation.[825] Die Einbindung des Medizinsystems in das System der Gesamtgesellschaft wird damit noch einmal deutlich. Auch hier gilt, was für die Wirksamkeit des Systemverhaltens nichtlinearer, chaotischer organischer Systeme exemplarisch beschrieben wurde: Es gibt nicht nur Wechselwirkungen mit anderen Systemen, sondern ein Ereignis auf der Mikroebene eines Systems kann eine bestimmte Wirkung auf der Makroebene eines übergeordneten Systems erzeugen, das zuvor kausal nicht eindeutig bestimmbar ist. Wenn

824 Wiesing 2004, S. 63.

825 Vgl. Wiesing/Marckmann 2009, S. 36 ff. Zu den kommerziell uninteressanten Therapien gehören bspw. sog. „Orphan Drugs". Unter „Orphan Drugs" versteht man Arzneimittel zur Diagnose, Prävention oder Behandlung lebensbedrohlicher oder sehr schwerwiegender Krankheiten bzw. gesundheitlicher Störungen, die nur selten vorkommen. Diese Arzneimittel bezeichnet man als „orphans", also als „Waisenkinder", da die pharmazeutische Industrie unter normalen Marktbedingungen wenig Interesse daran hat, Produkte lediglich für eine kleine Anzahl von Patienten mit sehr seltenen Leiden zu entwickeln.

bis zum Beginn der Neuzeit das gesamte Denken und Handeln unter der „Glocke des Religiösen" einer religiösen Rationalität unterlag, so durchdringt heute das Paradigma der naturwissenschaftlich-theoretischen Rationalität unser Dasein in allen gesellschaftlichen Bereichen. In der Medizin zeigt sich dies in der Orientierung des praktischen Handelns an einer praktischen Rationalität, die immer mehr den Charakter einer instrumentellen Rationalität annimmt. Die Umorientierung des Grundbegriffs der Medizin weg vom Gesundheitsbegriff hin zum Krankheitsbegriff erscheint daher nur folgerichtig. Die Orientierung an einem naturwissenschaftlich-theoretischen Verständnis von Krankheit ist verlockend, verspricht sie doch Sicherheit durch ein kausales Heilungsversprechen in Anwendung externer Evidenz. Wenn man jedoch bedenkt, dass nur 10–20% der in der Medizin genutzten Verfahren in Bezug auf ihre Wirksamkeit wissenschaftlich geprüft sind, jedoch Placebo-Erfolge nach Thore von Uexküll ca. 50% ausmachen, ergibt sich ein fragliches Bild im Hinblick auf die Wirksamkeit praktischen medizinischen Handelns in Orientierung an wissenschaftlicher Evidenz.[826] Dagegen kann eingewendet werden, dass die Integration der gegenwärtig am besten verfügbaren wissenschaftlichen Evidenz steigerbar ist, da Handlungsentscheidungen noch immer eher aufgrund klinischer Erfahrung oder eminenzbasiert getroffen werden. Doch auch die Vorstellung, dass der prozentuale Anteil der in ihrer Wirksamkeit wissenschaftlich geprüften Verfahren in medizinischen Handlungssteigerungen ansteigt, beruhigt den oben geäußerten Zweifel nicht. Ein wesentlicher Grund dafür liegt in den unerwünschten Nebenwirkungen medizinischer Behandlungen und der Entstehung iatrogener Krankheiten. Aus systemtheoretischer Perspektive darf dies im Zusammenhang mit den üblichen klinischen Strategien gesehen werden. Diese haben sich, unterstützt durch die Fortentwicklung biomedizinischer Techniken, beständig fortentwickelt und nehmen lediglich Subsysteme des Organismus in den Blick. Für jede Untersuchung werden mehr oder weniger willkürlich einige Komponenten ausgewählt, der gesamte Organismus erhält jedoch, wenn überhaupt, nur unzureichende Aufmerksamkeit. Da der Organismus systemtheoretischen Erkenntnissen zufolge jedoch als offenes System gedacht werden muss, in dem alle Bestandteile auf verschiedenen Systemebenen miteinander korrespondieren, sind Nebenwirkungen unvermeidlich. Ebenso unmöglich ist aber auch, sämtliche Komponenten in die Betrachtung einzubeziehen. Die Beschreibung des Organismus muss zwangsläufig unvollständig bleiben, wodurch nie alle Effekte medizinischer Eingriffe in den Organismus prognostiziert werden können.[827]

Wenn evidenzbasierte Medizin „sinnvoll" in die Versorgung der Patienten integriert werden soll, ist zu fragen, wie die systemtheoretischen, wissenschaftlich evidenten Erkenntnisse sinnvoll Eingang in die Medizin finden können. Nach dem Standard der EbM liegt die vorderste Aufgabe ärztlichen Handelns in der Integration des Erfahrungswissens des Arztes und des am besten verfügbaren, externen Wissens für den speziellen Fall des Patienten. Da ärztliches Handeln ein am Wohle des Patienten orientiertes Handeln ist, hat das primäre Interesse der Wirksamkeit der Therapie zu gelten. Die Erklärung, warum eine Therapie hingegen

826 Vgl. Wiesing 2004, S. 61 und S. 85.
827 Vgl. an der Heiden 1999, S. 248.

wirksam ist, ist für den Arzt sekundär. Demnach sind auch die der EbM zugrundeliegenden theoretischen Modellvorstellungen, auch zum Krankheitsbegriff, von nachrangiger Bedeutung.[828] Da unwahrscheinlich ist, dass das Verständnis des Organismus als offenes, nichtlineares System das naturwissenschaftlich fundierte Konzept von Krankheit angreifen wird, ist die Annahme wahrscheinlich, dass das Wissen um die Chaozität von Gesundheit und Krankheit nicht nur unbemerkt von der praktischen Medizin bleibt, sondern auch die bestehenden Krankheitsbegriffe bzw. -modelle unberührt lässt. Vielmehr ist zu vermuten, dass der Wert der statistisch- bzw. funktionalistisch-biologischen, psychosomatischen, biopsychosomatischen oder holistischen „high level"-Krankheitsmodelle für eine *allgemeine Erklärung* von Krankheit, die für die Heuristik in der Forschung sowie für Diagnose und Therapie genutzt wird, bestehen bleibt. Als wahrscheinlich darf gelten, dass innerhalb dieser Modellvorstellungen neue Krankheitsbezeichnungen entstehen, da Zustände, die zuvor als normal galten, nun als anormal qualifiziert werden (können). Somit wird sich der Prozess der „Entstehung neuer Krankheiten" fortsetzen, der mit dem Erfolg der naturwissenschaftlichen Medizin begann und sich seitdem beschleunigte.[829] Der Grund für diese Prognose liegt in der Kausalität des deterministischen Chaos, woraus sich kein logischer Widerspruch zur reduktionistischen Grundannahme der vorgestellten naturalistischen und normativen Krankheitskonzepte ergibt. Die Kausalität pathologischer Prozesse wird nicht aufgehoben. Zugleich besteht eine große Chance darin, mit der Theorie nichtlinearer, chaotischer Systeme die kausalen Zusammenhänge von Krankheitsprozessen zu entwirren. Aus der Theorie der Selbstorganisation könnte sich ein Set von Möglichkeiten ergeben, die ganzheitlichen Systemeigenschaften von Lebensprozessen zu erfassen. Wenn es gelingt, die Rolle der Selbstorganisation bei der Entstehung von Krankheit bzw. bei der Erhaltung von Gesundheit besser zu verstehen, könnten aus der systematischen Weiterentwicklung des Ansatzes verbesserte klinische Diagnosen und Therapieansätzen resultieren.[830] Wenn die Orientierung an den Grundsätzen der EbM den Ärzten die Chance bieten soll, durch leitlinienbasiertes Handeln den hohen Qualitätsanforderungen an das medizinische Wissen gerecht zu werden, dann könnte ihnen das Wissen über die Selbstorganisation und die Systemeigenschaften dazu verhelfen, neben der anvisierten Wirksamkeit die unerwünschten Nebenwirkungen besser im Blick zu haben. Dies wäre zweifelsohne ein Fortschritt im Sinne des naturwissenschaftlichen Paradigmas. Zugleich würde der vorgegebene Weg der Orientierung an einer instrumentellen Rationalität in der Medizin nicht verlassen, was ganz dem *common sense* entspräche. Es darf als unbestritten gelten, dass die überwiegende Mehrheit der Westeuropäer die Therapie einer Tuberkulose durch Antituberkulotika einer Behandlung durch Handlauflegen oder Geisterbeschwörung vorziehen würde. Letztere Maßnahmen würden als irrational bezeichnet, denn wir wissen heute um die Ursachen der Tuberkulose und auch um die Wirksamkeit der Antituberkulotika. Die Ergebnisse wissenschaftlicher Medizin haben uns überzeugt, die zugrundeliegende Rationalität bewerten wir positiv. Wenn unter einer dynamischen Beurteilung die Bewertung einer gegenwärtigen Überzeugung oder Theorie im Vergleich zu früheren unter Bezug auf

828 Vgl. Wiesing/Marckmann 2009, S. 33 f.
829 Vgl. Holm 2002, S. 79 f.
830 Vgl. Walleczek 2000, S. 418; Holm 2002, S. 79.

die in der Zwischenzeit gemachten Erfahrungen zu verstehen ist, dann unterliegt die Bewertung der wissenschaftlich-theoretischen Rationalität im Vergleich zur religiösen Rationalität des Mittelalters einer solchen. Wie verhält es sich aber mit der rationalen Bewertung unserer Überzeugungen, Wünsche und Werte? Unterliegen auch diese einer dynamischen Beurteilung im Sinne der Ablösung überholter oder alter Vorstellungen?[831] Ist nicht denkbar, dass sich unsere Vorstellungen von Gesundheit und Krankheit durch die Rationalisierungsprozesse verändert haben und die Mehrzahl der Menschen Gesundheit als Abwesenheit von Krankheit begreifen, die schlussendlich biomedizinisch therapiert und bestenfalls geheilt werden kann? Und was wäre schlimm daran?

Der Schlüssel zur Antwort auf die Frage nach dem Verständnis der Begriffe Gesundheit und Krankheit liegt im Begriff der Rationalität, genauer: in der Anerkennung der Andersartigkeit praktischer Wertrationalität und theoretischer, epistemischer Rationalität. Geht man davon aus, dass normative und empirische Theorie und damit praktische und theoretische Rationalität nicht nur miteinander verknüpft sind, sondern die praktische Rationalität die theoretische voraussetzt, kann man deren Unterschiedlichkeit leicht übersehen. Genau dies scheint in der Medizin der Fall zu sein. Der *allgemeine Krankheitsbegriff* mit seiner gesellschaftlichen Reichweite (erinnert sei an seine proklamierte Steuerkraft für gesundheitspolitische Entscheidungen) erscheint als geeignetes Steuerinstrument, um die theoretische Rationalität und damit den theoretischen Krankheitsbegriff in die praktischen Belange der Medizin sinnvoll zu re-integrieren. Über die Chance hinaus, auf der Basis des Wissens über den Determinismus nichtlinearer, chaotischer Systeme neue Konzepte der Kausalität zu erproben, sind wir an einem Punkt angekommen, das Paradigma des Reduktionismus anzuzweifeln – auch und gerade in der Medizin.

Es scheint die Zeit gekommen, den *allgemeinen Krankheitsbegriff* neu zu denken. Die psychophysiologische Komplexität der Migräne hat uns beispielhaft vor Augen geführt, dass es Zustände mit Krankheitswert gibt, bei denen die Fragmentierung des medizinischen Untersuchungsgegenstandes durch die paradigmatischen Ansätze der Naturwissenschaften an ihre Grenzen stoßen. Insbesondere die mentalen Zustände, die mit einer Migräne einhergehen und im Ausdruck „Migräne-Aura" umschrieben werden, stellen die Frage nach dem Wahrheitsgehalt des biopsychischen Reduktionismus in der Medizin. Die Antwortsuche hat neurobiologische Reduktionsbarrieren zutage gefördert, deren Anerkennung nicht nur den Horizont dafür eröffnet, eine andere Perspektive auf den allgemeinen Krankheitsbegriff einzunehmen, sondern regelrecht dazu auffordert.

[831] Spohn merkt an, dass sich die Literatur mit dieser Frage, hier jedoch allgemeiner Natur und nicht bezogen auf den Krankheitsbegriff, schwertue (vgl. Spohn 2011, S. 146, Fußnote 16).

5. Der substantielle Gesundheitsbegriff – Ein Vorschlag

Die Geschichte der Medizin spiegelt nicht nur die Rationalisierung der Lebenswelt als Rationalisierung des Sozialen exemplarisch wider, sondern legt auch die Dominanz und den erdrückenden Einfluss der wissenschaftlich-theoretischen Rationalität und ihrer fortschreitenden Theoretisierungen offen. Im Gesundheitssystem als sozialem System, dessen Aufgabe im praktischen Tun zum Wohle der Patienten besteht, hat sich immer stärker eine theoretisch-reduktionistische Rationalität durchgesetzt. Wenn der Krankheitsbegriff im Sozialrecht ein unbestimmter Rechtsbegriff ist und durch die Rechtsprechung seine Interpretation erfährt, dann ist mit hoher Wahrscheinlichkeit zu vermuten, dass die durch einen naturwissenschaftlich-theoretischen Krankheitsbegriff charakterisierte medizinische Praxis die Interpretationsspielräume der Rechtsprechung bestimmt. Somit öffnet ein reduktionistisches Verständnis von Krankheit Tür und Tor für gesellschaftliche Rationalisierungsprozesse, die sich mit den Schlagworten Ökonomisierung, Priorisierung und Budgetierung in der Medizin beschreiben lassen. In der Dominanz der theoretischen Rationalität und der daraus resultierenden Umgestaltung des Gesundheitswesens darf ein wesentlicher Grund für den Vertrauensverlust in das Gesundheitssystem gesehen werden. Das, was Max Weber einst als Entzauberung der Welt durch eine zunehmende Intellektualisierung und Rationalisierung beschrieb, zeigt sich heute in einem von Patienten oft als kalt, mechanistisch und technisch wahrgenommenen Gesundheitssystem. Die Erkenntnis von Mensch, Natur und Welt folgt dem Paradigma der Naturwissenschaften und degradiert eine lebensweltliche Natur- und Selbsterkenntnis zum Epiphänomen.[832]

Die naturwissenschaftlichen Erkenntnismethoden haben großartige Erkenntnisse zutage befördert, auch in der Medizin. Dies ist unbestritten. Durch die Orientierung an den Methoden und fragmentierten Erkenntniszielen der Naturwissenschaften ist aber der Blick auf das „große Ganze" abhandengekommen; sie bieten keine Gewissheit in Bezug auf die Werthaltigkeit der Ziele. Der Fokus auf die theoretische Rationalität mit ihrer Zweck-Mittel-Relation ist in der Weise defizitär, dass der Vorwurf moralischer Beliebigkeit besteht. Gegenüber Normen und Werten verhalten sich auch die medizinischen Wissenschaften gleichgültig. Genmanipulation, Klonen, Sterbehilfe, Organspende, Leihmutterschaft usw. sind heute möglich und werfen vielfache ethische Fragen auf. Antworten darauf werden nicht durch das Methodenrepertoire der theoretischen Medizin gefunden, sondern in Ethikkommissionen diskutiert. Die theoretische Rationalität mit ihrem instrumentellen Charakter beantwortet keine Wertefragen. Wenn Kurt Bayertz die Blindheit der instrumentellen Rationalität hinsichtlich von Normen und Werten in den Kontext der Orientierungslosigkeit der Moderne stellt, kann die Wertneutralität oder -freiheit des biomedizinischen Krankheitsbegriffs als reduktionistisch-statistischer Begriff für ein Orientierungsvakuum in der Medizin verantwortlich gemacht werden. Die wissenschaftliche Tieferlegung der Medizin hat die religiöse Ausrichtung der mittelalterlichen Medizin abgelöst, ohne ein neues Ordnungssystem zu etablie-

[832] Vgl. Schmidt 2003, S. 200.

P. Lenz, *Der theoretische Krankheitsbegriff und die Krise der Medizin*,
https://doi.org/10.1007/978-3-658-21539-2_6

ren. Die destruktiven Folgen der instrumentellen Rationalität zeigen sich schließlich in der Krise der Medizin. Als Instrument der Politik kann die instrumentelle Rationalität zum Werkzeug für die Durchsetzung destruktiver und auch inhumaner Ziele genutzt werden.[833]

Um der Falle der instrumentellen Rationalität zu entgehen und an aktuelle Entwicklungen anschlussfähig zu bleiben, lohnt ein erneuter Blick auf die Formulierung der Evidenzbasierten Medizin:

> „EbM ist der gewissenhafte, ausdrückliche und *vernünftige* Gebrauch der gegenwärtig besten externen, wissenschaftlichen Evidenz für Entscheidungen in der medizinischen Versorgung individueller Patienten. Die Praxis der EbM bedeutet die Integration individueller klinischer Expertise mit der bestmöglichen externen Evidenz aus systematischer Forschung."[834]

Nimmt man die EbM ernst, bedarf es in Kliniken und Arztpraxen Handlungspraxen, die sich nicht nur an wissenschaftlich-objektiver Evidenz ausrichten, sondern dies obendrein *vernünftig* tun. Doch was genau ist unter einer *vernünftigen* Ausrichtung zu verstehen? Und kann diese auf der Basis einer theoretischen Rationalität instrumentellen Charakters gelingen?
In einer ersten Lesart scheint verlockend, *vernünftig* im Sinne von *rational* zu verwenden. Diese Interpretation des Vernunftbegriffs findet sich in der *Politik* des Aristoteles und ist im abendländischen Denken fest tradiert. Ein *vernünftiger* Gebrauch der EbM wäre dann deren *rationaler* Gebrauch. In der Medizin, die sich seit gut hundert Jahren einer theoretisch-instrumentellen Rationalität verpflichtet fühlt, ist unter rational eine Rationalität logisch-mathematischen, instrumentellen Charakters tradiert worden, während die „einfühlend-nacherlebende" Evidenz (Weber) an Bedeutung verloren hat. Ärztliche Handlungsentscheidungen gelten als vernünftig, wenn sie sich an den medizinischen Wissenschaften orientieren; anderenfalls werden sie als unvernünftig abqualifiziert. Die medizinischen Wissenschaften geben mit den in wissenschaftlichen Studien methodengeleitet gewonnenen Erkenntnissen die Rationalitätskriterien bzw. -standards vor, nach denen die Bewertung medizinischer Diagnostik und Therapie als vernünftig oder unvernünftig erfolgt. Entscheidungssicherheit in dem risikoreichen Feld medizinischer Entscheidungen wird dadurch ermöglicht und paternalistischen oder „Bauchentscheidungen" eine Grenze gesetzt.[835] Diese Sicherheit im Feld medizinscher Entscheidungen garantiert einen größtmöglichen Benefit für den Patienten, wenn in der ärztlichen Praxis neben der externen Evidenz die klinische Expertise des Arztes zum Wohle des Patienten integriert wird. Die EbM erkennt den Erfahrungsschatz der Ärzte an. Oft wissen Ärzte aus Erfahrung, dass eine bestimmte Therapie erfolgreich ist, ohne dass dies durch eine Studie belegt werden kann. Eine Aberkennung dieses empirisch ungesicherten

---

833 Vgl. Bayertz 2011, S. 161 f. Kurt Bayertz bewertet die „Wertneutralität" der Wissenschaft als problematisch und skizziert als Vorwürfe die moralische Beliebigkeit, das Orientierungsvakuum, die Naturbeherrschung mit destruktiven Folgen und die Herrschaft über den Menschen.

834 Zitiert nach Deutscher Bundestag 2010 (*Kursivstellung* durch die Autorin).

835 Hans Peter Schütt diskutiert den Zusammenhang von Vernunft und Rationalität in Schütt 2011, S. 11–16. Als klassisch darf die Diskussion des Verunftbegriffs im *Leviathan* von Thomas Hobbes gelten, insbesondere § 1–2.

Erfahrungswissens wäre eine empfindliche Einschränkung ärztlicher Handlungsmöglichkeiten und würde sich demnach gegen das Wohl des Patienten richten. Damit anerkennt die EbM die Grenze einer theoretisch-instrumentellen Rationalität und setzt deren Verabsolutierung das Erfahrungswissen des ärztlichen Praktikers entgegen – wohlwissend, dass es unmöglich und gefährlich ist, alle Probleme, die Gesundheit und Krankheit betreffen, ausschließlich als wissenschaftliche oder (medizin-)technische Probleme zu verstehen. Denn: Der Geltungsbereich des theoretischen Krankheitsbegriffs ist durch die Naturwissenschaften limitiert und relativiert.

In Anerkennung dieser Grenze der Leistungsfähigkeit der theoretisch-instrumentellen Rationalität in der Medizin und insbesondere ihrer Beliebigkeit in Fragen der Werteorientierung scheint für den Krankheitsbegriff geboten, den Begriff *vernünftig* anders zu fassen. Ausgeschlossen werden soll das Verständnis von Vernunft als einem inneren psychischen Vermögen genau aus dem Grund der unzureichenden Ableitung von Rationalitätskriterien, denn dies wäre ein Rückfall gegenüber dem Standard der wissenschaftlich-theoretischen, instrumentellen Rationalität. In Abgrenzung vom reduktionistischen, biomedizinischen Krankheitsbegriff darf ein erweiterter *allgemeiner Krankheitsbegriff* nicht in der Identifikation von Zweck-Mittel-Relationen steckenbleiben. Vielmehr soll er sich an einer Rationalität orientieren, welche, in Analogie zu den Naturwissenschaften, die Erkenntnis *objektiver Normen und Ziele* verfolgt. Eine solche Rationalität – Bayertz nennt sie „substantielle Rationalität" – würde uns eine Orientierung für die anzustrebenden Handlungsziele und Wertsetzungen in unserem Leben geben und damit gleichsam auch der Medizin zu einem Kompass zu den „richtigen" Leitvorstellungen verhelfen. Ein an der substantiellen Rationalität orientiertes Gesundheitswesen könnte sich nur *ex negativo* an einem (substantiellen) Krankheitsbegriff orientieren, denn innerhalb der *objektiven Normen und Werte* des so denkbaren Weltbildes würde sich das Gesundheitssystem an einem *substantiellen Gesundheitsbegriff* orientieren, der streng werthaltig wäre. Als individuell angestrebtes Gut darf die Gesundheit als eine der obersten Werte in diesem Weltbild vorausgesetzt werden. Der Medizin böte sich so eine Handlungsorientierung durch Schlüsse vom Sein aufs Sollen. Dabei würde es sich nicht um einen naturalistischen Fehlschluss handeln, da dessen Prämisse eines materialistischen Weltbildes als kausaler Gesamtzusammenhang wegfallen und durch die Prämisse einer Realität ersetzt werden würde, die inhärent evaluativ wäre. Um unseren Vorstellungen von Rationalität zu genügen, müssten diese Normen und Werte, die in dieser Realität normativ vorgegeben wären, durch methodische Verfahren gewonnene, intersubjektiv verbindliche Ergebnisse sein, analog zu den Erkenntnissen, die heute naturwissenschaftliche Methoden bereitstellen.[836]

Die einem substantiellen Gesundheitsbegriff zugrundeliegende substantielle Rationalität ist logisch möglich: Ihre Existenz ist als Weltordnung denkbar, die jeder menschlichen Erkenntnis vorgeordnet ist. Und sie ist nicht nur denkbar, sondern existierte historisch bereits in der

[836] Vgl. Bayertz 2011, S. 163f. Ich beziehe mich auf den Vorschlag einer substantiellen Rationalität, wie sie von Kurt Bayertz diskutiert wird (vgl. Bayertz 2011, S. 160–172).

Antike. In Platons *Timaios* ist nicht nur das funktional und hierarchisch geordnete Weltgefüge in seinem systemischen Zusammenspiel beschrieben, sondern auch die Interpretation von Krankheiten und deren Entstehung in diesem Gesamtzusammenhang. Die medizinhistorische Epoche des Zeitalters der *neutralitas* war durch dieses Weltbild geprägt und in den Sinnzusammenhang des Ganzen eingebettet. Die Erkennbarkeit dieser als objektiv angenommenen Weltordnung mit einer mit Sinn ausgestatteten Natur war eine kulturelle Voraussetzung der Antike, wenngleich der Sinnbegriff von Natur nicht unumstritten war. Diese kulturelle Voraussetzung jedoch existiert nicht mehr. Der „Entzauberung der Welt" durch den hier nachgezeichneten Rationalisierungsprozess müsste eine „normative Wiederverzauberung" (Bayertz) entgegengesetzt werden, die allerdings mit zahlreichen Widerständen und Hindernissen zu rechnen hätte. Wie weiter vorn beschrieben, würde der substantielle Gesundheitsbegriff auf einem Weltbild beruhen, aus dem Handlungsziele, Normen und Werte logisch ableitbar wären.

Diese normative Prämisse widerspricht jedoch unserem kausalen, wissenschaftlichen Weltbild und seiner inhärenten instrumentellen Zweck-Mittel-Rationalität. Somit steht die Frage im Raum, wie auf der Ebene der Weltbilder die Prämisse für die Entfaltung der substantiellen Rationalität in der Medizin durch einen substantiellen Gesundheitsbegriff geschaffen werden kann. Oder, um in der Terminologie Webers zu bleiben: Wie ist es möglich, zu einer normativen Veränderung auf der Ebene der Weltbilder zu gelangen, damit diese Prämisse zur Wertebasis der Institutionen, hier des Gesundheitswesens, werden kann und schließlich handlungsleitend für die einzelnen Akteure? Die Antwort scheint denkbar einfach: durch ein verändertes menschliches Bewusstsein. Dieses jedoch wäre das Resultat eines Umdenkprozesses – oder auch: eines auf Substantielles ausgerichteten Rationalisierungsprozesses. Philosophische Überlegungen zum Scheitern der Grundüberzeugung unseres Weltbildes, des psychophysikalischen Reduktionismus, wurden in der vorliegenden Arbeit im Anschluss an Thomas Nagel und Richard Dawkins diskutiert. In Bezug auf den Krankheitsbegriff vertreten u.a. Wolfgang Tschacher, Uwe an der Heiden oder Jan Wallaczek anschlussfähige Positionen.[837] Ohne diesen Punkt weiter auszuführen, dürfte deutlich geworden sein, dass die philosophische Grundlegung eines solchen Weltbildes bereits diskutiert wird. Betont werden soll, dass die Begründungsleistung keine reduktionistisch-naturwissenschaftliche sein kann. Die Begründung dafür ist banal, haben doch die Naturwissenschaften zur Entzauberung der Welt geführt, da mit deren Methoden lediglich Tatsachen und deren Beziehungen auf der Grundlage naturwissenschaftlicher Gesetzmäßigkeiten in Abstraktion von jeglichen Wertefragen aufgedeckt werden können.[838]

Die „Wiederverzauberung der Welt" würde mit einem neuen Paradigma (Kuhn) korrelieren und mit einem neuen, substantiellen Gesundheitsbegriff. Veränderungen in den „high-level"-Modellen von Krankheit wären zwangsläufig die Folge, die zu einer Zurückdrängung

[837] Denkbar ist auch ein religiös begründetes Weltbild, insbesondere unter den gegenwärtigen weltpolitischen Veränderungen. Dann wäre ein erneutes „Zeitalter der Gesundheit" vergleichbar mit dem in der Arbeit beschriebenen.

[838] Vgl. Bayertz 2011, S. 160–169.

des dominierenden reduktionistischen Krankheitsbegriffs führen würde. Das derzeitige „Zeitalter der Krankheit" würde abgelöst werden von einem neuen „Zeitalter der Gesundheit" – in welchem der Wert der Gesundheit als angestrebtes individuelles Gut eine neue Aufmerksamkeit erfahren würde. Dann könnte Gesundheit in einem natürlichen Sinne ganzheitlich(er) sein: Gesundheit müsste nicht „kunstvoll" durch eine künstlich-ganzheitliche Medizin hergestellt werden, sondern sie entstünde natürlich, weil Gesundheit auf das Ganze der Weltordnung bezogen wäre.

Doch wollen wir wirklich ein solches Weltbild und einen derart substantiellen Krankheitsbegriff? Das Risiko eines solchen Gesundheitsbegriffs besteht in der Möglichkeit seiner Instrumentalisierung, wodurch die Idee der Freiheit mit ihren individuellen Selbstgestaltungsmöglichkeiten eingeschränkt werden könnte. Raucher, auch die Genussraucher, würden mit einer bestimmten Wahrscheinlichkeit ebenso wie diejenigen, die hin und wieder in geselliger Runde ein gutes Glas Wein trinken, gegen die aus einem solchen Weltbild abgeleiteten Gesundheitsnormen verstoßen, ebenso Extremsportler oder Motorradfahrer. Gesundheitsgefährdende Berufe wie bspw. der des Feuerwehrmanns wären zu rechtfertigen. Alle Handlungen wären hinsichtlich ihrer potenziellen Gesundheitsgefährdung begründungsbedürftig, woraus folgen könnte, dass es nicht nur geboten erschiene, bestimmte Handlungen zu unterlassen, sondern dass solche sogar sanktionsfähig wären. Einer solchen Gesellschaft würde die Gefahr innewohnen, sich zu einer Dystopie zu entwickeln, wie sie Juli Zeh in *Corpus Delicti* beschreibt.

Andererseits scheint gerade dem Gesundheitsbegriff das Potenzial innezuwohnen, die Menschen der westlichen Welt zu einem wertorientierten Leben zu motivieren. Nicht nur, dass jeder gern gesund ist und sein will; darüber hinaus scheint die Idee einer „positiven Gesundheit" als einer Gesundheit, die gesünder erhält (Boorse), bei den Menschen überaus populär zu sein. Die Medizin trägt heute viel dazu bei, die Wünsche der Menschen nach Gesundheit zu erfüllen. Die hochtechnisierten Einrichtungen des Gesundheitswesens mit ihren limitierten Kommunikationsmöglichkeiten zwischen Arzt und Patient sind zwar in der Lage, Menschen gesund oder gesünder *zu machen* und damit die Basis für ein *Gesund-Sein* mit all seinen Facetten zu schaffen; jedoch ist für die Gesundheit der einzelne Mensch verantwortlich. Im täglichen Lebensvollzug nehmen viele Menschen diese Verantwortung ernst, indem sie sich gesund ernähren und sportlich betätigen. Beobachtungen lassen vermuten, dass für eine wachsende Anzahl von Menschen die Anstrengungen zum Erhalt der eigenen Gesundheit durch Sport und alternative Ernährung quasireligiöse Züge annehmen und der Erhalt der Gesundheit eine Sinnstelle schließt, die durch die Rationalisierungsprozesse in der Gesellschaft entstanden ist. Gesundheit, so hat es den Anschein, hat das Potenzial zur innerweltlichen Transzendenz. Der Körper wird zur Kirche und das Letztgültige wird ins Selbst verlagert. Fitness, Sport, Wellness und Ernährung werden ritualisiert und quasireligiös aufgeladen, Gruppen von Gleichgesinnten wirken sozial stabilisierend wie religiöse Gemeinschaften, die letzten Wünsche und Hoffnungen sind auf die Gesundheit gerichtet. Eine substantielle Rationalität als mögliche Überwindung der gegenwärtig herrschenden instrumentellen Rationalität könnte sich nicht nur als „postreligiöse Erlösungs- und Entlastungshoffnung"[839] entpuppen, sondern sich auch „andersreligiös" manifestieren.

Auch wenn die Hoffnung unerfüllt bleiben wird, dass uns irgendeine Instanz unsere Entscheidungen über unsere Normen, Werte und Handlungsziele abnehmen wird oder sie aus einem Weltbild deduzierbar sein werden, sind Überlegungen zu einem substantiellen Krankheitsbegriff sinnvoll. Über die vorgestellten normativen Krankheitskonzepte hinaus öffnen sie den Blick für die Begrenztheit der Konzepte durch die theoretische Rationalität. Die Offenlegung dieser Grenzen geht mit der Hoffnung einher, alte Denkmuster in der Medizin hinter sich zu lassen und den Blick für das zu öffnen, was jenseits naturwissenschaftlicher Beweisbarkeit Gesundheit ermöglicht oder zur Gesundung führt.

Auch weiterhin sind wir gezwungen – auch und gerade in der Medizin –, mit der Gewissheit des Risikos, der medizinischen Irrtümer und Fehlentscheidungen, verantwortlich umzugehen und die Anfälligkeit des Krankheitsbegriffs für Instrumentalisierungen jedweder Art im Blick zu behalten. Nur durch die Offenlegung, Anerkennung und Wertschätzung der wertrationalen Bewertungen, die über ethische, hedonistische oder egalitäre Forderungen in den Rationalitätsbegriff und darüber in die Begriffe Gesundheit und Krankheit eingehen, kann es gelingen, das Vertrauen in die Ärzte und das Gesundheitssystem zu erhalten – denn medizinisch vernünftiges Handeln ist mehr als bloßes (zweck-)rationales Tun.[840]

[839] Bayertz 2011, S. 170.

[840] Dem aufmerksamen Leser und der aufmerksamen Leserin wird nicht entgangen sein, dass in dieser Arbeit in der Regel vom Arzt, den Ärzten, von Heilkundigen oder Heilberuflern gesprochen wird. Selbstverständlich sollten sich auch Ärztinnen, weibliche Heilkundige und Heilberuflerinnen angesprochen fühlen. Lediglich aus Gründen der besseren Lesbarkeit des Textes habe ich auf das durchgängige gendern der Begriffe verzichtet.

Literaturverzeichnis

Monografien und Sammelbände

Agus, David B.: Leben ohne Krankheit, 5. Auflage, München: Piper 2013.
Alloa, Emmanuel/Bedorf, Thomas/Grüny, Christian/Klass, Tobias N. (Hrsg.): Leiblichkeit. Geschichte und Aktualität eines Konzepts, Tübingen: Mohr Siebeck 2012.
Almeder, R. F./Humber, J. M. (Hrsg.): What is Disease?, New York: Totowa 1997.
American Psychiatric Association: Diagnostic and Statistical Manual of Mental Disorders (DSM-IV), 4. Auflage, Washington, DC: American Psychiatric Association 2000.
Antonovsky, Aaron: Health, stress and coping: New perspectives on mental and physical well-being, San-Francisco: Jossey-Bass 1979.
—: Unreveling the mystery of health. How people mange stress and stay well, San-Francisco: Jossey-Bass 1987.
Arendt, Hannah: Vita activa oder Vom tätigen Leben, 4. Auflage, München: Piper 2006.
—: Was ist Existenzphilosophie? Frankfurt (Main): Anton Hain 1990 [der Aufsatz erschien zuerst unter der Überschrift „What is Existenz Philosophy?“ in: *Partisan Review*, Bd. 13 (1946), Nr. 1, S. 34–56].
Aristoteles: Nikomachische Ethik, übersetzt von Franz Dirlmeier, Berlin: Reclam 2003.
—: Politik. Schriften zur Staatstheorie, hrsg. von Franz F. Schwarz, Stuttgart: Reclam 1989.
—: Problemata Physica, in: Ernst Grumach/Hellmut Flashar/Christof Rapp 1956ff, Bd. 19, 4., gegenüber der 2. durchgesehenen, unveränderte Auflage, Berlin: Akademie 1991.
—: Über die Seele, in: Ernst Grumach/Hellmut Flashar/Christof Rapp 1956ff, Bd. 13, 7., gegenüber der 3. durchgesehenen, unveränderten Auflage, Darmstadt: Wissenschaftliche Buchgesellschaft 1994.
—: Rhetorik, hrsg. durch Gernot Krapinger, Stuttgart: Reclam 1999.
—: Metaphysik. Schriften zur Ersten Philosophie, hrsg. durch Franz F. Schwarz, Stuttgart: Reclam 2000.
—: Über Werden und Vergehen, in: Ernst Grumach/Hellmut Flashar/Christof Rapp 1956ff, Bd. 12, Berlin: Akademie 2010.
—: Historia animalium. Buch I und II, in: Ernst Grumach/Hellmut Flashar/Christof Rapp (Hrsg.): Aristoteles. Werke in deutscher Übersetzung, Bd. 16, Berlin: Akademie 2013.
Arnswald, Ulrich/Schütt, Hans-Peter (Hrsg.): Rationalität und Irrationalität in den Wissenschaften, Wiesbaden: Springer VS 2011.
Baier, Horst/Hübinger, Gangolf/Lepsius, M. Rainer/Mommsen, Wolfgang J./Schluchter, Wolfgang/Winckelmann, Johannes (Hrsg.): Max Weber Gesamtausgabe, 25 Bde., Tübingen: J. C. B. Mohr Paul Siebeck 1984.
Baraldi, Claudio/Corsi, Giancarlo/Esposito, Elena: Glossar zu Niklas Luhmanns Theorie sozialer Systeme, Frankfurt (Main): Suhrkamp 1997.
Bayer, Ronald: Homosexuality and American Psychiatry, New York: Basic Books 1981.
Beauchamp, Tom L./ Childress, James F.: Principles of Biomedical Ethics, Oxford: University Press 1979.

P. Lenz, *Der theoretische Krankheitsbegriff und die Krise der Medizin*,
https://doi.org/10.1007/978-3-658-21539-2

Beckermann, Ansgar: Analytische Einführung in die Philosophie des Geistes, 3., aktualisierte und erweiterte Auflage, Berlin/New York: Walter de Gruyter 2008.

Beckmann, Jan P.: Ethische Herausforderungen in der modernen Medizin, Freiburg im Breisgau: Karl Alber 2009.

Benner, Dietrich: Allgemeine Pädagogik. Eine systematisch-problemgeschichtliche Einführung in die Grundstruktur pädagogischen Denkens und Handelns, 6. überarbeitete Auflage, Weinheim/München: Juventa 2010.

Benzenhöfer, Udo: Der Arztphilosoph Victor von Weizsäcker. Leben und Werk im Überblick, Göttingen: Vandenhoeck & Ruprecht 2007.

Bircher, Johannes/Wehkamp, Karl-Heinz: Das ungenutzte Potential der Medizin-Analyse von Gesundheit und Krankheit zu Beginn des 21. Jahrhunderts, Zürich: Rüffer und Rub 2006.

Böhme, Gernot/Akashe-Böhme, Farideh: Mit Krankheit leben. Von der Kunst, mit Schmerz und Leid umzugehen, München: C. H. Beck 2005.

Boorse, Christopher: Four Recent Accounts of Health, Delaware: University of Delaware 2004.Brandenburg, Hermann/Kohlen, Helen (Hrsg.): Gerechtigkeit und Solidarität im Gesundheitswesen. Eine multidisziplinäre Perspektive, Stuttgart: Kohlhammer 2012.

Braun, Bernhard/Buhr, Petra/Klinke, Sebastian/Müller, Rolf/Rosenbrock, Rolf: Pauschalpatienten, Kurzlieger und Draufzahler-Auswirkungen der DRGs auf Versorgungsqualität und Arbeitsbedingungen im Krankenhaus, Bern: Huber 2009.

Brown, L. (Hrsg.): The new shorter English dictionary, Oxford: Clarendon Press 1993.

Brubaker, Rogers: The Limits of Rationality. An Essay on the Social and Moral Thought of Max Weber, London: Allen & Unwin 1984.

Bruchhausen, Walter/Schott, Heinz: Geschichte, Theorie und Ethik der Medizin, Göttingen: Vandenhoeck & Ruprecht 2008.

Bukhārī: Saḥīḥ: Fath al-Bari bi sharh Sahih al-Bukhari, 28 Teile in 14 Bde., Neudruck, Kairo 1978, 12 Teile in 4 Bde., Beirut o.J.

Bundesverband Legasthenie und Dyskalkulie e. V. (Hrsg.): Empfehlungen zur Diagnostik und Förderung von Kindern und Jugendlichen mit einer Rechenstörung in der Schule. Aktueller Wissensstand zum Thema Dyskalkulie, PDF, 1. Auflage 2013, S. 5, verfügbar unter: http://www.bvl-legasthenie.de/images/static/pdfs/bvl/Aktueller_Wissensstand_Dyskalkulie1_2013.pdf [letzter Zugriff 13.09.2014].

Bundeszentrale für gesundheitliche Aufklärung (BzgA) (Hrsg.): Was erhält Menschen gesund? Antonovskys Modell der Salutogenese – Diskussionsstand und Stellenwert. Eine Expertise von Jürgen Bengel, Regine Strittmatter, Hildegard Willmann, PDF, erweiterte Neuauflage, Köln: Bundeszentrale für gesundheitliche Aufklärung 2001, verfügbar unter: https://www.bzga.de/pdf.php?id=0ddf4b0628799d2005cc654f15e704b9 [letzter Zugriff 24.06.2016].

Canguilhem, Georges: Das Normale und das Pathologische, hrsg. von Wolf Lepenies u. Henning Ritter, Frankfurt (Main)/Berlin/Wien: Ullstein 1977.

Carnap, Rudolf: Meaning and Necessity, 2. Auflage, Chicago: Chicago University Press 1956.

Clouser, K. Donner/Culver, Charles M./Gert, Bernhard: Bioethics: A Systematic Approach, New York/Oxford: Oxford University Press 2006.
Colli, Giorgio/Montinari, Mazzino (Hrsg.): Friedrich Nietzsche, Kritische Studienausgabe, 15 Bde., München: Deutscher Taschenbuch Verlag und Berlin/New York: Walter de Gruyter 1967–77, 1988.
Cooter, Roger/Pickstone, John (Hrsg.): Medicine in the Twentieth Century, Overseas Publishers Association N.V., Published by license under the Harwood Academic Publishers imprint 2000.
Dawud, Abu: Sunan, 4 Teile in 2 Bde., Kairo 1980.
Degkwitz, Rudolf/Siedow, Helmut: Zum umstrittenen psychiatrischen Krankheitsbegriff, München: Urban & Schwarzenberg 1981.
Descartes, Renè: Die Prinzipien der Philosophie, 8. Auflage, Hamburg: Felix Meiner 1992.
—: Meditationen, hrsg. Von Christian Wohlers, Hamburg: Felix Meiner 2009.
Die Heilige Schrift. Einheitsübersetzung, Stuttgart: Katholische Bibelanstalt 1980.
Eckert, Wolfgang U.: Geschichte der Medizin. Fakten, Konzepte, Haltungen, 6. völlig neu bearbeitete Auflage, Heidelberg: Springer 2009.
Endress, Martin: Vertrauen, Bielefeld: transcript 2002.
Erler, Michael/Graeser, Andreas (Hrsg.): Philosophen des Altertums. Von der Frühzeit bis zur Klassik. Eine Einführung, Darmstadt: Wissenschaftliche Buchgesellschaft 2000.
Foucault, Michel: Die Geburt der Klinik: Eine Archäologie des ärztlichen Blicks, Frankfurt (Main): Fischer Taschenbuch 1988.
Frewer, Andreas/Rothhaar, Markus (Hrsg.): Das Gesunde, das Kranke und die Medizinethik. Moralische Implikationen des Krankheitsbegriffs, Stuttgart: Franz Steiner 2012.
Fuchs, Thomas: Das Gehirn – ein Beziehungsorgan. Eine phänomenologisch-ökologische Konzeption, 4. Auflage, Stuttgart: Kohlhammer 2012.
Fulford, Kenneth W.M.: Moral Theory and Medical Practice, Cambridge: Cambridge University Press 1989.
Gadamer, Hans-Georg: Vernunft im Zeitalter der Wissenschaft. Frankfurt (Main): Suhrkamp 1976.
—: Über die Verborgenheit der Gesundheit. Aufsätze und Vorträge, Frankfurt (Main): Suhrkamp 1993.
Gall, Manfred W.: Computer verändern die Medizin, Stuttgart: Fischer Taschenbuchverlag 1969.
Gasser, Reinhard: Nietzsche und Freud, Berlin/New York: de Gruyter 1997.
Gerabeck, Werner E./Haage, Bernhard D./Keil, Gundolf/Wegner, Wolfgang (Hrsg.): Enzyklopädie Medizingeschichte, 3 Bde., Berlin: Walter de Gruyter 2007.
Gert, Bernhard: The Moral Rules: A New Rational Foundation for Morality, New York: Harper & Row 1966.
—: Die moralischen Regeln, Frankfurt (Main): Suhrkamp 1983.
—: Morality: A New Justification of the Moral Rules, Oxford: University Press 1988.
—: Morality: Its Nature and Justification, Oxford: University Press 1998 (revised Edition 2005).

Giel, Klaus/Breuninger, Renate (Hrsg.): Risiko. Bausteine zur Philosophie, 34 Bde., Bd. 6, Interdisziplinäre Schriftenreihe des Humboldt-Studienzentrums Ulm, Ulm: Humboldt Studienzentrum 1992.

Gigerenzer, Gerd/Gray, J. A. Muir: Bessere Ärzte, bessere Patienten, bessere Medizin. Aufbruch in ein transparentes Gesundheitswesen, Berlin: MWV Medizinisch Wissenschaftliche Verlagsgesellschaft 2013.

Goldstein, Kurt: Der Aufbau des Organismus, Den Haag: Martinus Nyhoff 1934.

Gottschalk-Mazouz, Niels/Zurhorst, Günther: Krankheit und Gesundheit. Philosophie und Psychologie im Dialog, 15 Bde., Bd. 4, Göttingen: Vandenhoeck & Ruprecht 2007.

Gross, Rudolf/Löffler, Markus: Prinzipien der Medizin. Eine Übersicht über Ihre Grundlagen und Methoden, 1. korrigierter Nachdruck, Berlin/Heidelberg: Springer 1998.

Groß, Dominik/Müller, Sabine/Steinmetzer, Jan (Hrsg.): Normal-anders-krank? Akzeptanz, Stigmatisierung und Pathologisierung im Kontext der Medizin, Berlin: Medizinische Wissenschaftliche Verlagsgesellschaft 2008.

Grumach, Ernst/Flashar, Hellmut/Rapp, Christof (Hrsg.): Aristoteles. Werke in deutscher Übersetzung, 30 Bde., Berlin: Akademie Verlag 1956ff.

Gründer, Karlfried/Gabriel, Gottfried/Ritter, Joachim (Hrsg.): Historisches Wörterbuch der Philosophie, 13 Bde., völlig neubearbeitete Ausgabe des *„Wörterbuchs der philosophischen Begriffe"* von Rudolf Eisler, Basel: Schwabe 1971–2001.

Guastello, Stephen J./Koopmans, Matthijs/Pincus, David (Hrsg.): Chaos and Complexity in Psychology. The Theory of Nonlinear Dynamical Systems, Cambridge: Cambridge Universtity Press 2009.

Habermas, Jürgen: Theorie kommunikativen Handelns, 2 Bde., Suhrkamp: Frankfurt (Main) 1981.

Hamer, Dean/Copeland, Peter: The Science of Desire: The Search for the Gay Gene and the Biology of Behavior, New York: Simon & Schuster 1994.

Hartmann, Michael: Die Praxis des Vertrauens, Berlin: Suhrkamp 2011.

Havelock, Eric A: The Literate Revolution in Greece and Cultural Consequences, Princton/New York: Princeton University Press 1982.

Heinz, Andreas: Der Begriff der psychischen Krankheit, Berlin: Suhrkamp 2014.

Höffe, Otfried: Lexikon der Ethik. 7., neubearbeitete und erweiterte Auflage. München: C. H. Beck 2008.

Honerkamp, Josef: Wissenschaft und Weltbilder. Wie Wissenschaft unser Leben prägt und wir uns letzten Fragen nähern, Berlin/Heidelberg: Springer 2015.

Hucklenbroich, Peter/Buyx, Alena: Wissenschaftstheoretische Aspekte des Krankheitsbegriffs, Münster: Mentis 2013.

Husserl, Edmund: Husserliana: Gesammelte Werke, 42 Bde., Den Haag: Martinus Nijhoff Verlag 1950ff.

—: Die Krisis der europäischen Wissenschaften und die transzendentale Phänomenologie, in: Walter Biemel (Hrsg.): Husserliana, Bd. 6, Dordrecht: Springer 1954a.

—: Logische Untersuchungen I. Prolegomena zur reinen Logik, in: Elisabeth Ströker (Hrsg.): Edmund Husserl, Gesammelte Schriften, 8 Bde., Bd. 2, Text nach Husserliana XVIII, Hamburg: Felix Meiner 1992.

Illich, Ivan: Die Nemesis der Medizin: Die Kritik der Medikalisierung des Lebens, 4. Auflage, München: C.H. Beck 1995 (im Original ders.: Limits to Medicine: Medical Nemesis – The Expropriation of Health, London: Marion Boyars 1976).

Jankrift, Kay Peter: Krankheit und Heilkunde im Mittelalter, Darmstadt: Wissenschaftliche Buchgesellschaft 2003.

—: Mit Gott und schwarzer Magie. Medizin im Mittelalter, Darmstadt: Wissenschaftliche Buchgesellschaft 2005.

Jaspers, Karl: Allgemeine Psychopathologie, 3. Auflage, Berlin/Heidelberg: Springer 1948.

Joisten, Karen: Die Überwindung der Anthropozentrizität durch Friedrich Nietzsche, Würzburg: Königshausen & Neumann 1994.

Kant, Immanuel: Der Streit der Fakultäten, 1798, Leipzig: Reclam 2002.

Katholische Kirche: Katechismus der Katholischen Kirche, Neuübersetzung aufgrund der Editio Typica Latina, Leipzig: St. Benno 2007.

Khoury, Adel Theodor (Hrsg.): Der Hadith. Urkunde islamischer Tradition, 5 Bde., Bd. 3: Ehe und Familie, Soziale Beziehungen, Einsatz für die Sache des Islam, Gütersloh: Gütersloher Verlagshaus 2009.

Klinke, Sebastian: Ordnungspolitischer Wandel im stationären Sektor. 30 Jahre Gesundheitsreform, DRG-Fallpauschalensystem und ärztliches Handeln im Krankenhaus, Berlin: Pro Business 2008.

Kluge, Friedrich: Kluge. Etymologisches Wörterbuch der deutschen Sprache, bearbeitet von Elmar Seebold, 24. durchgesehene und erweiterte Auflage, Berlin: Walter de Gruyter 2002.

Konietzko, N./Wiesner, B./Wende, H. (Hrsg.): Erkrankungen der Lunge, Berlin/New York: de Gruyter 1994.

Konorski, Jerzy: Integrative Activity of the Brain: An Interdisziplinary Approach, Chicago: Universitiy of Chicago Press 1967.

Krause, Detlef: Luhmann-Lexikon. Eine Einführung in das Gesamtwerk von Niklas Luhmann mit 27 Abbildungen und über 500 Stichworten, 2. Auflage, Stuttgart: Ferdinand Enke Verlag 1999.

Krug, Antje: Heilkunst und Heilkult. Medizin der Antike, München: C.H. Beck 1985.

Kudlien, Fridolf: Der Beginn des medizinischen Denkens bei den Griechen. Von Homer bis Hippokrates, Zürich/Stuttgart: Artemis 1967.

Kuhn, Thomas S.: Die Struktur der wissenschaftlichen Revolution, Frankfurt (Main): Suhrkamp 1976.

Lahno, Bernd: Der Begriff des Vertrauens, Paderborn: Mentis 2002.

Lanzerath, Dirk: Krankheit und ärztliches Handeln. Zur Funktion des Krankheitsbegriffs in der medizinischen Ethik, München: Karl Alber 2000.

Levine, Joseph: Purple Haze. The Puzzle of Consciousness, Oxford: Oxford University Press 2001.

Liebau, Karl F.: Handbuch für die Naturheilkunde. Einführung in die naturheilkundliche Diagnose und Heilweise, 3. überarbeitete und erweiterte Auflage, München/Bad Kissingen/Berlin/Düsseldorf/Heidelberg: Pflaum 2004.
Luhmann, Niklas: Soziale Systeme. Grundriß einer allgemeinen Theorie, Frankfurt (Main): Suhrkamp 1987.
—: Vertrauen. Ein Mechanismus der Reduktion sozialer Komplexität, Stuttgart: Ferdinand Enke 1989.
—: Funktion der Religion, 5. Auflage, Frankfurt (Main): Suhrkamp 1999.
—: Die Religion der Gesellschaft, Frankfurt (Main): Suhrkamp 2002.
Mainzer, Klaus (Hrsg.): Komplexe Systeme nichtlinearer Dynamik in Natur und Gesellschaft. Komplexitätsforschung in Deutschland auf dem Weg ins nächste Jh., Berlin/Heidelberg: Springer 1999.
Maio, Giovanni: Mittelpunkt Mensch: Ethik in der Medizin, Stuttgart: Schattauer 2012.
—: Geschäftsmodell Gesundheit. Wie der Markt die Heilkunst abschafft, Berlin: Suhrkamp 2014.
Maio, Giovanni/Clausen, Jens/Müller, Oliver (Hrsg.): Mensch ohne Maß? Reichweite und Grenzen anthropologischer Argumente in der biomedizinischen Ethik, München: Karl Alber 2008.
Mann, Thomas: Der Zauberberg, ungekürzte Ausgabe, Frankfurt (Main): Fischer Taschenbuchverlag 1989.
Margraf, Jürgen/Müller-Spahn, Franz J. u.a. (Hrsg.): Pschyrembel. Psychiatrie, Klinische Psychologie, Psychopathologie, Berlin: Walter de Gruyter 2009.
Marzano, Michaela: Philosophie des Körpers, München: Diederichs 2013.
Maslow, Abraham H.: Motivation and Personality, New York: Harper & Row 1970.
Mattern, Susan P.: Galen and the Rhetoric of Healing, Baltimore/Maryland: Johns Hopkins University Press 2008.
Maurer, Andrea/Schimank, Uwe (Hrsg.): Die Rationalität des Sozialen, Wiesbaden: VS /Springer Fachmedien 2011.
Meyer-Abich, Klaus Michael: Was es bedeutet, gesund zu sein: Philosophie der Medizin, München: Hanser 2010.
Müri, Walter (Hrsg.): Der Arzt im Altertum. Griechische und lateinische Quellenstücke von Hippokrates bis Galen mit der Übertragung ins Deutsche, München/Zürich: Artemis 1986.
Murken, Axel Hinrich: Die Geschichte des Krankenhauses vom 18. Jh. bis zur Gegenwart, 3. Auflage, Köln: DuMont 1995.
Muslim, Sahih, hrsg. von Nawawi, 18 Teile, 6 Bde., Kairo, o.J.
Nagel, Ernest: The Structure of Science. Problems in the Logic of Explanation, New York: Harcourt, Brace & World 1961.
Nagel, Thomas: Die Grenzen der Objektivität. Philosophische Vorlesungen, Stuttgart: Reclam 1991.
—: Geist und Kosmos. Warum die materialistische neodarwinistische Konzeption der Natur so gut wie sicher falsch ist, Berlin: Suhrkamp 2013.

Napier, David: The Age of Immunology: Conceiving a Future in an Alienating World, Chicago: University of Chicago Press 2003.
Naunyn, Bernhard: Gesammelte Abhandlungen, 2 Bde. 1862–1908, Bd. 2: Die Entwicklung der inneren Medizin mit Hygiene und Bakteriologie im 19. Jh. (1900), Würzburg: Stürtz 1909.
Nietzsche, Friedrich: Menschliches, Allzumenschliches I und II, in: Giorgio Colli/Mazzino Montinari 1988, Bd. 2.
—: Nachgelassene Fragmente 1884–1885, in: Giorgio Colli/Mazzino Montinari 1988, Bd. 11.
—: Briefe von Nietzsche. Januar 1887 – Januar 1889, in: Giorgio Colli/Mazzino Montinari (Hrsg.): Friedrich Nietzsche. Sämtliche Briefe, Kritische Studienausgabe, 8 Bde., Bd. 8: Januar 1887 – Januar 1889, München: Deutscher Taschenbuch Verlag und Berlin/New York: de Gruyter 1986.
Nordenfelt, Lennart: On the Nature of Health. An Action-Theoretic Approach, Dordrecht: D. Reidel 1987.
Oser-Grothe, Caroline M.: Aristoteles und das Corpus Hippocraticum, Wiesbaden: Fritz Steiner 2004.
Petermann, Franz: Psychologie des Vertrauens, 2. Auflage, München: Quintessenz 1992.
Piechotta, Gudrun/von Kampen, Norbert (Hrsg.): Ganzheitlichkeit im Pflege- und Gesundheitsbereich. Anspruch – Mythos – Umsetzung, Schriftenreihe der Alice-Salomon-Fachhochschule Berlin, Bd. 3, Berlin/Milow/Strasburg: Schibri 2006.
Platon: Timaios, 2. durchgesehene Auflage, Hamburg: Felix Meiner 1993.
—: Dialoge, 2. Auflage, Hamburg: Felix Meiner 1993.
—: Der Staat (Politeia), hrsg. von Karl Vreska, Stuttgart: Reclam 2000.
—: Gesetze, hrsg. von Gunter Eigler, 2. Auflage, Darmstadt: Wissenschaftliche Buchgesellschaft 2001.
Plessner, Helmut: Stufen des Organischen und der Mensch. Einleitung in die philosophische Anthropologie, 3. Auflage, Berlin/New York: Walter de Gruyter 1975.
Popper, Karl R.: Die Logik der Forschung, 6. Auflage, Tübingen: Mohr 1976.
—: Ausgangspunkte – meine intellektuelle Entwicklung, Hamburg: Hoffmann und Campe 1997.
Rahner, Karl: Der Mensch als das Wesen der radikalen Schuldbedrohtheit, in: ders.: Grundkurs des Glaubens, Freiburg im Breisgau: Herder 2008.
Ratzinger, Joseph/von Schönborn, Christoph: Kleine Hinführung zum Katechismus der katholischen Kirche, München u.a.: Neue Stadt 1993.
Repplinger, Roger: Auguste Comte und die Entstehung der Soziologie aus dem Geist der Krise, Frankfurt (Main): Campus 1999.
Robert-Koch-Institut (Hrsg.): Gesundheitsberichterstattung des Bundes. Gesundheit in Deutschland, Berlin: RKI 2006.
—: Daten und Fakten: Ergebnisse der Studie „Gesundheit in Deutschland aktuelle 2012", Beiträge zur Gesundheitsberichterstattung des Bundes, Berlin: RKI 2014.
Rohlis, Jan: Philosophie und Theologie in Geschichte und Gegenwart, Tübingen: Mohr und Siebeck 2002.

Rolf, Thomas: Normalität. Ein philosophischer Grundbegriff des 20. Jahrhunderts, Übergänge Bd. 36, München: Fink 1999.
Rothschuh, Karl Eduard: Konzepte der Medizin in Vergangenheit und Gegenwart, Stuttgart: Hippokrates 1978.
Rothschuh, Karl Eduard (Hrsg.): Was ist Krankheit? Erscheinung, Erklärung, Sinngebung, Darmstadt: Wissenschaftliche Buchgesellschaft 1975.
Rütten, Thomas/Weismann, Karin/Wiesing, Urban/Kröner, Peter (Hrsg.): ars medica. Verlorene Einheit der Medizin?, Jena: Gustav Fischer 1995.
Sacks, Oliver: Migräne, übersetzt aus dem Englischen von Jutta Schust, 10. Auflage, Reinbeck: Rowohlt Taschenbuch 2013.
Sandkühler, Hans Jörg (Hrsg.): Europäische Enzyklopädie zu Philosophie und Wissenschaft, 4 Bde., Hamburg: Felix Meiner 1990.
Schipperges, Heinrich: Moderne Medizin im Spiegel der Geschichte, Stuttgart: dtv 1970.
—: Die Kranken im Mittelalter, 2. Auflage, München: C. H. Beck 1990.
Schlange-Schöningen, Heinrich: Die römische Gesellschaft bei Galen: Biografie und Sozialgeschichte, Berlin: Walter de Gruyter 2003.
Schlicht, Tobias: Erkenntnistheoretischer Dualismus. Das Problem der Erklärungslücke in Geist-Gehirn-Theorien, Paderborn: Mentis 2007.
Schmidt, Jan C.: Die physikalische Grenze. Eine modelltheoretische Studie zur Chaostheorie und Nichtlinearen Dynamik, St. Augustin: Gardez! 2000.
Schramme, Thomas: Patienten und Personen. Zum Begriff der psychischen Krankheit, Frankfurt (Main): Fischer 2000.
— (Hrsg.): Krankheitstheorien, Berlin: Suhrkamp 2012.
Schroer, Markus: Das Individuum der Gesellschaft: Synchrone und diachrone Theorieperspektiven, Frankfurt (Main): Suhrkamp 2001.
Schubert, Charlotte/Leschhorn, Wolfgang (Hrsg.): Hippokrates: Ausgewählte Schriften, Sammlung Tusculum, Düsseldorf/Zürich: Patmos/Artemis & Winkler 2006.
Schumpelick, Volker/Bernhard, Vogel (Hrsg.): Arzt und Patient: Eine Beziehung im Wandel. Beiträge des Symposiums vom 15.–18. September 2005 in Cadenabbia, Freiburg: Herder 2006.
Sonnenschmidt, Rosina: Miasmen und Kultur. Krankheit und Heilung aus homöopathischer und kulturhistorischer Sicht, Berlin: Verlag Homöopathie + Symbol 2007.
—: Miasmentest. Anleitungsbuch mit 12 Tafeln für die tägliche Praxis, Berlin: Homöopathie + Symbol 2008.
Sontag, Susan: Krankheit als Metapher & Aids und seine Metaphern, München/Wien: Carl Hanser 2003 (die Originalausgaben ist erschienen unter den Titeln „Illness as Metaphor und Aids ans Its Metaphors“ 1978 und 1988 bei Farrar, Straus & Giroux in New York).
Stederoth, Dirk/Hoyer, Tim (Hrsg.): Der Mensch in der Medizin. Kulturen und Konzepte, Freiburg im Breisgau: Karl Alber 2011.
Steinmetz, Karl-Heinz/Zell, Robert: Medizin der vier Temperamente. Typgerechte Anwendungen aus der Klosterheilkunde, München: Gräfe und Unze 2012.

Stoecker, Ralf: Der Hirntod. Ein medizinethisches Problem und seine moralphilosophische Transformation, Freiburg und München: Karl Alber 1999.
Stoecker, Ralf/Neuhäuser, Christian/Raters, Marie-Luise (Hrsg.): Handbuch Angewandte Ethik, Stuttgart/Weimar: Metzler 2011.
Ströker, Elisabeth (Hrsg.): Lebenswelt und Wissenschaft in der Philosophie Edmund Husserls, Frankfurt (Main): Vittorio Klostermann 1979.
—: Edmund Husserl. Die Krisis der europäischen Wissenschaften und die transzendentale Phänomenologie. Eine Einleitung in die phänomenologische Philosophie, 2. Auflage, Hamburg: Felix Meiner 1982.
Sundermeier, Theo: Den Fremden verstehen. Eine praktische Hermeneutik, Göttingen: Vandenhoeck & Ruprecht 1996.
Szasz, Thomas S.: The Myth of Mental Illness: Foundations of a Theory of Personal Conduct, New York: Hoeber-Harper 1961.
Tirmidhi: Sunan, 5 Bde., Kairo 1980.
Tschacher, Wolfgang: Prozessgestalten, Göttingen: Hogrefe 1997.
Twaddle, Andrew: Influence and Illness: Definitions and Definers of Illness Behavior Among Older Males in Providence, Rhode Island 1968.
Van Riel, Raphael: The Concept of Reduction, Heidelberg/Berlin: Springer 2014.
Vietta, Silvio: Rationalität – Eine Weltgeschichte. Europäische Kulturgeschichte und Globalisierung, München: Wilhelm Fink 2012.
Virchow, Rudolf: Cellularpathologie und ihre Begründung auf physiologische und pathologische Gewebelehre, 2. Auflage, Berlin: August Hirschwald 1859.
Von Engelhardt, Dietrich/Schipperges, Heinrich: Die innere Verbindung zwischen Philosophie und Medizin im 20. Jh., Darmstadt: Wissenschaftliche Buchgesellschaft 1980.
Von Weizsäcker, Carl Friedrich/Achilles, Peter/Janz, Dieter/Schrenk, Martin (Hrsg.): Victor von Weizsäcker, Gesammelte Schriften in 10 Bde., Frankfurt (Main): Suhrkamp 1986 -2005.
Waldenfels, Bernhard: Sinnesschwellen. Studien zur Phänomenologie des Fremden, Bd. 3. Frankfurt (Main): Suhrkamp 1999.
Weber, Max: Wissenschaft als Beruf, Stuttgart: Reclam 1995.
— : Wirtschaft und Gesellschaft, in: Horst Baier/Gangolf Hübinger/M. Rainer Lepsius/Wolfgang J. Mommsen/Wolfgang Schluchter/Johannes Winckelmann (Hrsg.): Max Weber Gesamtausgabe, Abteilung I: Schriften und Reden, 25 Bde., Bd. 23, Tübingen: J.C. B. Mohr (Paul Siebeck) 2013.
Weinberg, Steven: Der Traum von der Einheit des Universums, München: Goldmann 1995.
Wiesing, Urban: Die Verantwortung des Arztes, Stuttgart/Bad Cannstadt: frommann-holzboog 1995.
— (Hrsg.): Ethik in der Medizin. Ein Studienbuch, 2. Auflage, Stuttgart: Reclam 2004.
Wiesing, Urban: Wer heilt, hat Recht? Über Pragmatik und Pluralität in der Medizin, Stuttgart: Schattauer 2004.
Wiesing, Urban/Marckmann, Georg: Freiheit und Ethos des Arztes. Herausforderungen durch evidenzbasierte Medizin und Mittelknappheit, Freiburg/Breisgau: Karl Alber 2009.

Wittgenstein, Ludwig: Philosophische Untersuchungen, hrsg. von Joachim Schulte, Frankfurt (Main): Suhrkamp 2003.
—: Über Gewißheit, Frankfurt (Main): Suhrkamp, 1970.
Wolf, Eberhard: Einschneidende Maßnahmen. Pockenschutzimpfung und traditionale Gesellschaft im Württemberg des 19. Jahrhunderts, Stuttgart: Steiner 1998.
Wrangham, Richard/Peterson, Dale: Menschenaffen und die Ursprünge menschlicher Gewalt, München: Kreuzingen 2001.
Zurhorst, Günter/Gottschalk-Mazouz, Niels: Krankheit und Gesundheit, Göttingen: Vandenhoeck & Ruprecht 2008.

Aufsätze aus Zeitschriften und Sammelbänden

Agich, Georg A.: Toward a Pragmatic Theory of Disease, in: M. James Humber/Robert F. Almeder 1997, S. 219–246.
Amsterdamska, Olga/Hidding, Anja: The Analyzed Body, in: Roger Cooter/John Pickstone 2000, S. 417–433.
An der Heiden, Uwe: Dynamische Krankheiten: Neue Perspektiven der Medizin, in: Klaus Mainzer 1999, S. 247–263.
Auf der Horst, Christoph: Heilzauber, in: Werner E. Gerabeck/Bernhard D. Haage/Gundolf Keil/Wolfgang Wegner 2007, Bd. 2 H–N, S. 555–561.
Bauer, Axel A.: Brute Facts oder Institutional Facts? Kritische Bemerkungen zum wissenschaftlichen Diskurs um den allgemeinen Krankheitsbegriff, *Erwägen-Wissen-Ethik*, Bd. 18/Nr. 1 (2007), S. 93–95.
—: Artikel Giovanni Battista Morgagni, in: Werner E. Gerabeck/Bernhard D. Haage/Gundolf Keil/Wolfgang Wegner 2007, Bd. 2 H–N, S. 1007–1008.
—: Artikel Francois Boissier de Sauvages, in: Werner E. Gerabeck/Bernhard D. Haage/Gundolf Keil/Wolfgang Wegner 2007, Bd. 3 O–Z , S. 1287.
—: Gesundheit als normatives Konzept in medizintheoretischer und medizinhistorischer Perspektive, in: Ilona Biendarra/Marc Weeren (Hrsg.): Gesundheit – Gesundheiten? Eine Orientierungshilfe, Würzburg: Königshausen & Neumann 2009, S. 31–58.
Bayertz, Kurt: Die instrumentelle Rationalität der Wissenschaft: Eine Metakritik, in: Ulrich Arnswald/Hans-Peter Schütt 2011, S. 160–172.
Beilker, Jürgen: Aussätzige. „Tückischer Feind" und „Armer Lazarus", in: Bernd-Ulrich Hergemöller: Randgruppen der spätmittelalterlichen Gesellschaft, Warendorf: Fahlbusch 1994.
Benzenhöfer, Udo: Artikel Paracelsus, in: Werner E. Gerabeck/Bernhard D. Haage/Gundolf Keil/Wolfgang Wegner 2007, Bd. 3 O–Z, S. 1104.
Bickmann, Claudia: Artikel Vernunft, Verstand (Kant bis Hegel), in: Karlfried Gründer/Gottfried Gabriel/Joachim Ritter 1971–2001, Bd. 11 U–V (2001), Spalte 819–830.
Bien, Günther: Artikel Praxis, praktisch, in: Karlfried Gründer/Gottfried Gabriel/Joachim Ritter 1971–2001, Bd. 7 P–Q (2001), Spalte 1278–1287.
Bircher, Johannes: Das Potential der Medizin-wo liegt es und wie kann man es erschließen?, *Health Acadamy*, Bd. 1 (2007), S. 47–56.

—: Towards a dynamic definition of health and disease, *Medicine, Health Care and Philosophy*, Bd. 8 (2005), S. 335–341.
Blecker, Johanna: Artikel Naturhistorische Schule, in: Werner E. Gerabeck/Bernhard D. Haage/Gundolf Keil/Wolfgang Wegner 2007, Bd. 2 H–N, S. 1027 f.
Blume, Stuart: Medicine, Technology and Industry, in: Roger Cooter/John Pickstone 2000, S. 171–185.
Boorse, Christopher: On the Distinction between Disease and Illness, *Philosophy & Public Affairs,* Bd. 5 (1975), S. 49–68.
—: Wright on Functions, *The Philosophical Review*, Bd. 85/Nr. 1 (1976a), S. 70–86.
—: What a Theory of Mental Health should be, *Journal for the Theory Social Behavior*, Bd. 6 (1976b), S. 61–84.
—: Health as a Theoretical Concept, *Philosophy of Science*, Bd. 44/Nr. 4 (1977), S. 542–573.
—: Homosexuality Reclassified. Homosexuality and American Psychiatry by Ronald Bayer, *The Hasting Center Report,* Bd. 12/Nr. 3 (1982), S. 42–44.
—: Concepts of Health, In: D. VanDeVeer/T. Regan (Hrsg.): Health Care Ethics: An Introduction, Philadelphia: Temple University Press 1987, S. 359–393.
—: A Rebuttal on Health, In: R. F. Almeder/J. M. Humber 1997, S. 3–134.
—: A Rebuttal on Functions, in: Andre Ariew/Robert C. Cummins/Mark Perlman (Hrsg.): Functions: New Essays in the Philosophy of Psychology and Biology, Oxford: Oxford University Press 2002, S. 63–112.
Boschung, Urs: Artikel Aufklärungsmedizin, in: Werner E. Gerabeck/Bernhard D. Haage/Gundolf Keil/Wolfgang Wegner 2007, Bd. 1 A–G, S. 117–121.
Brandt, Allan M./Gardner, Martha: The Golden Age of Medicine?, in: Roger Cooter/John Pickstone 2000, S. 21–37.
Callahan, Daniel: The WHO Definition of ‚Health', *The Hasting Center Studies*, Bd. 1/Nr. 3 (1973), S. 77–87.
—: Die Gesundheitsdefinition der Weltgesundheitsorganisation, in: Thomas Schramme (Hrsg.): Krankheitstheorien, Berlin: Suhrkamp 2012, S. 191-204.
Camperio-Ciani, Andrea/Corna, Francesca/Capiluppi, Claudio: Evidence for maternally inherited factors fevouring male homosexuality and promoting female fecundity, *Proceedings of the Royal Society B: Biological Sciences,* Bd. 271/Nr. 1554 (2004), S. 2217–2221.
Carrier, Martin: Erkenntnisziele, Beurteilungskriterien und epistemische Exzellenz: Perspektiven wissenschaftlicher Rationalität, in: Ulrich Arnswald/Hans-Peter Schütt 2011, S. 79–110.
Clouser, K. Donner/Culver, Charles M./Gert, Bernhard: Malady: A new Treatment of Disease, *The Hastings Center Report,* Bd. 11 (1981), S. 29–42.
—: Malady, in: R. F. Almeder/J. M. Humber 1997, S. 175–217.
—: Gebrechen: Eine neue Betrachtung der Krankheit, in: Thomas Schramme (Hrsg.): Krankheitstheorien, Berlin: Suhrkamp 2012, S. 111–134.
Colin, C./Devic, C./Noël, A. et al.: DNA double-strand breaks induced by mammographic screening procedures in human mammary epithelial cells, *International Journal of Radiation Biology*, Bd. 87/Nr. 11 (2011), S. 1103–1112.

Crane, Tim/Mellor, D. H.: There is No Question of Physicalism, Mind, New Series, Bd. 99/Nr. 394 (1990), S. 185–206, PDF, verfügbar unter: http://fewd.univie.ac.at/fileadmin/user_upload/inst_ethik_wiss_dialog/Crane__T._1990_There_is_no_quest.._Physicalism.pdf [letzter Zugriff 10.02.2017].

Descartes, Renè: Von der Methode des richtigen Vernunftgebrauchs und der wissenschaftlichen Forschung, in: ders.: Philosophische Schriften in einem Band, Hamburg: Felix Meiner 1996, S.1-183.

Dorland, W. A. Newman: Biomedicine, in: ders.: The American Illustrated Medical Dictionary, 12. Auflage, Philadelphia: Saunders 1923, S.172.

Dray, William H.: Holism and Individualism in History and Social Science, in: Paul Edwards (Hrsg.): The Encyclopedia of Philosophy, New York/London: Macmillian 1972, S. 53–58.

Eckart, Wolfgang U.: Und „über allem waltet die Persönlichkeit des Arztes" – Ludolf Krehls Suche nach der Einheit im Kranksein und Handeln, in: Thomas Rütten/Karin Weismann/Urban Wiesing/Peter Kröner 1995, S. 85–95.

Eisenmenger, Matthias/Dieter Emmerling: Amtliche Sterbetafeln und Entwicklung der Sterblichkeit, In: Wirtschaft und Statistik, Nr. 3 (2011), S. 219–238. https://www.destatis.de/DE/Publikationen/WirtschaftStatistik/Bevoelkerung/AmtlicheSterbetafeln_32011.pdf?__blob=publicationFile [letzter Zugriff 22.02.2017].

Engelhardt Jr., H. Tristam.: The Concepts of Health and Disease, in: H. Tristam Engelhardt Jr./Stuart F. Spicker (Hrsg.): Evaluation and Explanation in the Biomedical Sciences, Dordrecht: D. Reidel 1975, S. 125–141.

—: Die Begriffe „Gesundheit" und „Krankheit", in: Thomas Schramme (Hrsg.): Krankheitstheorien, Berlin: Suhrkamp 2012, S. 41–62.

—: The Roles of Values in the Discovery of Illness, Disease, and Disorders, in: LeRoy Walters/Tom L. Beauchamp (Hrsg.): Contemporary Issues in Bioethics, 2. Auflage (5. Druck) Belmont: Wadsworth 1986, S. 73–75.

Fangerau, Heiner/Martin, Michael: Kontrolle des Lebendigen: Medizin und Menschenmaschinen, in: Dirk Stederoth/Tim Hoyer 2011, S. 161–182.

Fedora, Kataryna: Health as a Normative Concept: Towards a New Conceptual Framework, *The Journal of Medicine and Philosophy,* Bd. 22 (1997), S. 143–160.

Fitzgerald, Dominic/Isaacs, David: Seven alternatives to evidence based medicine, *British Medical Journal,* Bd. 319/Nr. 7225 (1999), S. 1618.

Fleischman, Suzan: I am ..., I have ..., I suffer from ...: A Linguist Reflects on the Language of Illness and Disease, *Journal of Medical Humanities*, Bd. 20/Nr. 1 (1990), S. 3–32.

Fulford, Kenneth W. M.: Praxis Makes Perfect: Illness as a Bridge Between Biological Concepts of Disease as Social Conceptions of Health, *Theoretical Medicine*, Bd. 14/Nr. 4 (1993), S. 305–320.

—: Teleology without Tears: Naturalism, Neo-Naturalism, and Evaluationism in the Analysis of Function Statements in Biology (and a Bet on the Twenty-first Century), *Philosophy, Psychiatry, & Psychology*, Bd. 7/Nr. 1 (2000), S. 77–94.

Gahl, Klaus: Verantwortung und Vertrauen – Grundprinzipien der Beziehung zwischen dem Arzt und dem Kranken, in: Tatjana Weidmann-Hügle/Markus Christen (Hrsg.): Ethikdialog in der Wissenschaft. Handbuch Ethik im Gesundheitswesen, Bd. 5, Basel: Schwabe 2009, S. 61–76.

Gelhaus, Petra: Was bedeutet eigentlich „gesund" im medizinischen Umfeld?, in: Gerd Jansen/Klaus Schwarzfischer (Hrsg.): Gesundheit – wozu?, Lüneburg: Jansen 2008, S. 83–102.

—: Moralische Implikationen des Krankheitsbegriffs. Eine Skizze, in: Andreas Frewer/Markus Rothhaar 2012, S. 133–147.

Gert, Bernhard: Irrationality and the DSM-III-R Definition of Mental Disorder, *Analyse & Kritik*, Bd. 12/Nr. 1 (1990), S. 34–46.

Gosepath, Stefan: Artikel Rationalität, Rationalisierung II, In: Karlfried Gründer/Gottfried Gabriel/Joachim Ritter 1971–2001, Bd. 8, R–Sc (1992), Spalte 62–66.

Gottschalk-Mazouz, Niels: Probleme mit dem Begriff „Krankheit". Über die Normativität von Krankheit und Gesundheit und die Grenzen einer biologischen Fundierung dieser Begriffe, *Information Philosophie*, Nr. 5 (2008), S. 12–19.

Gross, Rudolf: Kranke und Krankheiten aus Sicht des Klinikers, in: Heinrich Schipperges/Volker Becker (Hrsg.): Krankheitsbegriff, Krankheitsforschung, Krankheitswesen: Wissenschaftliche Festsitzung der Heidelberger Akademie der Wissenschaften zum 80. Geburtstag von Wilhelm Doerr, Berlin/Heidelberg: Springer 1995, S. 51–58.

Guastello, Stephen J./Liebovich, Larry S.: Introduction to Nonlinear Dynamics and Complexity, in: Stephen J. Guastello/Matthijs Koopmans/David Pincus 2009, S. 1–40.

Haage, Bernhard D.: Artikel Iatrochemie, in: Werner E. Gerabeck/Bernhard D. Haage/Gundolf Keil/Wolfgang Wegner 2007, Bd. 2 H–N, S. 651–652.

Habeck, Dietrich: Ausbildung zum Arzt und Einheit der Medizin, in: Thomas Rütten/Karin Weismann/Urban Wiesing/ Peter Kröner 1995, S. 175–190.

Habrich, Christa: Artikel Iatrophysik, in: Werner E. Gerabeck/Bernhard D. Haage/Gundolf Keil/Wolfgang Wegner 2007, Bd. 2 H–N, S. 657.

Hardin, Russel: Trusting Persons, Trusting Institutions, in: Richard J. Zeckhauser (Hrsg.): In The Strategy of Choice, Cambridge: MIT Press 1991, S. 185–209.

—: Die Alltagsepistemologie von Vertrauen, in: Martin Hartmann/Claus Offe (Hrsg.): Vertrauen. Die Grundlage des sozialen Zusammenhalts, Frankfurt (Main): Campus 2001, S. 295–332.

Hasslow, Germund: Do we need a concept of disease?, *Theoretical Medicine*, Bd. 14 (1993), S. 1–14.

Hegel, Georg Wilhelm Friedrich: Verhältnis des Skeptizismus zur Philosophie. Darstellung seiner verschiedenen Modifikationen und Vergleichung des neuesten mit dem alten, in: ders.: Werke in 20 Bde., Bd. 2: Jenaer Schriften 1801–1807, Frankfurt (Main): Suhrkamp Taschenbuch 1979, S. 208–273.

Hofman, Bjørn: Complexity of the Concept of Disease as shown through rival theoretical Frameworks, *Theoretical Medicine and Bioethic,* Bd. 22/Nr. 3 (2001), S. 211–236.

—: On the Triad Disease, Illness and Sickness, *Journal of Medicine and Philosophy*, Bd. 27/Nr. 6 (2002), S. 651–673.

Holm, Søren: Does chaos theory have major implications for philosophy of medicine?, *Journal of Medical Ethics: Medical Humanities,* Bd. 28/Nr. 2 (2002), S. 78–81.

Hoyningen-Huene, Paul: Irrationalität in der Wissenschaftsentwicklung?, in: Ulrich Arnswald/Hans-Peter Schütt 2011, S. 38–53.

Hucklenbroich, Peter: Theorie und Praxis der Medizin. Ein medizintheoretischer Klärungsversuch, in: Thomas Rütten/Karin Weismann/Urban Wiesing/Peter Kröner 1995, S. 133–155.

—: Der Funktionsbegriff in Medizin und Biologie – Übereinstimmungen und Unterschiede, in: Peter Hucklenbroich/Alena Buyx 2013a, S. 181–191.

—: Die wissenschaftstheoretische Struktur der medizinischen Krankheitslehre, in: Peter Hucklenbroich/Alena Buyx 2013b, S. 13–83.

Husserl, Edmund: Die Krisis des europäischen Menschentums und die Philosophie, in: Walter Biemel (Hrsg.): Husserliana, Bd. 6, Dordrecht: Springer 1954b, S.314-348.

—: Husserl, Edmund. Erste Philosophie (1923/24). Erster Teil: Kritische Ideengeschichte, in: Rudolf Boehm (Hrsg.): Husserliana, Bd. 7, Dordrecht: Springer 1956, S.3-199.

—: Das Problem der Lebenswelt, in: Klaus Held (Hrsg.): Edmund Husserl. Phänomenologie der Lebenswelt. Ausgewählte Texte II, Stuttgart: Reclam 1986, S.220-292.

Jansen, Thomas: Artikel Christus medicus, in: Werner E. Gerabeck/Bernhard D. Haage/Gundolf Keil/Wolfgang Wegner 2007, Bd. 1, A–G, S. 260–261.

Jaspers, Karl: Der Arzt im technischen Zeitalter. Vortrag gehalten auf der 100. Tagung der Gesellschaft Deutscher Naturforscher- und Ärzte 1958 in Wiesbaden, in: ders.: Der Arzt im technischen Zeitalter, München: Piper 1986, S. 39–58.

Jütte, Robert: Artikel Anthroposophische Medizin, in: Werner E. Gerabeck/Bernhard D. Haage/Gundolf Keil/Wolfgang Wegner 2007, Bd. 2 H–N, S. 67–68.

Khusuf, George: Expanding the Horizon of Reflection on Health and Disease, *The Journal of Medizin and Philosophy*, Bd. 20/Nr. 5 (1995), S. 461–473.

Kigma, Elseijn: What ist to be healthy?, *Analysis*, Bd. 67/Nr. 294 (2007), S. 128–133.

Kim, Jaegwon: The mind-body problem at century's turn, in: Brian Leiter (Hrsg.): The Future of Philosophy, Oxford: Clarendon 2004, S. 129–152.

Kleger, H.: Artikel Praxis, praktisch, in: Karlfried Gründer/Gottfried Gabriel/Joachim Ritter 1971–2001, Bd. 7, P–Q (1989), Spalte 1295–1307.

Knight, Nancy: „The ‚New Light‘: X-Rays and Medical Futurism“, in: Joseph J. Corn (Hrsg.): Imagining Tomorrow: History, Technology and the American Future, Cambridge: MIT Press 1986, S. 10–34.

Koselleck, Reinhart: Artikel Krise, in: Karlfried Gründer/Gottfried Gabriel/Joachim Ritter 1971–2001, Bd. 4 I–K (1976), Spalte 1235–1245.

Kötter, R.: Reduktion, II. Naturphilosophie, in: Karlfried Gründer/Gottfried Gabriel/Joachim Ritter 1971–2001, Bd. 8 R–Sc (1992), Spalte 371–373.

Kovács, Jozef: The concept of health and disease, *Medicine, Health Care and Philosophy*, Bd. 1/Nr. 1 (1998), S. 31–39.

Kudlien, Fridolf: Gesundheit, in: Theodor Klauser (Hrsg.): Reallexikon für Antike und Christentum. Sachwörterbuch zur Auseinandersetzung des Christentums mit der antiken Welt, 26 Bd., Bd. 10, Stuttgart: Anton Hiersemann Verlag 1950, Spalte 902–945.

Lanzerath, Dirk: Die ethische Funktion des Krankheitsbegriffs und die Zielsetzungen der modernen Medizin, in: Nadia Mazous/Micha Werner/Urban Wiesing (Hrsg.): Krankheitsbegriff und Mittelverteilung, Baden-Baden: Nomos 2004, S. 31–46.

—: Die neue Philosophie der Gesundheit. Von der Normativität des Krankheitsbegriffs zur Medikalisierung der Gesellschaft, in: Daniel Schäfer/Andreas Frewer/Eberhard Schockenhoff/Verena Wetzstein (Hrsg.): Gesundheitskonzepte im Wandel. Geschichte, Ethik und Gesellschaft, Stuttgart: Franz Steiner 2008, S. 203–213.

Lausberg, Michael: Arabische Philosophie im Mittelalter, Tabula Rasa. Jenenser Zeitschrift für kritsches Denken, Nr. 41 (2010), verfügbar unter: http://www.tabvlarasa.de/41/Lausberg1.php [letzter Zugriff 21.02.2014].

Lenz, Petra: Gesundheit und Krankheit, in: Christian Neuhäuser/Marie-Luise Raters/Ralf Stoecker 2011, S. 389–393.

—: Was ist Krankheit? Ein Antwortversuch mit der Anthropologie von Helmut Plessner, in: Thomas Ebke/Matthias Schlossberger (Hrsg.): Dezentrierungen. Zur Konfrontation von Philosophischer Anthropologie, Strukturalismus und Poststrukturalismus, *Internationales Jahrbuch für Philosophische Anthropologie,* Bd. 3/Nr. 1 (2011), Berlin: Akademie 2012, S. 303–325.

Lohff, Brigitte: Self-healing Forces and concepts of Health and Disease. A historical Discourse, *Theoretical Medicine,* Bd. 22/Nr. 6 (2001), S. 543–564.

Luhmann, Niklas: Der medizinische Code, in: ders.: Soziologische Aufklärung. Konstruktivistische Perspektiven, 2. Auflage, Opladen: Westdeutscher Verlag 1990, S. 183–195.

Maio, Giovanni: Komplexe Systeme und Nichtlineare Dynamik in Natur und Gesellschaft, in: Klaus Mainzer 1999, S. 3–29.

Margolis, Joseph: The Concept of Disease, *The Journal of Medicine and Philosophy,* Bd. 1/Nr. 3 (1976), S. 238–255.

Marinker, Marshall: Why make people patients? *Journal of Medical Ethics,* Bd. 1/Nr. 1 (1975), S. 81-84.

Martinez, Gustavo Bueno: Artikel Ganzes/Teil, in: Hans Jörg Sandkühler 1990, Bd. 2 F–K, S. 219–231.

Maurer, Andrea: Individuelle Rationalität und soziale Rationalitäten, in: dies./Uwe Schimank 2011, S. 17–42.

Mayer-Scheu, Josef: Vom „Behandeln“ zum „Heilen“, in: ders./Rudolf Kautzky (Hrsg.): Vom Behandeln und Heilen: die vergessene Dimension im Krankenhaus, Wien/Freiburg/Basel/Göttingen: Herder/Vandenhoeck & Ruprecht 1980, S. 74–180.

Mazouz, Nadia: Krankheit, Gesundheit, gutes Leben und liberale Ethik, *Dialektik – Zeitschrift für Kulturphilosophie*, Nr. 1 (2004), S. 97–116.

Meyer, Christine/Reiter, Sabine: Impfgegner und Impfskeptiker. Geschichte, Hintergründe, Thesen, Umgang, In: Robert-Koch-Institut (Hrsg.): Bundesgesundheitsblatt – Gesundheitsforschung – Gesundheitsschutz, Bd. 47/Nr. 12 (2004), Springer Medizin 2004, S. 1182-1188.

Mildenberg, Florian: Der Diskurs über männliche Homosexualität in der deutschen Medizin von 1880 bis heute, in: Dominik Groß/Sabine Müller/Jan Steinmetzer 2008, S. 81–112.

Milton, John/Black, D.: Dynamic diseases in neurology and psychiatry, *Chaos*, Bd. 5/Nr. 1 (1995), S. 8–13.

Müller, Hans-Peter: Rationalität, Rationalisierung, Rationalismus. Von Weber zu Bourdieu?, in: Andrea Maurer/Uwe Schimank 2011, S. 43–64.

Müller, Sabine: Biologische Faktoren der (homo-)sexuellen Orientierung – Ethische Implikationen, in: Dominik Groß/Sabine Müller/Jan Steinmetzer 2008, S. 113–150.

Müller-Jahnke, Wolf-Dieter: Artikel Signaturlehre, in: Werner E. Gerabeck/Bernhard D. Haage/Gundolf Keil/Wolfgang Wegner 2007, Bd. 3 O–Z, S. 1330–1332.

Nietzsche, Friedrich: Die fröhliche Wissenschaft, in: Mazzino Montinari/Giorgio Colli 1988, Bd. 3, S. 343-651.

Nordenfelt, Lennart: On the Evolutionary Concept of Health: Health as Natural Function, in: Per-Eric Liss/Lennart Nordenfelt (Hrsg.): Dimension of Health and Health Promotion, Amsterdam/New York: Rodopi 2003, S. 37–54.

—: Die Begriffe der Gesundheit und der Erkrankung: Eine erneute Betrachtung, in: Thomas Schramme (Hrsg.): Krankheitstheorien, Berlin: Suhrkamp 2012, S. 223–235.

—: The Concepts of Health and Illness Revisted, *Medicine, Health Care & Philosophy,* Bd. 10/Nr. 1 (2007), S. 5–10.

Parsons, Talcott: Definitions of health and illness in the light of American values and social structure, in: Talcott Parsons: Social Structure and Personality, New York: Macmillan Company 1970, S.257-291.

Paulzen, M./Schneider, F.: Schizophrenie und andere psychotische Störungen im DSM-5. Zusammenfassung der Änderungen gegenüber DSM-IV, in: *Der Nervenarzt*, Bd. 85/Nr. 5 (2014), S. 533–542.

Pearce, Mark S./Salotti Jane A. et al.: Radiation exposure from CT scans in childhood and subsequent risk of leukaemia and brain tumours: a retrospective cohort study, *The Lancet*, Bd. 380/Nr. 9840 (2012), S. 499–505.

Pickstone, John: Production, Community and Consumption: The political Economy of Twentieth-Century Medicine, in: Roger Cooter/John Pickstone 2000, S. 1–19.

Platon: Theaitetos, in: Gunter Eigler (Hrsg.): Platon: Werke in 8 Bde., Bd. 6, Darmstadt: Wissenschaftliche Buchgesellschaft 1970, 142a-210c.

Pörn, Ingmar: ‚An Equilibrium Model of Health', in: Lennart Nordenfelt/B. I. B. Lindhal (Hrsg.): Health, Disease, and Causal Explanations in Medicine, Dordrecht: D. Reidel Publishing Company 1984, S. 3–9.

Quante, Michael: Ein stereoskopischer Blick? Lebenswissenschaften, Philosophie des Geistes und der Begriff der Natur, in: Dieter Sturma (Hrsg.): Philosophie und Neurowissenschaften, Frankfurt (Main): Suhrkamp Taschenbuch 2006, S. 124–166.

Rather, L. J.: Zur Philosophie des Begriffs „Krankheit", *Deutsche Medizinische Wochenschrift*, Bd. 83/Nr. 45 (1958), S. 2012–2018.

Rekittke, Arnold: Ist Ganzheitlichkeit möglich? in: Gudrun Piechotta/Norbert van Kampen 2006, S. 14–42.

Rothschuh, Karl Eduard: Artikel Krankheit, in: Hans Jörg Sandkühler 1990, Bd. 2 F–K, S. 1184–1190.

Sackett, David L./Rosenberg, M. C. William/Gray, J. A. Muir/Haynes, R. Brian/Richardson, W. Scott: *Evidence based medicine: what it is and what it isn't,* British Medical, Bd. 312/Nr. 7023 (1996), S. 71-72.

Saks, Mike: Medicine and the Counter Culture, in: Roger Cooter/John Pickstone 2000, S. 113–123.

Sarasin, Philipp/Berger, Silvia/Hänseler, Marianne/Spörri, Myriam: Bakteriologie und Moderne. Eine Einleitung, in: dies. (Hrsg.): Bakteriologie und Moderne. Studien zur Biopolitik des Unsichtbaren 1870–1920, Frankfurt (Main): Suhrkamp 2007, S. 8–43.

Sass, Hans-Martin: Risiko aus Sicht der Medizinethik, in: Klaus Giel/Renate Breuninger 1992, S. 125–150.

Scadding, John Guyett: Diagnosis: The Clinician and the Computer, *The Lancet*, Bd. 21/Nr. 2 (1967), S. 877–882.

Schäfer, Daniel: Krankheit und Natur. Historische Anmerkungen zu einem aktuellen Thema, in: Andreas Frewer/Markus Rothaar 2012, S. 15–32.

Schipperges, Heinrich: Gesundheit – Krankheit – Heilung, in: Franz Böckle/Franz-Xaver Kaufmann/Karl Rahner/Bernhard Welte (Hrsg.): Christlicher Glaube in moderner Gesellschaft, 37 Bde., Bd. 10, Freiburg: Herder 1980, S. 51–84.

Schmidt, Jan C.: Beschränkungen des Reduktionismus. Die Geist-Hirn-Debatte im Lichte von Chaos- und Komplexitätstheorien, in: ders./Lars Schuster: Der entthronte Mensch? Anfragen an die Neurowissenschaften an unser Menschenbild, Paderborn: Mentis 2003, S. 194–227.

Schmitz, Roma/Poethko-Müller, Christina/Reiter, Sabine/Martin Schlaud: Vaccination status and health in children and adolescents-findings of the German health interview and examination survey for children and adolescents (KiGGS), *Deutsches Ärzteblatt International*, Bd. 108/Nr. 7 (2011), S. 99–104.

Schrader, W. H.: Artikel Selbst, in: Karlfried Gründer/Gottfried Gabriel/Joachim Ritter 1971–2001, Bd. 9 Se–Sp (1995), Spalte 293–305.

Schramme, Thomas: Philosophie und Medizin. Ein Blick in aktuelle Veröffentlichungen, *Zeitschrift für philosophische Forschung,* Bd. 51/Nr. 1 (1997), S. 115–137.

—: Psychische Krankheit in wissenschaftlicher und lebensweltlicher Perspektive, in: Michael Pauen/Jochem W. Rieger/Silke Schicktanz/Christoph S. Herrmann: Bewusstsein: Philosophie, Neurowissenschaften, Ethik, München: UTB 2005, S. 383–406.

—: A qualified defence of a naturalist theory of health, *Medical, health Care and Philosophy*, Bd. 10 (2007) Nr. 1, S. 11–17.

—: Benötigen wir mehrere Krankheitsbegriffe? – Einheit und Vielfalt in der Medizin, in: Peter Hucklenbroich/Alena Buyx 2013, S. 85–103.

Schütt, Hans-Peter: Einleitung: Rationalität – was sonst? in: Ulrich Arnswald/Hans-Peter Schütt 2011, S. 11–16.

Schwegler, Helmut: Reduktionismus und Physikalismen, in: Gerhard Roth/Michael Pauen (Hrsg.): Neurowissenschaften und Philosophie. Eine Einführung, München: Wilhelm Fink 2001, S. 59–82.

Soldinger, Emanuele: Artikel Lebenswelt, in: Hans-Helmut Gander (Hrsg.): Husserl-Lexikon, Darmstadt: Wissenschaftliche Buchgesellschaft 2010, S. 182–187.

Spitzer, Robert L.: The diagnostic Status of Homosexuality in DSM-III: A Reformulation of the Issues, *American Journal of Psychiatry*, Bd. 138/Nr. 2 (1981), S. 210–215.
Spohn, Wolfgang: Die vielen Facetten der Rationalitätstheorie, in: Ulrich Arnswald/Hans-Peter Schütt 2011, S. 138–159.
Stoecker, Ralf: Krankheit – ein gebrechlicher Begriff, in: Günter Thomas/Isolde Karle (Hrsg.): Krankheitsdeutung in der postsäkularen Gesellschaft. Theologische Ansätze im interdisziplinären Gespräch. Stuttgart: Kohlhammer 2009, S. 36–44.
Stoll, Ulrich: Artikel Diaskurides, in: Werner E. Gerabeck/Bernhard D. Haage/Gundolf Keil/Wolfgang Wegner 2007, Bd. 1 A–G, S. 308-315.
Stückelberger, Alfred: Hippokrates und Hippokratisches Denken. Beobachtungen, Wissenschaft, Theorie, in: Michael Erler/Andreas Graeser (Hrsg.): Philosophen des Altertums. Von der Frühzeit bis zur Klassik. Eine Einführung, Darmstadt: Wissenschaftliche Buchgesellschaft 2000, S. 84–98.
Stürner, Wolfgang: Kaiser Friedrich II. Sein Gelehrtenkreis und die Schule von Salerno, in: Karl Borchardt/Enno Bünz (Hrsg.): Forschungen zur Reichs-, Papst- und Landesgeschichte, Peter Herde zum 65. Geburtstag von Freunden, Schülern und Kollegen dargebracht, Stuttgart: Anton Hiersemann 1998, S. 205–228.
Szasz, Thomas S.: The Myth of Mental Illness, *American Psychologist*, Bd. 15 (1960), S. 113–118.
Thomson, Mathew: The Psychological Body, in: Roger Cooter/John Pickstone 2000, S. 291–356.
Thorn, Achim: Artikel Gesundheit-Krankheit, in: Karlfried Gründer/Gottfried Gabriel/Joachim Ritter 1971–2001, Bd. 4 I–K (1976), Spalte 442–448.
Toellner, Richard: „Die wissenschaftliche Ausbildung des Arztes ist eine Kulturfrage ..." – Über das Verhältnis von Wissenschaftsanspruch, Bildungsprogramm und Praxis der Medizin, *Beiträge zur Wissenschaftsgeschichte*, Bd. 11 (1988), S. 193–205.
Tschacher, Wolfgang/Junghan, Uli: Psychopathology, in: Stephen J. Guastello/Matthijs Koopmans/David Pincus 2009, S. 307–334.
Tshisuaka, Barbara I.: Artikel Friedrich Hoffmann, in: Werner E. Gerabeck/Bernhard D. Haage/Gundolf Keil/Wolfgang Wegner 2007, Bd. 1 A–G, S. 197–198.
—: Artikel Georg Ernst Stahl, in: Werner E. Gerabeck/Bernhard D. Haage/Gundolf Keil/Wolfgang Wegner 2007, Bd. 3 O–Z, S. 1352.
—: Artikel Hermann Boerhaave, in: Werner E. Gerabeck/Bernhard D. Haage/Gundolf Keil/Wolfgang Wegner 2007, Bd. 1 A–G, S. 609.
—: Artikel Johann Lukas Schönlein, in: Werner E. Gerabeck/Bernhard D. Haage/Gundolf Keil/Wolfgang Wegner 2007, Bd. 3 O–Z, S. 1305–1306.
—: Artikel Philippe Pinel, in: Werner E. Gerabeck/Bernhard D. Haage/Gundolf Keil/Wolfgang Wegner 2007, Bd. 3 O–Z, S. 1163.
—: Artikel Thomas Sydenham, in: Werner E. Gerabeck/Bernhard D. Haage/Gundolf Keil/Wolfgang Wegner 2007, Bd. 3 O–Z, S. 1369f.
—: Artikel William Cullen, in: Werner E. Gerabeck/Bernhard D. Haage/Gundolf Keil/Wolfgang Wegner 2007, Bd. 1 A–G, S. 279.

Twaddle, Andrew: Disease, illness and sickness revisted, in: ders./Lennart Nordenfelt (Hrsg.): Disease, Illness and Sickness: Three Central Concepts in the Theory of Health: A Dialogue Between Andrew Twaddler and Lennart Nordenfelt, Department of Health and Society: Linköping University 1994, S. 1–18.

Unschuld, Paul: Schulmedizin und Therapiefreiheit, in: Hans Magnus Enzensberger/Karl Markus Michel/Tilman Spengler (Hrsg.): Kursbuch 119. Verteidigung des Körpers, Berlin: Rowohlt 1995, S. 119–132.

Von Engelhardt, Dietrich: Hegels philosophisches Verständnis der Krankheit, *Sudhoffs Archiv,* Bd. 59/Nr. 3 (1975), S. 225–246.

—: Die Konzeption der Forschung in der Medizin des 19. Jahrhunderts., in: Alwin Diemer (Hrsg.): Konzeption und Begriff der Forschung in den Wissenschaften des 19. Jahrhunderts, Referate und Diskussionen des 10. wissenschaftstheoretisch Kolloquiums 1975, Meisenheim am Glan: Anton Hain 1978, S. 58–103.

—: Artikel Krankheit, Krankheitsbegriff, in: Werner E. Gerabeck/Bernhard D. Haage/Gundolf Keil/Wolfgang Wegner 2007, Bd. 2 H–N, S. 801–802.

—: Artikel Medizin der Romantik, in: Werner E. Gerabeck/Bernhard D. Haage/Gundolf Keil/Wolfgang Wegner 2007, Bd. 2 H–N, S. 903–907.

—: Artikel Diätetik, in: Werner E. Gerabeck/Bernhard D. Haage/Gundolf Keil/Wolfgang Wegner 2007, Bd. 1 A–G, S. 299–303.

Von Weizsäcker, Victor: Ärztliche Fragen. Vorlesungen über Allgemeine Therapie, in: Carl Friedrich von Weizsäcker/Peter Achilles/Dieter Janz/Martin Schrenk (Hrsg.): Victor von Weizsäcker. Gesammelte Schriften in 10 Bde., Bd. 5, Frankfurt (Main): Suhrkamp 1987, S. 259–342.

—: Der kranke Mensch – Eine Einführung in die medizinische Anthropologie, in: Carl Friedrich von Weizsäcker/Peter Achilles/Dieter Janz/Martin Schrenk (Hrsg.): Victor von Weizsäcker. Gesammelte Schriften in 10 Bde., Bd. 9, Frankfurt (Main): Suhrkamp 1988, S. 311–641.

Wakefield, Jerome C.: The Concepts of Mental Disorder. On the Boundary between biological Facts and social Values, *American Psychologist,* Bd. 47/Nr. 3 (1992), S. 373–388.

—: Der Begriff der psychischen Störung: An der Grenze zwischen biologischen Tatsachen und gesellschaftlichen Werten, in: Thomas Schramme 2012, S. 239–262.

Walleczek, Jan: Changing paradigms in biomedicine: implications for future research and clinical applications, in: ders. (Hrsg.): Self-Organisation Biological Dynamics and Nonlinear Control. Toward Understanding Complexity, Chaos and Emergent Function, New York: Cambridge University Press 2000, S. 409–420.

Weber, Max: Die Protestantische Ethik und der Geist des Kapitalismus, in: Horst Baier/Gangolf Hübinger/M. Rainer Lepsius/Wolfgang J. Mommsen/Wolfgang Schluchter/Johannes Winckelmann (Hrsg.): Max Weber Gesamtausgabe, Abteilung I: Schriften und Reden, 25 Bde., Bd. 9, Tübingen: J. C. B. Mohr (Paul Siebeck) 2014, S.97-434.

Weissenrieder, Anette: Krankheit und Gesundheit. Neutestamentliche und antikmedizinische Einsichten, In: Günter Thomas/Isolde Karle: Krankheitsdeutung in der postsäkularen

Gesellschaft. Theologische Ansätze im interdisziplinären Gespräch, Stuttgart: Kohlhammer 2009, S. 139–162.
Weißer, Christoph: Artikel Iatromathematisches Hausbuch, in: Werner E. Gerabeck/Bernhard D. Haage/Gundolf Keil/Wolfgang Wegner 2007, Bd. 2 H–N, S. 655–656.
—: Artikel Iatromechanik, in: Werner E. Gerabeck/Bernhard D. Haage/Gundolf Keil/Wolfgang Wegner 2007, Bd. 2 H–N, S. 656–657.
Wenzel, Manfred: Artikel Galvanismus, in: Werner E. Gerabeck/Bernhard D. Haage/Gundolf Keil/Wolfgang Wegner 2007, Bd. 1 A–G, S. 455–456.
Werner, Michael H./Wiesing, Urban: Lehren aus dem Fall Viagra? Der Krankheitsbegriff im Sozialrecht am Beispiel der erekilen Dysfunktion, *Gesundheitswesen,* Bd. 64 (2002), S. 398–404.
World Health Organization (WHO): Constitution of the World Health Organization, In: WHO (Hrsg.): Basic Documents, Genf: WHO World Health Press 2014, S.1-19. Verfügbar unter: http://apps.who.int/gb/bd/PDF/bd48/basic-documents-48th-edition-en.pdf [letzter Zugriff 18.05.2017]
Whitbeck, Caroline: Four Basic Concepts of Medical Science, *PSA: Proceedings of the Biennial Meeting of the Philosophy of Science Association*, Bd. 1 (1978), S. 210–222.
—: ‚A Theory of Health', In: A. L. Caplan/H. T. Engelhardt/J. J. McCartney (Hrsg.): Concepts of Health and Disease. Interdisciplinary Perspectives, Reading: Addison-Wesley 1981, S. 611–626.
—: Eine Theorie der Gesundheit, in: Thomas Schramme 2012, S. 205–222.
Wieland, Wolfgang: Grundlegende Aspekte des Krankheitsbegriffs, in: Nadja Mazouz/Micha H. Werner/Urban Wiesing (Hrsg.): Krankheitsbegriff und Mittelverteilung, Baden-Baden: Nomos 2004, S. 15–29.
Wiesing, Urban: Kann die Medizin als praktische Wissenschaft auf eine allgemeine Definition von Krankheit verzichten?, *Zeitschrift für medizinische Ethik,* Bd. 44 (1998), S. 83–97.
Wolf, Eberhard: Artikel Volksmedizin, in: Werner E. Gerabeck/Bernhard D. Haage/Gundolf Keil/Wolfgang Wegner 2007, Bd. 3 O–Z, S. 1454–1458.

Zeitungsartikel

Habekuss, Fritz: Heute noch normal, morgen schon verrückt, *Die Zeit online*, 07.05.2013, verfügbar unter: http://www.zeit.de/wissen/gesundheit/2013-05/dsm-5-bibel-der-psychatrie [letzter Zugriff 17.03.2015].
Höffe, Otfried: Wenn die ärztliche Urteilskraft versagt. Ethik in der Medizin: eine Folgelast der Aufklärung, Neue Züricher Zeitung, Nr. 233, 7. Oktober 1996, S.23.
Ludwig, Udo/Windmann, Antje: Zu viel Vertrauen geschenkt, Spiegel Online, 07.01.2013, verfügbar unter: http://www.spiegel.de/spiegel/print/d-90438232.html [letzter Zugriff 21.02.2017].
Müller, Thomas: Eine neue Landkarte für die Seele, Ärzte Zeitung online, 12.07.2013, verfügbar unter: http://www.aerztezeitung.de/medizin/krankheiten/neuro-

psychiatrische_krankheiten/article/841448/dsm-5-ueberblick-neue-landkarte-seele.html [letzter Zugriff 13.02.2017].
Wallenfels, Matthias: Schwindendes Vertrauen in Hausärzte, Ärzte Zeitung Online, 03.12.2015, verfügbar unter: http://www.aerztezeitung.de/praxis_wirtschaft/special-arzt-patient/article/881287/jungen-patienten-schwindendes-vertrauen-hausaerzte.html [letzter Zugriff 04.02.2017].

Sonstige Online-Quellen

American Psychiatric Association: Diagnostic and Statistical Manual of Mental Disorders (DSM-5), Arlington: American Psychiatric Association 2013, verfügbar unter: https://psychiatry.org/psychiatrists/practice/dsm [letzter Zugriff 10.01.2017].
Bertelsmann-Stiftung (Hrsg.): Gesundheitsmonitor, kein Datum, verfügbar unter: http://gesundheitsmonitor.de/ [letzter Zugriff 22.02.2017].
Braun, Bernhard J. M./Marstedt, Gerd: Vertrauen ins Gesundheitssystem: bei Kassenpatienten Fehlanzeige, Gesundheitsmonitor, 01.01.2010, verfügbar unter: http://gesundheitsmonitor.de/studien/detail/?tx_itaoarticles_pi1[article]=201&tx_itaoarticles_pi1[action]=show&tx_itaoarticles_pi1[controller]=Article&cHash=c933a4fe758ae1fb86c3b01b574db127 [letzter Zugriff 22.02.2017].
—: Vertrauen und Gerechtigkeit – (wie) beeinflussen sie Einstellungen und Verhaltensweisen im Gesundheitswesen, Gesundheitsmonitor, 01.01.2011, verfügbar unter: http://gesundheitsmonitor.de/schwerpunkte/reformbeurteilung/detail/studien/zeige/vertrauen-und-gerechtigkeit-wie-beeinflussen-sie-einstellungen-und-verhaltensweisen-im-gesundhei/ [letzter Zugriff 20.02.2017].
Bundesärztekammer (Hrsg.): (Muster-)Berufsordnung für die in Deutschland tätigen Ärztinnen und Ärzte, PDF, bundesaertzekammer.de, 02.07.2015, verfügbar unter DOI: 10.3238/arztebl.2015.mbo_daet2015
http://www.bundesaerztekammer.de/fileadmin/user_upload/downloads/pdf-Ordner/MBO/MBO_02.07.2015.pdf [letzter Zugriff 15.03.2016].
Bux, Volker Michael: Zykloide Psychosen. Empirische Untersuchung zur Diagnostik, Differentialdiagnostik und zum Verlauf. Inaugural-Dissertation zur Erlangung des Doktorgrades der Medizin einer Hohen Medizinischen Fakultät der Ruhr-Universität Bonn, PDF, 2002, verfügbar unter: http://www-brs.ub.ruhr-uni-bochum.de/netahtml/HSS/Diss/BuxVolkerMichael/diss.pdf [letzter Zugriff 25.09.2014].
Deutscher Bundestag (Hrsg.): Deter, Gerhard/Boehnke, Miriam: Evidenzbasierte Medizin, PDF, 27.04.2010, verfügbar unter: https://www.bundestag.de/blob/191246/10bb87f48f6d4ef51c5f307606b3a5e2/evidenzbasierte_medizin-data.pdf [letzter Zugriff 11.03.2016].
Deutsches Institut für medizinische Dokumentation und Information (DIMDI), verfügbar unter: https://www.dimdi.de/static/de/index.html [letzter Zugriff 20.02.2017].
—: Systematisches Verzeichnis der ICD-10-GM, 10.03.2014, verfügbar unter: http://www.dimdi.de/static/de/klassi/icd-10-gm/systematik/index.htm [letzter Zugriff 13.06.2014].

—: Aufbau der Systematik der ICD-10-WHO, 11.03.2014, verfügbar unter: http://www.dimdi.de/static/de/klassi/icd-10-who/systematik/systematik.htm [Zugriff 16.01.2014].

—: Von der ILCD zur ICD-10, 29.08.2016, verfügbar unter: http://www.dimdi.de/static/de/klassi/icd-10-who/historie/ilcd-icd10/index.htm [letzter Zugriff 20.02.2017].

—: ICD-10-GM Version 2015, Stand: 19.09.2014, verfügbar unter: https://www.dimdi.de/static/de/klassi/icd-10-gm/kodesuche/onlinefassungen/htmlgm2015/ [letzter Zugriff 10.02.2017].

—: Klassifikationen, Terminologien und Standards im Gesundheitswesen, 13.07.2016, verfügbar unter: http://www.dimdi.de/static/de/klassi/ [letzter Zugriff 18.02.2017].

Hornbergs-Schwetzel, Simone: Der Funktionsbegriff in den Lebenswissenschaften. Wissenschaftstheoretischer Status und normative Implikationen. Inaugural-Dissertation zur Erlangung der Doktorwürde der Philosophischen Fakultät der Rheinischen Friedrich-Wilhelms-Universität zu Bonn, PDF, Bonn 2012, verfügbar unter: http://hss.ulb.uni-bonn.de/2012/3037/3037.pdf [letzter Zugriff 12.09.2014].

ICD-10-GM, Version 2017, verfügbar unter: http://www.icd-code.de/icd/code/ICD-10-GM-2015.html [letzter Zugriff 22.02.2017].

Institute for Health Metrics and Evaluation (IHME): Global Burden of Disease Study 2010 (GBD 2010). University of Washington 2015, verfügbar unter: http://www.healthdata.org/gbd [letzter Zugriff 15.01.2015].

—: The Global Burden of Disease: Generating Evidence, Guiding Policy – European Union and Free Trade Association Regional Edition. University of Washington 2015, verfügbar unter: http://www.healthdata.org/policy-report/global-burden-disease-generating-evidence-guiding-policy-european-union-and-free [letzter Zugriff 15.01.2015].

International Headache Society: The International Classification of Headache Disorders, 3., (Beta version), 2016, verfügbar unter: https://www.ichd-3.org/ [letzter Zugriff 23.09.2016].

Lorscher Arzneibuch mit deutscher Übersetzung, online, 27.03.2015, verfügbar unter: http://www.staatsbibliothek-baberg.de/index.php?id=159&tx_ttnews[tt_news]=100&cHash=ff2119c14600f3972f4ed68f7f516078 [letzter Zugriff 11.02.2017].

Maier, Wolfgang/Falkai, Peter/Heinz, Andreas: Wann wird seelisches Leiden zur Krankheit? Zur Diskussion um das angekündigte Diagnosesystem DSM-V. Stellungnahme der Deutschen Gesellschaft für Psychiatrie und Psychotherapie, Psychosomatik und Nervenheilkunde (DGPPN), PDF, 15.04.2013, verfügbar unter: https://slidepdf.org/dgppn-stellungnahme-zum-angekuendigten-diagnosesystem-dsm-5 [letzter Zugriff 20.01.2018].

National Institute of Health (NIH): Budget, 11.03.2014, http://www.nih.gov/about/budget.htm [letzter Zugriff 19.02.2017].

Oxford English Dictionary, Oxford: Oxford University Press 2017, verfügbar unter: http://www.oed.com/ [letzter Zugriff 22.02.2017].

Paul-Ehrlicher-Institut, 25.08.2014, verfügbar unter: http://www.pei.de/DE/institut/institut-node.html [letzter Zugriff 14.02.2017].

PwC: Healthcare-Barometer 2015, März 2015, verfügbar unter: https://www.pwc.de/de/gesundheitswesen-und-pharma/assets/healthcare-barometer-maerz-2015.pdf [letzter Zugriff 22.02.2017].

Robert-Koch-Institut (Hrsg.): Tuberkulose. RKI-Ratgeber für Ärzte, Aperto AG, 21.02.2013, verfügbar unter: http://www.rki.de/DE/Content/Infekt/EpidBull/Merkblaetter/Ratgeber_Tuberkulose.html [letzter Zugriff 18.02.2017].

—: Schutzimpfungen – 20 Einwände und Antworten des Robert Koch-Instituts und des Paul-Ehrlich-Instituts, 2013, verfügbar unter: http://www.rki.de/DE/Content/Infekt/Impfen/Bedeutung/Schutzimpfungen_20_Einwaende.html?nn=2391120 [letzter Zugriff 18.02.2017].

Schmitz, Heinz: Wenn Götter heilen. Das Heiligtum von Asklepios in Epidauros, 10.07.1999, verfügbar unter: http://outis.info/asklepios.htm [letzter Zugriff 06.02.2017].

Schnee, Melanie: Vertrauen in die Gesundheitsversorgung, Gesundheitsmonitor, 01.01.2006, verfügbar unter: http://gesundheitsmonitor.de/studien/detail/?tx_itaoarticles_pi1[article]=249&tx_itaoarticles_pi1[action]=show&tx_itaoarticles_pi1[controller]=Article&cHash=eb6eb0874d6b93ed6b3e5fe6c57f3f56 [letzter Zugriff 10.02.2017].

Van Riel, Raphael/Van Gulick, Robert: Scientific Reduction, In: Edward N. Zalta (Hrsg.): The Stanford Encyclopedia of Philosophy (Fall 2015 Edition), 08.04.2014, verfügbar unter: http://plato.stanford.edu/archives/fall2015/entries/scientific-reduction/ [letzter Zugriff 14.02.2017].

WellcomeTrust, 2014, verfügbar unter: http://www.wellcome.ac.uk/About-us/index.htm [letzter Zugriff 14.02.2017].

World Health Organisation (WHO): Präambel of the World Health Organisation, 07.04.1948, verfügbar unter: http://apps.who.int/gb/bd/PDF/bd47/EN/constitution-en.pdf [letzter Zugriff 20.01.2018].

—: Global Health Observatory (GHO) data, 2015, verfügbar unter: http://www.who.int/gho/en/ [letzter Zugriff 29.02.2017].

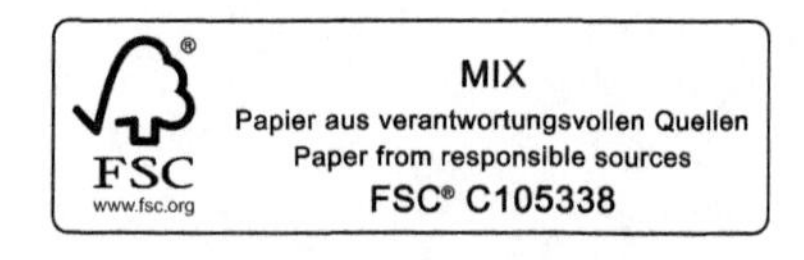

Printed by Books on Demand, Germany